Lois Jovanovic / Genell J. Subak-Sharpe

Was geht in mir vor?

Lois Jovanovic / Genell J. Subak-Sharpe

Was geht in mir vor?

Wie Hormone den weiblichen Körper steuern

Weltbild Verlag

Genehmigte Lizenzausgabe für
Weltbild Verlag GmbH, Augsburg 1994
© 1987 by Lois Jovanovic and Genell J. Subak-Sharpe
© der deutschsprachigen Ausgabe by
    Ernst Kabel Verlag, Hamburg
Einbandgestaltung: Adolf Bachmann, Reischach
Umschlagabbildung: Zefa, Düsseldorf
Gesamtherstellung: Clausen & Bosse, Leck
Printed in Germany
ISBN 3-89350-633-0

Inhalt

Dank und Anerkennung   7
Vorwort   9

Erster Teil
Wie Hormone das Leben beherrschen
   1 Ein Überblick über das endokrine System 17

Zweiter Teil
Die Rolle von Hormonen, beobachtet an den
Meilensteinen eines Frauenlebens
   2 Erste Lebensjahre und Kindheit 43
   3 Adoleszenz und sexuelle Entwicklung 63
   4 Der Menstruationszyklus 83
   5 Schwangerschaft und Geburt 118
   6 Die Menopause 184

Dritter Teil
Endokrine Erkrankungen
   7 Osteoporose und andere Krankheiten in
     Verbindung mit dem Kalziumstoffwechsel 211
   8 Hormone und die weibliche Brust 228
   9 Erkrankungen der Ovarien 257
 10 Diabetes und Hypoglykämie 273
 11 Erkrankungen der Schilddrüse 289
 12 Erkrankungen der Nebennieren 306
 13 Ernährungsprobleme 322
 14 Die Wirkung von Hormonen auf Haut und Haare . 343

Medizinische Fachbegriffe 366
Anhang 389
Register 390

Dank und Anerkennung

Verfaßt man ein Buch, sind daran immer viele Menschen beteiligt, und auch dieses Buch bildet da keine Ausnahme. Der verfügbare Raum erlaubt nicht, die vielen Menschen auch nur aufzuzählen, die mit Einsicht und Beistand am Gelingen dieses Werkes mitgewirkt haben. Einige dieser Beiträge dürfen jedoch nicht unerwähnt bleiben. Besonders danken möchten wir Jane Margaretten-Ohring für die Sorgfalt bei ihren Recherchen und bei der Überprüfung der Fakten und der Lektorin Susan Ginsberg für ihre umsichtige Beratung. Frau Dr. Kathryn Schrotenboer hat ärztliche Erfahrung und Kenntnisse ebenso beigesteuert wie Dr. Charles Peterson, der auch den Titel des Buches vorschlug. Beth Anne Willert zeichnete die medizinischen Illustrationen, die den Text so sinnvoll ergänzen.

Vor allem aber haben Verständnis und Unterstützung unserer beiden Familien uns vom Anfang bis zum Ende durchzuhalten geholfen. Unsere Liebe und ganz besondere Anerkennung dafür verdienen Kevin, Larissa, Boyce, Gerald, David, Sarah und Hope.

Vorwort

Die meisten von uns denken nur sehr wenig darüber nach, was in unserem Körper vorgeht. Das tun wir erst, wenn etwas nicht in Ordnung ist. So hören wir oft, daß wir von unseren Drüsen regiert werden, doch ganz wenige Menschen haben auch nur die verschwommenste Vorstellung davon, was dies bedeutet. Die meisten wissen, daß Drüsen Hormone erzeugen und daß Hormone irgendwie die Unterschiede zwischen Frauen und Männern bedingen. Aber den meisten Menschen – einschließlich vieler Ärzte – fehlt ein klares Verständnis dafür, wie wichtig Hormone sind oder was sie bewirken.

Warum, so könnte man fragen, ist es so wichtig, daß Frauen etwas über ein so komplexes Gebiet der Medizin erfahren? Auf diese Frage gibt es viele gute Antworten. Ein unterrichteter Patient ist besser fähig, sich verständnisvoll an wichtigen, die Gesundheit betreffenden Entscheidungen zu beteiligen. Mögliche Probleme lassen sich oft vermeiden, wenn man Warnsignale zu deuten versteht. Es ist an sich schon beruhigend zu wissen, daß ein beängstigendes Symptom nur eine Variante dessen ist, was als normal gilt und von Millionen anderer Frauen ähnlich erlebt wird.

Für Frauen existiert noch ein besonderer Grund, mehr über ihre Körperfunktionen zu erfahren. Vor wenigen Jahren hat auf dem Höhepunkt der Frauenbewegung ein wohlbekannter Arzt und Berater des Präsidenten versichert, daß Frauen unfähig seien, hohe politische oder andere maßgebende Posten zu übernehmen, weil sie von Natur aus starke hormonale Schwankungen unzuverlässig machen. Wie vorauszusehen, wehrten sich Feministinnen sogleich gegen die Verdächtigung, daß Frauen sozusagen Gefangene ihrer unbeherrschbaren »Hormonstürme« seien. Die militanten Gegner der Feministinnen klammerten sich dagegen an die Auffassung, die es rechtfertigte, den

Frauen »ihren Platz zuzuweisen« – sie sollten daheim bleiben und getreulich Haushalt und Kinder versorgen. In neuerer Zeit hat man auch dem vor der Menstruation auftretenden Syndrom – d. h. den gesamten damit verbundenen Symptomen – mehr Aufmerksamkeit geschenkt; und weil sie bei manchen Frauen stark ausgeprägt sind, hat dies die Debatte noch mehr angeheizt. Wahr ist allerdings, daß Hormone fast alle Aspekte des Lebens von Frauen, aber ebenso von Männern jeden Alters beeinflussen. Wenn wir also die Rolle dieser lebenswichtigen Substanzen besser verstehen, können wir uns ihnen auch besser anpassen und ein produktiveres, harmonischeres Leben führen.

Dieses Buch befaßt sich speziell mit der Rolle von Hormonen und damit, wie sie die Körperfunktionen regeln und steuern. Beabsichtigt ist, mit vielen verbreiteten falschen Vorstellungen aufzuräumen. Wir hoffen auch, Frauen die Information zu vermitteln, die sie brauchen, um über alles, das ihre Gesundheit betrifft, gut unterrichtet zu entscheiden – von der Behandlung einer Akne und von richtiger Diät bis zu einer Methode der Empfängnisverhütung oder zu der Frage, ob man nach der Menopause – dem Aufhören der Menstruation – Östrogen geben soll.

Für den Anfang ist es wesentlich, einige medizinische Fachausdrücke und Grundbegriffe kennenzulernen. Patienten beklagen sich oft darüber, daß sie nicht wissen, wovon ihre Ärzte reden. Das ist weitgehend der Fall, weil die Medizin eine eigene Fachsprache hat.

Anschließend werden einige der wichtigeren Fachausdrücke angeführt, andere dann im weiteren Text erklärt. Alle kann man in einem Spezialwörterbuch bzw. im Glossar im Anhang dieses Buches nachschlagen.

Die wissenschaftlichen Namen etwa von Drüsen oder von Krankheiten sind international bekannt, und das erleichtert die Verständigung der Mediziner untereinander. In der deutschen Ausgabe von HORMONE werden diese zum Teil auch dem Laien bekannten Fachausdrücke verwendet und durch die in Klammern hinzugefügten volkstümlichen Bezeichnungen ergänzt. Manchmal gebrauchen selbst Ärzte – außer in Gutachten – den deutschen Namen häufiger als den Fachausdruck. Das gilt zum Beispiel für die Schilddrüse, die seltener als Glandula thyreoidea bezeichnet wird.

Ein Sonderfall sind die Medikamente. Deren Namen, d. h. die der chemischen Verbindungen, aus denen sie bestehen, sind international gültig, nicht jedoch die phantasievollen »Markennamen« der Präparate, die solche wirksamen Stoffe enthalten. Daher beschränkt sich die deutsche Ausgabe dieses Buches auf die Namen der chemischen Stoffe und überläßt es dem behandelnden Arzt, das entsprechende Medikament auszuwählen.

Drüsen

Eine Drüse ist jedes Organ oder Gewebe, das Sekrete, d. h. Ausscheidungen erzeugt. Jeder kennt etwa die Schweißdrüsen, die Schweiß erzeugen, oder die Speicheldrüsen, die Speichel absondern. Man nennt sie exokrine Drüsen, weil sie ihre Sekrete über Ausführungsgänge nach außen abgeben. In diesem Buch befassen wir uns mit dem fein abgestimmten Netzwerk der endokrinen Drüsen. Sie haben keine Ausführungsgänge, sondern scheiden Dutzende von chemischen Verbindungen – die Hormone – direkt in die Blutbahn aus. Beispiele für endokrine Drüsen sind: Glandula thyreoidea (Schilddrüse); Hypophyse (Hirnanhangdrüse); Epiphyse (Zirbeldrüse); Corpora suprarenalia (Nebennierendrüsen); Pankreas (Bauchspeicheldrüse); Gonaden (Keimdrüsen), zu denen die Ovarien (Eierstöcke) der Frauen und Testes (Hoden) der Männer gehören. Eine Anzahl von Organen sondern ebenfalls wichtige Hormone ab, unter anderem ein Bezirk des Gehirns, die Nieren, die Lunge, das Herz und die Innenwände des Darms.

Hormone

Hormone sind chemische Boten, die unzählige wichtige Vorgänge im Körper regeln und faktisch auf jede Zelle einwirken. Behauptet jemand »Wir werden von unseren Drüsen beherrscht«, meint er in Wirklichkeit, von unseren Hormonen, die von Drüsen erzeugt werden. Die vielerlei Drüsen wirken miteinander und mit dem Nervensystem über ein fein abgestimmtes »Rückkopplungsnetz« harmonisch zusammen. Die Drüsen geben dabei spezifische Hormone ab, die Botschaften zu anderen Körperpartien bringen und dort spezifische Reaktionen auslösen.

Um uns vorzustellen, wie das vor sich geht, wollen wir einmal sehen, was geschieht, wenn ein hungriger Säugling zum Stillen an die Brust gelegt wird. Das Saugen des Babys sendet über Nerven und Rückenmark der Mutter eine Botschaft an das Hypothalamus genannte Gebiet im Zwischenhirn. Die Botschaft, die im Bruchteil einer Sekunde übermittelt wird, signalisiert dem Hypothalamus, er solle die Hypophyse, die oft die »Meisterdrüse« des Körpers genannt wird, ein Oxytocin genanntes Hormon ins Blut abgeben lassen. In wenigen Sekunden erreicht das Oxytocin die Gänge der Milchdrüsen und veranlaßt sie, sich zusammenzuziehen, so daß die Milch ausströmt. Während dies geschieht, sondert die Hypophyse ein anderes Hormon, das Prolactin ab, das ebenfalls für die Milchproduktion wesentlich ist. Manchmal genügt schon das Schreien eines hungrigen Säuglings als auslösender Reiz, um die Botschaft zum Gehirn der Mutter zu bringen.

Dies ist nur eine allzu vereinfachte Schilderung eines komplizierten, aber wundervoll harmonischen Zusammenspiels des endokrinen Systems und des Nervensystems. Doch es illustriert die lebenswichtige Rolle, die Hormone bei einem fundamentalen Vorgang im Körper spielen.

Tatsächlich hängt jede Funktion und Reaktion des Körpers zumindest bis zu einem gewissen Grad von Hormonen ab. Hormone kontrollieren oder beeinflussen Wachstum, sexuelle Entwicklung und sexuelles Verlangen, Stoffwechsel, Entwicklung der Muskeln, Schärfe des Verstands, Verhaltensweisen und Schlafzyklen. Sie befähigen uns, schnell auf eine gefährliche Situation zu reagieren, und sie helfen mit, im Körper das innere Gleichgewicht der chemischen Stoffe und der Flüssigkeiten aufrechtzuerhalten.

Manche Hormone wirken direkt auf ein Organ ein, um einen erwünschten Effekt zu erzielen. Oxytocin ist ein Beispiel für ein solches Hormon. Es regt nicht nur die Muttermilch an zu fließen, es leitet auch die Wehen ein, indem es dafür sorgt, daß sich bei schwangeren Frauen der Uterus – wie der Mediziner die Gebärmutter nennt – zusammenzieht.

Andere Hormone wirken nicht unmittelbar selbst ein, sie aktivieren andere endokrine Drüsen. Man spricht dann von trophischen Hormonen, und zu ihnen zählen Hormone, die ihrerseits die Schilddrüse anregen, Hormone abzusondern. Die Gonadotropine sind ein weiteres Beispiel; sie regen die Ovarien und die Hoden an, ihre eigenen Hormone zu erzeugen.

Die Endokrinologie

Den Zweig der Naturwissenschaft und Medizin, der sich mit dem endokrinen oder innersekretorischen System befaßt, nennt man Endokrinologie. Ein Endokrinologe ist ein Arzt, der sich auf Erkrankungen des endokrinen Systems spezialisiert hat. Innerhalb der Endokrinologie gibt es mehrere Unterabteilungen. So beschäftigt sich etwa ein auf die Fortpflanzung spezialisierter Endokrinologe besonders mit Problemen, die mit Empfängnis und Unfruchtbarkeit zusammenhängen. Ein Endokrinologe für Kinderheilkunde behandelt verschiedene mit Hormonen verbundene Wachstumsstörungen oder verfrühte Pubertät sowie Zwerg- oder Riesenwuchs.

Doch obwohl so viele verschiedene Hormone existieren und so viele Körperfunktionen von ihnen abhängen, ist das endokrine System bemerkenswert stabil, und es wird relativ selten von Krankheiten befallen. Häufig könnte ein gesundheitliches Problem vielleicht auf eine Drüsenstörung zurückgeführt werden, aber eine sorgfältige medizinische Untersuchung widerlegt dies ebensooft. So kann etwa eine Gewichtszunahme von einer trägen, leistungsschwachen Schilddrüse herrühren. Daher schieben viele dicke Menschen die Schuld an ihrem Gewichtsproblem auf eine Schilddrüsenstörung. Sie verlangen dann, um Pfunde loszuwerden, von ihren Ärzten, ihnen Schilddrüsenhormone zu verschreiben. Öfter jedoch bestätigen Laboruntersuchungen, daß die Schilddrüse normal funktioniert und das

Übergewicht durch schlechte Eßgewohnheiten, mangelnde Zügelung des Appetits oder durch einen anderen Faktor verursacht wird.

Selbst wenn endokrine Störungen relativ wenig verbreitet sind, ist es dennoch wichtig, daß Frauen besser über dieses System Bescheid wissen. Denn auch normale hormonale Schwankungen können unsere Gefühle und Handlungen beeinflussen. Weiß man etwa, warum und wie die monatliche Absonderung der weiblichen Geschlechtshormone schwankt und damit einen Stimmungsumschwung und andere Symptome verursachen kann, die mit dem Syndrom vor der Menstruation zusammenhängen, so wird man leichter mit diesem Problem fertig. Junge Mädchen sind oft alarmiert von den Veränderungen, die in ihrem Körper den Beginn der Pubertät ankündigen. Wissen sie Bescheid, können sie einer ungerechtfertigten Angst vorbeugen.

Erst seit wenigen Jahren haben Frauen eingesehen, wie wichtig es ist, etwas zu unternehmen, um die Osteoporose zu bekämpfen – den Schwund der Knochenmasse –, der Millionen älterer Frauen bedroht. Begreifen Frauen die wichtige Rolle, die Östrogen im Kalziumstoffwechsel spielt, können sie sich – gut informiert – für eine Östrogentherapie nach der Menopause (dem Wechsel) entscheiden. Man könnte noch Hunderte von anderen Beispielen anführen, von denen viele das Leben einer Frau buchstäblich wandeln können, da sie ihre Einstellung zu sich selbst und zu den Problemen ihrer Weiblichkeit ändern.

Im ersten Teil werden die verschiedenen endokrinen Drüsen und deren Hormone eingehender beschrieben. Der zweite Teil befaßt sich mit der Rolle, die Hormone in den Lebensstadien einer Frau von der Kindheit bis ins Alter spielen. Der dritte Teil schildert die verschiedenen, mit Hormonen zusammenhängenden Erkrankungen und deren Behandlung.

Erster Teil

Wie Hormone das Leben beherrschen

1. Kapitel
Ein Überblick über das endokrine System

Wer jemals viel Zeit mit einem Kleinkind verbracht hat, dem sind zweifellos viele schwierige, wenn nicht unbeantwortbare Fragen darüber gestellt worden, was uns Menschen voneinander so verschieden macht. Warum ist Papa so anders als Mama? Warum sind manche Menschen groß und andere klein? Was läßt mich abends einschlafen und am Morgen aufwachen? Warum wird Jimmy oft so wütend? Warum bekommt Johnny eine tiefere Stimme? Warum hat Mama einen Busen und wann werde ich einen bekommen?

Die Antwort darauf und auf Tausende anderer rätselhafter Fragen können wir finden, wenn wir das endokrine System studieren. Dieses System, das eng mit dem Nervensystem zusammenarbeitet, läßt uns im Einklang mit uns selbst und mit unserer Umwelt leben. Es erzeugt auch die Hormone, die mithelfen, jeden von uns zu einem einzigartigen Individuum zu machen.

Weitgehend bestimmen Hormone, wie groß oder klein, dick oder dünn, ruhig oder nervös, gelassen oder reizbar wir werden und wie schnell oder langsam wir uns bewegen. Das endokrine System ermöglicht uns die Anpassung an eine sich dauernd verändernde Umwelt, und es hilft uns, mit dem Streß des Alltags fertig zu werden, uns fortzupflanzen und unsere biologischen Aufgaben als menschliche Wesen zu erfüllen. Viele dieser Funktionen laufen ab, ohne daß wir bewußt denken und handeln. Für Tausende von verschiedenen automatischen Reaktionen sind im endokrinen System und im Nervensystem »Boten« vorhanden, die dafür verantwortlich sind. Beide Systeme arbeiten harmonisch zusammen und regulieren und integrieren die Körperfunktionen.

Das Nervensystem läßt sich mit einem Telefon vergleichen. Botschaften werden mit elektrischen Impulsen entlang eines

Netzwerkes von spezialisierten Zellen, den Neuronen, weitergeleitet zu einem bestimmten Empfänger. Das ähnelt der Übertragung der Stimme einer Person über eine Telefonleitung zu dem Apparat, der angerufen worden ist. Nerven reagieren blitzschnell. Berührt man einen heißen Ofen, melden die Sinnesnerven in den Fingern sofort einen Schmerz, und ehe man noch Zeit hat nachzudenken, wird die Hand automatisch zurückgezogen.

Im endokrinen System sind die Boten chemische Stoffe, und sie gelangen über den Blutstrom zu den Rezeptoren genannten Empfängern, zu spezialisierten Zellen in den verschiedenen Organen oder Geweben des Körpers, die besonders dafür programmiert sind. Diese chemischen Boten sind natürlich Hormone, und sie werden von endokrinen Drüsen erzeugt sowie vom Hypothalamus genannten Bezirk des Gehirns, aber auch von im ganzen Körper verstreuten Geweben. Die Hormone arbeiten mit Hilfe eines komplizierten, äußerst sensiblen und fein abgestimmten Kommunikationssystems zusammen. Die verschiedenen Drüsen sondern ganz nach Bedarf Hormone ab, um die Körperfunktionen zu regulieren oder sie in den Gesamtablauf einzugliedern. Da Hormone sich ja in einer Flüssigkeit statt mit den vom Nervensystem benützten Impulsen fortbewegen, erfolgen die Reaktionen etwas langsamer als die von Nerven.

Die endokrinen Drüsen

In Abbildung 1 sind die wichtigeren endokrinen Drüsen dargestellt. Hormone werden aber auch in Drüsengeweben erzeugt, die sich in anderen Organen befinden, wie etwa im Darm, in der Lunge und im Herz.

Hin und wieder entdecken Forscher ein bisher noch unbekanntes Hormon, aber auch über die bereits bekannten gewinnt man dauernd neue Erkenntnisse. Sehr wahrscheinlich warten noch viele weitere Hormone darauf, entdeckt zu werden. Jedes, das man findet, wird begeistert als neuer Meilenstein begrüßt. Denn je mehr wir über das endokrine System und dessen Zusammenspiel mit dem Nervensystem und mit anderen Organen des Körpers erfahren, desto mehr erfahren wir über uns selbst und darüber, was uns zu den Menschen macht, die wir sind. Um uns ein klares Bild davon zu vermitteln, wie wichtig das endokrine System und seine Hormone sind, folgt eine kurze Beschreibung der größeren Drüsen, ihrer Hormone und der Myriaden ihrer Aufgaben.

Die Hypophyse

Die Hypophyse liegt tief innerhalb des Kopfes hinter den Nasenhöhlen und unmittelbar unter dem Hypothalamus; sie heißt deshalb auch Hirnanhang. Denn der Hypothalamus ist Teil des Zwischenhirns. Er wird oft als »altes« oder ursprüngliches Gehirn bezeichnet und ist der Sitz primitiver Instinkte wie Hunger, Durst, Schlaf, Fortpflanzung, Selbstverteidigung, die notwendig sind, wenn eine Spezies – eine Art – überleben will. In der Evolution des Menschen entwickelten sich neue Bezirke des Gehirns, besonders die Großhirnrinde, die Sitz der Intelligenz ist. Der Hypothalamus verbindet diesen denkenden Teil des Gehirns mit der Hypophyse.

Die Hypophyse wird manchmal die »Meisterdrüse« des Körpers genannt, weil sie zusammen mit dem Hypothalamus viele der Hormone erzeugt, die andere Drüsen steuern (siehe Abbildung 2). Die Hypophyse hat zwei Teile: den Vorderlappen, der aus Drüsengewebe besteht, und den Hinterlappen, der in Wirklichkeit vom Hypothalamus ausgeht und in seinem Aufbau nervenähnlicher ist.

Die im Hypophysenvorderlappen erzeugten Hormone sind meist solche, die andere Drüsen oder Organe stimulieren, d. h. anregen, tätig zu werden. Hier werden etwa als Gonadotropine bekannte Hormone produziert. Bei einer Frau gehört dazu ein Hormon, das die sogenannten Follikel – die Bläschen – in den Ovarien (Eierstöcken) anregt, jeden Monat ein in ihnen enthaltenes Ei reifen zu lassen. In der Medizin wird dieses Hormon allgemein kurz FSH (follicle-stimulating hormone) genannt. Ein zweites Hormon ist LH (luteinizing hormone), das die

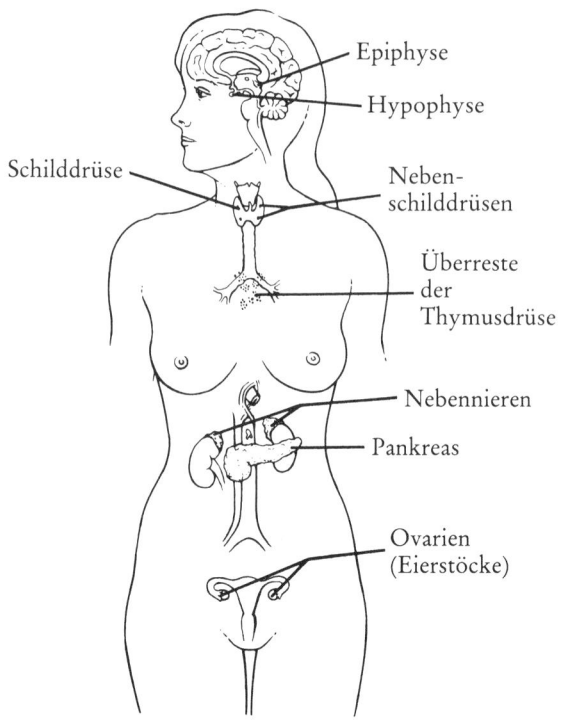

Abbildung 1: Das weibliche endokrine System

Follikel veranlaßt, das reife Ei auszustoßen. Bei Männern werden diese Hormone FSH und ICSH (interstitial cell-stimulating hormone) genannt. Das ICSH stimuliert die Hoden, männliche Hormone zu erzeugen.

Zu den anderen Hormonen des Hypophysenvorderlappens zählt das Wachstumshormon – das Somatotropin –, das für das Wachstum eines Kindes verantwortlich ist. ACTH ist die Kurzformel für das adrenokortikotrope Hormon, das die Nebennieren dazu anregt, ihre Hormone zu produzieren. Es sind dies TSH (thyroid-stimulating hormone), das die Schilddrüse stimuliert, ihre Hormone zu erzeugen, und Prolactin, das die Milchproduktion in den Brüsten anregt.

Zwei Hormone werden vom Hinterlappen der Hypophyse

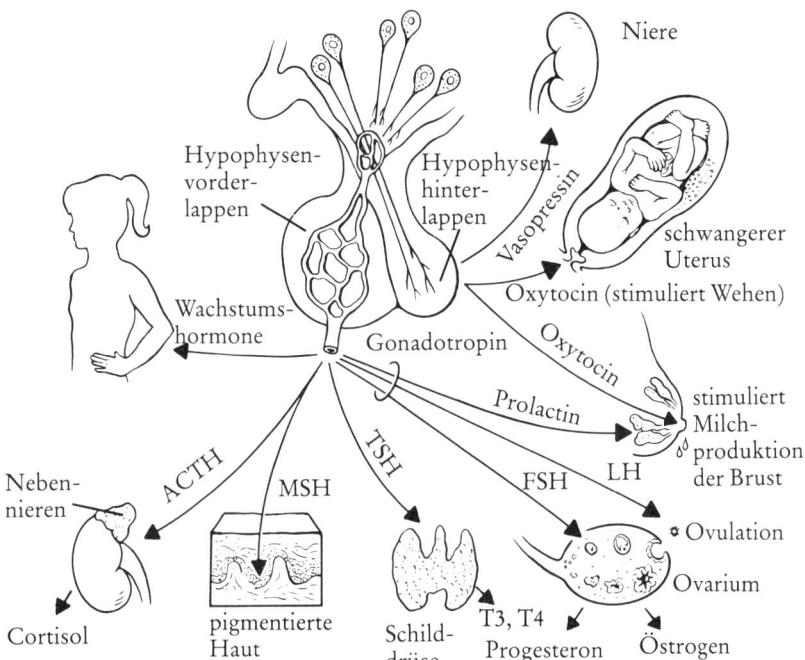

Abbildung 2: Wie die Hypophyse die anderen endokrinen Drüsen steuert und kontrolliert

abgesondert: Vasopressin, das den Muskeltonus der Blutgefäße kontrolliert und außerdem ein antidiuretisches Hormon ist, d. h., daß es Nieren hilft, Wasser zurückzuhalten und so für das Gleichgewicht der Körperflüssigkeiten zu sorgen. Das zweite Hormon ist das Oxytocin, das während der Geburt die Wehen, die Kontraktionen des Uterus, unterstützt und die Brüste ihre Milch »ausschütten« läßt.

Der Hypothalamus reguliert und koordiniert viele endokrine Vorgänge, besonders durch seine Kontrolle der Hypophyse (siehe Abbildung 3). Seine Nervenzellen erzeugen ebenfalls hormonähnliche Substanzen, die direkt ins Blut abgegeben werden. Man weiß über sie noch wenig Bescheid, aber man nimmt an, daß viele Symptome oder Störungen, die ihre Wurzeln in psychologischen oder emotionalen Ursachen haben, mit

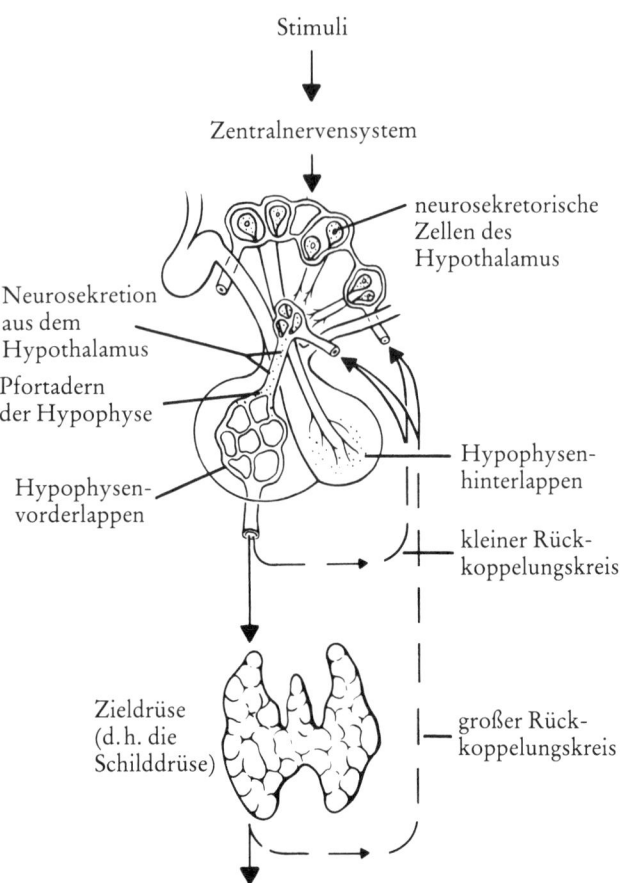

Schilddrüsenhormone wandern zu »Zielgeweben«
Abbildung 3: Ein typisches hormonales Rückkopplungssystem

dem Zusammenspiel von Hypothalamus und Hypophyse zu tun haben. So liegt etwa das Zentrum, das den Appetit regelt, im Hypothalamus, und manche Erkrankungen wie etwa psychologisch bedingte Nahrungsverweigerung (Anorexia nervosa) oder Heißhunger (Bulimia) hängen wohl damit zusammen. Ebenso hört bei Frauen, die unter ungemein starkem emotionalen Streß stehen, die Ausstoßung des Eies aus den Follikeln auf, oder sie leiden unter Unregelmäßigkeiten in der Menstruation.

Man begreift den Zusammenhang zwischen Gehirn und körperlicher Gesundheit noch sehr wenig. Doch viele Forscher glauben, daß eine Anzahl psychisch bedingter Leiden ihren Ursprung in der engen Beziehung zwischen dem Gehirn und der Hypophyse haben könnten.

Bedenkt man die Vielfalt von Hormonen und Aufgaben der Hypophyse, ist es verständlich, daß Erkrankungen von Hypothalamus und Hypophyse tiefgreifende Wirkungen auf den ganzen Körper ausüben. So kann etwa zuviel Wachstumshormon zu Riesenwuchs führen, zuwenig dagegen zu Zwergwuchs. Werden etwa Hormone, die Ovarien oder Hoden beeinflussen, zu früh gebildet, ist das Ergebnis eine verfrühte sexuelle Entwicklung. Wenn dagegen zur Zeit der Pubertät nicht die richtigen Gonadotropine erzeugt werden, tritt die Geschlechtsreife nicht ein. Das kann bei Frauen auch der Grund für Unfruchtbarkeit sein. Zuwenig Vasopressin kann zu Diabetes insipidus – einer Form der Zuckerkrankheit – führen, die durch übermäßigen Durst und allzu reichliche Ausscheidung von Harn gekennzeichnet ist. Abnorme Erzeugung von Muttermilch und Ausbleiben der Menstruation können durch übertriebene Produktion von Prolactin verursacht werden.

Zerstörung des Vorderlappens der Hypophyse kommt zum Glück selten vor, kann aber dann eine verheerende Wirkung haben. Zu den Folgen können gehören: Schrumpfung der Geschlechtsorgane; Impotenz bei Männern; Unfruchtbarkeit und Ausbleiben der Menstruation bei Frauen; niedriger Blutdruck; verlangsamte Herzschläge und Lethargie; die Schwierigkeit, Infektionen abzuwehren; die Unfähigkeit, kalte Temperaturen zu ertragen; vorzeitiges Altern und schließlich zunehmende Invalidität und Tod. Viele dieser Wirkungen können vermieden oder auf ein Mindestmaß beschränkt werden, wenn man die fehlenden Hormone ersetzt.

Die Schilddrüse

Weiter unten im Körper finden wir als nächste größere endokrine Drüse die Glandula thyreoidea (die Schilddrüse). Sie ist ein Organ, das in der Form einem Schmetterling ähnelt, und sie liegt dicht unter dem Kehlkopf über der Luftröhre. Normalerweise wiegt sie nur rund 30 Gramm oder weniger. Ihre Hormone sind wesentlich für den richtigen Stoffwechsel, und ein Versagen der Schilddrüse kann faktisch jedes Organ und Organsystem im Körper beeinträchtigen. Die Schilddrüse sondert drei Hormone ab – Trijodthyronin und Thyroxin, die den Stoffwechsel steuern, indem sie den Sauerstoffverbrauch von Zellen erhöhen, ferner Kalzitonin, das am Kalziumstoffwechsel mitwirkt. Trijodothyronin und Thyroxin werden im allgemeinen als die Schilddrüsenhormone bezeichnet und – abgekürzt nach dem medizinischen Namen thyreoidea für die Schilddrüse – T3 und T4 genannt. Sie wirken mit beim normalen Wachstum sowie bei der Entwicklung von Gehirn, Muskeln und Knochen, und sie sorgen dafür, daß andere endokrine Drüsen und Organsysteme funktionieren. Ein Säugling, der mit einer defekten Schilddrüse geboren wird, ist von Kretinismus bedroht, von einer schweren, unheilbaren Form geistiger Behinderung. Zuviel Schilddrüsenhormon verursacht eine Beschleunigung des Stoffwechsels. Charakteristisch sind dafür ein sehr schneller Herzschlag und eine Anzahl weiterer Symptome. Zuwenig von diesem Hormon verlangsamt dagegen fast alle Vorgänge im Körper. Struma (Kropf), eine Vergrößerung der Schilddrüse, kann ebenso bei zuviel wie auch bei zuwenig Hormonen auftreten. (Der Mediziner spricht dann von Hyper- bzw. Hypothyreoidismus.)

Um T3 und T4 herzustellen, braucht die Schilddrüse Jod. Heute kommt in westlichen Ländern Jodmangel relativ selten vor, da Jod dem Kochsalz zugesetzt werden kann und es in jodreicher Nahrung wie etwa besonders in Salzwasserfischen und in anderen Meerestieren vorhanden ist. Jodmangel kann zu einer zuwenig aktiven Schilddrüse auch deshalb führen, weil die Hypophyse nicht genügend Hormon erzeugt, das die Schilddrüse stimuliert, oder weil die Schilddrüse selbst infolge einer Entzündung, Infektion, Strahleneinwirkung oder aus anderen Gründen ganz oder teilweise zerstört worden ist. Während zuwenig Schilddrüsenhormon (Hypothyreoidismus) bei Kleinkindern zu Kretinismus führt, ist dieser Mangel bei älteren Kindern gekennzeichnet durch verlangsamtes Wachstum und verzögerte sexuelle Entwicklung, während der Geisteszustand relativ normal sein kann.

Mangel an Schilddrüsenhormon bei Erwachsenen bewirkt eine Verlangsamung fast aller Körperfunktionen. Die Haut, die Fingernägel und die Haare werden trocken und brüchig, weil diese normalerweise schnellwachsenden Gewebe nur langsam nachgebildet werden. Auch die Darmtätigkeit verlangsamt sich und es kommt zu Verstopfung. Zu weiteren Symptomen gehören ein langsamer Herzschlag, Müdigkeit, Lethargie, die Unfähigkeit, Kälte zu ertragen, geschwollene Beine und Knöchel infolge einer Ansammlung von Körperflüssigkeit, Muskelschmerzen und Krämpfe in den Beinen. Frauen, die menstruieren, stellen vielleicht fest, daß ihre Perioden stärker und häufiger werden. Der Grund dafür ist, daß die Ovarien aufhören, jeden Monat ein Ei zu produzieren, und sich infolgedessen die innere Schleimhaut des Uterus (der Gebärmutter) übermäßig verdickt.

Die Nebenschilddrüsen

Die Nebenschilddrüsen (Glandulae parathyreoideae) sind kleine scheibenförmige Gebilde, die normalerweise rückwärts und seitlich von jedem Schilddrüsenlappen liegen. Die meisten Menschen besitzen vier dieser winzigen Drüsen, aber die Anzahl variiert. Das Hormon der Nebenschilddrüsen erhöht die im Blut kreisende Menge Kalzium, während das von der Schilddrüse erzeugte Kalzitonin sie senkt.

Die Rolle, die Kalzium beim Aufbau und bei der Instandhaltung von Knochen spielt, ist wohlbekannt. Aber viele Leute sind überrascht, wenn sie erfahren, daß Kalzium noch eine Anzahl anderer lebenswichtiger Aufgaben hat. Kleine Mengen Kalzium werden benötigt, damit Muskeln und Nerven richtig funktionieren. Wesentlich ist, daß Kalzium auch für den einwandfreien Stoffwechsel und die normale Blutgerinnung sorgt. Kalzium ist das im Körper am reichlichsten vorhandene Element. Der Erwachsene trägt rund ein Kilo davon in sich. Der größte Teil davon ist in den Knochen gespeichert, und kleine Mengen zirkulieren auch im Blut. Sinkt dieser Kalziumgehalt im Blut, scheiden die Nebenschilddrüsen ihr Hormon aus, um die Knochen zu veranlassen, etwas von ihren Vorräten ins Blut abzugeben. Das Hormon aktiviert auch das Vitamin D, das gebraucht wird, damit der Körper das mit den Speisen verzehrte Kalzium aufnimmt. In einer Reaktion auf das Hormon der Nebenschilddrüsen vermehren die Nieren die Ausscheidung eines anderen Stoffs, eines Phosphats, das die im Blut kreisende Menge Kalzium vermehrt.

Mangel an Nebenschilddrüsenhormon kann Tetanie verursachen. Das sind schwere Muskelkrämpfe, die es unmöglich machen, den davon betroffenen Körperteil zu bewegen. Manchmal befallen diese Krämpfe auch den Kehlkopf. Werden sie nicht behandelt, kann infolge dieser Kehlkopfkrämpfe der Patient durch Verschluß der Luftröhre ersticken.

Eine Zunahme des im Blut kreisenden Kalziums signalisiert den Nebenschilddrüsen, mit dem Ausscheiden ihres Hormons aufzuhören, und statt dessen sondert nun die Schilddrüse Kalzitonin ab. Wie dieses Hormon genau funktioniert, weiß man noch nicht, aber man nimmt an, daß es die Knochen stimuliert, mehr Kalzium aufzunehmen. Vielleicht beeinflußt es auch die Kalziumausscheidung der Nieren. Zirkuliert zuviel Kalzium, könnte das Nierensteine, Veränderung der geistigen Fähigkeiten oder Reizbarkeit zur Folge haben.

Der Thymus

Der Thymus, der hinter dem Brustbein liegt, ist eine weitere Drüse, deren Funktion man noch nicht ganz kennt. Sie besteht hauptsächlich aus einem lymphoiden Gewebe und hilft bei der Erzeugung der Lymphozyten – jener Zellen, die für das Immunsystem lebenswichtig sind. Säuglinge werden mit einem großen Thymus geboren. Während der Kindheit wächst diese Drüse weiter und wird vor der Pubertät am größten. Dann beginnt sie nach und nach zu schrumpfen und ist bei älteren Menschen sowie bei jenen ganz klein, die längere schwere Infektionen durchgemacht oder unter ungewöhnlich großem Streß gestanden haben.

Der Thymus (bei Tieren Bries genannt) hilft daher dem Körper, fremdes Gewebe abzuwehren. So nehmen etwa junge Tiere, deren Thymusdrüse man entfernt hat, Überpflanzungen (Transplantationen) von Haut, Nieren oder anderen Organen ohne die sonst übliche Abwehrreaktion an. Injiziert man diesen Tieren Extrakte von Thymusgewebe, regt das die Erzeugung von Lymphozyten an und bewirkt so, daß die überpflanzten fremden Gewebe abgestoßen werden.

Die Nebennieren

Die Nebennieren (Corpora suprarenalia) sind dreieckig geformte Drüsen, die oben auf den Nieren liegen. Jede Drüse besteht aus zwei Teilen – aus der »Rinde«, den äußeren Schichten, und aus dem »Mark« im Inneren. Die Nebennierenrinde erzeugt eine Gruppe von Hormonen, die allgemein als Steroide bezeichnet werden. Sie werden je nach ihrer Aufgabe in drei Kategorien eingeteilt: (1) Mineralkortikoide, die das Gleichgewicht der Körperflüssigkeiten kontrollieren, indem sie die Wiederaufnahme von Kalium und Natrium durch die Nieren regulieren; (2) die Glukokortikoide, die mithelfen, die Glukose (den Traubenzucker im Blut) und andere Nährstoffe zu regulieren, den Blutdruck aufrechtzuerhalten und den Körper zu befähigen, auf körperlichen Streß zu reagieren, und (3) die Geschlechtshormone (Androgene und Östrogene), die ähnlich wirken wie die in den Ovarien und Hoden erzeugten.

Das Nebennierenmark produziert eine Gruppe von Hormonen, die man als Katecholamine bezeichnet. Dazu gehören die Streß-Hormone Adrenalin und Noradrenalin. Katecholamine werden auch von anderen Körpergeweben erzeugt, daher kann ein Mensch ohne das Nebennierenmark (die Medulla) auskommen. Die Nebennierenrinde (Cortex) und deren Hormone sind jedoch viel wichtiger, nicht nur wegen ihrer eigenen lebenswichtigen Funktionen, sondern auch, weil sie in komplizierte »Rückkopplungs-Systeme« einbezogen sind, die für die Abgabe bestimmter Hypophysenhormone sorgen.

Aldosteron ist das wichtigste Mineralkortikoid, das in der Nebennierenrinde produziert wird. Seine Hauptrolle besteht darin, den Nieren behilflich zu sein, Natrium zu bewahren und dadurch die Körperflüssigkeiten im Gleichgewicht zu halten. Die Absonderung von Aldosteron hängt mit einem komplizierten Rückkopplungssystem zusammen, an dem auch ACTH (von der Hypophyse) beteiligt ist, ferner der Gehalt von Natrium, Kalium und Angiotensin II (einer Substanz, die bei der Regulierung des Blutdrucks mitwirkt) im Blut. Eine Überproduktion von Aldosteron – ein Zustand, den man Hyperaldosteronismus nennt – führt zu einer extrem hohen Retention, d.h. »Verhaltung« von Natrium. Die Folge davon ist hoher Blutdruck und ein Entzug von Kalium, der unregelmäßige Herzschläge, Muskelschwäche und Krämpfe verursachen kann. In den meisten Fällen kann Hyperaldosteronismus auf einen wachsenden Tumor zurückgeführt werden, der das Hormon erzeugt. Das ist eine Situation, die durch die Entfernung des Tumors behandelt werden kann. Wird das Problem durch eine zu starke Aktivität der Nebenniere selbst verursacht, kann man Medikamente dagegen verschreiben.

Das am reichlichsten beim Menschen vorhandene Glukokortikoid ist das Cortisol. In geringeren Mengen wird Kortikosteron erzeugt, das auch gewisse Aufgaben eines Mineralkortikoids übernimmt. Die Leber kann Cortisol in Cortison umwandeln, in ein Steroid, das zur Behandlung von Allergien wie etwa Asthma verwendet wird. Es kann ebenso zur Bekämpfung von Entzündungen bei Arthritis und bei anderen entzündlichen Prozessen verschrieben werden. (Es muß jedoch wegen gravierender Nebenwirkungen sorgfältig dosiert werden.)

Die Glukokortikoide beeinflussen den Stoffwechsel auf

mehrfache Weise. Cortisol ist in der Wirkung gegen Insulin gerichtet und hilft mit, Protein, d. h. Eiweiß und Fette in Glukose, den Blutzucker und Haupttreibstoff des Körpers, umzuwandeln. Nach Streß oder irgendeiner Verletzung vermehren die Nebennieren die Erzeugung von Cortisol. Das ist ein Vorgang, der mit der sogenannten »Flucht-oder-Kampf-Reaktion« des Körpers zusammenhängt und mit unserer Fähigkeit, die Wirkungen von Verletzungen oder Infektionen zu bekämpfen. In dem Augenblick, in dem die Gefahr wahrgenommen wird, signalisiert das Gehirn der Hypophyse, ACTH zu produzieren, das wiederum den Nebennieren befiehlt, zusätzliches Cortisol wie auch Katecholamine in die Blutbahn zu pumpen.

Die Erzeugung von Cortisol wird auch von unseren inneren biologischen Uhren beeinflußt. Selbst ohne Streß scheidet die Hypophyse den ganzen Tag über immer wieder kurz ACTH aus. Doch diese »Hormonstöße« erfolgen häufiger in den Stunden vor der Morgendämmerung und werden tagsüber zunehmend seltener. Diese normalen Schwankungen erklären für uns den Wechsel von Schlafen und Wachsein und auch den »Jetlag«, wenn wir im Flugzeug mehrere Zeitzonen durchqueren. Die Uhr an der Wand mag uns sagen, daß wir aufstehen sollen, aber unsere innere biologische Uhr braucht eine Weile, um sich anzupassen, und wird einige Tage noch weiter nach ihrer eigenen »Zeit« gehen.

Wie wichtig unsere Fähigkeit ist, kurzfristig zusätzlich Cortisol zu produzieren, zeigt sich besonders deutlich bei Menschen, deren Nebennieren vor allem durch eine lange Steroid-Therapie geschädigt worden sind. Häufige Anwendung von Steroiden läßt die Steroide erzeugenden Drüsen schrumpfen und nur träge reagieren. Werden dann die Steroid-Medikamente plötzlich abgesetzt, kann die betreffende Person an einer relativ leichten Krankheit oder Verletzung sterben, weil sich die Nebennieren einfach nicht dazu aufraffen können, das Cortisol zu erzeugen, das nötig wäre, um die Notlage zu meistern.

Ein solches Leiden, das ziemlich selten vorkommt, ist die Addison-Krankheit. Bei ihr werden die Nebennieren allmählich zerstört – für gewöhnlich durch eine autoimmune oder eine andere Erkrankung wie etwa Tuberkulose. Charakteristisch für die Addison-Krankheit sind vielerlei Symptome: Müdigkeit, Leibschmerzen, Appetitlosigkeit, Übelkeit, Schwindel- oder Ohnmachtsanfälle, eine erhöhte Anfälligkeit für Infektionen oder körperliche Überanstrengung und eine dunkle Verfärbung der Haut, die diesem Leiden den deutschen Namen Bronzehautkrankheit eingetragen hat. Eine geringere Verletzung oder eine Operation kann schnell zu einem Schock und zum Tod führen. Zum Glück kann heute die Addison-Krankheit mit Medikamenten behandelt werden, die das Cortisol und auch Aldosteron ersetzen.

Eine andere Erkrankung, die mit Glukokortikoiden zusammenhängt, ist das Cushing-Syndrom. Doch bei dieser Krankheit ist das Problem eine Überproduktion der Hormone. Häufig wird sie verursacht von einem Tumor, meist von einem der Hypophyse. Zusätzliches ACTH stimuliert die Nebennieren, mehr Glukokortikoide zu erzeugen. Die Folge davon sind eine Anzahl von Symptomen, unter anderem Schwäche und Schwund von Muskeln, die Haut wird dünner und bekommt leicht blaue Flecken bei Prellungen und blaurote Striemen; die Haare wachsen übermäßig stark, und Fettansatz im Gesicht, Rumpf und Nacken führen zu einem sogenannten Mondgesicht und einer buckligen Gestalt. Hoher Blutdruck, größere Anfälligkeit für Infektionen und manchmal Entstehung von Diabetes sind fortgeschrittene Stadien dieser Krankheit. Das Cushing-Syndrom wird behandelt, indem man die Ursache der erhöhten Hormonproduktion feststellt und beseitigt.

Die von den Nebennieren erzeugten Geschlechtshormone ergänzen jene, die von den Ovarien und Hoden ausgeschieden werden, doch unter normalen Umständen haben sie wenig eigene Wirkung. Eine Ausnahme bilden vielleicht die männlichen Geschlechtshormone – die Androgene –, die bei den Frauen in den Nebennieren erzeugt werden. Diese Androgene steuern bei Frauen das Wachstum von Schamhaaren und anderen Körperhaaren und beeinflussen auch den Sexualtrieb einer Frau. Übermäßige Produktion dieser männlichen Hormone bei einer Frau führt zur Entwicklung von charakteristischen männlichen Eigenschaften. Dazu gehören: exzessiv starker Haarwuchs im Gesicht und am Körper, eine tiefer werdende Stimme, zunehmende Entwicklung von Muskeln, vergrößerte Klitoris (Kitzler genannt) und möglicherweise gesteigerter Sexualtrieb.

Die Katecholamine, die ebenso im Mark der Nebennieren erzeugt werden wie im Gehirn und im autonomen Nervensystem, wirken bei der »Flucht-oder-Kampf-Reaktion« mit. In dem Augenblick, in dem eine Gefahr wahrgenommen wird, verstärkt der Körper seine Produktion von Adrenalin und Noradrenalin. Eine ähnliche Reaktion erfolgt bei niedrigem Blutzucker, wenn jemand der Kälte ausgesetzt ist, zuwenig Sauerstoff bekommt, wenn der Blutdruck sinkt und noch andere derartige Umstände eintreten.

Diese Hormone haben ähnliche Aufgaben. Beide lassen das Herz schneller und kräftiger schlagen, sie erhöhen die Wachsamkeit und bauen Fette ab, um, wenn nötig, zusätzlich Energie zu liefern. Noradrenalin erhöht den Blutdruck, indem es Blutgefäße zusammenzieht oder verengt. Adrenalin wirkt dem etwas entgegen, da es nur manche Blutgefäße zusammenzieht, während es Gefäße in den Skelettmuskeln und in der Leber öffnet oder ausdehnt. Das ermöglicht den Muskeln eine bessere Blutzufuhr und verleiht auf diese Weise die zusätzlichen Kräfte, die man vielleicht nötig hat, um einer Gefahr zu entkommen. Adrenalin baut auch die als Glykogen gespeicherte Glukose in der Leber ab, und die vermehrte Blutzufuhr zu diesem Organ hilft mit, die Glukose in andere Bezirke des Körpers zu befördern.

Das Pankreas

Das Pankreas (die Bauchspeicheldrüse) ist ein langes, schmales Organ, das sich über einen Großteil des oberen Bauchabschnitts erstreckt. Es ist eine endokrine oder inkretorische Drüse – mit spezialisierten Zellen, die Insulin und Glukagon erzeugen. Diese Hormone sind unentbehrlich für den Stoffwechsel und halten das Glukose-Gleichgewicht aufrecht. Zugleich aber ist das Pankreas exokrin und stellt Verdauungsenzyme her, die durch Ausführungsgänge zum Dünndarm wandern und bei der Verdauung helfen.

Insulin, Glukagon und Somatostatin werden in den Langerhans-Inseln erzeugt, die in Gruppen aus spezialisierten Zellen im ganzen Pankreas verstreut sind. Insulin, das in den Beta-Zellen der Inseln produziert wird, ist entscheidend für die Fähigkeit, Kohlenhydrate umzuwandeln und Glukose – den Blutzucker, den hauptsächlichen »Brennstoff« des Körpers – zu nutzen. Hat man eine Mahlzeit gegessen, besonders eine, die reich an Kohlenhydraten ist, nimmt der Blutzucker zu. Die Folge davon ist eine vermehrte Ausscheidung von Insulin, das den Körper befähigt, die Glukose zu verwerten. Sind die Beta-Zellen außerstande, genügend Insulin zu erzeugen, erkrankt die betreffende Person an Diabetes. Der Körper ist dann nicht mehr fähig, die Glukose zu verarbeiten. (Siehe 10. Kapitel über Diabetes und Hypoglukämie, die starke Senkung des Blutzukkers.)

Glukagon, das von den Alpha-Zellen der Inseln abgesondert wird, stimuliert die Leber, Glykogen (den gespeicherten Blutzucker) abzubauen und ihn in die Blutbahn zurückzubringen, wo er als »Treibstoff« verwendet wird. Sobald der Blutzucker sinkt, steigt die Produktion von Glukagon und trägt so dazu bei, einen stetigen Nachschub von Glukose aufrechtzuerhalten. Glukagon erhöht auch die Umwandlung von Protein in Glukose. Noch eine weitere Substanz, die bei der Erhaltung des hormonalen Gleichgewichts mitwirkt, ist das Somatostatin, das von den Delta-Zellen der Inseln erzeugt wird. Es hemmt die Hormonproduktion der Alpha- und Beta-Zellen und unterdrückt dadurch die Sekretion von Insulin und Glukagon.

Die Keimdrüsen

Die Geschlechtshormone der Keimdrüsen, der Gonaden, sind wahrscheinlich der breiten Öffentlichkeit am besten bekannt, aber es herrschen noch viele falsche Vorstellungen darüber. In der Pubertät signalisieren Hormone aus der Hypophyse und hormonähnliche Substanzen aus dem Hypothalamus den Fortpflanzungsorganen – bei Männern den Hoden und bei Frauen den Ovarien –, daß es für sie Zeit ist, sich zu entwickeln und mit ihren Funktionen zu beginnen. Die Hoden erzeugen vermehrt Testosteron, das zusammen mit anderen männlichen Geschlechtshormonen die Androgene bildet. Die Ovarien beginnen mehr Östrogen zu produzieren. Bei Knaben wie auch bei Mädchen erhöhen die Nebennieren die Produktion von Androgenen, die unter anderem das Wachstum von Körperhaar anregen. (Die grundlegenden Fakten der Sexualentwicklung werden im einzelnen im 3. Kapitel erörtert.)

Männer bekommen ihre »Männlichkeit« von Androgenen, Frauen ihre »Weiblichkeit« von Östrogenen. Geschlechtshormone werden oft bei beiden Geschlechtern, besonders aber bei Frauen, für eine beherrschende Hauptkraft gehalten. Während männliche Geschlechtshormone ziemlich gleichmäßig abgegeben werden, folgen weibliche Hormone einem Zyklus. Diese »Ebbe und Flut« regelt den Zyklus der Menstruation und die Fruchtbarkeit einer Frau, und man hat ihm die Schuld an allem gegeben, von Anfällen gehobener Stimmung und ungeheurer Energie bis zu Depressionen und mörderischer Wut. So viele Mythen und Mißverständnisse ranken sich um die Rolle der Geschlechtshormone, daß es schwerfällt, Fakten von Trugschlüssen zu scheiden. Da dies ja das Hauptziel dieses Buches ist, werden wir hier nur einen kurzen Überblick über die Geschlechtshormone geben und sie genauer in den folgenden Kapiteln diskutieren. Bei beiden Geschlechtern wird die Produktion von Hormonen, die der Fortpflanzung dienen, von einem »Rückkopplungssystem« gesteuert, das zwischen der Hypothalamus/Hypophyse-Verbindung und den Keimdrüsen besteht. Bei Männern regelt das Hypophysenhormon FSH die Produktion von Sperma, während LH, ebenfalls ein Hormon der Hypophyse, die Ausscheidung von Testosteron kontrolliert. Testosteron und die übrigen Androgene sind verantwortlich für das, was wir im allgemeinen als typisch männlich ansehen, wie etwa Bartwuchs, tiefe Stimme, eine breitschultrige, muskulöse Entwicklung des Körpers eines Mannes. Androgene bestimmen unsere sexuellen Wünsche, und man nimmt auch an, daß sie für gewisse, mit Männlichkeit verbundene Verhaltensweisen verantwortlich sind – für Aggressivität, größere Kampfbereitschaft, Ungestüm und so weiter.

Die Ovarien (die Eierstöcke) der Frau stellen drei Hormone her: Östradiol, Progesteron und Relaxin. Östradiol ist ein Östrogen, wie allgemein »feminisierende«, d. h. weiblich machende Hormone genannt werden. Östrogen trägt zur Entwicklung der Brüste bei und ist auch verantwortlich für das Wachstum des Endometriums – der Schleimhaut des Uterus – während der ersten Phase des Menstruationszyklus. In der zweiten Phase bereitet Progesteron zusammen mit Östrogen die Innenwand des Uterus auf eine Schwangerschaft vor. Relaxin wirkt bei den Wehen auf die Beckenbänder lockernd, es ermöglicht damit dem Geburtskanal, sich so zu erweitern, daß ein Kind geboren werden kann.

Die Sekretion aller dieser Hormone wird von einem komplexen und außerordentlich sensitiven Rückkopplungssystem gesteuert. Damit die Ovarien funktionieren, müssen die anderen endokrinen Drüsen und Organsysteme richtig arbeiten. Schlechte Ernährung, Fettleibigkeit, Streß, Krankheit, zuviel oder zuwenig Fett im Körper und eine Menge anderer Faktoren kann die Ovarien veranlassen, die Erzeugung ihrer Hormone einzustellen. Die Hypophyse mag zwar die »Meisterdrüse« des Körpers sein, doch für eine Frau sind auch die Ovarien recht launische, empfindliche Gebieter. Sind die anderen Drüsen nicht auf der Höhe, werden die Ovarien sehr wahrscheinlich ihre Tätigkeit einstellen.

Vielerlei andere Hormone

Hormone werden auch in einer Anzahl von Organen hergestellt, die nicht allgemein als Bestandteil des endokrinen Systems betrachtet werden. So scheidet etwa der Magen- und Darmtrakt Gastrin ab, ferner ein die Magentätigkeit hemmendes Polypeptid (nach der englischen Version »gastric inhibitory popypeptide«, abgekürzt GIP genannt) und andere Substanzen, die eine Ausschüttung von Insulin anregen und so dessen Wirkung bei hohem Blutzucker verstärken. Das Herz erzeugt eine Substanz, die man »Nährfaktor« der Herzvorkammer nennt und von der man annimmt, daß sie bei der Regelung des Blutdrucks mitwirkt.

Die Nieren

Normalerweise wird die Niere nicht als ein Bestandteil des endokrinen Systems betrachtet, aber dieses Organ ist an der Erzeugung von mindestens zwei wichtigen Hormonen beteiligt. Eines dieser Hormone, das Renin, ist wichtig, um den Blutdruck aufrechtzuerhalten. Das andere, abgekürzt REF genannt (nach der englischen Bezeichnung »renal erythropoietic factor«), hilft mit, die Produktion roter Blutkörperchen im Knochenmark zu überwachen.

Obwohl Renin bereits vor mehreren Jahrzehnten zum erstenmal entdeckt worden ist, weiß man nur wenig über seine Funktion. Es unterscheidet sich dadurch von den meisten Hormonen, daß es nicht unmittelbar auf ein Organ oder ein Gewebe einwirkt. Statt dessen beeinflußt es ein Angiotensinogen genanntes Protein, das in der Leber gebildet und in die Blutbahn abgegeben wird. Kommt dieses Protein in Kontakt mit Renin, bildet sich eine Angiotensin I genannte Substanz. Sie wird ihrerseits in der Lunge umgewandelt in Angiotensin II. Dieses Angiotensin II verengt die kleinen Arterien und Kapillargefäße und erhöht dadurch den Blutdruck.

Diese Substanz beeinflußt auch die Ausschüttung von Aldosteron und scheint den Durst zu regeln. Somit ist es ein wichtiger Faktor, um sicherzugehen, daß der Körper genügend Flüssigkeit bekommt. Eine Anzahl von Forschern nimmt an, daß hoher Blutdruck irgendwie durch ein gestörtes Gleichgewicht im Renin-Angiotensin- und Aldosteron-System verursacht wird. Man weiß jedoch nicht, wie das zustande kommt. So ist beispielsweise nicht genau bekannt, was die Nieren veranlaßt, Renin auszuscheiden. Anscheinend erzeugen auch noch andere Organe als die Nieren Renin. Einen hohen Gehalt daran hat man im Uterus schwangerer Frauen gefunden, ja sogar im Blut von Menschen, deren Nieren entfernt worden waren.

Recht wenig versteht man auch, welche Rolle REF bei der Erzeugung roter Blutkörperchen spielt. Bekannt ist, daß ein Erythropoietin genanntes Hormon die Erzeugung von roten Blutkörperchen im Knochenmark kontrolliert. In der Vergangenheit meinten Forscher, daß die Nieren dieses Hormon erzeugen, doch jetzt hat es den Anschein, als produzierten die Nieren REF, das zusammen mit einer Substanz, die von der Leber erzeugt wird, das Erythropoietin in der Blutbahn bildet. Nach einer starken Blutung, bei der die Anzahl roter Blutkörperchen sinkt, erzeugt der Körper mehr Erythropoietin. Ebenso wird dieses Hormon vermehrt, wenn ein Mensch in große Höhen hinaufsteigt und mehr rote Blutkörperchen braucht, um aus der dünnen Luft mehr Sauerstoff zu erhalten. Wie beim Renin scheinen die Nieren nicht die einzige Quelle für Erythropoietin zu sein. Denn Menschen, deren Nieren entfernt worden sind, stellen dieses Hormon noch weiter her.

Auch die Lunge übernimmt innersekretorische Aufgaben. So wird etwa die im Blut vorhandene Substanz Angiotensin I, sobald es die Lunge passiert, in Angiotensin II umgewandelt. Dieses stimuliert dann die Sekretion von Aldosteron – von jenem Hormon, das neben dem Renin-Angiotensin-System mitwirkt, den Blutdruck und das Gleichgewicht der Körperflüssigkeit zu regeln. Bei manchen Erkrankungen der Lunge wie etwa bei gewissen Formen von Lungenkrebs werden dann auch ACTH und andere Hormone abgesondert, die das hormonale Gleichgewicht des Körpers stören.

Wie Hormone wirken

Da nur ganz winzige Mengen von Hormonen im Blut zirkulieren, müssen sie, um einsatzbereit zu sein, über hochwirksame Mechanismen und äußerst empfindliche Rezeptoren (Empfänger) verfügen. Wandert ein Hormon durch das Blut, spürt es die Empfänger auf, die dafür programmiert sind, es zu erkennen und aufzunehmen. Protein-Hormone wie das Insulin sind zu groß, um in eine Zelle einzudringen, und die Stellen, die als Rezeptoren dienen, liegen daher in der Nähe der Zellen, die das eigentliche Ziel des Hormons bilden, oder auf ihnen. Nachdem sich ein Protein-Hormon an der empfangsbereiten Stelle angeheftet hat, übermittelt diese dem Gebiet der Zelle, die das eigentliche Ziel und für die Reaktion auf das Hormon programmiert ist, eine Botschaft. Dies hat zur Folge, daß ein Adenylzyclase genanntes Enzym aktiviert wird, das sich in der Zellmembran befindet und das nun einen zweiten Boten oder »Hormonvermittler« bildet; er wird zyklisches AMP genannt, das schließlich ausführt, was das Hormon bewirken sollte.

Steroid-Hormone sind so klein, daß sie die Zellmembran durchdringen können. Statt sich daher an eine empfangsbereite Stelle auf der Oberfläche der Zelle zu heften, suchen sie sich einen Empfänger innerhalb der Zelle selbst. Das Hormon und der Rezeptor bilden ein kleineres Molekül, das in den Zellkern eindringt und direkt zu dem Abschnitt der DNA geht, der spezifische Gene aktiviert, um Boten-RNA zu bilden und die vom Hormon beabsichtigte Aufgabe auszuführen. RNA (Ribonukleinsäure) und DNA (Desoxyribonukleinsäure) liefern für jede Frau die genetische Information.

Diese mannigfaltigen Umwandlungen und Wechselwirkungen von sekundären »Botschaftern« sind komplizierte Prozesse. Selbst Wissenschaftler, die sie ihr gnazes Leben lang studiert haben, können sie noch nicht ganz verstehen. Doch je mehr man darüber erfährt, wie Hormone wirken und welche Botschafter sie anstellen, desto wahrscheinlicher ist es, daß wir imstande sind, genetische, d. h. erblich bedingte Fehler zu korrigieren, die tiefgreifende Wirkungen auf Wachstum, Entwicklung und andere im Körper ablaufende Vorgänge haben.

Prostaglandine

Prostaglandine sind aus Fettsäuren gebildete Substanzen, die im ganzen Körper erzeugt werden und bei der Ausführung einer Anzahl von Funktionen mitwirken, die durch Hormone vermittelt werden. Prostaglandine wurden zuerst in Spermien und Samenbläschen entdeckt, und man nahm anfangs an, daß sie in der Prostata erzeugt werden. Daher erhielten sie den Namen Prostaglandine. Forscher entdeckten dann, daß ähnliche Substanzen in den Nieren, im Uterus und in zahlreichen anderen Organen vorhanden waren.

Wie das zyklische AMP haben Prostaglandine viele verschiedene Aufgaben, je nachdem welche Gewebe sie produziert haben und welche Hormone ihr Eingreifen vermitteln. Manche Forscher nehmen an, daß Prostaglandine in Wirklichkeit als sekundäre Boten für Hormone tätig sind und daß zyklisches AMP dabei der dritte Bote ist.

Im Uterus regen Prostaglandine Muskelkontraktionen an und wirken vermutlich mit, die Wehen auszulösen. Auch während der Menstruation verursachen Prostaglandine Kontraktionen des Uterus. Übermäßige Produktion von Prostaglandinen führt dann zu Krämpfen.

In den Harnwegen helfen Prostaglandine mit, daß Aldosteron und Vasopressin das Gleichgewicht der Körperflüssigkeiten und den Blutdruck aufrechterhalten und so ihre Aufgabe erfüllen. Zu weiteren Funktionen, an denen, wie man weiß, Prostaglandine beteiligt sind, gehören unter anderem Blutgerinnung, Zusammenballung von Blutplättchen, Entzündungsprozesse, Immunreaktionen, Eigenbeweglichkeit des Darms, Sekretion des Magens, Stoffwechsel und Aktivität des Nervensystems. In der Tat haben viele Naturwissenschaftler das Gefühl, daß an fast jedem mit Hormonen zusammenhängenden Vorgang im Körper auch Prostaglandine beteiligt sind.

Seit man besser begreift, wie Hormone wirken, wurde es möglich, für viele Erkrankungen spezifischere Behandlungsmethoden zu entwickeln. So hat etwa die Erkenntnis, daß Krämpfe während der Menstruation mit Prostaglandinen verbunden sind, zur verbreiteten Anwendung von Antiprostaglandin-Mitteln geführt, um diese Beschwerden zu behandeln, unter denen Millionen Frauen leiden. Antiprostaglandine-Medikamente sind auch wichtig bei der Behandlung von Arthritis und anderen Entzündungen verursachenden Krankheiten. Millionen Menschen, die in großer Gefahr schweben, einen Schlaganfall oder einen Herzinfarkt zu bekommen, rät man nun, täglich ein Aspirin einzunehmen, das ausreicht, die Prostaglandine zu hemmen, die eine Zusammenballung von Blutplättchen (sogenannte Thrombozyten) und die Bildung von Blutgerinnseln verursachen und dadurch den lebenswichtigen Zufluß von Blut zum Herzen oder zum Gehirn blockieren.

Obwohl die meisten mit Prostaglandinen zusammenhängenden Therapien die Wirkung dieser Hormone verhindern sollen, existiert zumindest eine Anwendung, die einen verstärkten Einsatz von Prostaglandin verlangt, nämlich die Einleitung der Wehen. Man nimmt an, daß die Prostaglandine, die in wachsenden Mengen von der Plazenta erzeugt werden, wenn der Zeitpunkt der Geburt herannaht, irgendwie die Aufnahmebereitschaft des Uterus für das Hormon Oxytocin erhöht. Das wiederum löst die normalen Wehen aus. Indem man Prostaglandine in das Fruchtwasser injiziert oder sie in den Zeroix (Gebärmutterhals) bringt, kann man den Uterus anregen, sich zusammenzuziehen. Dies ist auch die bevorzugte Methode, um eine späte Abtreibung auszuführen.

Zusammenfassung

Mit dieser kurzen Übersicht haben wir das endokrine System und seine Hormone beschrieben, aber auch einen vereinfachten Bericht über die Wirkungsweise der Hormone gegeben. Das endokrine System ist vielleicht eines der komplexesten des Körpers. Es ist in faktisch jeden Vorgang im Körper verwickelt, und wenn mit einer der endokrinen Drüsen etwas nicht in Ordnung ist, erlebt man die Folgen vielleicht auf dutzendfach verschiedenartige Weise. Zum Glück ist es ein sehr fein abgestimmtes System, das im allgemeinen so glatt arbeitet, daß die meisten von uns dessen kaum gewahr werden.

Zweiter Teil

Die Rolle von Hormonen beobachtet an den Meilensteinen eines Frauenlebens

2. Kapitel
Erste Lebensjahre und Kindheit

Die ersten Lebensjahre und die spätere Kindheit gelten für gewöhnlich als die Zeit des Wachstums. In Wirklichkeit beginnt das körperliche Wachstum mit der Befruchtung und setzt sich fort, bis man erwachsen ist, ja noch darüber hinaus. Unser Wachstum ist weitgehend schon bei der Empfängnis in den Genen vorbestimmt, doch zahlreiche Umstände können dieses beabsichtigte Modell des Wachstums ändern. Der Wachstumsprozeß hört nicht auf, wenn man erwachsen ist. Denn viele Zellen werden das ganze Leben hindurch erneuert oder vermehren sich.

Das Wachstum wird weitgehend im komplexen Zusammenspiel von Hormonen mit anderen Organsystemen des Körpers gesteuert. Jahrelang haben Forscher lebhaft darüber debattiert, ob unsere Gene oder unsere Umwelt am wichtigsten sind, um Größe, Gewicht und andere charakteristische Eigenschaften zu bestimmen. Offensichtlich sind beide wichtig. Selbst wenn die Gene eines Menschen dafür programmiert sind, eine Person entstehen zu lassen, die 1,80 Meter groß wird, können Krankheit, Anwendung gewisser Medikamente oder Mangel an Kalzium, Protein und anderen Nährstoffen das verhindern und zu einem verkrüppelten Wachstum führen. Es hat jedoch den Anschein, daß viele Aspekte von Wachstum und Entwicklung, die wir einst weitgehend als umweltbedingt betrachtet haben, genetisch bedingt, das heißt ererbt sind und im Augenblick der Empfängnis bestimmt werden.

Wachstum vor der Geburt

Typischerweise messen wir Wachstum und Entwicklung erst vom Zeitpunkt der Geburt an. Dabei übersehen wir, wie ungemein stark das Wachstum bereits im Uterus vorangeht. Zu dem Zeitpunkt, zu dem ein Menschenkind geboren wird, hat das befruchtete Ei zweiundvierzig Zyklen der Zellteilung mitgemacht und nur fünf weitere wären erforderlich, um die volle Größe als Erwachsener zu erreichen. Dieses rapide Wachstum setzt sich im ersten Lebensjahr fort. Ist der durchschnittliche Säugling ein Jahr alt geworden, haben er oder sie ihr Gewicht mehr als verdoppelt und sind um 50 Prozent größer geworden.

Die erste Woche nach der Befruchtung wird die Keimphase genannt. Sie ist gekennzeichnet durch Entwicklung und Teilung von Zellen. Im typischen Fall findet die Befruchtung im Eileiter statt, und dieser aus zwei Zellen – dem Spermium und dem Ei – bestehende Embryo beginnt fast unmittelbar darauf mit der Zellteilung. Sobald er in den Uterus gelangt, besteht der Embryo meist aus vier Zellen. Er nistet sich dann – aus vier bis acht Zellen bestehend – in der Uterusschleimhaut ein.

Während des ganzen Embryonalstadiums, wie man für gewöhnlich die ersten zehn Wochen bezeichnet, beginnen sich die Gewebe zu bilden, die schließlich zu den verschiedenen Organsystemen werden. Zuerst entwickelt sich am Rückgrat entlang das Neuralrohr, und die anderen Organsysteme gehen daraus hervor. Das Herz des Embryos beginnt etwa um die vierte Woche zu schlagen, und darauf werden sehr schnell die übrigen Organsysteme gebildet. In der fünften und sechsten Woche werden die Augen, die Gesichtszüge und Gliedmaßen geformt. Zwischen der achten und zehnten Woche sind faktisch alle Organsysteme vorhanden, und viele davon funktionieren bereits (siehe Abbildung 4).

Während dieser ersten wenigen Wochen der Schwangerschaft ist der Embryo besonders gefährdet durch Röntgenstrahlen, chemische Stoffe oder andere Substanzen, die eine Organentwicklung hemmen können. Die meisten angeborenen Defekte

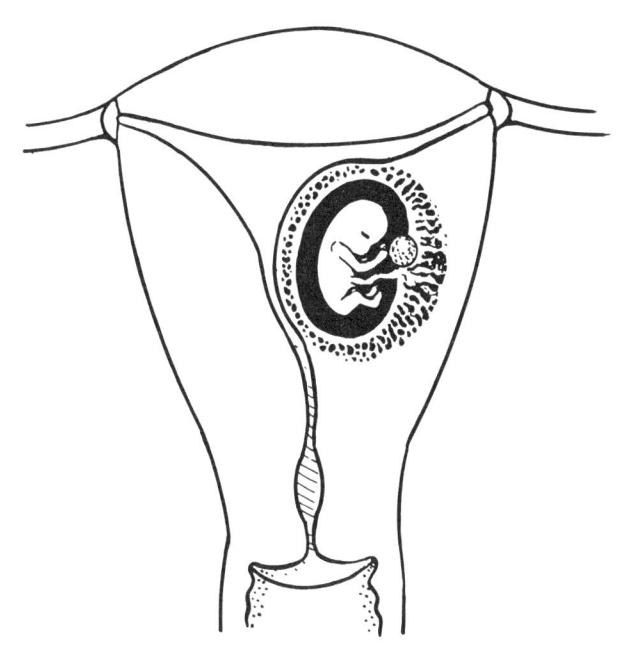

Abbildung 4: Tatsächliche Größe von Embryo und Uterus nach acht bis zehn Wochen Schwangerschaft

entstehen während dieser ersten paar Wochen des Embryonallebens im Gegensatz zu erblichen Mängeln, die von den Chromosomen abhängig sind und im Augenblick der Empfängnis bereits determiniert, das heißt festgelegt werden. Häufig weiß vielleicht eine Frau nicht einmal, daß sie schwanger ist, und nimmt ein Medikament oder irgendeine Substanz ein, die zu Defekten bei Neugeborenen führen können. Deshalb ist es so wichtig für eine Frau, die richtige Einstellung zu ihrem Körper zu haben, und wenn die Möglichkeit einer Schwangerschaft besteht, sofort darauf zu achten, was für ihr Kind am vorteilhaftesten ist. Viele Substanzen, die in der späteren Schwangerschaft relativ unschädlich sind, könnten eine tiefgreifende Wirkung auf einen Embryo ausüben, der sich so rapide entwickelt.

Nach der zehnten Woche der Schwangerschaft erlebt das nun

Fetus genannte Kind mehrere deutlich erkennbare Wachstumsschübe (siehe Abbildung 5). Der am stärksten ausgeprägte »Schub« setzt ungefähr um die 20. Woche ein. Fast über Nacht merkt die Mutter plötzlich ganz stark, daß ihr Kind sehr schnell wächst. Das Baby bewegt sich kräftiger und häufiger, und die Frau entdeckt, daß ihr die gewohnte Garderobe nicht mehr paßt. Während des Wachstumsschubs, der, wie gesagt, in der 20. Woche einsetzt, wird der Fetus pro Woche um rund 2½ Zentimeter größer. Würde diese Wachstumsrate die ganzen 40 Wochen der Schwangerschaft hindurch beibehalten, wäre der Säugling bei der Geburt über einen Meter groß!

Tatsächlich lassen sich Gewicht und Größe bei der Geburt nicht voraussagen. Bis zu einem gewissen Grad wird die Größe eines Kindes von der Größe der Mutter und deren Uterus bestimmt. Kleine Frauen haben meist auch kleinere Babys, aber es gibt davon zahlreiche Ausnahmen. Es ist schon vorgekommen, daß eine 45 Kilogramm schwere und 1,50 Meter große Frau normale Zwillinge gebar, von denen jeder 2,7 bis 3 Kilo wog. Auf ähnliche Weise kann eine große, grobknochige Frau ein winziges voll ausgetragenes Kind bekommen, das weniger als 2 Kilo schwer ist.

Auch Umweltfaktoren spielen für die Größe eine Rolle. So sind etwa Babys von Frauen, die in den Anden, in den Bergen Perus leben, bedeutend kleiner als die in Lima, in Meereshöhe zur Welt gekommenen Kinder. Dort enthält die Luft mehr Sauerstoff als im Hochgebirge. Vererbung ist ebenfalls von Bedeutung. Das durchschnittliche Gewicht von Kindern der Cheyenne-Indianer beträgt bei der Geburt über 3,7 Kilo, verglichen mit dem mittleren Geburtsgewicht von rund 1,6 Kilo beim Stamm der Luni auf Neuguinea.

Erstgeborene Kinder sind meist um etliche Gramm leichter als die folgenden, und Knaben sind gewöhnlich schwerer als Mädchen. Nach einer von C. und M. Ousted 1970 veröffentlichten Studie in der Zeitschrift »Lancet« scheint bei Zwillingen verschiedenen Geschlechts das Vorhandensein von einem männlichen Fetus auch das Mädchen größer werden zu lassen, als dies bei weiblichen eineiigen Zwillingen der Fall ist. Ein Faktor kann auch das Alter der Mutter sein: Teenager und erst-

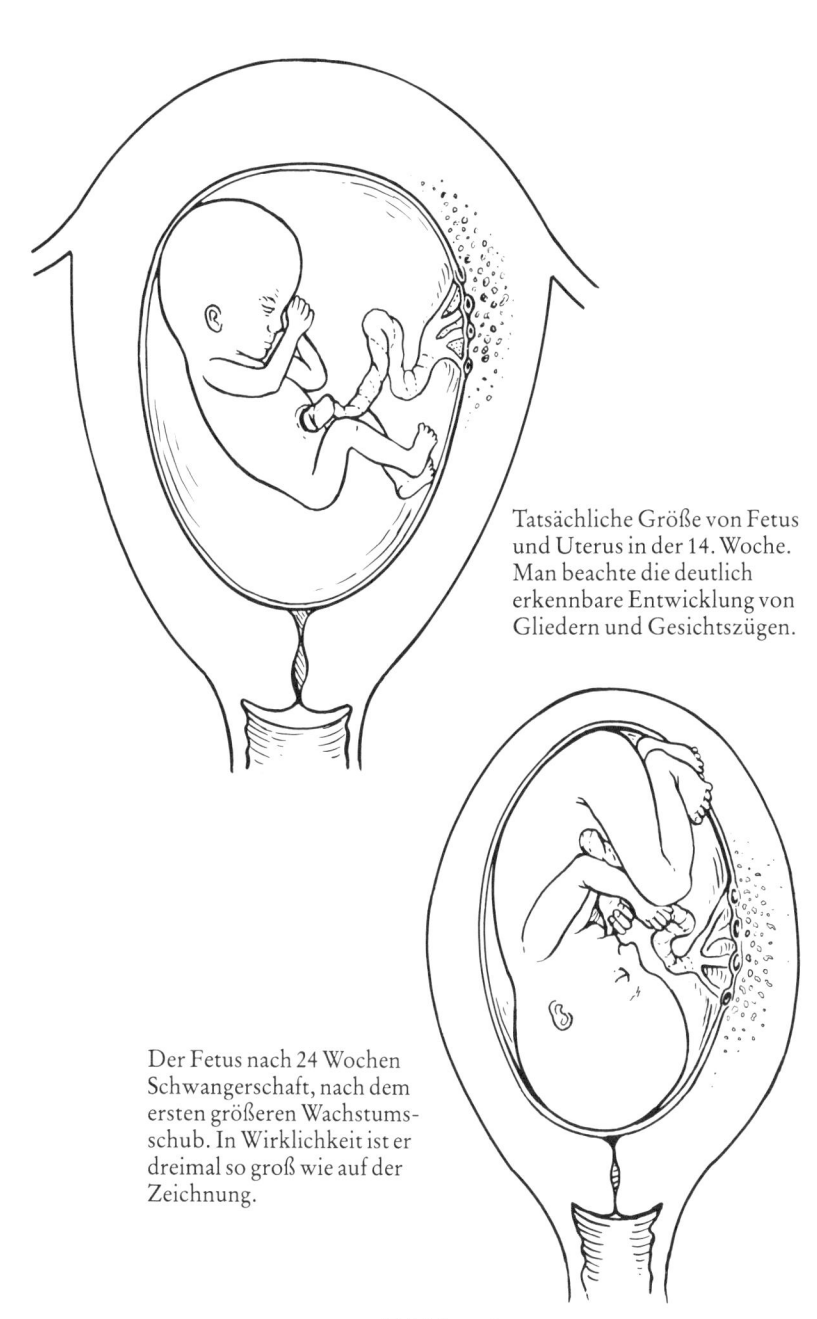

Tatsächliche Größe von Fetus und Uterus in der 14. Woche. Man beachte die deutlich erkennbare Entwicklung von Gliedern und Gesichtszügen.

Der Fetus nach 24 Wochen Schwangerschaft, nach dem ersten größeren Wachstumsschub. In Wirklichkeit ist er dreimal so groß wie auf der Zeichnung.

Abbildung 5

gebärende Mütter, die über 38 Jahre alt sind, scheinen Babys zu bekommen, die kleiner sind als durchschnittlich üblich.

Grundlegend unterscheidet man zwei Wachstumsformen: eine Vermehrung der Anzahl der Zellen (Hyperplasie) und eine Zunahme der Zellgröße (Hypertrophie). Wachstum während des embryonalen Frühstadiums ist meistenteils auf eine Vermehrung der Zellen zurückzuführen, während späteres Wachstum mit beidem – mit einer Zunahme der Zellenzahl wie auch der Zellgröße – verbunden ist.

Gewebewachstum läßt sich noch weiter je nach der Natur der Zellgruppe einteilen. Manches Gewebe erneuert sich ständig. Zu Beispielen dafür gehören Haut, Blut, Darmwand und männliche Keimzellen. Diese Zellen haben eine kurze Lebensspanne. Im Gegensatz dazu lebt Dauergewebe, wie das aus Neuronen oder Muskelzellen gebildete, normalerweise so lange wie der Organismus. Werden diese Gewebe verletzt oder zerstört, regenerieren sie sich wenig oder überhaupt nicht, wenn sich auch die verbliebenen Zellen vielleicht in einem Versuch, den Verlust auszugleichen, vergrößern. Die dritte Kategorie ist das sogenannte expandierende Gewebe. Dessen Zellen wachsen normalerweise zu ihrer angemessenen Größe heran und hören dann damit auf; wenn aber das Gewebe verletzt oder zerstört wird, ist eine Regeneration möglich. Beispiele dafür sind die endokrinen Drüsen, Leber, Nieren und Lunge.

Bei der Förderung des Wachstums wirkt eine Anzahl von Hormonen mit. Vor der Geburt sind die hauptsächlichen Hormone das Insulin und das Lactogen der Plazenta – des Mutterkuchens. Insulin ist besonders wichtig. Babys, die von Frauen mit hohem Blutzuckerspiegel geboren werden, beginnen als Reaktion auf den Zucker, der die Produktion dieses Hormons anregt, selbst Insulin zu erzeugen. Diese Babys neigen dazu, sehr groß zu werden. Sie wiegen für gewöhnlich bei der Geburt 4 Kilo oder mehr. (Siehe in Kapitel 5 eine genauere Erörterung.)

Nach der Geburt wird menschliches Wachstumshormon Somatotropin, abgekürzt STH genannt, von der Hypophyse abgesondert und wird zum hauptsächlichen Wachstumshormon. Ist die Hypophyse nicht imstande, genügend STH zu produzieren, ist die Folge davon Zwergwuchs. Wegen Versagens der Hypophyse entstandene Zwerge haben eine normale Körpergestalt, aber sie sind abnorm klein.

Die größten Mengen von Wachstumshormon werden während des Schlafs ausgeschüttet. Die Tatsache, daß Säuglinge soviel schlafen, fördert ihr schnelles Wachstum. (Auch Jugendliche schlafen während ihres Wachstumsschubs mehr als sonst.) Schon die alten Chinesen beobachteten, daß Kinder, die nicht schliefen, auch nicht wuchsen. Und selbst heute noch erzählen Mütter ihren Kindern, daß sie nicht wachsen werden, wenn sie nicht einen Nachmittagsschlaf halten oder früh zu Bett gehen. Um ein richtiges Wachstum zu erzielen, muß die Sekretion von Wachstumshormon durch die Aufnahme von Kalzium und durch den Stoffwechsel ergänzt werden. Während der Jahre des Wachstums wird dem Körper besonders viel Kalzium einverleibt. Es ist daher lebenswichtig, daß die Kost ausreichende Mengen dieses wesentlichen Minerals enthält. Daher ist Milch, eine unserer besten Quellen für Kalzium, die Hauptnahrung für Kleinkinder, und die meisten Babys erhalten genügend Kalzium, damit sie starke Knochen und Zähne bekommen. Doch die ganzen Jahre des Wachstums hindurch werden große Mengen Kalzium benötigt, daher ist es wichtig, daß Kinder ständig drei bis vier Gläser Milch am Tag trinken und andere Nahrung mit hohem Kalziumgehalt verzehren. Kinder, die Milch nicht vertragen, brauchen vielleicht Kalziumpräparate als Ergänzung oder eine sorgfältig ausgeglichene Kost, die für ausreichend Kalzium sorgt.

Schilddrüsenhormon ist ebenfalls besonders nach der Geburt wesentlich für richtiges Wachstum und gute Entwicklung. Kinder, die von Frauen mit einem Schilddrüsendefekt geboren werden, sind meist normal groß, haben jedoch wahrscheinlich selbst auch eine mangelhafte Schilddrüse. Wird dies nicht in früher Kindheit entdeckt und behandelt, wird das Kind an Kretinismus leiden. Kennzeichen dieser Krankheit sind: eine tiefgreifende Verzögerung der geistigen Entwicklung, Zwergwuchs mit einem zu großen Kopf, dicke Gliedmaßen, eine aufgestülpte Nase, geschwollene Augenlider, ein kurzer Hals und andere Mißbildungen. Kretinismus kann verhütet werden, wenn man der Mutter, vor allem in der späten Schwangerschaft, in der das Gehirn wächst, Thyroxin gibt, aber nach der Geburt auch dem Kind. Kommt es später in der Kindheit zu einem Defekt der Schilddrüse, ist die Folge davon ebenfalls gehemmtes Wachstum, aber nicht unbedingt eine mangelnde geistige Entwicklung. Eine Korrektur des Defekts der Schilddrüse, indem man Thyroxin gibt, führt zu einer Periode beschleunigten oder »aufgeholten« Wachstums.

Auch die Geschlechtshormone Östrogen und Androgen fördern das Wachstum nach der Geburt. Eine übermäßig große Menge dieser Hormone im Säuglingsalter und in der frühen Kindheit wird einen rapiden Wachstumsschub zur Folge haben, vielleicht auch eine vorzeitige sexuelle Entwicklung. Obwohl Kinder mit einem solchen hohen Hormonspiegel in ihrer frühen Kindheit größer werden als normalerweise üblich ist, wird das Wachstum später aufhören, und das Kind wird, sobald es erwachsen ist, abnorm klein bleiben, es sei denn, daß die Geschlechtshormone nicht unterdrückt werden und die sexuelle Entwicklung normal verläuft (siehe 2. Kapitel).

Manche Hormone hemmen das Wachstum. Das bemerkenswerteste Beispiel dafür ist Cortisol. Es stoppt das Wachstum des Skeletts, indem es die Wachstumszonen des Knochens »abschaltet«. Ebenso beeinträchtigen Steroide das Wachstum von Gewebe, das sich wie etwa die am Skelett ansetzenden Muskeln nicht erneuert. Die Wirkungen sind meist von Dauer. Anders als der Wachstumsschub, der auf die Korrektur eines Schilddrüsen-Defekts folgt, wird ein vergleichbares Wachstum nicht erreicht, wenn man das überschüssige Cortisol entfernt. Das erklärt, warum Kinder, die große Mengen Steroide erhalten, zu wachsen aufhören. Da Steroide allgemein verwendet werden, um Asthma und Arthritis Jugendlicher zu behandeln, oder Teil der Behandlung für eine Organverpflanzung sind, müssen die Vorteile gegenüber der starken Wirkung auf das Wachstum sorgfältig erwogen werden.

Außer den Hormonen existiert noch eine Anzahl von Wachstumsfaktoren, die spezifische Organe oder Gewebe beeinflussen. Diese Faktoren sind Peptide – das heißt Substanzen, die aus Aminosäuren zusammengesetzt sind – und sowohl am

Wachstum von normalen Geweben als auch von Tumoren mitwirken. Zu Beispielen dafür gehören das Nervensystem oder der mit Blutplättchen zusammenhängende Wachstumsfaktor, der wichtig ist für die Heilung von Schnittwunden und von anderen Verletzungen, und vielleicht spielt er auch eine Rolle bei der Entwicklung von Atherosklerose – der Ansammlung von Fettablagerungen in den Herzkranzgefäßen und in anderen Arterien. Es existiert weiterhin eine Reihe von insulinähnlichen Wachstumsfaktoren, den sogenannten Somatomedinen. Deren Gehalt im Blut wird hormonell gesteuert, und man nimmt an, daß diese Wachstumsfaktoren das Eingreifen der Wachstumshormone der Hypophyse regeln. Welche Rolle sie genau spielen, versteht man noch nicht ganz, doch man meint, daß diese Wachstumsfaktoren bei einer Anzahl von Krankheiten von Bedeutung sind.

Wachstumsformen

Jedermann fragt sich, ob ein Kind klein oder groß, dick oder schlank, blond oder dunkelhaarig sein wird. Manche dieser charakteristischen Merkmale kann man voraussehen, wenn man die Eltern, Großeltern, Geschwister und andere Verwandte betrachtet. Wenn Eltern wie auch Großeltern groß oder klein sind, werden wahrscheinlich ihre Nachkommen ihnen darin ähnlich werden. Doch so viele Ausnahmen machen es unmöglich, allein auf die Familiengeschichte gestützt, etwas über das Wachstum vorauszusagen.

Eine genauere Voraussage darüber, wie groß ein Kind als Erwachsener sein wird, ermöglicht die Form, in der das Wachstum erfolgt. So besteht wenig oder keine Beziehung zwischen der Größe eines Säuglings und dessen Größe als Erwachsener. Viele sehr kleine Säuglinge werden als Erwachsene unverhältnismäßig groß und umgekehrt. Zeichnet man jedoch die Wachstumskurve eines Kindes auf, erhält man ein ziemlich genaues Bild des möglichen weiteren Wachstums. Solche Kurven zeigen für die Zunahme von Größe und Gewicht einen normalen planmäßigen Verlauf an: Wenn etwa die Größe eines Kindes im Alter von zwei Jahren zu einem Fünftel im oberen Bereich der Kurve liegt, ist das ein gutes Anzeichen dafür, daß er oder sie auch größer als durchschnittlich üblich bleiben werden, bis sie erwachsen sind, wenn nicht Krankheit oder andere unvorhergesehene Umstände das verhindern.

Oft machen Eltern sich Sorgen, weil ein Kind nicht zu wachsen scheint. Da ist es wichtig zu wissen, daß Wachstum kein stetiger Prozeß ist, sondern auf Perioden rapiden Wachstums ein paar Monate, ja sogar Jahre lang ein langsames folgen kann. Jede Veränderung im planmäßigen Verlauf oder eine Abweichung von der Normalkurve verdient es, überprüft zu werden. Wenn sich etwa ein Kind in Übereinstimmung mit der Wachstumskurve entwickelt und dann offensichtlich ohne Grund von der Regel abzuweichen beginnt, kann das ein Signal sein, daß etwas nicht stimmt. Das Wachstum des Kindes mag sich noch im Vergleich mit der Gesamtbevölkerung im normalen Bereich bewegen, aber nicht so verlaufen, wie es für das Kind selbst normal wäre.

Menschen von kleiner Statur

Rund zwei Millionen Kinder in den USA sind kleiner als »normal«, weil sie ihrem Alter nach in zwei- oder mehrfacher Hinsicht vom Standard abweichen und unter dem Durchschnitt bleiben. Die meisten dieser Kinder sind tatsächlich normal, sie sind einfach genetisch für kleinen Wuchs programmiert. Bei anderen kann die kleine Statur eine andere Ursache haben. Doch selbst in Fällen, in denen wir annehmen, daß der kleine Wuchs genetisch bedingt ist, sind vielleicht schlechte Ernährung oder andere Faktoren der Grund. So meinten wir einst, daß bei Japanern im Vergleich zu anderen Asiaten kleiner Wuchs ein Erbmerkmal sei. Aber das wurde widerlegt, weil Japaner in den USA deutlich größer wurden und das auch für nach dem Zweiten Weltkrieg in Japan geborene Kinder zutraf. Heute nimmt man an, daß der frühere Kleinwuchs durch einen Kalziummangel in der japanischen Kost oder durch irgendeinen anderen Ernährungsfehler verursacht wurde. Sobald ein solcher Fehler korrigiert wird, können die Japaner so groß wie andere Asiaten werden.

Wie können Eltern erkennen, ob ein Kind ein Wachstumsproblem hat oder ob es einfach nur kleiner ist als durchschnittlich üblich? Ein Blick auf die Familiengeschichte kann da wichtige Anhaltspunkte liefern. Ist Kleinwuchs ein allgemein für die Familie gültiges Merkmal? Es könnte nützlich sein, sich bei Eltern und Großeltern nach der Wachstumsrate ihrer Kinder zu erkundigen und sich alte Tagebücher anzusehen, in denen frühere Generationen an jedem Geburtstag eines Kindes Größe und Gewicht notierten sowie verschiedene Marksteine wie etwa das Alter, in dem ein Kind zu gehen, zu sprechen begann und dergleichen mehr. Diese Aufzeichnungen könnten sich als wertvoll erweisen, wenn es zu entscheiden gilt, ob ein Kind in seiner Entwicklung die Familiengeschichte widerspiegelt.

Eine weitere Frage, die man stellen sollte, ist, ob das Wachstum planmäßig verläuft. Wächst das Kind weiter so stetig heran, wie es der normalen Wachstumskurve entspricht – ohne jede Abweichung und ohne Anzeichen von Abnormität –, besteht wahrscheinlich kein Grund zur Besorgnis. Doch zeigt sich in der Kurve eine abrupte Änderung, die nicht mit dem normalen Verlauf übereinstimmt, kann eine weitere Untersuchung angebracht sein. Als einfache Regel gilt für Kinderärzte, daß sie besorgt zu werden anfangen, wenn ein Kind für sein Alter um zwei oder mehr maßgebende Abweichungen unter der Norm bleibt. Zu Beginn nimmt der Arzt dann noch eine Reihe von Tests vor, um Ursachen auszuscheiden. Dazu gehören eine ausführliche Familiengeschichte, eine gründliche ärztliche Untersuchung, eine Analyse der Art des bisherigen Wachstums, Blut- und Harntests und Röntgenaufnahmen der Hand, des Handgelenks und des Schädels, um festzustellen, ob das »Knochenalter« dem tatsächlichen Alter entspricht. Ist das Kind ein Mädchen, kann auch eine Analyse der Chromosomen vorgenommen werden, um zu prüfen, ob das Turner-Syndrom vorliegt. Dabei handelt es sich um einen Defekt der Geschlechtschromosomen. Für dieses Syndrom charakteristisch sind bei Mädchen Zwergwuchs, ein kurzer faltiger Hals und meist geistige Behinderung.

Die Unfähigkeit zu wachsen hat drei Kategorien von Ursachen: Umweltfaktoren, hormonale Anomalien und andere Krankheiten, auch angeborene Defekte der Knochen und anderer wachsender Gewebe. Innerhalb dieser allgemeinen Kategorien gibt es noch zahlreiche spezifische Ursachen für Kleinwüchsigkeit, die anschließend erörtert werden.

Umweltfaktoren

Unterernährung
Weltweit leiden zwei Drittel aller Kinder an Unterernährung, die daher als umweltbedingte Ursache für das Unvermögen zu wachsen an erster Stelle steht. Ein Mangel an genügend Kalorien und an Eiweiß verursacht Marasmus, eine Krankheit, die gekennzeichnet ist durch den Verfall und die Schrumpfung der inneren Organe. Der durch schlechte Ernährung bedingte Zustand wird noch erschwert durch chronischen Durchfall, verursacht durch einen Schwund der Darminnenwand und durch einen Mangel an Verdauungsenzymen. Bei Kwashiorkor, einer Krankheit, die durch schweren Proteinmangel verursacht wird, kann die Nahrung kalorienreich genug sein, um etwas Körperfett zu erhalten, doch der Proteinmangel (der Mangel an Eiweiß) verhindert ein normales Wachstum. Charakteristisch für diese Krankheit ist ein großer, aufgeblähter Bauch.

Viele Leute meinen, daß mangelhafte Ernährung mehr ein Problem von unterentwickelten Ländern mit einer großen Zahl von Menschen sei, die von bitterer Armut geplagt werden. Nun stimmt es zwar, daß Unterernährung in den Ländern der Dritten Welt mehr verbreitet ist, aber sie kommt immer noch auch in hochentwickelten Weltgegenden vor und muß als eine mögliche Ursache von mangelndem Wachstum betrachtet werden. Anorexia nervosa, eine Erkrankung, die durch psychisch bedingte Nahrungsverweigerung entsteht, ist bei älteren Kindern, besonders bei Mädchen, die relativ häufige Ursache eines gehemmten Wachstums.

Jüngere Kinder verweigern manchmal das Essen aus Angst, dick zu werden, aber sie zwingen sich nicht zu erbrechen, nehmen nicht zu viele Abführmittel ein, treiben nicht übertriebenen Sport oder wenden andere Strategien an, die bei Anorexia nervosa dazu benützt werden, um ja nicht zuzunehmen. Es hat auch Fälle von gestörtem Wachstum gegeben, weil Mütter das Essen der Kinder einschränken, um zu verhüten, daß sie zu dick werden. Oft haben diese Mütter früher selbst eine Anorexia nervosa durchgemacht und übertragen nun ihr immer noch vorhandenes Hauptanliegen, superschlank zu sein, und das verzerrte Bild, das sie sich vom Körper machen, voll und ganz auf ihre Kinder. Obwohl diese Faktoren relativ selten sind, gehören sie doch zu denjenigen, die ein Arzt berücksichtigen sollte, wenn er die Ursache für eine falsche Ernährung zu finden versucht.

Zu anderen Ernährungsfehlern gehört auch ungenügende Versorgung des Körpers mit Eisen und Zink. Die Mangelerscheinungen können von einer unzureichenden Kost herrühren oder von Erkrankungen, die eine Aufnahme solcher Stoffe in den Körper verhindern.

Untersuchungen haben ergeben, daß Babys, denen menschlicher Kontakt verwehrt wird, oft ebenfalls nicht normal wachsen. Manche dieser Kinder bekommen nicht genug zu essen, doch man kennt Fälle, in denen die Säuglinge angemessen ernährt wurden, aber dennoch nicht gediehen, weil sie emotional vernachlässigt oder mißhandelt wurden. Man nennt dies manchmal psychosozial bedingten Zwergwuchs. Typisch dafür ist, daß die Kinder die verschiedensten gefühlsmäßigen Probleme und manchmal bizarre Eßgewohnheiten haben.

Hormonale Anomalien und andere Krankheiten

Hypophysärer Zwergwuchs

Dieser Fachausdruck wird für eine ganze Reihe von Wachstumsproblemen gebraucht, die mit einem Mangel an Wachstumshormon verbunden sind. Zu den Ursachen gehören: genetische Defekte, die zu einer abnormen Hypophyse führen; Infektionen oder die Hypophyse schädigende Verletzungen; Tumoren des Hypothalamus oder der Hypophyse, Strahlenbehandlungen wie etwa die für einen Gehirntumor können ebenfalls den Hypothalamus schädigen. Ebenso kann eine seltene Erbkrankheit (Laron-Zwergwuchs) manche Kinder resistent gegen Wachstumshormon machen. Dies läßt sich hauptsächlich bei Menschen aus dem Mittleren Osten beobachten, in deren Familiengeschichte Heiraten unter nahen Verwandten üblich sind.

Hat die Diagnose eine Funktionsstörung der Hypophyse ergeben, können viele Kinder wirksam mit Wachstumshormon behandelt werden. In der Vergangenheit bedeutete das, ein Hormon anzuwenden, das man bei Autopsien aus den Hypophysen von Menschen extrahiert hat. Anschließende Forschungsarbeiten ergaben, daß mehrere junge Menschen, die mit Wachstumshormon behandelt worden waren, später an bösartigen Tumoren starben. So als ob große Dosen von Wachstumshormon nicht nur die Kinder wachsen, sondern auch bestimmte Zellen im Körper wuchern ließen. Vielleicht könnte die Anwendung von synthetischem und gereinigtem menschlichen Wachstumshormon in geringerer, natürlicherer Dosierung dieses Problem beseitigen.

Schilddrüsendefekte
Gestörtes Wachstum wird stets von einem Mangel an Schilddrüsenhormon begleitet. Untersucht man das Blut nach dem Gehalt an Thyroxin, oder an dem Hormon, das die Schilddrüse stimuliert, kann man bei Neugeborenen diesen Mangel entdecken und sollte das stets tun. Versäumt man es in den ersten paar Lebenswochen, Schilddrüsenhormon zu verabreichen, können die Folgen dauernde geistige Unterentwicklung oder andere Kennzeichen von Kretinismus sein.

Auch ältere Kinder können an einer Funktionsstörung der Schilddrüse leiden, oft an der Hashimoto-Krankheit – einer autoimmunen Erkrankung, von der die Schilddrüse geschädigt wird – oder weil die Schilddrüse nicht richtig wächst. Oft zeigen diese Kinder nicht die charakteristischen Symptome einer Unterfunktion der Schilddrüse, und häufig wird dieser Zustand mehrere Jahre lang nicht erkannt. Nachdem eine richtige Diagnose gestellt worden ist und man den Kindern die fehlende

Hormonmenge gegeben hat, holen sie erfreulicherweise meist das versäumte Wachstum in einem »Schub« wieder nach.

Zu große Mengen Steroide

Wie bereits erwähnt, hemmt übermäßig viel Cortisol das Wachstum. Dies läßt sich nicht mehr gutmachen, indem man die Ursache des gestörten Hormongleichgewichts beseitigt. Manchmal wird das Übermaß an Steroiden von Tumoren erzeugt, die Cortisol absondern. Häufiger rühren die Steroide von einer exzessiven Produktion von ACTH her, das die Erzeugung von Steroiden anregt, oder von steroidhaltigen Medikamenten, die angewandt werden, um eine Reihe von Entzündungen, von Asthma und anderen Krankheiten zu behandeln. Die Wachstumsprobleme lassen sich auf ein Minimum beschränken, wenn man die Steroid-Medikamente nur mit Unterbrechungen anwendet.

Syndrome bei Malabsorption

Obwohl Syndrome der Malabsorption – d. h. der Unfähigkeit, gewisse Nahrungsmittel in den Organismus aufzunehmen – auch von Wachstumsstörungen begleitet werden, sind diese gewöhnlich für die Eltern nicht der Anlaß, einen Arzt aufzusuchen. Auffälliger als ein gehemmtes Wachstum sind meist Apathie, Appetitlosigkeit, wiederholter Durchfall, ungewöhnlicher Stuhl und andere Symptome. In einigen Fällen, in denen jedoch die anderen Symptome vielleicht nur schwach sind oder ganz fehlen, ist das beunruhigende Anzeichen ein Wachstumsstop. Zwei der häufigsten Syndrome bei Malabsorption sind die Unfähigkeit, Lactose (Milchzucker) aufzunehmen – verursacht durch den Mangel an dem Enzym Lactase, das für die Verdauung von Lactose nötig ist –, und Zöliakie, eine Krankheit, bei der ein Patient kein Gluten, kein Klebereiweiß, verträgt, das in Getreide wie Weizen und Roggen enthalten ist.

Charakteristisch für Lactose-Intoleranz sind Durchfall, Krämpfe, Blähungen, Magenknurren und bei Kindern Gewichtsabnahme und gestörtes Wachstum. Die Behandlung besteht darin, Milch und Produkte, die Lactose enthalten, zu meiden. Die Lactose-Intoleranz ist am häufigsten unter

Schwarzafrikanern und Orientalen. Sie ist eine Krankheit, die gewöhnlich mit zunehmendem Alter schlimmer wird. Säuglinge, die Lactose nicht vertragen, können mit einem Soja-Präparat oder mit anderer von Milch freier Nahrung gefüttert werden. Außer der Unfähigkeit zu wachsen gehören zu den Symptomen der Zöliakie Blähungen, Anämie, übelriechender fettiger Stuhlgang, der im Wasser der Toilette an der Oberfläche schwimmt. Läßt man die Krankheit fortschreiten, verursacht sie eine Abflachung der fingerähnlichen Darmzotten auf den Innenwänden der Därme. Diese Darmzotten sind jedoch an der Nahrungsaufnahme im Verdauungstrakt beteiligt. Die Behandlung besteht darin, Nahrung zu meiden, die Gluten enthält.

Crohn-Krankheit und andere mit Entzündung verbundene Darmkrankheiten
Kinder mit Darmentzündungen können mehrere Jahre zu langsam wachsen, ehe sie unter den Symptomen einer Darmkrankheit leiden. Ein Hauptfaktor für die Unfähigkeit zu wachsen ist in diesem Fall eine unangemessene Kost. Zu den übrigen Faktoren gehören die Behandlung dieser Krankheit mit Steroiden und anderen Medikamenten, die das Wachstum stören, weiterhin Malabsorption und durch Darmblutungen verursachte Anämie.

Diabetes (Zuckerkrankheit)
Vor der Entdeckung des Insulins war ein charakteristisches Merkmal von an Diabetes erkrankten Kindern, die einige Zeit überlebten, daß sie nicht wuchsen. Selbst heute noch ist das Wachstum zuckerkranker Kinder geringer als durchschnittlich üblich. Dies wird weitgehend der schlechten Kontrolle der Zuckerkrankheit zugeschrieben. Kinder, deren Blutzucker im normalen Bereich gehalten wird oder bei denen mit einer Insulininjektion für einen stetigen Nachschub dieses Hormons gesorgt wird, erleben oft einen Wachstumsschub, sobald der Diabetes unter Kontrolle gebracht worden ist.

Geistige Behinderung

Häufig sind geistig zurückgebliebene Kinder oder andere, die an Erkrankungen des Zentralnervensystems leiden, abnorm klein. Die Ursache dafür können Erkrankungen sein, die ernährungsbedingt und mit geistiger Unterentwicklung verbunden sind; oder in manchen selteneren Fällen ist auch ein Mangel an Wachstumshormon daran schuld. Eine andere Ursache für gestörtes Wachstum bei zurückgebliebenen Kindern kennt man noch nicht.

Nierenkrankheit

Ein chronisches Nierenleiden steuert eine Anzahl von Faktoren bei, die das Wachstum beeinträchtigen können, wie etwa die verringerte Zufuhr von Protein und Kalorien für den Körper und in dessen chemischen Prozessen der Entzug von Kalzium und Kalium, sowie das gestörte hormonale Gleichgewicht und die Anwendung von Steroiden in der Behandlung.

Herzkrankheit

Bei vielen Kindern, die mit angeborenem Herzfehler zur Welt kommen, erfolgt auch das Wachstum zu langsam. Dies mag verursacht werden durch unzureichende Sauerstoffzufuhr, aber Faktoren wie ein geschädigter Blutkreislauf können ebenfalls zu einem gestörten Wachstum beitragen.

Alle möglichen anderen Erkrankungen

Eine Reihe anderer Krankheiten wie Rachitis, Stoffwechselkrankheiten und Krebs hemmen ebenfalls das Wachstum. Bei den meisten dieser Krankheiten überschatten andere Symptome das verzögerte Wachstum, obwohl bei manchen Patienten ein Gewichtsverlust oder ein Stillstand des Wachstums vielleicht das erste deutliche Anzeichen eines Problems sind.

Körpergröße

Größer zu werden, als im Durchschnitt üblich, ist genauso verbreitet wie eine kleine Statur. Aber die Menschen sind über zu großen Wuchs nicht so besorgt wie darüber, klein zu bleiben. Dafür gibt es zwei Gründe: Weniger Krankheiten sind mit zu großem als mit zu kleinem Wuchs verbunden, und in der Gesellschaft gilt es weniger als Schande, sehr groß zu sein. Ist übermäßig starkes Wachstum jedoch mit verfrühter sexueller Entwicklung oder mit abnormen Körperproportionen verbunden, sollte die Ursache umgehend diagnostiziert und behandelt werden, um künftigen Problemen vorzubeugen. Zu den mit übermäßiger Größe verknüpften Krankheiten gehören:

Riesenwuchs, der mit der Funktion der Hypophyse zusammenhängt
Riesenwuchs wird gewöhnlich verursacht durch einen Tumor, der Wachstumshormone absondert. Dies ist eine seltene Krankheit, die durch einen sehr schnellen Wachstumsschub und durch eine Veränderung des Aussehens charakterisiert wird, ähnlich dem bei Akromegalie. Der Unterkiefer wird übergroß, Hände und Füße werden dick, und die weichen Gewebe wuchern. Drückt der Tumor auf die Hypophyse, können noch andere hormonale Krankheiten auftreten. Die Behandlung besteht in der Entfernung des Tumors, und gleichzeitig muß versucht werden, die normale Funktion der Hypophyse zu bewahren. Es handelt sich dabei um einen komplizierten und heiklen chirurgischen Eingriff, und die Eltern sollten sich vergewissern, daß der Chirurg die nötige Erfahrung mit einer solchen Operation hat.

Angeborene Fehler

Beckwitz-Wiedemann-Syndrom
Das Beckwitz-Wiedemann-Syndrom ist eine weitere mit dem Wachstum zusammenhängende Krankheit, die bei der Geburt auftritt. Säuglinge, die damit geboren werden, sind meist sehr groß und haben übermäßig viel Körperfett. Sie haben eine sehr große Zunge und oft einen Nabelbruch. Das exzessive Wachstum führt man auf eine Überproduktion von Insulin zurück. Im typischen Fall werden Kinder mit niedrigem Blutzucker (Hypoglykämie) und hohem Insulingehalt geboren. Die übermäßige Sekretion von Insulin verschwindet gewöhnlich im Lauf der Kindheit. Ein Nisidioblastom ist dem Beckwitz-Wiedemann-Syndrom ähnlich, doch die Ursache der Überproduktion von Insulin ist in diesem Fall ein Tumor des Pankreas. Die Behandlung besteht in einer Entfernung des Tumors.

Verfrühte Pubertät
Früher Beginn der Pubertät ist bei kleinen und größeren Kindern die häufigste Ursache übermäßig starken Wachstums. Im typischen Fall ist der ungewöhnliche Wachstumsschub begleitet von Anzeichen sexueller Reife. Beim Mädchen entwickeln sich die Brüste und wachsen die Schamhaare, beim Jungen vergrößern sich der Penis und die Hoden. Gegen eine verfrühte Pubertät sollte man etwas unternehmen, denn wenn sie bis zur vollen Reife fortschreitet, wird jedes weitere Wachstum aufhören. Wenn ein Kind auch zu Beginn einer frühen Pubertät größer als seine Altersgenossen sein mag, so wird das von relativ kurzer Dauer sein, und der junge Mensch wird am Ende ein Erwachsener von kleiner Statur sein (siehe 2. Kapitel).

Zusammenfassung

Die große Mehrzahl der Kinder hält sich von der Geburt bis zur Pubertät an einen richtigen Verlauf des Wachstums. Eine relativ geringe Anzahl – insgesamt etwa vier Millionen – verteilt sich gleichmäßig auf jene, die größer oder kleiner sind als im

Durchschnitt. Oft sind diese Jugendlichen einfach genetisch programmiert, entweder groß oder klein zu werden. Doch kennt man auch Fälle, in denen eine Krankheit eine anomale Statur verursacht. Auch Umweltfaktoren wie Unterernährung oder Vernachlässigung können zu gehemmtem Wachstum führen. Ein gestörtes hormonales Gleichgewicht und vielerlei Krankheiten können ebenfalls Wachstumsstörungen verursachen.

3. Kapitel
Adoleszenz und sexuelle Entwicklung

Adoleszenz umfaßt jene stürmische Zeit zwischen Kindheit und Erwachsensein, in der alles in stetem Fluß und konfliktgeladen zu sein scheint. Sie wird oft als eine der schwierigsten Zeiten des Lebens für Kinder und Eltern gleichermaßen bezeichnet. Es sind Jahre, die von belastenden Gefühlen erfüllt sind, da der Jugendliche nach größerer Unabhängigkeit strebt, sich mit der Sexualität auseinandersetzen und viele psychologische Konflikte bewältigen muß, die unvermeidlich mit dem Erwachsenwerden verbunden sind.

Während dieser Jahre macht der Jugendliche die Pubertät durch – jenen Lebensabschnitt, der durch einen ungemein starken Wachstumsschub, sexuelle Entwicklung und Reifung gekennzeichnet ist. Dieses Wachstum und diese Entwicklung werden hormonal gesteuert und sind Beispiele für das hervorragend fein abgestimmte, ineinandergreifende Wirken der verschiedenen endokrinen Drüsen. Trotz der psychologisch so stürmischen Adoleszenz schreitet die Pubertät normalerweise während einer Periode von fünf bis acht Jahren geregelt fort. Bei den Mädchen ist das erste bemerkbare Anzeichen, daß die Brüste zu »knospen« beginnen und etwa um die gleiche Zeit die Wachstumsgeschwindigkeit zunimmt. Während der Kindheit wachsen die meisten jungen Menschen durchschnittlich 5 bis 7½ Zentimeter im Jahr, doch während des Wachstumsschubs in der Pubertät werden sie durchschnittlich um 25 Prozent größer und fast doppelt so schwer – und das alles innerhalb von zwei bis drei Jahren. Die frühe Kindheit ist die einzige vergleichbare Zeit eines so rapiden Wachstums.

Das Alter, in dem sich diese Veränderungen vollziehen, ist von einem Mädchen zum anderen verschieden. Recht oft wachsen die Brüste, ehe sich die Körpergröße ändert, und sie können damit jederzeit im Alter von 8 oder 13 bis 14 Jahren beginnen. Meist ein Jahr danach oder später fangen die Schamhaare zu sprießen an. Aber bei manchen Mädchen lassen sich diese zwei Erscheinungen ungefähr zur gleichen Zeit feststellen. Haare in der Achselhöhle entwickeln sich etwas später; für gewöhnlich ist dieser Haarwuchs etwa ein Jahr, nachdem die Entwicklung der Brüste begonnen hat, am stärksten und setzt sich langsam fort, bis die Menstruation und die Ovulation, d. h. die Ausstoßung des Eis aus dem Ovarium, regelmäßig erfolgen.

Menarche, wie man den Beginn der Menstruation, der monatlichen Regelblutung, nennt, ist das entscheidende Merkmal der Pubertät, auch wenn andere Anzeichen bereits vorhanden sind. In westlichen Gesellschaften ist das Durchschnittsalter, in dem die Menstruation einsetzt, 12½ Jahre, aber jede Zeit zwischen 8 und 16 Jahren wird als normal angesehen. Das Alter für die Menarche ist in diesem Jahrhundert in jeder Generation um rund 8 Monate zurückgegangen, scheint aber jetzt unverändert zu bleiben. Man hat zahlreiche Theorien aufgestellt, um zu erklären, warum Mädchen sich heute früher entwickeln als in der Vergangenheit. Die meisten Experten sind sich jedoch darüber einig, daß ein Hauptfaktor wahrscheinlich bessere Ernährung ist. Forschungsarbeiten haben festgestellt, daß die Menarche einsetzt, wenn ein Mädchen ein Gewicht von rund 48 Kilo oder, wie die Wissenschaftler es ausdrücken, »eine kritische Körpermasse« erreicht hat. Zwei Briten, Dr. Tanner und Dr. Frisch, haben die sexuelle Entwicklung von mehreren hundert Schulmädchen studiert und fanden, daß 48 Kilo das entscheidende Gewicht war. Aber nicht jeder Forscher ist mit dieser Theorie der kritischen Körpermasse einverstanden, und man weiß auch noch nicht, warum ein bestimmtes Körpergewicht so wichtig ist. Manche Experten meinen, daß die hormonalen Wirkungen einer Zunahme des Körperfettes von Bedeutung sind, aber das ist nicht bewiesen worden. Man weiß jedoch, daß bei sehr mageren Mädchen, die wenig Körperfett haben – wie etwa Balletteusen und Langstreckenläuferinnen –, die Menarche verspätet einsetzt. Entgegen der populären Meinung fällt die regelmäßige Ovulation nicht immer mit der Menarche zusammen. Oft dauert es in der Tat ein bis zwei Jahre, bis die geregelte Ovulation stattfindet. Dies erklärt, warum viele Jugendliche unregelmäßige, manchmal sehr starke Perioden haben. Ihr Körper produziert genügend Hormone, um die innere Auskleidung des Uterus wuchern und dann sich ablösen zu lassen, doch es wird noch nicht genug FSH erzeugt, um ein Ei reifen zu lassen und auszustoßen. Wann die Ovulation einsetzt und regelmäßig wird, läßt sich überhaupt nicht voraussagen. Manche junge Mädchen, die im frühen Alter sexuell aktiv werden, können monate-, ja jahrelang ungeschützten Geschlechtsverkehr haben, ohne schwanger zu werden. Sie nehmen dann irrtümlich an, daß sie unbesorgt sein können. Bei anderen Mädchen beginnt die regelmäßige Ovulation gleichzeitig mit dem Einsetzen der Menarche, und sie können in sehr frühem Alter schwanger werden. Daher sollte jedes sexuell aktive junge Mädchen, das nicht schwanger werden möchte, für Empfängnisverhütung sorgen, weil immer die Möglichkeit einer Ovulation besteht.

Die hormonale Steuerung der Pubertät

Besonders in der ersten Hälfte der Schwangerschaft ist der Hormonspiegel des Fetus von FSH, LH und LHRH (abgekürzt nach der englischen Bezeichnung luteinizing-hormone-releasing hormone, d. h. ein Hormon, das ein anderes Hormon freisetzt) sehr hoch. Naht die Zeit der Geburt, entwickelt der Fetus ein negatives Rückkopplungssystem für sexuell wirkame Steroide, und er ist unempfindlich für die von der Hypophyse stimulierten Geschlechtshormone. Während der ersten zwei Lebensjahre reift dieses Rückkopplungssystem heran und wird gegenüber sexuell wirksamen Steroiden hochempfindlich. Als Folge davon hat der Hypothalamus während der ganzen Kindheit eine sehr geringe »Einsatzbereitschaft« für Geschlechtshormone. So scheiden zum Beispiel vor der Menarche die Ovarien geringe Mengen von Östrogen ab, und geringe Mengen von Nebennierenhormonen werden ebenfalls in Östrogen verwandelt. Der Hypothalamus spürt diese winzigen Mengen Östrogen und signalisiert den Ovarien, sie weiterhin zu erzeugen, so daß die anderen Steroide nicht zunehmen. Denn das wäre der Fall, wenn der Östrogenspiegel sinken sollte. Sobald die Pubertät naht, steigt allmählich die Einsatzbereitschaft dieser Hormone, und die Sekretion von LHRH nimmt zu. LHRH ist ein sogenannter Freigabefaktor für Hormone. Dies führt zu einer vermehrten Produktion der Gonadotropine FSH und LH, und die Gonaden reagieren darauf, indem sie mehr Geschlechtshormone erzeugen – Östrogen bei Mädchen und Testosteron bei Jungen.

Während sich das Rückkopplungssystem verändert, steigt allmählich der Spiegel der Gonadotropine – ein Phänomen, das bei Mädchen in früherem Alter eintritt als bei Jungen. Was nun genau die Veränderungen im Hypothalamus bewirkt, weiß man nicht, obwohl es den Anschein hat, daß von Nerven ausgehende Signale eine wichtige Rolle spielen könnten. Die hormonalen Veränderungen stehen auch in naher Beziehung zum Zyklus des Schlaf- und Wachzustands. Während des Schlafs wird mehr LH und in geringerem Maß mehr FSH abgegeben als am Tag.

Es ist nicht genau bekannt, was diesen hormonalen Wechsel auslöst oder warum der Hypothalamus auf die Produktion von Geschlechtshormonen »umschaltet«. Eltern merken gewöhnlich, daß Kinder, die zu Jugendlichen heranwachsen, mehr zu schlafen scheinen als zuvor. Ein Kind, das immer schon frühmorgens munter war und nicht zu Bett gehen oder keinen Mittagsschlaf halten wollte, möchte plötzlich den halben Tag verschlafen oder, wenn es von der Schule heimkommt, ein »Nikkerchen« halten. Interessant ist, daß beide – die Gonadotropine wie auch die Wachstumshormone – in größten Mengen während des Schlafs abgesondert werden. Eltern, die oft mit ihren schläfrigen Sprößlingen ungeduldig werden – eine Mutter hat dies z. B. als »Lethargie-Stadium« bezeichnet –, zeigen mehr Verständnis, wenn sie sich darüber klar werden, daß der Schlaf für Entwicklung und Wachstum nötig ist.

Während dieses Entwicklungsstadiums scheint auch der Appetit zu »wachsen«, ja oft geradezu in Freßsucht auszuarten. Dies kann bei Jungen auffallender als bei Mädchen sein, aber Jugendliche beiderlei Geschlechts essen, wenn bei ihnen die Pubertät beginnt, meist viel mehr als noch wenige Monate zuvor. Die zusätzliche Nahrung wird benötigt, um die ungemein große Energie für den Wachstumsschub zu liefern, und bei den Mädchen, um das richtige Maß an Körperfett zu erreichen, das gebraucht wird, um das Einsetzen der Menarche zu signalisieren. Die Forscher kennen noch nicht alle die miteinander zusammenhängenden Faktoren, die für die Veränderungen in der Pubertät verantwortlich sind. Aber es besteht kein Zweifel, daß der Hypothalamus als Kontrollzentrum dient. Die Zentren, die den Schlaf- und Wachzustand und den Appetit regeln, liegen alle im Hypothalamus, der auch dauernd Signale aus anderen Teilen des Gehirns und vom Zentralnervensystem erhält. Naht die Zeit der Pubertät, wird der Hypothalamus sensitiver, d. h. empfänglicher für steigende Spiegel von Gonadotropinen und Steroid-Hormonen, und ein positives Rückkopplungssystem reift heran, das die Ovarien und die Nebennieren veranlaßt, größere Mengen von Geschlechtshormonen zu erzeugen (siehe Abbildung 6). In diesem positiven Rückkopplungssystem stimuliert ein hoher Östrogenspiegel eine Welle der Sekretion von LH, das seinerseits die Ovulation fördert.

Die ganze Pubertät hindurch beeinflussen Hormone die Entwicklung sekundärer Geschlechtsmerkmale. Bei Mädchen tragen Östrogene zur Entwicklung der Brüste bei, sie verändern die Schweißdrüsen und damit den Körpergeruch, ferner die Vagina (Scheide) und deren Sekrete, und sie vergrößern die äußeren Genitalien. Androgene, die in geringen Mengen von den Ovarien produziert werden, regeln das Wachstum von Achsel- und Schamhaaren.

Die für den ungeheuer starken Wachstumsschub der Jugendlichen verantwortlichen Hormone sind in gewisser Hinsicht unabhängig von den Gonadotropinen. Jugendliche, die sich sexuell nicht entwickeln, können trotzdem einen Wachstumsschub erleben – und umgekehrt. Aber in anderer Hinsicht hängen die zwei wechselseitig voneinander ab. Wächst etwa ein junges Mädchen sehr stark vor der Menarche, so verlangsamt sich mit deren Beginn das Wachstum und hört ganz auf, wenn die Ovulation anfängt und der Östrogenspiegel von Erwachsenen erreicht wird.

Entwicklung der Brüste

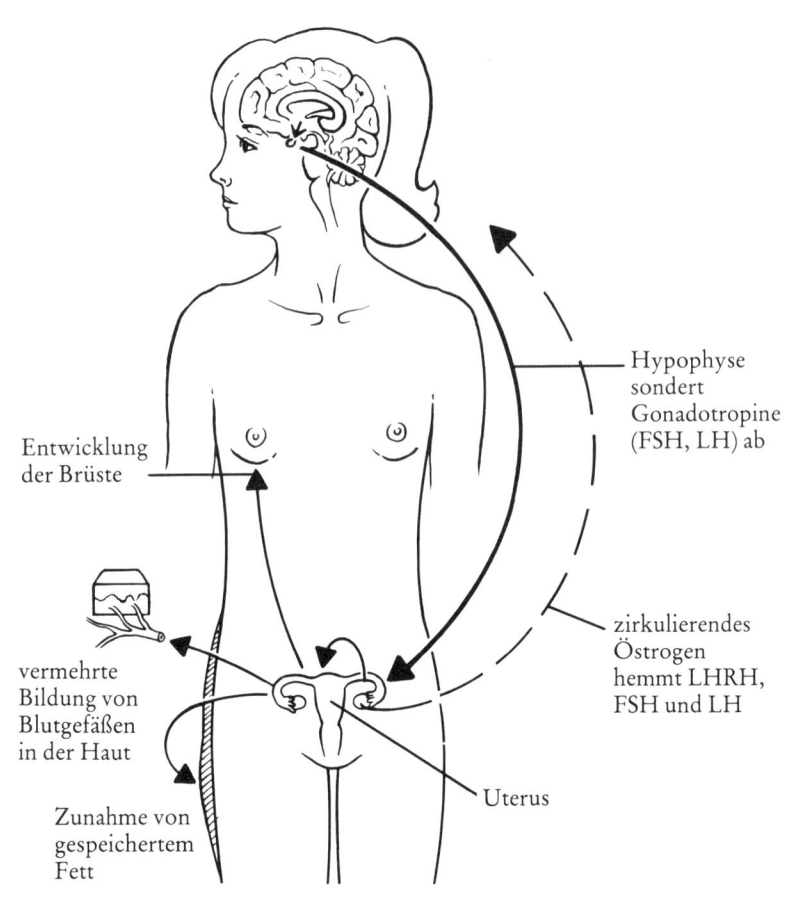

vermehrte Bildung von Blutgefäßen in der Haut

Zunahme von gespeichertem Fett

Hypophyse sondert Gonadotropine (FSH, LH) ab

zirkulierendes Östrogen hemmt LHRH, FSH und LH

Uterus

Abbildung 6: Wie Hormone die Pubertät einleiten

Im Durchschnitt beginnt die Pubertät bei Mädchen in jüngerem Alter als bei Jungen, die im allgemeinen größer sind, wenn der Wachstumsschub einsetzt. Auch wachsen Jungen noch zwei Jahre länger weiter als Mädchen. Dies erklärt, warum Männer meist größer sind als Frauen.

Während der Pubertät wandelt sich deutlich der Körperbau von Jungen und Mädchen. Vor der Pubertät ist das Verhältnis von Muskelmasse, Knochen und Fett ungefähr für Knaben und Mädchen gleich. Doch infolge der hormonalen Veränderungen in der Pubertät bilden die Mädchen mehr Fett und erhalten eine typisch weibliche Gestalt – breitere Hüften, ein rundes Gesäß, eine schlanke Taille und rundliche Brüste. Im Gegensatz dazu entwickeln die heranwachsenden Knaben mehr Muskelmasse (Männer haben durchschnittlich doppelt so viele Muskelzellen wie Frauen, und überdies sind diese Muskelzellen bei Männern größer als bei Frauen) und Männer haben schwerere Knochen. Sie haben auch weniger Körperfett als Frauen. Bei einer schlanken Frau mit Normalgewicht kann etwa ein Viertel davon Fett sein, während es bei einem Mann nur 12 bis 14 Prozent des Normalgewichts sind. Diese Unterschiede im Körperbau erklären, warum Männer meist mehr Körperkraft haben als Frauen und warum diese, wenn sie älter werden, mehr unter dem Verlust der Knochensubstanz leiden. Denn sie haben von Anfang an eine geringere Knochenmasse (siehe 5. Kapitel).

Psychologische Veränderungen

Die körperlichen Veränderungen in der Pubertät werden begleitet von mannigfaltigen und oft unerklärlichen oder beunruhigenden Gefühlsausbrüchen. Die Eltern sind oft verwirrt und empört über das ungezügelte Temperament und das unerwartet launenhafte Wesen ihres Kindes. Ein normalerweise freundliches, liebevolles Kind kann in einem Augenblick zärtlich und umgänglich sein und im nächsten reizbar, unvernünftig und ganz unleidlich. Es kann wild begeistert und voll Tatendrang sein, dann plötzlich und ohne ersichtlichen Grund mürrisch, erschöpft und in sich gekehrt werden. Gleichaltrige und deren Einfluß werden schrecklich wichtig. Jede Mutter, jeder Vater, die einmal die Adoleszenz eines Kindes miterlebt haben oder sich an ihre eigene noch erinnern, kennen nur allzu gut den erbosten Kehrreim: »Jeder andere tut das« oder »alle anderen dürfen das auch«.

Versuchen Eltern herauszubekommen, was hinter dem übellaunigen Ausbruch oder wechselnden Launen steckt, kann der Jugendliche das nicht erklären. »Ich weiß auch nicht, was mit mir los ist.« Das ist ehrlich gemeint, wenn es vielen Eltern auch schwerfällt, das zu akzeptieren. »Du mußt doch wissen, warum du so wütend bist. Kannst du mir das nicht sagen?« Die ehrliche Antwort ist wahrscheinlich »nein«.

Mütter, die selbst Symptome, besonders seelische, in Verbindung mit dem Syndrom vor der Menstruation erlebt haben, können vielleicht mitfühlen, was eine Jugendliche durchmacht. Die in Wellen einsetzende Sekretion bestimmter Hormone kann Stimmungsschwankungen und Gefühlsausbrüche mit sich bringen.

Außerdem ist die Adoleszenz eine Zeit, in der das Streben nach Unabhängigkeit auftaucht und der Jugendliche sozusagen »flügge« werden will. In diesem Stadium des Lebens steht ein junger Mensch unter gewaltigem Druck von allen Seiten. Die Eltern drängen darauf, daß er in der Schule gut ist und Erfolg hat und verlangen oft mehr Erfolg von ihm, als sie selbst hatten. »Ich arbeite so hart, damit du in eine gute Schule gehen und mehr aus deinem Leben machen kannst als ich«, ist die Mahnung, die von Generation zu Generation weitergegeben wird. Von den Gleichaltrigen kommt der Druck, sich ihnen anzupassen, eine Herausforderung anzunehmen, ihr gerecht zu werden. Die frühe Adoleszenz ist auch die Zeit des Lebens, in der Jugendliche beginnen, mit Alkohol, Drogen, Tabak und anderen Gefahr bergenden Stoffen zu experimentieren.

Vielleicht am stärksten von allen ist jedoch die innere Bedrängnis, mit sich selbst ins reine zu kommen, was auch die Auseinandersetzung mit der Sexualität einschließt. Verständlicherweise zögern viele Eltern, oder es ist ihnen peinlich, mit ihren Kinder Sex zu erörtern, besonders sexuelle Praktiken. Viele fürchten, daß solche Diskussionen einen »Freibrief« bedeuten könnten, nun selbst sexuell aktiv zu werden. Doch ob Eltern nun darüber sprechen oder nicht, die meisten Jugendlichen werden sich wahrscheinlich sexuell betätigen, solange sie noch »Teenager« sind. Bei Ermittlungen stellte sich heraus, daß bis zu 80 Prozent der Jungen und 70 Prozent der Mädchen in diesem Alter sexuell aktiv waren. Das Dilemma ist nicht so sehr, ob ein junger Mensch sexuall aktiv wird, sondern, wenn dies der Fall ist, daß es keine unerwünschten Folgen hat wie etwa eine Schwangerschaft oder eine im Geschlechtsverkehr übertragene Krankheit.

Trotz der zunehmenden Aufgeschlossenheit in sexueller Hinsicht herrscht bei den Teenagern ein betrüblicher Mangel an Kenntnis selbst der einfachsten grundlegenden Fakten. So wird etwa eine große Zahl junger Mädchen schwanger, weil sie meinen, eine Empfängnis sei nur während der Menstruation möglich, oder annehmen, daß beim ersten Geschlechtsverkehr keine Empfängnis zu befürchten ist. Offensichtlich können Eltern in sexuellen Fragen keine Entscheidungen für ihre Kinder treffen, aber sie können bestimmt dafür sorgen, daß die Jugendlichen die Unterstützung und Information erhalten, die sie brauchen, um sich selbst klug zu entscheiden. Es ist gewiß nicht falsch, wenn ein Elternteil einem Teenager seine Ansichten mitteilt, selbst wenn das Kind die Eltern dann für hoffnungslos altmodisch hält. Kindern gegenüber sind Ehrlichkeit und Respekt wichtig.

Es gibt nicht nur eine Betrachtungsweise, die für alle Familien gültig wäre, um den vielen emotionalen Aspekten der Adoleszenz gerecht zu werden. Natürlich wollen alle Eltern, daß ihre Kinder eine gesunde Unabhängigkeit erreichen und die Gefahren von Drogen, sexueller Promiskuität und anderer Probleme meiden. Wichtig für Eltern ist es herauszufinden, was von Bedeutung ist – etwa Drogen oder Alkohol – und der Versuchung zu widerstehen, ärgerliche aber relativ unbedeutende Faktoren wie etwa den Haarschnitt oder die Kleidung zu einem Streitobjekt zu machen. Noch keiner ist an einer »Punk«-Frisur gestorben, aber jedes Jahr werden junge Menschen getötet, weil sie betrunken Auto gefahren sind. Wenn es auch für Eltern manchmal schwierig ist, ein strittiges Thema ruhig zu diskutieren, ist es doch lebenswichtig, daß Wege der Verständigung offen gehalten werden. Gegenseitige Achtung und Liebe führen langfristig dazu, die Schwierigkeiten des Augenblicks zu überwinden. Die Adoleszenz hat auch eine hellere Seite; sie ist ein vorübergehender Zustand, der Freuden wie auch Schwierigkeiten mit sich bringt, und was auch kommen mag, es findet einmal ein Ende.

Verspätete Pubertät

Verspätete Pubertät oder die Unfähigkeit, sexuelle Reife zu erlangen, kommen relativ selten vor. Obwohl man kein bestimmtes Alter angeben kann, in dem die Pubertät beginnt, sind sich die meisten Experten darüber einig, daß ein Mädchen von 13 oder ein Junge von 14 Jahren, die keine Anzeichen von sexueller Entwicklung erkennen lassen (bei Mädchen die »knospenden« Brüste, bei Jungen Wachstum von Hoden und Penis), von einem Arzt beurteilt werden sollten. Man schätzt, daß jeweils nur einer von 160 sonst normalen Jugendlichen beiderlei Geschlechts dieses Alter ohne Anzeichen beginnender Pubertät erreicht.

Manche dieser Kinder sind, wie sich herausstellt, Spätentwickler, bei denen schließlich ohne irgendeine Behandlung die Pubertät einsetzt. Diese Jugendlichen weisen keine offenkundigen Abnormitäten auf, wie etwa nicht hervortretende Hoden, und sie leiden nicht an Krankheiten, die eine gestörte Entwicklung erklären. Hinweise auf eine einfache Verspätung des Wachstums und der Pubertät sind eine kleine Statur und eine Familiengeschichte, in der späte sexuelle Entwicklung vorkommt. So hat vielleicht auch bei der Mutter erst spät die Menstruation begonnen, oder bei dem Vater hat erst, als er 14 Jahre oder älter war, die Pubertät eingesetzt. Auch bei Untersuchungen der Knochen kann sich oft herausstellen, daß das der Knochenentwicklung entsprechende Alter des Jugendlichen hinter dem chronologischen Alter zurückgeblieben ist. So kann zum Beispiel dieses »Knochenalter« normalerweise für ein mehrere Jahre jüngeres Kind typisch sein. Erreicht das »Knochenalter« bei einem Jungen das Stadium von 12 bis 14 Jahren oder von 11 bis 13 bei einem Mädchen, beginnt gewöhnlich auch die Pubertät. Diese Jugendlichen werden oft als Erwachsene kleiner als der Durchschnitt, doch ihre sexuelle Entwicklung verläuft trotz der Verzögerung normal.

Manchmal kann eine Hormonbehandlung mit einem synthetisch hergestellten LHRH angebracht sein. Dies veranlaßt die allmähliche Zunahme von LH, die sich normalerweise kurz vor der Pubertät feststellen läßt, und innerhalb eines Jahres beginnt sich eine sexuelle Entwicklung zu zeigen.

Nicht selten verursacht diese Form von verspäteter Pubertät Unsicherheit und andere psychologische Probleme. Kinder leiden darunter, daß sie kleiner sind als ihre Altersgenossen und weil sich ihre Freunde entwickeln, während sie es nicht tun. Unter diesen Umständen weigern sich Jungen wie auch Mädchen vielleicht, an Sportveranstaltungen teilzunehmen, und sie werden Situationen zu meiden versuchen, in denen ihre fehlende sexuelle Entwicklung offenkundig wird. In solchen Fällen kann der Eintritt der Pubertät mit der Anwendung von Geschlechtshormonen beschleunigt werden. Eine drei Monate dauernde Einnahme von Östrogen für Mädchen und eine ebensolange periodisch wiederholte Injektion von Testosteron für Jungen können da helfen. Wenn eine Hormonbehandlung unter richtiger ärztlicher Aufsicht erfolgt, ist sie gefahrlos und kann möglicherweise auftretende ernste emotionale Probleme verhüten.

Erkrankungen, die verspätete Pubertät verursachen

Man kennt eine Anzahl von Erkrankungen, die geeignet sind, das Wirken von Hormonen zu stören und zu verspäteter Pubertät führen sowie die sexuelle Reife verhindern. Dazu gehören Tumoren, Geburtsfehler, Erkrankungen von Hypophyse und Schilddrüse, Unterernährung – einschließlich Anorexia nervosa –, schwere Krankheiten und eine Vielfalt seltener Syndrome. Es gibt auch Fälle, in denen die Pubertät bei einem Kind anscheinend normal einsetzt, es sich dann jedoch nicht sexuell voll entwickelt. Im allgemeinen sollte ein Mädchen, das innerhalb von fünf Jahren nach Beginn der Pubertät nicht menstruiert, oder ein Junge, dessen sekundäre Geschlechtsmerkmale viereinhalb Jahre nach dem Einsetzen der Pubertät noch unausgeprägt sind, von einem Arzt beobachtet werden, um zu entscheiden, ob da ein Problem vorliegt. Es folgt eine kurze Schilderung möglicher organischer Ursachen für eine verspätete Pubertät.

Tumoren

Zu den häufigsten Ursachen verzögerter Pubertät zählen Tumoren, die das Zentralnervensystem betreffen. Gewöhnlich befinden sie sich in dem Teil des Gehirns, in dem die Hypophyse und der Hypothalamus liegen. Tumoren in diesem Bezirk können die Sekretion der Hormone stören, die wesentlich sind, um die Pubertät einzuleiten. Diese Hormone sind LHRH vom Hypothalamus und Gonadotropine von der Hypophyse, die auch die Produktion von Wachstumshormonen beeinträchtigen können. Im typischen Fall werden die Eltern bemerken, daß ein Kind normal gewachsen ist, dann aber aufzuhören schien. Andere Symptome können Kopfschmerzen, Sehstörungen und Schwäche in den Armen und Beinen sein. Auch Diabetes insipidus, eine Form der Zuckerkrankheit, deren Kennzeichen Durst, Austrocknen der Gewebe, Ausscheidung übermäßig großer Mengen Harn sind, kann durch einen Tumor der Hypophyse verursacht werden. Er stört die Produktion von Vasopressin, dem Hormon, das mithilft, das Gleichgewicht der Körperflüssigkeiten zu erhalten.

Manche Tumoren stören das hormonale Gleichgewicht, indem sie selbst Hormone absondern. So existiert etwa ein Tumortyp, der Prolactin erzeugt. Diese Tumoren kommen in der Kindheit selten vor, sind jedoch manchmal bei älteren Teenagern festzustellen. Ein Mädchen hat vielleicht eine normale Pubertät mitgemacht und hat zu menstruieren begonnen, doch dann hören ohne ersichtlichen Grund ihre Perioden auf. Laboruntersuchungen können in diesem Fall einen hohen Prolactinspiegel nachweisen. Dieses Hormon regt die Brüste an, Milch zu erzeugen, und tatsächlich können dann Jungen wie auch Mädchen Milch zu produzieren anfangen. Besteht der Verdacht, daß ein Tumor die Ursache für die verzögerte oder unterbrochene Pubertät ist, kann eine CT-Untersuchung des Gehirns (eine mit Computer ausgewertete Tomographie) meist die Diagnose bestätigen. Die Behandlung hängt von dem Tumortyp ab. Manche können erfolgreich chirurgisch entfernt werden, andere lassen sich mit Strahlentherapie oder mit einer Kombination von Bestrahlung und chirurgischem Eingriff behandeln.

Andere Erkrankungen der Hypophyse

Es gibt eine Anzahl von relativ seltenen Erkrankungen, bei denen die Hypophyse nicht fähig ist, ein Hormon oder mehrere davon zu erzeugen. Beim Kallmann-Syndrom produziert die Hypophyse jene Hormone nicht, die dann die Produktion und Absonderung von Gonadotropinen stimulieren. Jungen mit dieser Erkrankung können Hoden haben, die nicht ausgetreten sind, und es können auch andere männliche Geschlechtsmerkmale fehlen. Mädchen entwickeln keine Brüste oder andere weibliche Merkmale. Auch angeborene Defekte können damit verbunden sein, wie Hasenscharte (eine gespaltene Lippe) und Wolfsrachen (ein gespaltener Gaumen), Epilepsie und ein mangelhafter Geruchssinn.

Bei hypophysärem Zwergwuchs gibt die Drüse kein Wachstumshormon ab, und das Kind ist abnorm klein. Die sexuelle Entwicklung kann schließlich erfolgen, wenn die Hypophyse die dafür nötigen Gonadotropine erzeugt. Ein gewisses Wachstum kann gewöhnlich durch eine Behandlung mit Wachstumshormonen erzielt werden, das sollte jedoch geschehen, ehe die Knochen sich schließen und so weiteres Wachstum verhindern.

Entwicklungsbedingte Defekte

Mit anomaler Pubertät hängen mehrere Formen geistigen Zurückgebliebenseins und andere entwicklungsbedingte Defekte zusammen. Dazu gehört das Prader-Willi-Syndrom, das durch massive Fettleibigkeit, kleine Statur und andere Defekte noch zusätzlich zur geistigen Behinderung gekennzeichnet ist. Ebenfalls zu diesen Defekten zählt das Laurence-Moon-Biedl-Syndrom, das ebenfalls durch Fettleibigkeit, geistiges Zurückgebliebensein und zudem durch Retinitis pigmentosa, eine Augenkrankheit, charakterisiert wird.

Eine Anzahl von hormonalen Mängeln kann durch eine Mißbildung des Schädels und des mittleren Gehirnabschnitts verursacht werden, wenn davon Hypophyse und Hypothalamus betroffen sind. Diese Mißbildungen verursachen nicht nur

Störungen von Wachstum und Entwicklung, sie können auch den Sehnerv schädigen und dadurch zu Schwierigkeiten beim Sehen, ja sogar zur Blindheit führen.

Erkrankungen der Geschlechtsorgane

Eine Vielfalt von Erkrankungen, die ihren Ursprung in den Chromosomen haben und daher angeboren sind, können eine verzögerte oder anomale Pubertät zur Folge haben. Manchmal werden Babys geboren, denen die Geschlechtsorgane fehlen. So kann etwa ein Mädchen keine Ovarinen, ein Junge keine Hoden haben. Oder die äußeren Genitalien entsprechen nicht den inneren Fortpflanzungsorganen. In einigen seltenen Fällen kann ein Kind weibliche Genitalien haben, doch ihm fehlen die entsprechenden weiblichen Chromosomen.

Die häufigste Abnormität bei Männern ist das Klinefelter-Syndrom. Männer, die darunter leiden, haben kleine harte Hoden und eine mangelhafte Samenproduktion. Sie können auch im Aussehen Eunuchen ähneln – mit kleinem Penis, mit gut entwickelten Brüsten sowie mit geringer oder ganz fehlender Körperbehaarung – und unter Umständen sind sie geistig behindert oder haben ernste psychische Probleme.

Bei Mädchen ist die häufigste Mißbildung der Geschlechtsorgane das Turner-Syndrom. Es wird gekennzeichnet durch kleine Statur, Unfähigkeit, sexuell zu reifen und je nach der Konstellation der Chromosomen durch vielerlei Geburtsfehler.

Erkrankungen der Schilddrüse

Eine zu wenig aktive Schilddrüse (Hypothyreoidismus) hat einen Mangel an Schilddrüsenhormon zur Folge, der eine verspätete Pubertät verursachen kann oder bei einer Frau, die bereits die Menarche erlebt hat, die Perioden aufhören läßt. Das Problem liegt vielleicht in der Schilddrüse selbst oder in der Hypophyse, die ein Hormon absondert, das seinerseits wieder die Schilddrüse anregt, ihre Hormone zu erzeugen. Eine Behandlung mit den geeigneten Schilddrüsenhormonen löst meist dieses Problem.

Umgekehrt kann schwerer Hypothyreoidismus eine verfrühte Pubertät bewirken. In dem Bemühen, die Schilddrüse zur Produktion ihrer Hormone zu veranlassen, wird die Hypophyse große Mengen eines »Thyreotropin-Freisetzungs-Faktors« ausschütten, der die Schilddrüse stimuliert. Wie dieser Mechanis funktioniert, versteht man noch nicht, aber er scheint die Sekretion von Gonadotropinen und von Prolactin zu stimulieren und zu einer früh einsetzenden Pubertät und zur Produktion von Milch in den Brüsten zu führen. Behandlung mit Schilddrüsenhormon löst dieses Problem.

Unterernährung

Eine der häufigsten Ursachen von verspäteter oder unterbrochener Pubertät ist bei Mädchen Anorexia nervosa. Es ist eine rätselhafte, oft lebensbedrohende Erkrankung, bei der die betreffende Person so besessen von der Vorstellung ist, wie ihr Körper aussehen und wie schlank er sein sollte, daß sie zu dem Mittel greift, freiwillig zu hungern. Manchmal wird das Problem verschleiert durch übertriebene körperliche Betätigung wie Laufen und Ballett-Tanz.

Obwohl Anorexia nervosa bei beiden Geschlechtern vorkommt, tritt sie bei weitem am häufigsten bei heranwachsenden Mädchen auf oder bei jungen erwachsenen Frauen. Warum sie sich plötzlich darauf verlegen zu hungern, weiß man nicht. Manche Experten vertreten die Theorie, daß es sich um eine Abnormität des Hypothalamus handelt, in dem das Appetitzentrum liegt. Das könnte ein Faktor sein, aber wahrscheinlicher ist eine Kombination von Faktoren. Die meisten Opfer von Anorexia nervosa sind gescheite junge Frauen, dazu getrieben, Erfolg zu haben und Selbstdisziplin zu üben. Gewöhnlich stammen sie aus Familien des Mittelstandes und der höheren Gesellschaft mit hohem Lebensstandard und großen Erwartungen. Die Schwierigkeiten mit dem Essen beginnen meist, wenn die Pubertät einsetzt. Manche Forscher meinen, es könnte mit der Furcht einer Jugendlichen vor der Menstruation zusammenhängen und damit, daß sie nun Pflichten der Erwachsenen übernehmen müsse.

Häufig merken die Eltern erst etwas von dem Essensproblem, wenn die Verweigerung von Nahrungsaufnahme ein fortgeschrittenes Stadium erreicht hat. Die Jugendliche scheint vielleicht normal zu essen, zwingt sich aber, heimlich zu erbrechen oder verwendet Abführmittel, um das Essen wieder loszuwerden. Manchmal wird das Problem offenkundig, wenn das Mädchen zu menstruieren begonnen hat und dann damit aufhört oder nur mehr sporadisch menstruiert. Dies ist auf den Gewichtsverlust zurückzuführen, der dem Körper signalisiert, keine Hormone mehr zu erzeugen, um die Ovarien zu stimulieren. In gewissem Sinne ist das ein Mechanismus, der schützend wirkt. Der Körper spürt, daß man ihn hungern läßt, und unternimmt etwas, um möglichst viel Energie zu sparen. Der gesamte Stoffwechsel erfolgt langsamer, und selbst mageres Körpergewebe wird in Energie umgewandelt. Dies kann zu ernstem Muskelschwund, einschließlich des Herzmuskels, führen.

Selbst wenn das Mädchen völlig abgezehrt aussieht, wird es weiterhin darauf beharren, daß es zu dick ist. Werden diese jungen Frauen nicht behandelt, wird ein hoher Prozentsatz von ihnen sich zu Tode hungern. Vorübergehende Maßnahmen sind Aufenthalt in einem Krankenhaus und Zwangsernährung. Sie können die Sterbeziffer sinken lassen, aber es kommt häufig zu Rückfällen. Als nützlichste Methode hat sich eine Kombination von individueller Psychotherapie, Familientherapie und Gruppenbehandlung gemeinsam mit anderen Anorexia-Patienten erwiesen. Doch selbst dann bleiben Essensprobleme oft bestehen und erfordern eine langfristige Behandlung.

Natürlich ist nicht alle Unterernährung selbst gewollt. Es gibt viele Gebiete der Welt, in denen Armut und Hungersnot eine immer gegenwärtige Bedrohung sind. In unserem Land ist dies zum Glück selten der Fall. Aber es gibt einzelne Beispiele von Jugendlichen, die von ihren Eltern so schlimm vernachlässigt wurden, daß sie sich nicht normal entwickeln konnten.

Zu frühzeitige Pubertät

Eine verfrühte Entwicklung von Geschlechtsmerkmalen der Erwachsenen ist genauso beunruhigend wie eine verspätete Pubertät. Bei ungefähr sechs von tausend sonst normalen, gesunden Kindern beginnt die Pubertät vorzeitig – ein Phänomen, das die Wissenschaft Pubertas praecox nennt. Diese Bezeichnung gilt, wenn bei Jungen vor dem Alter von neun Jahren und bei Mädchen vor dem achten Jahr Anzeichen der Pubertät auftreten. Auch Neugeborene haben oft winzige Brüste und vergrößerte Genitalien. Das wird aber verursacht von dem hohen Spiegel von Geschlechtshormonen in der Mutter während der Schwangerschaft und der fetalen Entwicklung. Doch bald verschwinden die Brüste des Babys wieder, und die Genitalien sehen dann wie die normaler Kleinkinder aus. Der Körper eines Kindes behält diesen sogenannten sexuellen Infantilismus bis zur Pubertät.

In manchen ungewöhnlichen Fällen hat das Kind vielleicht eine Neigung zu früher Reifung geerbt. Das nennt man eine konstitutionelle verfrühte Pubertät. Sie kommt gewöhnlich bei Kindern vor, in deren Familiengeschichte frühe Entwicklung üblich ist. Diese Kinder findet man auf der normalen Entwicklungskurve meist auf der untersten Altersgrenze, die für Knaben bei acht oder neun Jahren, bei Mädchen bei sieben oder acht Jahren liegt. Verbreiteter ist die nicht konstitutionelle verfrühte Pubertät, die sich auf eine Reihe feststellbarer Ursachen zurückführen läßt. Am häufigsten sind Tumoren, die den Hypothalamus betreffen. Man sollte in der Tat die Möglichkeit untersuchen, daß ein Gehirntumor vorhanden ist, wenn es sich um verfrühte Pubertät handelt, besonders bei einem sehr jungen Kind.

Manchmal stört der Tumor das normale Rückkopplungssystem, das die Hormone im Gleichgewicht hält. Das kann zu einem verfrühten Ansteigen der Gonadotropine führen und damit zu einem frühen Einsetzen der Pubertät. Andererseits können die Tumoren auch selbst Hormone erzeugen. Zur Reduzierung dieser Tumoren ist die Strahlentherapie brauchbar. Eine Operation ist oft schwierig oder unmöglich, weil die Tumoren im Gehirn liegen.

Andere Verletzungen oder Erkrankungen des Gehirns können ebenfalls zu Pubertas praecox führen. Dazu zählen Encephalitis (eine Entzündung des Gehirns), ein Gehirnabszeß, Infektionen, Kopfverletzungen und Gehirnzysten.

Andere verschiedenartige Ursachen

Mehrere Erkrankungen, die das Zentralnervensystem befallen, sind auch im Zusammenhang mit frühzeitiger Pubertät beobachtet worden. Zwei davon, das McCune-Albright-Syndrom und die von Recklinghausensche Krankheit, sind durch bräunliche, an Milchkaffee erinnernde Flecken auf dem Körper gekennzeichnet. Kinder, die an der Recklinghausenschen Krankheit leiden (die auch Neurofibromatose genannt wird), zeigen auch ein übermäßig starkes Wachstum der Hüllen, die die Nerven und anderes Fasergewebe umgeben. Dazu kommen als weitere verbreitete Merkmale noch plötzliche Anfälle, Sehstörungen und geistige Behinderung. Bei diesen Kindern kann die Pubertät verfrüht oder verspätet sein.

Die Anwendung von Steroid-Medikamenten im Säuglingsalter oder in der frühen Kindheit führt manchmal ebenfalls zu verfrühter Pubertät, indem sie ein zu starkes Wachstum der Nebennieren anregen und damit eine übermäßige Produktion der Hormone dieser Drüsen. Es existieren auch Berichte über Kinder, die unabsichtlich auf irgendeine Weise Androgene aufgenommen haben, und bei denen daraufhin Anzeichen von Pubertät auftraten. So enthalten zum Beispiel auch manche Kosmetikartikel und Cremes Östrogene. Bei einem Erwachsenen reichen deren Mengen nicht aus, Symptome hervorzurufen. Aber wenn ein kleines Mädchen zufällig diese Erzeugnisse anwendet, kann es genug Östrogene aufnehmen, um seine Ovarien zu vermehrter Hormonproduktion anzuregen. Jungen, die HCG bekommen, ein Präparat, das die Gonaden stimuliert und bei nicht ausgetretenen Hoden eingesetzt wird, können beginnen, Testosteron zu erzeugen und erleben als Folge davon eine verfrühte Pubertät.

Manchmal bleibt die Pubertät unvollkommen. So kann etwa ein kleines Mädchen Brüste entwickeln und Schamhaare bekommen, doch die Veränderungen werden entweder rückgebildet oder hören auf, ohne daß die Menstruation beginnt. Am häufigsten wird dies verursacht durch eine vermehrte Östrogenproduktion, die gewöhnlich von einer kleinen Zyste an den Ovarien stammt. Seltener kommt das Östrogen von einem Hormone erzeugenden Tumor.

Ein Zustand, der frühreife Thelarche genannt wird, ist gelegentlich bei bis zu drei oder vier Jahre alten Mädchen zu beobachten. Charakteristisch dafür ist eine Vergrößerung der Brüste, die mehrere Monate lang anhält und dann zurückgeht. Dies könnte durch eine Zyste an den Ovarien verursacht worden sein oder durch eine unerklärliche Zunahme des Hormons, das die Follikel stimuliert.

In seltenen Fällen kann ein Kind einen Tumor bekommen, der Hormone erzeugt und durch sie die charakteristischen Merkmale des anderen Geschlechts hervorruft – bei einem Jungen weibliche, bei einem Mädchen männliche. Man nennt das Feminisierung beziehungsweise Virilisierung. Beides ist sehr ungewöhnlich und signalisiert im allgemeinen, daß eine ernste Krankheit vorliegt.

Nicht so ungewöhnlich ist es jedoch, daß Jungen kurz vor der Pubertät einen Busen entwickeln. Verursacht wird das durch eine exzessive Menge Östrogen, aber meist löst sich das Problem von selbst, wenn die Pubertät fortschreitet. Für einen Jungen kann jedoch die Entwicklung eines Busens sehr peinlich sein und ihn den Neckereien seiner Altersgenossen aussetzen. Unter diesen Umständen wäre eine Operation zu bedenken, um die Brüste zu »glätten«.

Behandlung von Pubertas praecox

Die Behandlung von verfrühter Pubertät hängt von ihrer Ursache ab. Begreiflicherweise sind Eltern wie auch Kinder besorgt über die möglichen Symptome. Der Gedanke ist wirklich beunruhigend, daß ein kleines Mädchen schon ihre Perioden hat, wenn es noch im Kindergarten ist, oder ein kleiner Junge einen Bart bekommt und sich andere Anzeichen einer verfrühten Pubertät einstellen. Und obwohl Kinder, die eine solche Pubertät erleben, meist größer sind als ihre Altersgenossen, werden sie wahrscheinlich am Ende als Erwachsene abnorm klein bleiben. Denn ist einmal die Pubertät abgeschlossen, wachsen sie nicht mehr. Ein solcher Zustand kann für das Kind ernste psychologische Probleme mit sich bringen. Ein junger Mensch mag zwar die Geschlechtsmerkmale eines Erwachsenen aufweisen, aber ihre oder seine intellektuelle Entwicklung und Eingliederung in die Gesellschaft wird sich nicht auf ähnliche Weise beschleunigen.

Gewöhnlich kann man Medikamente verschreiben, um die Ausschüttung jener Hormone zu verringern, die für die sexuelle Entwicklung verantwortlich sind. In den USA ist das am häufigsten verwendete Mittel eine Progesteronverbindung, die bei Jungen das Wachstum der Hoden und andere Symptome reduziert, bei Mädchen die Menstruation und die Entwicklung der Brüste unterdrückt.

Zusammenfassung

Die Pubertät ist für Kinder wie auch für deren Eltern eine schwierige Zeit. Sie ist um so schwieriger, wenn sie verfrüht oder verspätet eintritt. Zum Glück erlebt die überwiegende Mehrzahl junger Menschen einen normalen Übergang ihres Körpers von der Kindheit zum Erwachsensein. Die emotionalen Veränderungen, Aufgeschlossenheit, gegenseitige Achtung, Verständnis und ein Sinn für Humor lassen die meisten Familien die Adoleszenz ihrer Sprößlinge mit minimalen Schäden überstehen.

4. Kapitel

Der Menstruationszyklus

Jahrhunderte hindurch ist die Menstruation mit einer Mischung aus Ehrfurcht und Abscheu betrachtet worden – mit einer Einstellung, die auch weiterhin Frauen auf der ganzen Welt plagt. Obwohl wir uns für aufgeklärt und gut unterrichtet über Körperfunktionen halten, ist es erstaunlich, wieviele jahrhundertealte falsche Vorstellungen über die Menstruation immer noch bei uns existieren. In primitiven Gesellschaften werden der Menstruation oft magische Eigenschaften zugeschrieben. Die Menschen der Frühzeit erkannten, daß Blut lebenswichtig war, und wenn eine Frau ohne nachhaltige Wirkung blutete, erfüllte das die Mitmenschen mit ehrfürchtiger Scheu. In vielen Kulturen wurden menstruelles Blut und damit auch menstruierende Frauen als unrein betrachtet. Oft wurden Frauen während der Menstruation von den anderen Mitgliedern einer Gesellschaft isoliert. Sie wurden in Hütten verbannt, die abseits vom übrigen Dorf lagen und in denen sie andere nicht verunreinigen oder ihnen gegenüber ihre Magie ausüben konnten. Kein Wunder, daß ein solcher Glaube ein »Sammelsurium« abergläubischer Vorstellungen und Tabus über die Menstruation entstehen ließ. In diesen Gesellschaften der Frühzeit glaubten die Menschen ernstlich, daß eine menstruierende Frau Feldfrüchte vernichten, die Milch von Kühen versiegen lassen konnte, daß sie imstande war, Milch oder Wein sauer zu machen; sie konnte Überschwemmungen und andere Naturkatastrophen heraufbeschwören und Dämonen herbeirufen, die sich der Seele eines Menschen bemächtigen sollten.

Eine ausgeklügelte Sammlung von religiösen Tabus und Bräuchen, die von manchen Glaubensgemeinschaften heute noch praktiziert werden, entwickelte sich und beherrschte die sexuellen Beziehungen, die Menstruation und die Geburt eines Kindes. Jene Anweisungen, die für westliche Gesellschaften am interessantesten sind, werden in der Bibel dargelegt. Nach den Gesetzen von Moses war eine menstruierende Frau unrein und ebenso alles, was sie berührte. Während der Menstruation und noch acht Tage nachher war Geschlechtsverkehr streng verboten. Ja, kein Mann durfte in Kontakt kommen mit einer menstruierenden Frau oder mit irgend etwas, das sie berührt hatte, noch nicht einmal mit dem Stuhl, auf dem sie saß. Daher blieben auch die Geschlechter auf öffentlichen Plätzen getrennt, damit nicht ein Mann, ohne es zu wissen, mit einer »unreinen« Frau in Berührung kam.

In unserem aufgeklärten Zeitalter kommen uns solche Verbote unvernünftig, ja sogar diskriminierend vor. Doch wenn man diese uralten Gesetze im Licht unseres derzeitigen Wissens über Empfängnis analysiert, wird klar, daß die Tabus für die Menstruation weit mehr bedeuteten als Furcht vor Verunreinigung. In biblischen Zeiten war es die wichtigste Aufgabe einer Frau, möglichst viele Kinder zu gebären – und bevorzugt männliche. Das biblische Gesetz bestimmte: »Wenn ein Weib ihres Leibes Blutfluß hat, die soll sieben Tage unrein geachtet werden... Wird sie aber rein von ihrem Fluß, so soll sie sieben Tage zählen; danach soll sie rein sein.« (3. Buch Mose, Vers 15, 19 und 28)

Am achten Tag mußte die Frau ins Heiligtum gehen und ein Opfer darbringen, dann konnte sie zu ihrem Ehemann zurückkehren. Mit anderen Worten, sie konnte am achten Tag nach dem Aufhören der Menstruation wieder den Geschlechtsverkehr aufnehmen. Irgendwie hatten die Menschen des Altertums den Zeitpunkt so bestimmt, daß er mit dem Beginn der fruchtbarsten Periode der Frau kurz vor der Ovulation zusammenfiel. Da das Ehepaar zwei Wochen lang enthaltsam gewesen war, bestanden günstige Aussichten, daß es während der fruchtbaren Periode zu einem Geschlechtsverkehr kommen werde. Da auch der Mann zwei Wochen lang darauf verzichtet hatte, waren seine Spermien herangereift und würden mit größerer Wahrscheinlichkeit die Frau schwängern als bei häufigem Geschlechtsverkehr mit einer Ausschüttung noch unreifer Spermien.

Die Menschen alter Zeit könnten so auch unwissentlich für

die beste Möglichkeit gesorgt haben, einen Knaben zu zeugen. Nach volkstümlicher Ansicht ist es wahrscheinlicher, am Anfang der fruchtbaren Periode einen Jungen zu empfangen als später, und dafür gibt es auch eine gewisse Begründung. Der Mann bestimmt das Geschlecht eines Babys. Denn seine Spermien enthalten beide geschlechtsbestimmenden Chromosomen, nämlich die männlichen (Y) und die weiblichen (X). Die Eizellen einer Frau enthalten dagegen – in der Anordnung XX – nur die weiblichen Chromosomen. Nun sind Y-Spermien etwas kleiner und leichter als die X-Spermien, weil sie weniger Material enthalten. Man nimmt daher an, daß sie schneller schwimmen können als die X-Spermien und die Eizelle wahrscheinlich eher erreichen. Das ist zwar wissenschaftlich noch nicht bewiesen, aber selbst die alten Chinesen beobachteten, daß es die beste Methode, einen männlichen Nachkommen zu zeugen, war, sich eine bestimmte Zeit des Geschlechtsverkehrs zu enthalten und dann in der Mitte des Menstruationszyklus zu versuchen, eine Schwangerschaft herbeizuführen.

Nun haben wir seit der Zeit von Moses viel dazugelernt, doch ist es erstaunlich, wie viele Mythen heute noch existieren. So wird die Menstruation volkstümlich noch als »Kranksein« bezeichnet. Das ist verständlich, weil eine Blutung mit Krankheit und Verletzung zusammenhängt. Die traditionelle Ansicht, daß menstruelles Blut unrein ist, spiegelt sich in der Bezeichnung »hygienisch« für Binden und andere während der Menstruation verwendete Erzeugnisse. In Wirklichkeit ist menstruelles Blut steril. Es ist auch geruchlos, ehe es der Luft ausgesetzt wird. Also widerspricht das Märchen, daß menstruierende Frauen »unrein« sind, den Tatsachen und dem gesunden Menschenverstand.

Viele, wenn auch nicht die meisten Menschen, denken noch, daß Frauen während der Menstruation irgendwie »krank« oder zumindest empfindlicher und verletzlicher sind und körperliche Anstrengungen und schwere Arbeit meiden sollten. »Alte Weiber« raten heute noch ab, sich während der Menstruation eine Dauerwelle machen zu lassen, weil »sich das Haar dann nicht kräuseln läßt«.

Das Verhalten der Menstruation gegenüber verrät sich beispielhaft in den dafür üblichen Umschreibungen wie etwa: die »verflixte Zeit«, »Unwohlsein«, »die schweren Tage«. Es ist kein Wunder, daß es selbst in unserem aufgeklärten Zeitalter so vielen Frauen peinlich ist und sie zögern, über das zu sprechen, das in Wirklichkeit eine unserer natürlichsten Funktionen ist.

Obwohl alle gesunden Frauen während ihrer fortpflanzungsfähigen Jahre menstruieren, erleben sie die Menstruation auf sehr verschiedene Weise. Manche Frauen fühlen sich während der Menstruation unwohl, sie leiden an Krämpfen, Kopfschmerzen und anderen Symptomen. Andere verspüren keine unangenehmen körperlichen Beschwerden, aber sie halten sich in bestimmten Zeiten ihres menstruellen Zyklus für leicht reizbar, nervös und emotional nicht in Ordnung. Bei einigen Frauen mögen solche Wirkungen nur sporadisch auftreten, und es können Monate ohne die geringsten Beschwerden vergehen. Andere fühlen sich dagegen wahrlich elend. Wieder andere Frauen verspüren weder körperliche noch seelische Wirkungen und sind verblüfft oder können es nicht glauben, wenn sie Frauen begegnen, die darunter leiden.

Ein weiteres großes Gebiet ist die Frage der Regelmäßigkeit: Manche Frauen menstruieren alle 27 bis 30 Tage. Andere folgen keiner Regel. Zwei bis drei Perioden können dicht aufeinanderfolgen und dann ein paar Monate bis zur nächsten vergehen. Manche Frauen menstruieren zwei bis drei Tage lang, andere fünf bis sechs Tage. Auch der Blutfluß kann spärlich bis stark sein. Kurz gesagt ist Menstruation zwar ein natürliches Phänomen, an dem alle Frauen teilhaben, doch sie ist auch eine höchst individuelle Funktion, die bei jeder Frau anders verläuft. Da so viele Frauen selbst ihren Ärzten gegenüber zögern, über Menstruation zu sprechen, machen sie sich oft unnötige Sorgen, daß sie abnorm sind, weil der Verlauf ihrer Menstruation von dem abweicht, was sie irrtümlich für die Norm halten.

Die hormonale Steuerung

Am einfachsten ausgedrückt besteht die Menstruation in der periodischen Ablösung eines Teils des Gewebes, das den Uterus innen auskleidet. Während des frühen Abschnitts eines jeden menstruellen Zyklus wächst dieses »Futter« des Uterus, das Endometrium, das immer dicker wird und reicher mit Blutgefäßen durchzogen. Damit bereitet es sich darauf vor, eine befruchtete Eizelle aufzunehmen und eine Schwangerschaft einzuleiten. Findet keine Empfängnis statt, hört das Endometrium zu wachsen auf, die oberflächlichen zwei Drittel davon werden abgebaut und durch die Vagina hinausbefördert. Ungefähr die Hälfte bis zu zwei Dritteln der menstruellen Flüssigkeit ist tatsächlich Blut. Der Rest besteht aus abgelösten Zellen, Schleim und Stückchen der Membran des Endometriums. In der menstruellen Flüssigkeit ist mehr Kalzium enthalten als sonst im Blut.

Der Uterus (die Gebärmutter) erzeugt ein Enzym, das einige der Gerinnungsfaktoren zerstört, die sich normalerweise im Blut befinden. Das erklärt auch, warum das menstruelle Blut nicht gerinnt. Was Blutgerinnsel zu sein scheinen, sind eher Klumpen von Zellen und von anderem von der Innenwand des Uterus abgestoßenem Material. Bei sehr starkem Ausfluß können sich in der Vagina einige Gerinnsel bilden, nachdem das Blut den Uterus verlassen hat. Während einer durchschnittlichen Periode werden nur vier bis sechs Eßlöffel voll Blut abgegeben. (Die Menge ist von Frau zu Frau verschieden.) Aber das Volumen scheint größer zu sein, weil es noch andere Flüssigkeiten und Substanzen enthält. Die Frauen meinen daher, daß sie beträchtlich mehr Blut verlieren.

Der menstruelle Zyklus einer Frau ist eines der besten Beispiele für die komplizierten Wechselbeziehungen verschiedener Hormone. Viele Menschen nehmen an, daß nur die Geschlechtshormone mit der Regulierung des Menstruationszyklus zu tun haben. In Wirklichkeit ist jedoch das gesamte endokrine System beteiligt, und oft müssen auch andere Organsysteme richtig funktionieren, um sicherzustellen, daß die Zyklen normal verlaufen. So verursachen etwa Erkrankungen der

Schilddrüse Unregelmäßigkeitgen der Menstruation oder ein völliges Ausbleiben der Perioden. Streß, extrem hohes oder niedriges Gewicht, bestimmte Medikamente, Infektionen oder andere Krankheiten sind nur ein paar der vielen Faktoren, die den Fortpflanzungszyklus einer Frau stören können. Die außerordentlich hohe Empfindlichkeit dieses Zyklus ist eine Schutzmaßnahme, dazu bestimmt, ein gesundes Kind zur Welt zu bringen. Das aber wäre unmöglich, wenn andere Körpersysteme schlecht funktionierten. Um den menstruellen Zyklus zu regulieren, kommen positive Rückkopplungssysteme ebenso ins Spiel wie negative. Dies wird in Abbildung 7 dargestellt und wirkt sich ungefähr auf folgende Weise aus:

1. bis 5. Tag: Die menstruelle Phase
Während dieser Phase, in der die Menstruation stattfindet, sind Östrogen- und Progesteronspiegel niedrig. Das signalisiert dem Hypothalamus und der Hypophyse, damit zu beginnen, ihre stimulierenden Hormone – LH und FSH – abzusondern. Diese zwei Hormone veranlassen die Ovarien, einen neuen Fortpflanzungszyklus einzuleiten. Wie der volle Name, Follikelstimulierendes Hormon, von FSH verrät, regt es die Entwicklung eines Follikels an und setzt die Reifung eines Eies in Gang, das bei der Ovulation ausgestoßen werden kann. LH stimuliert die Ovarien, Östrogen zu erzeugen.

6. bis 12. Tag: Die Phase der Reifung der Follikel
Der LH-Gehalt steigt weiter, ebenso der Östrogenspiegel. Das zunehmende Östrogen übt einen negativen Rückkopplungseffekt auf die Hypophyse aus und signalisiert ihr, die Produktion von FSH zu drosseln. Das Ansteigen des Östrogens veranlaßt die Hypophyse auch, LH abzugeben.

Der 12. bis 13. Tag: Die aktive Phase
Die Östrogenproduktion schwillt an und verursacht eine übereinstimmende Zunahme von LH. Dann sinkt der Östrogenspiegel und im Einklang damit erfolgt eine Zunahme von FSH.

Abbildung 7: Der Menstruationszyklus

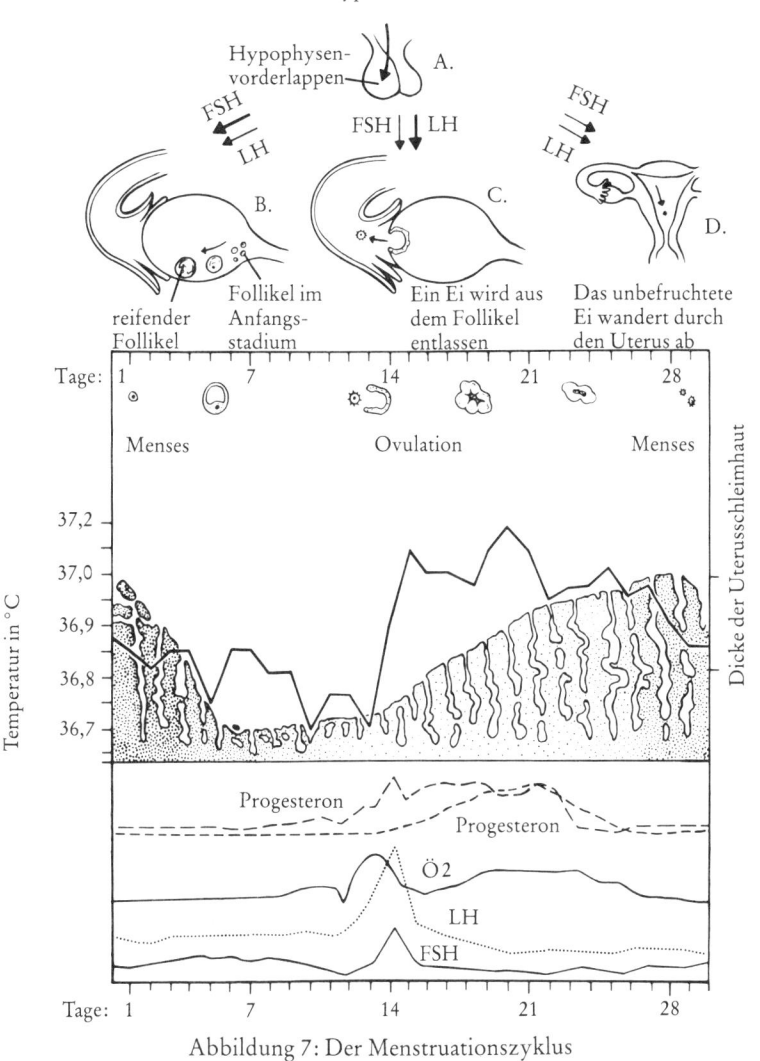

Der 14. Tag: Die Ovulation
Innerhalb von 36 Stunden nach dem Anschwellen des LH enthält der Follikel das von ihm umhüllte Ei und es erfolgt die Ovulation, die Ausstoßung des Eies aus dem Ovarium. Das Ei wird von den Fibrien, fingerähnlichen Fransen, des Eileiters

umfangen und macht sich dann auf den Weg zum Uterus. Das ist im Zyklus die Zeit, in der eine Befruchtung erfolgen kann, wenn sich ein Spermium mit dem Ei vereinigt. Nach der Ovulation macht der aufgesprungene Follikel, der das gereifte Ei hervorgebracht hat, einen Luteinisierung genannten Prozeß durch und wird zum Corpus luteum, zum Gelbkörper. Das ist das Gebilde, das Progesteron erzeugt, jenes Hormon, das die innere Schleimhaut des Uterus darauf vorbereitet, eine Schwangerschaft zu beginnen.

Der 15. bis 17. Tag: Die Gelbkörperphase
Während dieser zweiten Hälfte des Zyklus nimmt Progesteron ständig zu und FSH sinkt auf den niedrigsten Spiegel im Zyklus. Nach der Ovulation tritt auch eine scharfe Abnahme des LH ein, und auch dieses Hormon sinkt auf die niedrigste Menge ab. Der steigende Progesteronspiegel, der seinen Höhepunkt ungefähr am 22. Tag erreicht, wenn keine Befruchtung stattfindet, führt zu auffallenden Veränderungen in der Oberflächenschicht des Endometriums, das während dieser Phase doppelt so dick wird. Die Drüsen dieser inneren Schleimhaut des Uterus füllen sich mit Fett und Glykogen, um für die lebensnotwendige Ernährung eines Embryos zu sorgen, falls es zu einer Befruchtung kommt. Tritt keine Schwangerschaft ein, beginnt das Corpus luteum zu schrumpfen, und die Progesteronerzeugung geht drastisch zurück. Das Endometrium beginnt sich zu zersetzen und abzulösen. Etwa am 27. Tag des Zyklus sind die Spiegel von Östrogen, Progesteron, FSH und LH allesamt auf dem niedrigsten Stand.

Der 28. Tag: Die Menstruation beginnt,
der Zyklus wird erneut durchlaufen
Was wir eben sehr vereinfacht geschildert haben, ist der hypothetische Idealfall. Keine Frau hat Monat für Monat einen Zyklus von genau 28 Tagen. Im Mittel dauert der menstruelle Zyklus 25 bis 30 Tage, aber bei manchen Frauen sind es 20, bei anderen 40 Tage. Alle diese Zyklen liegen im normalen Bereich. Aber wie lange der Zyklus auch dauern mag, die Ovulation findet ungefähr 14 Tage vor der Menstruation statt. Daher wird

bei einer Frau mit einem Zyklus von 20 Tagen etwa am 7. Tag die Ovulation erfolgen, bei einer Frau mit einem Zyklus von 40 Tagen dagegen erst am 26. Tag. Viele Frauen nehmen irrtümlich an, daß die Ovulation in der Mitte zwischen zwei Perioden stattfindet, aber das ist nicht der Fall. Die aktive (proliferative) Phase kann verschieden lange dauern, aber die Gelbkörperphase währt ständig etwa 14 Tage.

Manche Frauen, die regelmäßige Zyklen von 28 Tagen haben, meinen irrtümlich, dies sei gegen die Regel, weil sie vergessen, daß die menstruellen Zyklen sich an einen Mondkalender halten, nicht aber an unseren Kalender mit 12 Monaten. Hat zum Beispiel eine Frau ihre Periode in der ersten Januarwoche, so erwartet sie die nächste nun in der ersten Februarwoche. Folgen ihre Zyklen alle 26 Tage aufeinander, wird ihre nächste Periode wahrscheinlich eher Ende Januar eintreten als in der ersten Februarwoche. Im Verlauf des Jahres wird sie 13 Perioden statt nur 12 haben. Wenn eine Frau die durchschnittliche Dauer ihrer Zyklen nicht kennt, sollte sie darüber in einem Kalender Buch führen.

Mit der Menstruation zusammenhängende Probleme

Das prämenstruelle Syndrom

Die hormonalen Veränderungen während der menstruellen Zyklen bewirken auch eine Anzahl von oft subtilen physischen Veränderungen, die fast jedes Organsystem im Körper betreffen. Aber wie diese hormonalen Wandlungen die Art und Weise der Gefühle und des Verhaltens beeinflussen, bleibt umstritten. Seinerzeit glaubte man sogar allgemein, daß Frauen im Zusammenhang mit dem menstruellen Zyklus Zeiten vorübergehenden Irreseins erlebten.

Da Östrogen den Salzgehalt erhöht und mehr Wasser im Körper zurückhält, leiden viele Frauen besonders unter Schwellungen im Unterleib, an den Knöcheln, Fingern und Füßen. Manche Frauen entdecken, daß ihre Ringe plötzlich zu eng werden, andere berichten, daß sich die Größe ihrer Füße ändert. (Wenn sie in der prämenstruellen Phase Schuhe kaufen, können sie ihnen später zu weit werden. Umgekehrt sind vielleicht die in der ersten Zyklushälfte erstandenen Schuhe plötzlich zu eng geworden.) Verbreitet sind auch schmerzende Gelenke, steife Muskeln und Schweregefühl. Besonders während des höchsten Anteils von Östrogen im Zyklus ist Akne ebenfalls häufig.

In der Phase der stärksten Ausschüttung von Östrogen im Zyklus schwellen oft die Brüste an. Viele Frauen entdecken, daß sie zwei Größen von Büstenhaltern brauchen – einen kleineren für den ersten Abschnitt im menstruellen Zyklus und einen größeren für die zweite Hälfte. Frauen, die unter gutartigen Zysten leiden, können sich dieses Phänomens besonders bewußt werden, weil sich in den aufquellenden Zysten Flüssigkeit sammelt – ein Vorgang, der recht schmerzhaft sein kann.

Wenn sich das Endometrium verdickt, kann es besonders in den ersten paar Tagen der Menstruation zu Krämpfen kommen. Das hängt mit dem vermehrten Progesteron zusammen. Je höher dieser Hormonspiegel ist, desto dicker wird das Endometrium und desto wahrscheinlicher stellen sich Krämpfe ein.

Auch das Magen- und Darmsystem ist vielleicht betroffen. Ein hoher Gehalt an Steroid-Hormonen kann zu Darmkrämpfen und Durchfall führen. Umgekehrt leiden manche Frauen in der prämenstruellen Phase unter Verstopfung, die auch mit Durchfall abwechseln kann. Die winzigen Muskeln rings um die Blutgefäße reagieren ebenfalls empfindlich auf hohe Steroidspiegel. Viele Frauen sind in der prämenstruellen Phase anfällig für Migräne oder von den Blutgefäßen ausgehende Kopfschmerzen. Sie werden verursacht durch eine Ausdehnung von Arterien und einer darauffolgenden Kontraktion der Gefäße. Manche Frauen klagen darüber, daß ihre Krampfadern unmittelbar vor der Menstruation anschwellen und schmerzen. Einige Frauen berichten auch von zeitweise heftigem Herzklopfen.

Viele Frauen erleben wechselnde Stimmungen – in einer Minute sind sie vielleicht fröhlich und optimistisch und dann plötzlich ohne ersichtlichen Grund reizbar und deprimiert.

Rastlosigkeit, Schwierigkeiten mit dem Schlafen und Müdigkeit sind üblich. Frauen, die sorgfältig über prämenstruelle Symptome Tagebuch führen, merken oft, daß sie im späteren Abschnitt ihrer menstruellen Zyklen leichter Streit mit Ehepartnern und Kindern haben. Bei Untersuchungen stellte sich auch heraus, daß Frauen in der prämenstruellen Phase mit größerer Wahrscheinlichkeit Unfälle haben.

Heftiges Verlangen nach Speisen, besonders nach süßen und salzigen, kommt auch vor. Manche Frauen empfinden Heißhunger, andere haben keinen Appetit. Häufig ist auch ein stärkerer Durst. Viele Frauen finden, daß sie die Wirkung von Alkohol schlechter ertragen. Alle dieser Veränderungen (siehe Tabelle 1) sind normal und werden in wechselndem Grad von Frauen erlebt. Für manche sind die Symptome so schwach, daß sie kaum bemerkt werden. Die meisten Frauen sind sich bewußt, daß sich in ihrem Körper Veränderungen vollziehen, aber die Symptome lassen sich meistern. Doch einige Frauen leiden unter extremen Veränderungen, die sie handlungsunfähig machen – ein Phänomen, das allgemein als prämenstruelles Syndrom oder abgekürzt PMS bezeichnet wird. Bis vor kurzem wurden PMS-Syndrome für psychologisch bedingt gehalten. Anfang der fünfziger Jahre veröffentlichte Frau Dr. Katharina Dalton, eine britische Gynäkologin, Resultate ihrer Forschungsarbeiten über den menstruellen Zyklus und über die einzelnen mit der prämenstruellen Phase verbundenen Symptome. Das prämenstruelle Syndrom war schon 20 Jahre früher von einem amerikanischen Arzt beschrieben worden, doch es war Frau Dr. Dalton, die dem PMS verbreitet Beachtung in der Öffentlichkeit verschaffte.

Zweifellos haben Frauen Jahrhunderte hindurch das PMS gekannt, aber vielleicht nie die Symptome mit ihren menstruellen Zyklen in Verbindung gebracht. In neuerer Zeit hat eine wachsende Anzahl von Ärzten mehr Verständnis für Frauen bekommen, die unter dem PMS leiden. Obwohl noch keine spezifische Behandlung für diese Beschwerden existiert, ist in den USA eine Reihe von PMS-Kliniken eröffnet worden, und man hat Strategien entwickelt, um spezielle Symptome zu bekämpfen. So könnte man etwa Frauen, die besonders starke Schwel-

Tabelle 1: Häufige Symptome des prämenstruellen Syndroms (PMS)

Allgemeine Symptome

Veränderter Geschlechtstrieb
Aufblähung bzw. Schwellung besonders des Unterleibs, der Füße und Knöchel
Schwellung der Brüste und Schmerzen
Benommenheit
Müdigkeit
Größerer Hunger und Heißhunger besonders nach salzigen oder süßen Speisen
Schlaflosigkeit
Kopfschmerzen, oft Migräne
Muskel- oder Gelenkschmerzen
Neigung zu Hypoglykämie (niedrigem Blutzucker)
Herzklopfen
Ruhelosigkeit
Ohrensausen
Geschwollene oder schmerzende Krampfadern
Durst
Häufiges Wasserlassen
Gewichtszunahme

Symptome des Magen- und Darmtrakts

Darmkrämpfe
Verstopfung
Durchfall
Übelkeit
Erbrechen

Psychologische Symptome

Angst
Weinkrämpfe
Depressionen
Reizbarkeit
Schneller Stimmungsumschwung

lungen bekommen, den Rat geben, nur beschränkt Salz zu sich zu nehmen, Speisen mit hohem Kaliumgehalt zu essen und reichlich zu trinken – alles Maßnahmen, die verhindern, daß Salz und Wasser zurückgehalten werden. In extremen Fällen könnte man ein mildes harntreibendes Mittel oder eine Entwässerungstablette verschreiben. Man sollte Frauen jedoch davor warnen, sich mit solchen Tabletten selbst zu behandeln, da ihre übertriebene Anwendung das Gleichgewicht von Flüssigkeiten und chemischen Stoffen im Körper schwer stören und ernste Stoffwechselprobleme heraufbeschwören kann.

Die meisten Frauen finden, daß sich prämenstruelle Beschwerden weitgehend lindern lassen, wenn man mit dem gesunden Menschenverstand an die Probleme herangeht. Sind die Brüste geschwollen und empfindlich, vermeide man Berührungsreize und trage einen größeren Büstenhalter, der genügend Halt gibt. Ist ein Rockbund zu eng und unbequem, besorge man sich ein paar Röcke, die eine Nummer größer sind oder trage losere und bequemere Kleidungsstücke. Verträgt man Alkohol schlechter, meide man alkoholische Getränke. Man versuche auch, wichtige geschäftliche Besprechungen oder zusätzliche Arbeit auf eine andere Zeit zu verschieben. Sicher sollte man auch für genügend Ruhe sorgen und für eine gesunde, ausgeglichene Kost.

Schwieriger dürfte es sein, mit schwankenden Stimmungen, mit plötzlichen Depressionen oder Gereiztheit fertigzuwerden. Doch die Erkenntnis, daß diese Gefühle zu einem normalen Zyklus gehören, kann helfen. Zu lernen, aufregende Situationen vorauszusehen und möglichst zu meiden, ist eine weitere »Kampftechnik«. Zu anderen Strategien gehören Atemübungen, Bewegung, die Sauerstoff zuführt, auch Meditation oder andere Aktivitäten, die Streß zu bekämpfen helfen. Man vermeide übermäßigen Kaffeegenuß, der Nervosität und Fahrigkeit verstärken kann.

Manche physischen Symptome wie etwa durch Blutgefäße beeinflußte Kopfschmerzen lassen sich oft verhüten. In den letzten Jahren wurde festgestellt, daß sogenannte Beta-Blocker, d. h. Medikamente, die häufig verschrieben werden, um Angina pectoris, hohen Blutdruck und andere mit den Blutgefäßen des Herzens zusammenhängende Probleme zu behandeln, auch Migräne-Kopfschmerzen verhüten können. Eine niedrige Dosis eines Beta-Blockers könnte während der prämenstruellen Phase verschrieben werden.

Hormonale Behandlungen des PMS sind noch umstritten. Dr. Dalton nimmt als gegeben an, daß das PMS durch einen Mangel an Progesteron verursacht wird, und hat lange Zeit empfohlen, mit diesem Hormon schwere PMS-Symptome zu behandeln. Manchen Frauen scheint Behandlung mit Progesteron Erleichterung zu verschaffen, aber vielen hilft es nicht. Außerdem haben viele Frauen mit schwerem PMS einen normalen Progesteron-Spiegel, der gegen Hormonmangel als Ursache spricht.

Einige Forscher haben auch die Anwendung von Medikamenten studiert, um zur Behandlung des PMS die Erzeugung von Prolactin zu unterdrücken. Untersuchungen haben ergeben, daß manche Frauen während des späteren Abschnitts der menstruellen Zyklen einen hohen Prolactin-Spiegel aufweisen. Das ist jedoch kein allgemein gültiges Ergebnis, und ein hoher Prozentsatz von Frauen, denen man Bromocriptin verabreichte, um die Prolactinerzeugung zu verringern, erlebten extrem starke Nebenwirkungen oder empfanden keine Erleichterung. Manche Ärzte empfehlen diese Behandlung immer noch bei Frauen, die an schwerer Fibromatose erkrankt sind und unter Schwellung der Brust und an Schmerzen leiden, da das Mittel besonders diese Symptome mildert.

Mit wechselnden Ergebnissen hat man auch versucht, dem PMS mit einer speziellen Ernährung beizukommen. Zusätzliche Gaben der Vitamine B 6, A und E sind ausprobiert worden. Große Dosen von Vitamin E scheinen bei manchen Frauen die Symptome von Fibromatose (d. h. Bindegewebsgeschwülsten) in den Brüsten zu erleichtern. Doch bevor eine Frau irgendein Vitamin oder Mineral in Mengen nimmt, die über die empfohlene Dosierung in der Kost hinausgeht, sollte sie das mit ihrem Arzt besprechen. Es existiert kein überzeugender Beweis dafür, daß die Vitamine A oder B 6 besonders zuträglich sind. Außerdem sollte man große Dosen von Vitamin A – das fettlöslich ist und im Körper gespeichert wird –

nicht einnehmen, weil sie möglicherweise zu einer lebensbedrohenden Vitamin A-Vergiftung führen können.

Einige Forscher haben bestimmte PMS-Symptome Stoffwechselfaktoren zugeschrieben. Diese Theorie beruht auf Beobachtungen in den vierziger und fünfziger Jahren, daß sich vor und während der Menstruation der Kohlenhydrat-Stoffwechsel mit einer zunehmenden Tendenz zu Hypoglykämie ändert. Spätere Untersuchungen zeigten während der zweiten Hälfte des menstruellen Zyklus einen allgemein erhöhten Bedarf an Insulin. Das könnte den niedriger gewordenen Blutzucker erklären. Auf Grund dieser Beobachtungen hat man einige der PMS-Symptome auf Hypoglykämie zurückgeführt. Das gilt besonders für Müdigkeit, Nervosität, Schwitzen, Benommenheit und größeren Hunger speziell nach Süßigkeiten. Manche Ärzte empfehlen in der prämenstruellen Phase eine Kost, die reich an komplexen Kohlenhydraten ist, in der theoretischen Annahme, daß dies die mögliche Hypoglykämie bekämpfen kann. Es ist jedoch wenig oder überhaupt kein Beweis dafür vorhanden, daß dies hilft. Wären die Symptome wirklich durch niedrigen Blutzucker verursacht, würden sie durch richtige Diät gemildert werden. Das ist nicht der Fall. Doch eine ausgeglichene nahrhafte Kost, die reich ist an komplexen Kohlenhydraten, die mäßig viel Protein, wenig Fette, Salz und einfache Zucker enthält, ist schon im Interesse einer allgemein guten Gesundheit zu empfehlen.

Wie zu erwarten, tobt in Medizinerkreisen wie auch unter den Frauen selbst weiterhin der Streit über mögliche psychologische Ursachen des PMS. »Das existiert alles nur in deinem Kopf«, ist ein oft wiederholter Spruch, der mit Sicherheit den Zorn jeder Frau erregt, die sich elend fühlt und weiß, daß ihre Symptome nicht nur eingebildet sind. Viele Menschen übersehen, daß psychogener Schmerz genauso real ist wie organisch bedingter, er hat einfach einen anderen Ursprung. Zudem weiß man wenig über die Rolle des Gehirns bei zahlreichen Körperfunktionen. Das Gehirn spielt eine lebenswichtige Rolle in hormonalen Rückkopplungssystemen, und es ist schwierig, alle diese Faktoren, von denen die Hormonproduktion beeinflußt wird, voneinander zu isolieren. Die bekannte Endokrinologin und Schriftstellerin Dr. Estelle Ramey wies darauf hin, daß Jahrhunderte hindurch die Frauen von den Männern in dem Glauben bestärkt wurden, die Menstruation scheide sie von den Männern und veranlasse sie, sich elend zu fühlen. Es fällt daher manchmal schwer herauszubekommen, ob bestimmte Symptome übertrieben stark sind, weil wir das erwarten. Wenn wir fest überzeugt sind, daß wir uns gut oder schlecht fühlen werden, bestehen vermehrt Aussichten, daß sich die Erwartungen erfüllen. Aber das ist ganz etwas anderes als anzudeuten, daß die Symptome des PMS nur in der Phantasie oder überhaupt nicht existieren. Wir wissen, daß eine Anzahl spezifischer Veränderungen stattfindet, wenn verschiedene Hormonspiegel steigen oder sinken. Ob diese Veränderungen subtil und kaum merklich oder extrem sind, ja sogar handlungsunfähig machen, hängt von vielen Faktoren ab, die ebensogut psychologisch wie organisch bedingt sein können.

Menstruelle Krämpfe
Menstruelle Krämpfe oder Dysmenorrhoe – eine schmerzhafte Monatsblutung – ist ein anderes, mit der Menstruation häufig verbundenes Problem. Aber zum Glück verschaffen neuere Fortschritte in der Behandlung heute Millionen Frauen Erleichterung.

Man kennt zwei Arten von Schmerzen während der Menstruation. Bei ungefähr 5 bis 10 Prozent der Frauen läßt sich eine organische Ursache feststellen. Dazu gehören etwa Endometriose (bei der die Schleimhaut des Uterus an Stellen liegt, wo sie nicht hingehört), ferner Fibroide (Bindegewebsgeschwulste) und andere Tumoren oder eine abnorme Verengung des Zervix (des Gebärmutterhalses). In solchen Fällen bezeichnet man die schmerzhafte Menstruation als sekundäre Dysmenorrhoe. Behandelt man die zugrunde liegende Ursache, läßt sich dieses Problem gewöhnlich lösen. Bei der ungemein großen Mehrheit der Frauen kann man jedoch keine organische Ursache entdecken, und man spricht dann von einer primären Dysmenorrhoe.

Seit Jahrhunderten haben Frauen, die an menstruellen Krämpfen leiden, Zuflucht zu vielerlei Behandlungsmethoden genommen. Sie schworen auf Heizkissen, Schmerzmittel, Bettruhe, Bewegung, auf eine Vielfalt von Kräutern und andere Hausmittel, von denen die meisten weitgehend unwirksam sind. Viele Ärzte haben überdies behauptet, daß der Schmerz größtenteils psychologischen Ursprungs sei, und als beliebte Behandlung haben sie Valium und andere Beruhigungsmittel verschrieben.

Da man den Frauen immer wieder erzählt hat, daß ihre menstruellen Krämpfe auf emotionale Probleme zurückzuführen sind, haben viele das akzeptiert. Sie leiden lieber schweigend, als sich dem Spott und der Skepsis von Arbeitgebern, Kollegen, ja sogar von Ehepartnern auszusetzen. Glücklicherweise ist das unnötig geworden, seit man eine neue Gruppe von Medikamenten entdeckt hat – es sind keine Steroide und sie bekämpfen Entzündungen. Sie werden zur Behandlung von Arthritis angewendet und verhüten oder erleichtern auch menstruelle Krämpfe bei bis zu 90 Prozent der Frauen, die an Dysmenorrhoe leiden. In den USA werden diese Mittel abgekürzt NSAID genannt (nonsteroidal anti-inflammatory drugs).

Diese Medikamente blockieren die Erzeugung oder Wirkung von Prostaglandinen, von jenen hormonähnlichen Substanzen, die in vielen Körpergeweben produziert werden und die zahlreiche Funktionen zu haben scheinen. Forscher haben entdeckt, daß menstruelles Blut einen hohen Gehalt an Prostaglandin hat. Ebenso ist bekannt, daß Prostaglandine bei der Kontraktion des Uterus mitwirken. Welche Rolle sie nun genau spielen, wenn sie menstruelle Krämpfe verursachen, weiß man jedoch nicht. Einige Forscher haben die Theorie aufgestellt, daß ein hoher Prostaglandin-Spiegel extrem starke Kontraktionen der Uterusmuskeln verursache. Diese Kontraktionen könnten die Blutgefäße zusammendrücken, die den Muskeln Sauerstoff zuführen. Die Folge davon wären Schmerzen, die durch den Sauerstoffmangel hervorgerufen werden. Dies erklärt vielleicht, warum viele Frauen nach der Geburt eines Kindes nicht mehr an Dysmenorrhoe leiden. Während der Schwangerschaft nimmt die Zahl der Blutgefäße zu, von denen der Uterus versorgt wird, und einige dieser vermehrten Gefäße bleiben auch nach der Geburt erhalten. Selbst wenn sich daher die Uterusmuskeln während der Menstruation zusammenziehen, reicht die Blutzirkulation noch aus, die Muskeln vor Sauerstoffmangel zu bewahren und so schmerzhafte Krämpfe zu verhüten. Das erklärt aber nicht, warum manche Frauen, die vor der Geburt eines Kindes nie Krämpfe hatten, sie nachher bekommen oder warum sich eine Schwangerschaft anscheinend weder auf die eine noch auf die andere Weise auswirken muß.

Während Wissenschaftler weiterhin nach einer Erklärung für Dysmenorrhoe suchen, können sich Frauen, die darunter leiden, mit den unter der Abkürzung NSAID zusammengefaßten Medikamenten willkommene Erleichterung verschaffen. Ein mildes Mittel dieser Art ist Aspirin, das vielen Frauen anscheinend hilft. Wenn es nicht genügt, kann man stärkere Mittel empfehlen. Die am häufigsten in den USA bei Dysmenorrhoe empfohlenen und auch in der BRD bekannten Mittel sind: Ibuprofen, Fenoprofen, Mefenaminsäure oder Naproxen. Die NSAID-Medikamente sind einander ähnlich, aber nicht identisch. Oft findet vielleicht eine Frau, daß ihr eines der Mittel keine Erleichterung verschafft, jedoch ein anderes hilft. Sie sollte daher nicht annehmen, daß ein NSAID ihr doch nichts nützt, ehe sie nicht zwei oder drei dieser Medikamente versucht hat, die ihr auch in der BRD jeder gute Arzt verschreiben kann.

Wie alle Medikamente haben auch die als NSAID bekannten möglicherweise Nebenwirkungen. Sie sollten daher von manchen Menschen nicht gebraucht werden, besonders nicht von denjenigen, die überempfindlich auf Aspirin oder andere Arzneien dieser Kategorie reagieren. Im allgemeinen besteht bei NSAID-Mitteln eine geringere Neigung, im Magen-Darm-Trakt Blutungen oder Reizzustände hervorzurufen als bei großen Mengen Aspirin, aber auch sie können diese Nebenwirkungen haben. Zu weiteren gehören Übelkeit, Sodbrennen, Magengeschwüre, blutiger oder teerartiger Stuhlgang (der auf Darmblutungen hindeutet), Hautausschlag, Nierenreizung, Lethargie, Ohrensausen und wechselnde Stimmungen. Diese Nebenwirkungen sind selten, besonders bei den geringen für Dysmenorrhoe empfohlenen Dosen. Kommen sie jedoch vor, sollte man aufhören, diese Mittel einzunehmen und seinen Arzt aufsuchen. Am wirksamsten ist es, NSAID-Mittel vorbeugend anzuwenden. Das bedeutet, daß das Medikament bei ersten Anzeichen einer Periode eingenommen werden sollte, statt abzuwarten, bis die Krämpfe in voller Stärke einsetzen. Manche Ärzte empfehlen, die Arznei schon ein oder zwei Tage vor der Menstruation einzunehmen. Durchschnittlich sind nur eine bis sechs Pillen in einem Zyklus erforderlich. Diese Dosierung ist niedrig genug, die Nebenwirkungen zu verhüten, welche häufiger bei Arthritis-Patienten auftreten, die NSAID-Mittel mehrmals am Tag und über längere Zeit anwenden.

Dysmenorrhoe tritt gewöhnlich nur bei Frauen auf, bei denen die Ovulation begonnen hat. Dies erklärt auch, warum manche junge Frauen, wenn zum erstenmal die Periode einsetzt, nicht unter Dysmenorrhoe leiden, aber mehrere Monate, ja ein paar Jahre später schwere Krämpfe erleben. (Es kann zwei Jahre dauern, bis die Ovulation voll in Gang ist.)

Ebenso stellen Frauen, die zur Geburtenkontrolle die Pille einnehmen, meist fest, daß sie keine menstruellen Krämpfe mehr bekommen, selbst wenn sie periodisch Blutungen haben. Das ist so, weil die Pille wirkt, indem sie die Ovulation unterdrückt. Obwohl die Frauen dann periodisch bluten, ist das keine echte Menstruation. Ehe man entdeckte, daß NSAID-Mittel Dysmenorrhoe erträglicher machten, wurden oft orale (d. h. einzunehmende) Empfängnis verhütende Mittel zur Behandlung von Krämpfen verschrieben. Für Frauen, die dieses Mittel der Geburtenkontrolle anwenden, bedeutet es eine glückliche Lösung des Problems einer schmerzhaften Menstruation.

Eine mit Funktionsstörung verbundene Blutung

Medizinisch gesehen, wird jede aus der Vagina erfolgende Blutung ohne funktionierende Ovulation als dysfunktionale Uterus- oder Gebärmutterblutung bezeichnet. Die Blutung kann mit den normalen Perioden zeitlich übereinstimmen und ihnen sehr ähnlich sein. Häufig ist die Blutung jedoch unregelmäßig und stärker als die normale Menstruation. Zu den Ursachen gehören Tumoren, und zwar ebenso gutartige Bindegewebs- wie Krebsgeschwülste und Störungen des hormonalen Gleichgewichts, während derer keine Ovulation stattfindet – man bezeichnet das als anovulatorische Zyklen.

Diese Zyklen kommen am häufigsten bei jungen Frauen vor, die gerade zu menstruieren beginnen, und bei älteren Frauen, die sich der Menopause – den Wechseljahren – nähern. Dabei geschieht folgendes: Östrogen stimuliert das Endometrium (die Uterusschleimhaut), in der typischen Vermehrungsphase des menstruellen Zyklus zu »wuchern«. Aber wenn die Ovulation ausbleibt, bildet sich kein Corpus luteum – kein Gelbkörper – und ohne dessen Progesteron beginnt für das Endometrium niemals das zweite hormonal bedingte Stadium. Statt dessen wächst es weiter, und wenn die Östrogenspiegel sinken, wird das Endometrium abgestoßen. Solche Perioden neigen dazu, unregelmäßig zu sein, oft liegen sie nur ein paar Tage auseinander und sind stärker als normal. Viele junge Mädchen können daher alle zwei bis drei Wochen menstruieren und schwere Blutungen erleben. Das gleiche gilt für ältere Frauen beim Eintritt in die Menopause. Diese Episoden häufiger, starker Blutungen bezeichnet der Mediziner als Menometrorrhagie. Da der Blutverlust übermäßig groß sein kann, ist es wichtig, dem Körper zusätzlich Eisen zuzuführen, um einer Anämie vorzubeugen. Zur Kost sollte eisenreiche Nahrung gehören (siehe Tabelle 2). Genügt dies nicht, um einen angemessenen Vorrat an Eisen aufrechtzuerhalten, kann man zusätzliche Eisenpräparate empfehlen.

Eine ältere Frau, die unter schlimmen unregelmäßigen Perioden leidet, sollte ihren Arzt konsultieren, um auszuschließen, daß sie Krebs oder einen gutartigen Tumor hat. Es besteht durchaus die Möglichkeit, daß ihre dysfunktionale Blutung einfach das Einsetzen der Menopause ankündigt. Aber da mit zunehmendem Alter das Risiko von Uteruskrebs oder anderer Fortpflanzungsorgane größer wird, lohnt es sich nicht, dieses Risiko einzugehen. Notiert eine Frau ständig ihre Körpertemperatur, kann sie erkennen, ob bei ihr die Ovulation ausbleibt. Ist das der Fall, sollte man die Ursache ihrer Blutung feststellen. Dazu kann auch eine Biopsie des Endometriums gehören (d. h. es wird daraus ein Stück Gewebe entnommen und untersucht) oder vielleicht eine Ausschabung.

Um die mit einer Menometrorrhagie verbundene Blutung zu verhüten oder zu stoppen, können auch Hormone verwendet

Tabelle 2: Wieviel Eisen wird gebraucht?

Gruppe	Milligramm Eisen pro Tag
Kleinkinder	10
Kinder im Vorschulalter	18
Jugendliche	18
erwachsene Männer	10
erwachsene Frauen	18
schwangere Frauen	18 +

Quellen für Eisen

Nahrung	Menge	Eisengehalt (mg)
Aprikosen (getrocknet)	8 Hälften	2,5
Avocados (kalifornische)	½ mittelgroß	1,3
Roastbeef	85 Gramm	6,1
Mangoldgemüse	1 Tasse (gekocht)	2,8
Blutwurst	57 Gramm	1,0
Kalbsleber	100 Gramm	14,2
Huhn	85 Gramm	1,5
Hühnerleber	85 Gramm	7,0
Muscheln oder Austern	85 Gramm	5,0
Kohlgemüse	1 Tasse (gekocht)	1,7
Maisgrieß	¼ Tasse (gekocht)	1,4
Eier	1 mittelgroßes	1,4
Weizenmehl	1 Tasse	2,0
Feuerbohnen	½ Tasse (gekocht)	2,8
Limabohnen	½ Tasse (gekocht)	3,5
Leberwurst	85 Gramm	4,5
Melasse	1 Eßlöffel	3,2
Senfgemüse	1 Tasse (gekocht)	2,5
Hafermehl	1 Tasse	1,7
Orangen (Valencia)	1 mittelgroße	1,0
Schweinskotelett	100 Gramm	4,5
Kürbissamen	85 Gramm	7,1
Rosinen	½ Tasse	2,5
Reis (natur)	1 Tasse (gekocht)	1,6
Sardinen	100 Gramm	5,2
Garnelen	85 Gramm	2,5
Sojabohnenquark (Tofu)	100 Gramm	1,9
Spinat	1 Tasse (gekocht)	0,8
Sonnenblumensamen	85 Gramm	7,1
Kalbskotelett	100 Gramm	3,0
Walnüsse	¼ Tasse	1,1

werden. Durch die Einnahme eines synthetisch hergestellten Progesterons kann das Endometrium »gezwungen« werden, in die nächste hormonal bedingte Phase überzugehen – mit dem Resultat, daß es sich auf normale Weise ablöst. Anschließend kann Östrogen und Progesteron verabreicht werden, um damit nachzuahmen, was in einem normalen Zyklus geschieht. Das sollte der anomalen starken Blutung ein Ende setzen, wenn sie mit dem Ausbleiben der Ovulation zusammenhängt. (Siehe 5. Kapitel, in dem der Ersatz von Hormonen genauer erörtert wird.) Doch ehe man sich auf eine Hormontherapie einläßt, ist es wichtig, eine möglicherweise ernstere Ursache einer dysfunktionalen Blutung auszuschließen.

Amenorrhoe
Denken wir an Schwierigkeiten bei der Menstruation, fallen uns gewöhnlich Krämpfe, PMS oder anomale Blutungen ein. Doch gibt es einige Frauen, für die das Problem darin besteht, daß die Menstruation ganz ausfällt. Man nennt das Amenorrhoe. Manchmal kommt das bei einer jungen Frau vor, die einfach nie zu menstruieren beginnt – man bezeichnet dies als eine primäre Amenorrhoe. Öfter haben wir es jedoch mit einer sekundären Amenorrhoe zu tun. Sie kommt bei Frauen vor, die einmal menstruiert haben, bei denen jedoch aus irgendeinem Grund die Perioden ausbleiben.

Primäre Amenorrhoe
Sehr oft werden junge Mädchen – und ihre Mütter – besorgt, wenn das Mädchen noch keine Perioden hat, während das bei vielen ihrer Freundinnen der Fall ist. Meist ist es einfach eine Frage der Zeit. Wie im 2. Kapitel festgestellt wurde, beginnen manche Mädchen schon im Alter von 10 oder 11 Jahren zu menstruieren, andere jedoch erst mit 15 oder 16 Jahren. Das durchschnittliche Alter ist etwa 12 bis 13 Jahre, aber jeder Zeitpunkt zwischen 10 und 15 ist vollkommen normal.

Die Ursachen primärer Amenorrhoe werden in Tabelle 3 aufgezählt. Ist ein junges Mädchen sonst gesund, raten die meisten Experten, eine gründliche Erforschung der Ursachen einer primären Amenorrhoe aufzuschieben, bis das Mädchen sechzehn

Tabelle 3: Amenorrhoe

Ursachen primärer Amenorrhoe

Mangel an ausreichendem Körperfett, verursacht durch mangelhafte Ernährung, Gewichtsverlust, Anorexia nervosa, athletisches Training, Krankheit
Hormonal bedingte Erkrankungen einschließlich von Tumoren des Hypothalamus und der Hypophyse
Angeborene Abnormitäten: es können etwa Ovarien oder der Uterus fehlen
Abnorme Chromosomen
Vollkommen geschlossenes Hymen (Jungfernhäutchen)
Erkrankungen der Schilddrüse
Tumoren, gut- und bösartige, die Hormone produzieren
Krankheiten, die das Zentralnervensystem angreifen
Diabetes, Infektionen und andere Krankheiten

Ursachen sekundärer Amenorrhoe

Schwangerschaft
Menopause
Stillen
Streß
Amenorrhoe nach Einnahme der »Pille«
Gewichtsverlust
Athletisches Training
Fettleibigkeit
Hormone produzierende gutartige und bösartige Tumoren
Erkrankungen der Schilddrüse
Gestörtes Gleichgewicht der Hormone
Hysterectomie (operative Entfernung des Uterus)
Zerstörung des Endometriums durch Bestrahlung oder übermäßige Kürettage (Ausschabung des Uterus)
Diabetes oder andere chronische Krankheiten
Rauschgiftsucht oder Alkoholismus
Erkrankungen der Nebennieren
Tumor oder Insuffizienz (ungenügende Leistung) der Hypophyse
Zysten oder Tumoren der Ovarien
Strahlenschäden
Nebenwirkung der Chemotherapie (bei Krebs) und anderer Medikamente
Infektionen

Jahre alt ist. Denn eine solche Erforschung erfordert schwierige Untersuchungen der Hormone und Chromosomen. Und ehe der Arzt an diese Aufgabe herangeht, wird er auch wissen wollen, in welchem Alter bei der Mutter, den Tanten, Schwestern oder sonstigen nahen Verwandten des Mädchens die Menstruation eingesetzt hat. Es ist zwar eine Tendenz vorhanden, daß – weitgehend dank besserer Ernährung – die Mädchen früher als in vorhergegangenen Generationen zu menstruieren beginnen, aber eine Frau, die erst mit 15 oder 16 Jahren damit begonnen hat, wird wahrscheinlich Töchter haben, die ungefähr im gleichen Alter geschlechtsreif werden.

Sekundäre Amenorrhoe
Wie zu erwarten ist, sind die zwei häufigsten Ursachen des Ausbleibens der Menstruation Schwangerschaft und Menopause. Obwohl es einleuchtet, daß eine Frau im fortpflanzungsfähigen Alter sogleich an die Möglichkeit denken sollte, schwanger zu sein, wenn die Menstruation ausfällt, ist es erstaunlich, wieviele Frauen bestürzt sind, wenn sich dies als Ursache herausstellt. »Ich habe seit Jahren Verkehr gehabt, ohne Verhütungsmittel zu benutzen, und da ich nie schwanger wurde, nahm ich eben an, ich könne es nicht werden«, ist eine oft gehörte Aussage. Oder: »Ich habe nur einmal Verkehr gehabt – ich dachte nicht, daß ich allein davon schwanger werden könnte.« Besteht auch nur im entferntesten die Möglichkeit, daß eine Frau schwanger ist, sollte sie möglichst bald zum Arzt gehen. Zur Wahl steht auch eine Anzahl höchst zuverlässiger Schwangerschaftstests, die jetzt auf dem Markt sind und die man daheim machen kann. Aber selbst wenn eine Frau einen dieser Tests verwendet, um zu bestätigen, daß sie schwanger ist, sollte sie trotzdem einen Arzt aufsuchen, da eine frühzeitige Untersuchung und Betreuung vor der Geburt wesentlich für eine gesunde Schwangerschaft und ein gesund zur Welt kommendes Baby sind.

Nach der Geburt menstruieren stillende Frauen gewöhnlich mehrere Monate lang nicht, weil ein hoher Prolactinspiegel die Ovulation unterdrückt. Doch selbst wenn die Ovulation ausbleibt, kann man nicht mit Sicherheit annehmen, daß während dieser Zeit keine Empfängnisverhütung nötig ist. Die Ovulation kann jederzeit wieder eintreten, und sehr oft meint eine Frau, die stillt, es sei darauf zurückzuführen, daß sich die Menstruation nicht einstellt. Aber dann muß sie entdecken, daß sie statt dessen nur erneut schwanger ist.

Manche Frauen merken erst, daß die Menopause beginnt, wenn sie aufhören zu menstruieren. Geschieht dies in einem frühen Alter, scheint ihnen vielleicht die Amenorrhoe nicht mit der Menopause zusammenzuhängen. (Eine genauere Erörterung der Menopause folgt im 5. Kapitel.) Im allgemeinen lassen die Ursachen sich in drei Kategorien einteilen: in anatomische oder organische Abnormitäten, in psychologische und umweltbedingte Ursachen und in Störungen des hormonalen Gleichgewichts. Oft sind die Frauen überrascht, wenn sie erfahren, wieviele Faktoren die Menstruation beeinflussen. Viele Frauen menstruieren regelmäßig alle vier Wochen, aber es gibt andere, deren Körper sehr feinfühlig auf jede Veränderung reagiert. Diese Feinfühligkeit spiegelt sich oft auch in ihrem menstruellen Zyklus wider und ihrethalben wird das weibliche Fortpflanzungssystem häufig als außerordentlich empfindlich geschildert. Es muß einfach alles stimmen, damit es funktioniert. Infolgedessen sind Ursachen einer sekundären Amenorrhoe schwer aufzuspüren, insbesondere die eines psychologisch oder durch die Umwelt bedingten Ursprungs.

So ist es etwa wohlbekannt, daß viele Frauen in Zeiten starken Stresses aufhören zu menstruieren. Abschlußprüfungen in Schule oder Universität, Übernahme eines neuen Postens, der Tod eines geliebten Menschen, Verheiratung oder Scheidung sind nur ein paar Beispiele für Ereignisse, die Streß mit sich bringen und damit auch eine unregelmäßige Menstruation. Diese Liste könnte noch beliebig fortgesetzt werden. Beides – übertriebene Furcht vor einer Schwangerschaft oder die tiefe Sehnsucht, ein Kind zu bekommen, hat man als Ursachen einer sekundären Amenorrhoe festgestellt. Auch ein traumatisches Erlebnis wie etwa eine Vergewaltigung oder ein schwerer Unfall kann die Menstruation unterbrechen.

Amenorrhoe, die mit Streß zusammenhängt, ist nicht allzu ernst zu nehmen, wenn die Frau sich nicht verzweifelt ein Kind wünscht. Oft fällt es ihr schwer, sich zu »entspannen«. Hält man Streß für die Ursache des Ausbleibens der Menstruation, könnte es geraten sein, einen Psychotherapeuten zu konsultieren. Man kennt viele Methoden, mit denen man gegen Streß ankämpfen kann. Doch was der einen Frau nützt, muß nicht unbedingt auch einer anderen helfen. Gesunde Bewegung, Yoga, Meditation, Autosuggestion und »Biofeedback« – Rückbesinnung auf biologische Tatsachen – sind nur ein paar Techniken, mit denen man versuchen kann, Streß in den Griff zu bekommen.

Der Lebensstil kann ebenfalls ein wichtiger Faktor bei sekundärer Amenorrhoe sein. Vielleicht eines der besten Beispiele dafür findet man unter der wachsenden Zahl von Frauen, die an Marathonläufen und anderen athletischen Sportarten teilnehmen. Dazu gehört auch seit je die »bleistiftdünne« Ballerina. Hartes körperliches Training ist meist von einer deutlichen Verminderung des Körperfetts begleitet. Normalerweise besteht rund 25 bis 35 Prozent des idealen Körpergewichts einer Frau aus Fettgewebe. Sinkt der Anteil des Fetts am Körpergewicht einer Frau stark unter diesen Wert, reagiert der Hypothalamus weitgehend so darauf, als habe er es mit einem Mädchen vor der Pubertät zu tun. Er hört einfach auf, die Hormone zu produzieren, die für normale menstruelle Zyklen erforderlich sind. Etwas Ähnliches kann geschehen, wenn eine Frau durch eine Hungerkur sehr viel Gewicht verliert.

Ernster zu nehmen ist eine sekundäre Amenorrhoe, die von einer Anorexia nervosa herrührt. Sie ist eine erschreckend häufige Krankheit, bei der junge Frauen buchstäblich zu verhungern entschlossen sind. Daß die Menstruation ausbleibt, ist medizinisch nicht so ernst, doch das freiwillige Verhungern kann lebensbedrohend sein, wenn es nicht erkannt und behandelt wird. Die häufigsten Opfer von Anorexia nervosa sind junge Frauen – meist »Teenager«. Im typischen Fall sind sie hochintelligente, ehrgeizige junge Frauen, die von dem Vorurteil besessen sind, eine attraktive Frau müsse spindeldürr sein. Sie können die Verweigerung der Nahrungsaufnahme bis zu dem Punkt steigern, an dem sie nur mehr ein ausgemergeltes Skelett sind, aber sich immer noch zu dick finden. Tragischerweise ist es eine Erkrankung, die schwierig zu heilen ist und an der ein hoher Prozentsatz der Frauen stirbt. Oft ist eines der ersten Symptome von Anorexia nervosa das Ausbleiben der Menstruation. Kommt dies bei einer jungen Frau vor, die plötzlich übermäßig abnimmt, ist das ein deutliches Signal, möglichst bald ärztliche Hilfe zu beanspruchen.

Interessant ist, daß auch bei sehr dicken Frauen die Menstruation ausfällt. Hier liegt die Antwort in übermäßig viel Körperfett. Es verwandelt die Nebennierenhormone in Östrogen. Ist dann der Östrogenspiegel hoch genug, wird die Ovulation auf ziemlich die gleiche Weise unterdrückt, wie bei einer Frau, die Pillen zur Empfängnisverhütung nimmt.

Einige Ursachen einer sekundären Amenorrhoe liegen natürlich auf der Hand. Das beste Beispiel ist die Hysterectomie – die Entfernung des Uterus. Doch erstaunlicherweise haben sich manche Frauen dieser Operation unterzogen, ohne sich darüber klar zu werden, daß die Operation die Menstruation für sie ausschalten wird. Zum Glück wissen wir heutzutage immer besser Bescheid über unseren Körper und die Vorgänge in ihm, so daß ein solcher Mangel an Kenntnissen immer seltener wird.

Nicht so deutlich erkennbare Ursachen sind ein blockierter Zervix (Gebärmutterhals) oder eine verengte Vagina (Scheide), die von einem anomalen Hymen oder von Narbengewebe nach einer Infektion oder von einer Verletzung herrühren können. In solchen Fällen findet die Menstruation statt, aber Blut und Schleim können nicht abfließen und werden schließlich wieder absorbiert. Normale Perioden stellen sich dann nur ein, wenn Zervix oder Vagina durch eine Operation geöffnet werden.

Auch die verschiedensten endokrinen Erkrankungen können zu einer sekundären Amenorrhoe führen, und sie demonstrieren damit wiederum, wie fein abgestimmt das Zusammenspiel hormonaler Rückkopplungssysteme ist. Dazu gehören mannigfaltige Krankheiten der Ovarien wie etwa polyzystische Ovarien (d. h. Eierstöcke, die viele Zysten haben) oder Tumoren, Erkrankungen der Schilddrüse, Tumoren der Hypophyse (oder andere Erkrankungen, die zu einem Versagen der Hypophyse führen) und bestimmte Krebsarten, die Hormone erzeugen (siehe 6. bis 13. Kapitel, in denen die spezifischen Drüsen einzeln erörtert werden).

Oft haben auch Medikamente und andere medizinische Behandlungsmethoden Amenorrhoe zur Folge. Das häufigste Beispiel dafür ist die Einnahme von Mitteln zur Empfängnisverhütung.

Man wendet verschiedene Arten von Pillen an, die auf verschiedene Weise wirken. »Kombinierte« Pillen enthalten synthetisches Östrogen und Progesteron, um einen konstanten Spiegel von Geschlechtshormonen zu gewährleisten. Im typischen Fall nimmt eine Frau 21 Tage lang die Pille und setzt sie dann ab oder nimmt sieben Tage lang ein sogenanntes Placebo, das keinerlei Wirkstoffe enthält. Der Entzug der Hormone während dieser sieben Tage veranlaßt das Endometrium meist, aber nicht immer, sich abzulösen. Diese Pseudoperioden sind gewöhnlich schwächer und kürzer als eine normale Menstruation. Sehr oft hört bei Frauen, die zur Pille greifen, die Blutung ganz auf.

Im Gegensatz dazu unterdrücken die »Minipillen«, die nur Progestin enthalten, die Ovulation nicht. Sie verhindern eine Schwangerschaft dadurch, daß sie den Schleim im Zervix dicker und für die Spermien »feindlicher« machen und das Endometrium verändern, um die Implantation (die Einbettung) eines befruchteten Eies zu verhüten.

Die meisten Experten sind sich darüber einig, daß die heute eingenommenen sogenannten oralen Mittel der Empfängnisverhütung viel geringere Dosen von Östrogen enthalten als die ursprüngliche Pille und daher ungefährlich sind, wenn sie von Frauen angewandt werden, bei denen kein besonderer Grund dagegen spricht, wie etwa Rauchen, das Auftreten bestimmter Krebsformen in der Vergangenheit, hoher Blutdruck und andere Erkrankungen der Herzgefäße. Viele Frauen merken aber auch, daß nach dem Absetzen der Pille die Ovulation und die Menstruation nicht so schnell wiederkehren, wie sie erwartet haben. Die meisten Frauen beginnen innerhalb von drei bis vier Monaten wieder mit der Ovulation und Menstruation. Aber bei bis zu 5 Prozent der Frauen kann die normale Funktion der

Ovarien sechs Monate oder länger ausbleiben. Dies ist für gewöhnlich kein Problem, wenn die Frau nicht bestrebt ist, schwanger zu werden. Meist läßt sich die Schwierigkeit überwinden, indem man Hormone verabreicht, um die Ovarien »aufzuwecken« und sie zu veranlassen, wieder mit der Produktion der Hormone zu beginnen, die nötig sind, damit Eizellen heranreifen und ausgesandt werden.

Die nach dem Absetzen der Pille auftretende Amenorrhoe scheint nicht damit zusammenzuhängen, wie lange eine Frau orale Mittel zur Empfängnisverhütung eingenommen hat. Denn die Amenorrhoe kommt ebenso bei Frauen vor, die nur kurz die Pille genommen haben, wie bei anderen, die das jahrelang getan haben. Das Risiko einer Amenorrhoe nach der Pille scheint am größten bei sehr mageren Frauen zu sein, die früher unregelmäßige Perioden hatten oder die spät zu menstruieren begannen. Manche Ärzte raten sehr mageren Frauen, die Unregelmäßigkeiten bei der Menstruation erlebt haben, andere Methoden der Empfängnisverhütung anzuwenden, wenn sie später Kinder haben wollen. Es ist jedoch zu vermerken, daß dauernde Unfruchtbarkeit als Folge oraler Verhütungsmittel selten ist.

Verhütungsmittel sind nicht die einzigen Medikamente, die auf die Menstruation störend wirken. Sekundäre Amenorrhoe kann auch durch Psychopharmaka und einige Wirkstoffe der Chemotherapie bei Krebs verursacht werden. Ebenso kann eine Bestrahlungstherapie die Ovarien schädigen, wenn diese den Strahlen ausgesetzt werden. Wird ein junges Mädchen gegen Krebs bestrahlt, entfernt man oft die Ovarien mit einer Operation aus dem Behandlungsfeld und schirmt sie so ab, daß sie den starken Röntgenstrahlen nicht ausgesetzt werden. Ist die Behandlung abgeschlossen, können die Ovarien wieder an ihren richtigen Platz zurückgebracht werden. Die Fortpflanzungsorgane von Frauen wie auch von Männern sollten selbst bei den üblichen niedrigen Dosen einer Röntgenaufnahme etwa von Zähnen durch Bleischilde geschützt werden.

Besonders bei jungen Frauen, die sehr mager sind, könnte »Kettenrauchen« bei der Amenorrhoe ein Faktor sein. Zu anderen möglichen Ursachen zählen mangelhafte, vor allem kalorienarme, Ernährung sowie schwerer Alkoholmißbrauch. Da so viele Ursachen für eine sekundäre Amenorrhoe möglich sind, ist oft erhebliche Detektivarbeit nötig, um die richtige Ursache aufzuspüren. Als einen ersten Schritt sollte eine Frau sorgfältig Tagebuch führen und ihre eigene Krankengeschichte ebenso wie die ihrer Mutter und Großmutter, ihrer Tanten und Geschwister überprüfen, denn das alles liefert vielleicht wichtige Anhaltspunkte.

Endometriose
Endometriose ist das anomale Wachstum des Endometrium genannten Gewebes, das normalerweise den Uterus innen auskleidet, sich nun aber in anderen Teilen des Unterleibs festsetzt. Früher einmal hat man gemeint, daß das nur selten der Fall sei. Heute wissen wir, daß es recht verbreitet und eine Hauptursache von Unfruchtbarkeit ist, von schmerzhafter Menstruation, abnormen Blutungen, von Schmerzen beim Geschlechtsverkehr und von anderen Symptomen.

Die Ursache von Endometriose kennt man noch nicht. Nach einer Theorie werden die Zellen, die sie entstehen lassen, während des embryonalen Stadiums gebildet und bleiben undifferenziert, bis sie von den weiblichen Geschlechtshormonen stimuliert werden. Andere Forscher haben die Theorie aufgestellt, daß etwas von dem menstruellen Blut in die Eileiter entweicht und in die Beckenhöhle ausgestoßen wird. Sie nehmen an, daß das Blut durch Kontraktionen des Uterus oder sogar durch Geschlechtsverkehr während der Menstruation gezwungen wird, zurückzufließen. Da das menstruelle Blut Klumpen von Zellen des Endometriums enthält, ließe sich daraus folgern, daß diese Klumpen sich an verschiedenen Stellen festsetzen und zu unerwünschten Zusammenballungen des Endometriumgewebes führen könnten.

Ungeachtet der Ursache verhalten sich diese außerhalb ihres normalen Bereichs implantierten Gewebe so, als ob sie noch die Innenwand des Uterus bildeten (siehe Abbildung 8). Jeden Monat durchlaufen sie den gleichen Vermehrungszyklus, sie reagieren damit auf die wechselnden Hormonspiegel, die wir im Endometrium selbst beobachten. Findet keine Empfängnis

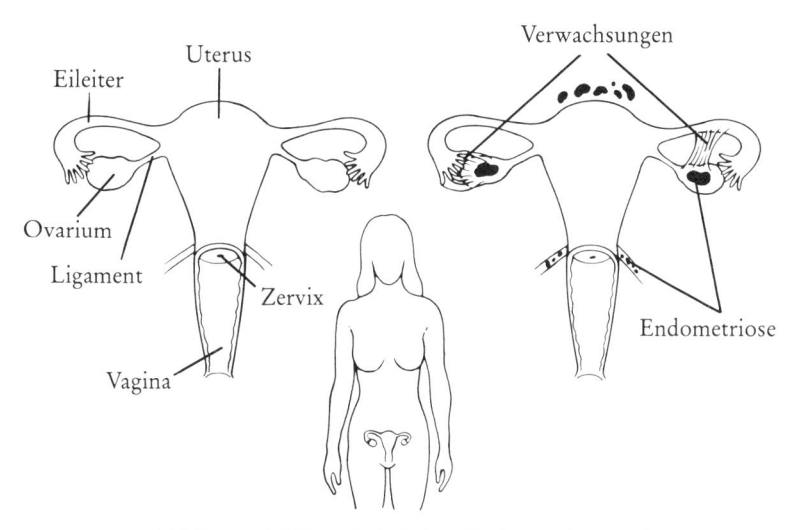

Abbildung 8: Was geht bei einer Endometriose vor?
Selbst sehr kleine Ansammlungen von Endometriumgewebe auf den Ovarien können die Ursache von Unfruchtbarkeit sein. Genauso können endometrische Verwachsungen bewirken, daß die Fortpflanzungsorgane sich in ihrer Gestalt abnorm verändern, und so eine Empfängnis verhindern.

statt, werden die implantierten Gewebe auf sehr ähnliche Art bluten wie das sich ablösende Endometriumgewebe im Uterus. Aber es besteht ein großer Unterschied: die von ihrem Bestimmungsort vertriebenen Gewebe, sie sich anderswo festgesetzt haben, verfügen über keinen Mechanismus, der sie aus dem Körper entfernt. So heilen sie und machen immer wieder den gleichen Prozeß durch. Schließlich entstehen dadurch rund um die Fortpflanzungsorgane Narben und Verwachsungen. Manchmal wird dann der Uterus ganz unförmig, und Verwachsungen können verhindern, daß aus den Ovarien entlassene Eier die Eileiter erreichen. Zum Teil werden die endometrischen Gewebe sehr groß oder bilden auf den Ovarien dunkelbraune, mit Blut gefüllte Zysten.

Viele Frauen haben Endometriose, ohne irgendwelche Symptome zu bemerken, während andere unter anomalen Blutungen, schmerzhafter Menstruation, Unfruchtbarkeit und Schmerzen beim Geschlechtsverkehr leiden oder Blähungen bekommen und oft Harn lassen müssen. Manchmal werden die Schmerzen bei Endometriose irrtümlich für gewöhnliche, bei der Menstruation auftretende Krämpfe gehalten, von denen sie sich jedoch unterscheiden. Der Schmerz setzt schon vor Beginn der Menstruation ein und hält länger an als die meisten menstruellen Krämpfe. Nimmt man Medikamente ein, die dem Prostaglandin entgegenwirken, bringt das meist keine genügende Erleichterung. Die meisten Frauen, die Endometriose haben, klagen, daß die Schmerzen im Unterleib mit zunehmendem Alter schlimmer werden. Oft erleben sie Symptome erst, wenn sie Anfang der Zwanzig sind, weil es mehrere Jahre dauern kann, bis sich die implantierten Endometriumgewebe bis zu dem Punkt entwickelt haben, an dem sie Probleme verursachen. Manchmal macht sich auch in spezifischen Bezirken des Unterleibs eine Empfindlichkeit bemerkbar. Manche Frauen entdecken vielleicht, daß eine besondere Stellung beim Geschlechtsverkehr schmerzhaft ist oder Druck auf eine bestimmte Stelle Schmerzen hervorruft. Gewebsmassen in der Nähe des Mastdarms oder der Harnblase können Verstopfung, Schmerzen beim Urinieren und zu starke Darmperistaltik (Darmbewegungen) verursachen. Manchmal sind der Schmerz und andere Symptome jenen ähnlich, die von einer Beckenentzündung herrühren, das heißt einer Infektion der inneren Fortpflanzungsorgane, einer möglicherweise sehr ernsten Krankheit. Die Symptome hängen nicht unbedingt mit der Menge der Gewebsmassen zusammen. Manchmal kann ein ganz winziges implantiertes Gewebe genauso ernste Symptome verursachen wie andere, die so groß wie ein Hühnerei oder noch größer sind.

Viele Frauen, die an Endometriose leiden, haben Schwierigkeiten, schwanger zu werden, besonders wenn sie älter sind. Der verstärkte Trend bei den Frauen, weniger Kinder zu haben und die Mutterschaft aufzuschieben, bis sie in den Dreißigern sind – bis zu einem Zeitpunkt also, zu dem eine Endometriose bereits gut ausgeprägt sein kann –, hat dazu geführt, daß wir über diese Erkrankung besser Bescheid wissen. Forscher, die sich mit Endometriose befaßt haben, stellen auch fest, daß die meisten Frauen heute viel mehr Perioden erleben als ihre Altersgenossinnen in der Vergangenheit. Sie beginnen in einem früheren Alter zu menstruieren, und die Menopause tritt später ein. Als seinerzeit die Frauen schon in frühem Alter anfingen, Babys zu bekommen, und häufig sechs oder mehr Kinder hatten, erhielt die Endometriose nicht soviel Gelegenheit, sich einzunisten wie heutzutage. Sie geht nämlich während einer Schwangerschaft fast bis zum Verschwinden zurück, weil die implantierten Gewebe nicht die wiederholten Zyklen von Wachstum, Blutung und erneutem Wachstum durchmachen.

Zur Behandlung von Endometriose gehört es auch, die weiblichen Geschlechtshormone so zu manipulieren, daß sie nachahmen, was während der Schwangerschaft oder der Menopause geschieht. Das sind die zwei Fälle, in denen die Erkrankung verschwindet. Eine mögliche Strategie besteht darin, die Anti-Baby-Pille dauernd einzunehmen, statt in dem üblichen Zyklus von 21 Tagen, und damit die Menstruation zu unterdrücken. Als Alternative können vom Progesteron abgeleitete Medikamente täglich in wachsenden Dosen zwei bis drei Monate lang verabreicht und dann in einer relativ hohen Dosierung weitere sechs bis neun Monate gegeben werden. Dies stoppt ebenfalls die Ovulation und die periodische Ablösung des Endometriums, obwohl sich bei manchen Frauen noch gelegentliche Blutungen einstellen. Eine falsche Menopause läßt sich erzeugen, indem man Danazol, ein Derivat eines synthetischen männlichen Geschlechtshormons, einnimmt, das die Ovulation verhindert. Dieses Medikament wird gewöhnlich sechs bis neun Monate lang gegeben. Während dieser Zeit kann eine Frau »fliegende Hitzen« und andere Symptome der Menopause erleben.

Alle diese Maßnahmen können Nebenwirkungen verschiedenen Grades mit sich bringen. So leiden vielleicht Frauen, die mit der Progesteron-Methode behandelt werden, unter Blähungen, Überempfindlichkeit der Brüste, Depressionen und anderen Symptomen, die mit einer Schwangerschaft verbunden sein können. Zusätzlich zu Symptomen, die denen der Menopause ähnlich sind, kann Danazol, das erwähnte männliche Hormon, die Stimme tiefer werden lassen, die Brüste verkleinern und zu Haarwuchs im Gesicht und auf dem Körper führen sowie zur Vergrößerung der Klitoris (des Kitzlers) und zu anderen Anzeichen einer Vermännlichung, die mit der Einnahme von männlichen Hormonen zusammenhängen. Wie zu erwarten ist, sind viele Frauen beunruhigt über diese Nebenwirkungen, und für manche können sie unerträglich sein. Die Erkenntnis, daß die Wirkungen nur vorübergehend sind und verschwinden werden, wenn man das Medikament absetzt, kann sie vielleicht erträglicher machen. Geht man zu einer der anderen Strategien der Behandlung über, lassen sich vielleicht die erwünschten Resultate mit erträglicheren Nebenwirkungen erzielen.

Manchmal können die implantierten Gewebe auch chirurgisch entfernt werden, aber oft tauchen sie wieder auf, da es schwierig ist, alle die Zellen, die fehl am Platz sind, zu eliminieren. Bei manchen Frauen scheint eine Kombination von chirurgischer und medikamentöser Therapie gut zu wirken, besonders wenn die Endometriose Verwachsungen, Zysten an den Ovarien oder andere abnorme Bedingungen verursacht hat, welche die Fruchtbarkeit beeinträchtigen.

Zusammenfassung

Bei der Erörterung der Menstruation und der mit ihr verbundenen Probleme ist es wichtig zu bedenken, daß faktisch alle Frauen menstruieren, die Erfahrungen damit jedoch von Frau zu Frau ganz verschiedenartig sein können. Kulturell bedingte Verhaltensweisen, Körperbau, ererbte charakteristische Eigenschaften, persönliche Einstellung, Milieu, Streß, Lebensstil, allgemeiner Gesundheitszustand gehören zu den unzähligen Faktoren, von denen die Menstruation beeinflußt wird. Glücklicherweise werden menstruelle Probleme heute nicht mehr abgetan als Einbildung oder eine Bürde, die Frauen stumm erdulden müssen. Heute kennen wir die Ursache vieler dieser Probleme und wissen, wie man sie behandeln muß. Ein berühmtes Beispiel dafür ist die Anwendung von Antiprostaglandin-Medikamenten, um Krämpfe zu erleichtern. Andere Probleme wie etwa das prämenstruelle Syndrom trotzen noch einer klar definierten Behandlung. Aber das zunehmend bessere Verständnis der Faktoren, die PMS verursachen, macht es den Frauen leichter, damit fertig zu werden, und liefert bereits für viele der Symptome geeignete Behandlungsmethoden.

5. Kapitel

Schwangerschaft und Geburt

Schwangerschaft ist sicherlich ein wesentlicher Meilenstein im Leben einer jeden Frau. Vielleicht ist das heute noch mehr der Fall als je zuvor, weil sie zwischen so vielen Möglichkeiten wählen und sich entscheiden kann. Jahrhunderte hindurch wurde es als die wichtigste Rolle der Frau betrachtet, Kinder zur Welt zu bringen. Wie wir in der Erörterung der Menstruation feststellten, entwickelten sich viele der kulturellen oder religiösen Tabus und Gesetze, die das Geschlechtsleben betrafen, um die Gebärfähigkeit einer Frau zu steigern. Selbst in den frühen Jahren dieses Jahrhunderts erwartete man von den amerikanischen und europäischen Frauen, daß sie viel mehr Kinder zur Welt brachten als heute. Abgesehen von China und den höher entwickelten Industrieländern der westlichen Welt herrscht heute noch diese Einstellung vor.

Doch zum erstenmal in der Geschichte der Menschheit können Frauen selbst bestimmen und entscheiden, ob und wann sie ein Kind haben wollen. Sie haben auch eine größere Auswahl von Empfängnis verhütenden Methoden. Diese neue Freiheit hat jedoch ihren Preis. Eine wachsende Anzahl von Frauen schiebt es auf, Kinder zu bekommen, bis sie Karriere gemacht haben. Doch sie entdecken dann oft, daß sie zu lange gewartet oder der Aufschub es für sie schwieriger gemacht hat, ein Kind zu empfangen. Erkrankungen wie Endometriose und Zysten in den Brüsten treten immer häufiger auf, größtenteils deshalb, weil moderne Frauen in den Jahren, in denen sie fortpflanzungsfähig sind, weniger Schwangerschaften und viel mehr menstruelle Zyklen mitmachen, die von hormonalen Schwankungen begleitet sind. Daher ist es wichtiger denn je, daß eine Frau die komplizierten Geschehnisse in ihrem Fortpflanzungssystem versteht, damit sie kluge Entscheidungen treffen kann, wenn es um Empfängnis oder Verhütung geht.

Die Wahl des Verhütungsmittels

Heutzutage muß es keine Schwangerschaft mehr geben, die nicht geplant ist, außer man ist aus persönlichen Gründen dafür. Doch Untersuchungen haben ergeben, daß rund drei Millionen sexuell aktive Amerikanerinnen, die eine Schwangerschaft vermeiden wollen, keine Methode der Geburtenkontrolle anwenden. Ein Drittel dieser Frauen geben Furcht vor Nebenwirkungen als Grund dafür an. Nach Berichten von Planned Parenthood (Familienplanung) hätten sich die meisten der 1,6 Millionen Abtreibungen, die in den USA in jedem Jahr vorgenommen werden, vermeiden lassen, wenn die Frauen eines der gefahrlosen und hochwirksamen Mittel zur Geburtenkontrolle verwendet hätten, die heute in hohem Maße verfügbar sind.

Natürlich sind religiöse und kulturelle Beschränkungen vorhanden, die manchen Frauen eine bestimmte Empfängnisverhütung vorschreiben, aber das ist Sache der persönlichen Entscheidung. Diese Frauen wissen, daß ihr Schutz vor einer Schwangerschaft darin besteht, Geschlechtsverkehr nur an den Tagen zu haben, an denen sie mit Sicherheit nicht fruchtbar sind. Auf jeden Fall sollte ein Paar, das sich auf sexuellen Verkehr einläßt, die Möglichkeit einer Schwangerschaft bedenken und dementsprechend planen.

Im Idealfall ist Geburtenkontrolle etwas, an dem beide Partner beteiligt sind. In der Praxis wird bei der Geburtenkontrolle jedoch sehr oft die Verantwortung der Frau zugeschoben. Wenn es gilt, eine Methode der Empfängnisverhütung zu wählen, geht es den meisten von uns mehr darum, eine Schwangerschaft zu vermeiden, als für eine eventuelle Empfängnis zu planen. Beides ist sehr wichtig, aber die Möglichkeit einer erwünschten künftigen Schwangerschaft außer acht zu lassen, kann ein großer Fehler sein. Das erfahren nun viele Frauen, die in den Uterus eingeführte Mittel (IUDs bzw. Spiralen) verwendet und einen bleibenden Defekt an der Gebärmutter zurückbehalten haben. Es existiert auch eine wachsende Anzahl von Paaren, die eine Sterilisation rückgängig machen möchten – entweder eine Vasektomie beim Mann, bei der ein Stück des Samenleiters entfernt wurde, oder eine Tuben-Sterilisation, bei der die Eileiter der Frau unterbrochen wurden. Bei einem solchen Paar hat sich die Situation verändert, und sie hätten nun gern ein Baby. Daher muß man bei der Wahl der Methode einer Empfängnisverhütung realistisch feststellen, welche Wirkung sie auf eine eventuelle künftige Schwangerschaft haben könnte. Nur Paare, die bereits alle Kinder haben, die sie sich wünschen und die bestimmt niemals noch mehr haben wollen, sollten eine Sterilisation erwägen oder auch nur eine Verhütungsmethode, die höchstwahrscheinlich eine künftige Schwangerschaft erschweren würde.

Verhütungsmittel, die eine spätere Schwangerschaft zulassen

Hormonale Mittel der Geburtenkontrolle
Orale, d. h. zum Einnehmen bestimmte Verhütungsmittel, im Volksmund einfach »die Pille« genannt, sind die führende Methode, deren Wirkung auch wieder aufgehoben werden kann. Sie sind die Hauptform hormonaler Geburtenkontrolle (eine andere Form ist das IUD oder die Spirale, bei dem kleine Mengen von Progesteron direkt in den Uterus gebracht werden). Eine kürzlich durchgeführte Untersuchung des National Center for Health Statistics (des Nationalen Zentrums für Statistik auf dem Gebiet der Gesundheit) offenbarte, daß 29 Prozent der Paare in den USA, die Geburtenkontrolle praktizieren, sich auf die Pille verlassen. In der Bundesrepublik dürfte das Verhältnis ähnlich sein, obwohl keine offizielle Statistik vorliegt. In den USA ist diese Zahl nur geringfügig niedriger als die 33 Prozent, die Sterilisation vorziehen.

Nach der Sterilisation ist also die Pille die allerwirksamste Methode der Empfängnisverhütung. Sie steht jetzt seit über zwanzig Jahren zur Verfügung, und frühere Besorgnisse bezüglich ihrer Langzeitwirkung sind größtenteils als falsch bewiesen worden. Manche Frauen sollten zwar lieber die Pille nicht anwenden, aber für die Mehrzahl, die sie nehmen darf, scheint sie gefahrlos und wirksam zu sein. Seit man außerdem die Pille und deren Wirkungen genauer erforscht und verschiedene Typen davon geschaffen hat, können Ärzte nun eine Form verschreiben, die mit dem Stoffwechsel einer Frau im Einklang steht und ihren persönlichen Bedürfnissen entspricht.

Man kennt zwei Typen von oralen Verhütungsmitteln: die »Kombinationspille«, die synthetische Östrogene und Progesteron enthält, und die »Minipille«, die nur synthetisches Progesteron enthält. Die Kombinationspille wirkt, indem sie die normalen Schwankungen der Hormonproduktion einer Frau stört. Dadurch verhindert sie, daß das Ei reift und zur Befruchtung freigegeben wird. Die Minipille verhindert nicht unbedingt die Reifung des Eies, aber sie verändert den Schleim im Zervix und das Endometrium derartig, daß für das Spermium, das Ei oder den Embryo eine unzuträgliche Umwelt geschaffen wird.

Die Kombinationspillen kommen heute in vielerlei Stärken und Zusammensetzungen und auch verschiedenartig verpackt auf den Markt. Manche Packungen enthalten 21 Pillen, von denen jede täglich 21 Tage lang eingenommen wird, dann sieben Tage lang keine mehr und am 29. Tag beginnt ein neuer Zyklus. Andere Packungen bestehen aus 21 wirksamen Pillen und sieben unwirksamen sogenannten Placebos. Der Effekt ist der gleiche wie bei den Packungen mit 21 Pillen, aber manchen Frauen fällt es leichter, den ganzen Zyklus hindurch einfach täglich eine Pille zu nehmen, Minipillen werden täglich eingenommen. Frauen, die gern hin und wieder eine Pille zu nehmen vergessen, sollten bei der Kombinationspille bleiben. Lassen sie gelegentlich eine Pille weg und nehmen am nächsten Tag zwei ein, riskieren sie für gewöhnlich keine Schwangerschaft. Dagegen könnte das bei der Minipille der Fall sein.

Insgesamt kommen heute in Pillen meist zwei Typen von synthetischen Östrogenen und fünf Typen von ebenfalls synthetischem Progesteron vor. Da die Wirkungen von Hormonen von Frau zu Frau weitgehend schwanken können, muß vielleicht mehr als eine Pillenart ausprobiert werden, ehe man eine findet, die mit einem Minimum von Problemen eine Empfängnis verhütet. So haben etwa manche Frauen unangenehme Blähungen, überempfindliche Brüste, die anschwellen, sie leiden unter

Übelkeit und nehmen an Gewicht zu, wenn sie die Pille verwenden. Das sind Wirkungen, die mit dem Östrogen zusammenhängen. Besserung kann da ein Mittel mit niedrigem Östrogengehalt bringen, ferner eine Minipille, die nur synthetisches Progesteron enthält, oder eine von den neuen Dreiphasen-Formen, die dazu bestimmt sind, das eigene hormonale Gleichgewicht der Frau noch genauer nachzuahmen.

Frauen, die unter Akne leiden, kann vielleicht mit einer Pille geholfen werden, die ein wenig mehr Östrogen enthält oder einen anderen Typ von Progesteron. Es kann jedoch mehrere Monate dauern, um festzustellen, ob eine Pille mit höherem Östrogengehalt Hilfe bringt. Manchmal kann die Akne tatsächlich ein oder zwei Monate lang nach Einnahme einer bestimmten Pillenart schlimmer werden und erst dann verschwinden. Mit der Pille zusammenhängende Kopfschmerzen können durch zuviel Östrogen verursacht sein, besonders wenn sie in den Wochen auftreten, in denen die wirksamen Pillen genommen werden. Entwickelt sich Migräne, ist das ein Anzeichen, daß die Pille abgesetzt und eine andere Methode der Empfängnisverhütung angewandt werden sollte. Anomale Blutung kommt am häufigsten bei der Minipille vor oder bei einer Pille mit niedrigem Östrogengehalt. Blutungen, die früh im Zyklus einsetzen, lassen sich meist mit ein bißchen mehr Östrogen beheben. Kommt es spät im Zyklus zu Blutungen, lassen sie sich vielleicht mit mehr Progesteron stoppen.

Frauen, die die Pille nehmen, merken meist, daß ihre Perioden viel leichter und frei von Krämpfen sind. Da die Ovulation während der Anwendung der Pille aufhört, können Frauen, die unter dem prämenstruellen Syndrom leiden und/oder unter Endometriose, eine Erleichterung ihrer Symptome erleben. Ja, es ist nicht ungewöhnlich, daß die Menstruation völlig aufhört, solange die Pille genommen wird.

Viele Frauen sind dann besorgt, daß dies ein schlimmes Anzeichen ist, und manche Ärzte verschreiben dann etwa einmal im Jahr zusätzliche Hormone, um die Periode wieder einsetzen zu lassen. Doch andere Frauen meinen, daß das nicht notwendig sei. Tatsächlich haben sie das Gefühl, daß es in Wirklichkeit eine Wohltat ist, keine Periode mehr zu bekommen.

Viele Frauen erwarten, wenn sie die Pille absetzen, daß sich ihre Periode in kurzer Zeit wieder einstellen wird. Faktisch kann es aber bis zu sechs Monate oder länger dauern, falls eine Kombinationspille gebraucht worden ist. Normalerweise nimmt es die Hypophyse wahr, wenn der Östrogenspiegel unter ein bestimmtes Niveau fällt; sie sondert dann die Hormone ab, die auch die Ovarien stimulieren, Östrogen abzugeben. Aber solange eine Frau die Pille nimmt, existiert ein ständiger hoher Spiegel von zirkulierendem Östrogen, ähnlich dem während der Schwangerschaft. Das Rückkopplungssystem zwischen der Hypophyse und den Ovarien schaltet ab und braucht oft mehrere Monate, um wieder »aufzuwachen« und erneut LH und FSH zu produzieren. Man nennt dies eine nach der Pille auftretende Amenorrhoe. Sie geht mit der Zeit meist vorüber, aber sie kann sehr beunruhigend für eine Frau sein, besonders wenn sie unbedingt schwanger werden möchte. Diese Amenorrhoe ist häufiger bei Frauen in den Dreißigern. Tritt die Ovulation nicht innerhalb von sechs Monaten ein und will eine Frau nicht länger warten, kann Clomiphen verschrieben werden. Dieses Medikament erhöht die Fruchtbarkeit, es stimuliert die Hypophyse, FSH und LH zu erzeugen.

Es existieren mehrere Faktoren, die man bedenken sollte, ehe man sich für die Pille entscheidet. Eine sehr junge Frau sollte sich vergewissern, daß ihre Ovarien voll funktionsfähig sind und daß die Ovulation regelmäßig stattfindet, ehe sie die Pille nimmt. Nach einem Alter über 30 Jahren dauert es gewöhnlich länger, bis nach Absetzung der Pille die Ovarien ihre Tätigkeit wieder aufnehmen. So könnte die Pille als Mittel zur Empfängnisverhütung nicht die beste Wahl für ein junges Mädchen sein, das erst kürzlich zu menstruieren begonnen hat, oder für eine Frau über dreißig, die bald ein Baby zu haben wünscht. Wird eine Frau älter, ist bei ihr die Ovulation nicht mehr so regelmäßig wie in jüngeren Jahren, und ihre Chancen, schwanger zu werden, verringern sich. Sie muß noch Geburtenkontrolle praktizieren bis die Menopause endgültig eingetreten ist und daher keine Aussicht mehr auf eine Ovulation besteht. Aber einer Frau, die über 40 Jahre alt ist, wäre zu raten, eine andere Form der Geburtenkontrolle zu wählen, weil das Risiko der

Nebenwirkungen der Pille vielleicht die Vorteile aufzuwiegen beginnt. Dennoch bleibt festzustellen, daß für die meisten Frauen die Risiken einer Schwangerschaft größer sind als die geringen mit der Pille verbundenen.

Obwohl die meisten Frauen die Pille gefahrlos anwenden können, gibt es einige, die das nicht dürfen. Anfängliche Befürchtungen, daß ein langfristiger Gebrauch das Krebsrisiko erhöhen könnte, haben sich nicht bestätigt, aber bei manchen Frauen besteht ein erhöhtes Risiko, einen Schlaganfall zu erleiden oder herzkrank zu werden. Das gilt besonders für Raucherinnen. Frauen, die rauchen, vor allem wenn sie älter als 35 Jahre sind, muß man dringend raten, mit dem Rauchen aufzuhören. Wenn sie dazu nicht fähig sind, sollten sie eine andere Form der Geburtenkontrolle anwenden. Nicht geeignet ist die Pille auch für Frauen, die etwa Thrombophlebitis – eine Entzündung der Blutgefäße – haben, bei der es zu verstärkter innerer Blutgerinnung kommt, oder deren Brust, Uterus, Ovarien oder andere Fortpflanzungsorgane von Krebs befallen sind. Das Verbot gilt auch bei Herzkrankheit, Erkrankungen der Leber und Gallenblase, Diabetes, hohem Blutdruck, Migräne und Kopfschmerzen oder Depressionen. Zeigen sich sichtbare Veränderungen, Schmerzen in den Beinen, die auf eine Phlebitis hindeuten, hoher Blutdruck oder andere Symptome, sollte die Pille abgesetzt und ein Arzt konsultiert werden.

Die in den Uterus eingeführten Verhütungsmittel
Die nach der englischen Version »intrauterine devices« kurz IUD, landläufig auch »Spirale« oder Intrauterinpessar genannten Verhütungsmittel, sind in verschiedenen Formen schon jahrhundertelang verwendet worden, aber ihre modernen Abarten haben mit Schwierigkeiten zu kämpfen gehabt. In den letzten Jahren haben die meisten Hersteller von IUD-Mitteln sie in den USA nicht mehr auf den Markt gebracht. Das geschah weitgehend wegen der großen Anzahl von Prozessen, die Frauen anstrengten, weil sie unter schlimmen Nebenwirkungen dieser Mittel gelitten hatten. Während dieses Buch geschrieben wird, ist das einzige noch verfügbare IUD in den USA das Progestasert. Es ist ein T-förmiges Kunststoffgebilde, das direkt in

den Uterus geringe Mengen Progesteron abgibt. Diese Vorrichtung verursacht vermutlich weniger starke Blutungen als die sonst üblichen IUD-Mittel.

Man weiß nicht genau, wie ein IUD eingreift, um eine Schwangerschaft zu verhüten, aber man nimmt im allgemeinen an, daß es den Embryo daran hindert, sich einzunisten. Obwohl viele Benützerinnen von IUD-Mitteln keine Probleme damit hatten, ist es doch angezeigt, daß sie nicht von einer Frau angewandt werden sollten, die am Ende noch ein Baby haben möchte. Wenn auch ein IUD ein hochwirksames Mittel zur Empfängnisverhütung ist, werden eine bis sechs von hundert Frauen trotzdem schwanger. Etwa die Hälfte dieser Schwangerschaften endet mit einer Fehlgeburt. Wird das IUD entfernt, fällt der Anteil der Fehlgeburten auf 25 Prozent. Aber man kennt Fälle, in denen ein IUD nicht mit Sicherheit gefahrlos entfernt werden konnte. Frauen, die dann eine solche Schwangerschaft nicht abbrechen, gehen ein höheres Risiko einer Infektion sowie einer Früh- oder Totgeburt ein.

Viele trotz IUD-Anwendung eingetretene Schwangerschaften kommen in den Eileitern vor, der Mediziner nennt das auch eine »extrauterinäre Gravidität«. Wird sie früh genug entdeckt, läßt sich der Eileiter noch retten. Aber oft bleiben solche Schwangerschaften unentdeckt, bis der Embryo so groß geworden ist, daß er den Eileiter sprengt, und das kann lebensgefährlich sein. Eine Eileiterschwangerschaft vermindert die Aussicht auf eine künftige erfolgreiche Schwangerschaft erheblich. Oft ist der betroffene Eileiter so geschädigt, daß er ein Ei nicht vom Ovarium zum Uterus befördern kann. Ist auch der verbliebene Eileiter beschädigt, kann eine normale Empfängnis unmöglich werden. Das Problem wird noch erschwert, weil ein IUD auch das Risiko einer Beckenentzündung, einer ernsten Infektionskrankheit der Fortpflanzungsorgane, erhöht und oft Eileiter, Uterus und sogar die Ovarien schädigt. Diese Erkrankung hat in den letzten Jahren deutlich zugenommen, besonders unter Frauen mit mehreren Sex-Partnern. Denn diese Frauen sind einer größeren Anzahl von Infektionen ausgesetzt, die beim Geschlechtsverkehr übertragen werden können. Dazu gehören Gonorrhoe und Chlamydia.

Barrieren, die eine Empfängnis verhindern
Zu diesen Mitteln zählen von seiten der Frau das Diaphragma oder Scheidenpessar (d. h. eine die Spermien abschirmende Einlage), das in verschiedenen Formen vorhanden ist und den Zervix (Muttermund) verschließt, ferner Schwamm oder Schaum, die eine Empfängnis verhüten, indem sie die Spermien abwehren oder töten. Beim Mann verhindert das Kondom, das über das männliche Glied gezogen wird, eine Befruchtung. Dies sind die ungefährlichsten Verhütungsmittel, und sie sind hochwirksam, wenn sie richtig und gewissenhaft angewandt werden. Viele Paare finden sie unangenehm, umständlich und ganz unromantisch. Doch in vielen Fällen sind sie vielleicht die beste Methode zur Geburtenkontrolle. Frauen, die keine Pille anwenden können oder wollen oder die nur selten Geschlechtsverkehr haben, finden vermutlich, daß ein solches Mittel ihren Bedürfnissen am besten entspricht. Diese Verhütungsmittel schützen auch vor Krankheiten, die beim Geschlechtsverkehr übertragen werden. So kann etwa ein Kondom die Übertragung von AIDS verhindern. Eine abschirmende Einlage und ein Mittel, das Spermien abtötet, können ebenfalls einen gewissen Schutz gewähren. (Im Falle von AIDS reicht dieser Schutz jedoch nicht.) In der Tat hat die deutliche Zunahme von Krankheiten, die beim Geschlechtsverkehr übertragen werden, zusammen mit den wenn auch unberechtigten Zweifeln an der Sicherheit der Pille zu einer deutlichen Zunahme der geschilderten Verhütungsmittel geführt.

Die Rhythmus-Methode
Diese Methode der Geburtenkontrolle wird auch natürliche Familienplanung genannt. Sie setzt voraus, daß während der fruchtbaren Zeit im Menstrualzyklus Geschlechtsverkehr vermieden wird oder man dann mechanische Verhütungsmittel verwendet. Theoretisch eine gute Methode, doch in der Praxis kann sie schwierig sein und verlangt von einer Frau, daß sie sehr genau über ihren Körper und die Phasen ihres Menstruationszyklus Bescheid weiß. Es erfordert auch eine beträchtliche Selbstbeherrschung. Die natürliche Familienplanung weist von allen Methoden der Geburtenkontrolle den höchsten Prozent-

satz mißlungener Fälle auf. Aber Paare, die genügend motiviert sind und über die nötigen Kenntnisse verfügen, können mit einem vernünftigen Maß an Erfolg rechnen.

Es existieren mehrere Möglichkeiten, den Zeitpunkt der Ovulation (des Eisprungs) zu bestimmen. Die einfachste, aber unsicherste ist die Kalendermethode. Theoretisch sollte sie einfach darin bestehen, die entscheidenden Tage zu zählen. Die Ovulation findet bei einer Frau 14 Tage vor Beginn der Menstruation statt. Spermien können aber bis zu vier Tage am Leben bleiben und ein Ei ein bis zwei Tage. Um also absolut sicher zu gehen, sollte Geschlechtsverkehr während der Zeit von ungefähr einer Woche vor der Ovulation bis zu drei Tagen danach vermieden werden. Das Problem dabei ist, daß keine Frau Monat für Monat reguläre Zyklen von 28 Tagen hat.

Um eine grobe Vorstellung von sicheren gegenüber unsicheren Tagen zu bekommen, sollte eine Frau ihre menstruellen Zyklen ein Jahr lang verfolgen. Dann sollte sie 18 Tage von dem kürzesten Zyklus abziehen (das sind die 14 Tage vor der Ovulation plus 4 Tage der Lebenszeit eines Spermiums), ferner 11 Tage von dem längsten Zyklus (das wären 14 Tage von der Ovulation bis zur Menstruation, weniger einem Tag für die Lebensdauer eines Eies und zwei weiteren zur Sicherheit). Die Resultate ergeben die ersten und die letzten unsicheren Tage im Zyklus einer Frau, wenn man den ersten Tag der Menstruation als Tag eins zählt. Ein spezifisches Beispiel sähe so aus: Der längste Zyklus dauert 31 Tage, der kürzeste 24 Tage. Daher: 31 minus 11 ist gleich 20 und 24 minus 18 ist gleich 6. Diese Frau sollte also vom 6. bis zum 20. Tag ihres Zyklus Geschlechtsverkehr vermeiden oder ein Mittel zur Empfängnisverhütung verwenden.

Eine zweite Methode, um annähernd zu bestimmen, wann die Ovulation stattfindet, besteht in der Aufzeichnung der täglichen Basaltemperatur. Darunter versteht man die niedrigste Körpertemperatur, die am Morgen, unmittelbar nach dem Erwachen und bevor man aus dem Bett steigt, gemessen wird. Die Messung sollte immer ungefähr zur gleichen Zeit und nach mindestens vier Stunden Schlaf erfolgen, bzw. eine Frau muß berücksichtigen, daß diese Faktoren die Basaltemperatur erhöhen. Sind Östrogen- und Progesteronspiegel während der ersten Phase des Menstruationszyklus niedrig, ist auch die Körpertemperatur niedrig. Gegen Ende der ersten Phase des Zyklus sinkt der Östrogenspiegel geringfügig (siehe Abbildung 9), und das signalisiert der Hypophyse, die Hormonproduktion zu steigern. Dieses Absinken wird von einem entsprechenden Absinken der Basaltemperatur begleitet. So kann eine Frau, die ihre Temperatur täglich notiert, eine Änderung genau beobachten. Das Absinken, gefolgt vom Ansteigen, zeigt die Ovulation an. Die sicheren Tage beginnen ungefähr drei Tage danach. Diese Methode ist nützlich, um die Tage zu bestimmen, die nach der Ovulation sicher sind, aber sie ist nicht hilfreich, um festzustellen, wann ein Paar aufhören sollte, Verkehr zu haben, bevor die Ovulation stattfindet. Um dem abzuhelfen, sollte das Paar annehmen, daß die unsichere Periode etwa sechs Tage nach dem ersten Tag der Menstruation beginnt, ebenfalls angenommen, daß der kürzeste Menstruationszyklus 24 oder 25 Tage dauert.

Es gibt weitere körperliche Anzeichen, die einer Frau verraten, wann bei ihr die Ovulation einsetzt. Am verläßlichsten ist die Beobachtung des Schleims im Zervix, dessen Konsistenz sich im Verlauf des Menstrualzyklus verändert. Im typischen Fall ist der Schleim knapp nach der Menstruation spärlich, wird bis unmittelbar vor der Ovulation dicker und dann wieder dünner. Manche Frauen erleben auch zur Zeit der Ovulation einen Schmerz, der von mildem Stechen bis zu schweren Krämpfen reichen kann. Der Schmerz wird verursacht durch Blutungen, wenn das reife Ei aus seinem Follikel ausbricht. Viele Frauen bemerken keinerlei Schmerz, und wenn einige ihn spüren, so nur sporadisch. Daher ist das kein zuverlässiger Hinweis auf eine Ovulation. Aber hält man sich an eine Kombination dieser Anzeichen – führt man einen Kalender der menstruellen Zyklen und eine tägliche Tabelle der Basaltemperatur, beobachtet man den Schleim des Zervix und andere körperliche Anzeichen –, kann eine Frau sich mehr auf ihren Körper einstellen und ihre »sicheren« Tage besser bestimmen.

Um die natürliche Familienplanung leichter und verläßlicher zu machen, entwickelt man nun Tests, die man zu Hause

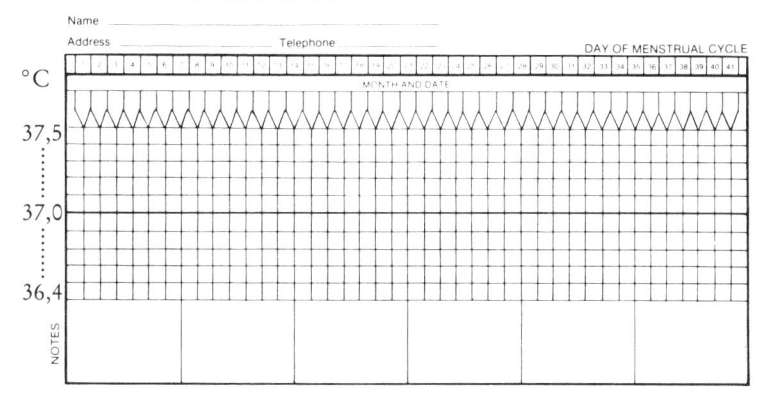

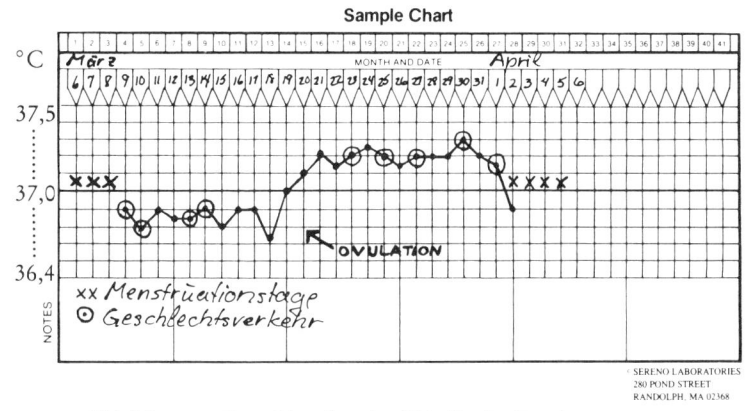

Abbildung 9: Formblatt für eine Tabelle der Basaltemperatur

durchführen kann und die einer Frau helfen sollen, den Zeitpunkt der Ovulation zu erkennen. Ein bereits verfügbarer Test benützt monoklonale Antikörper, um das Anschwellen des luteinisierenden Hormons zu entdecken, das unmittelbar vor der Ovulation auftritt. Sobald dieses LH zu steigen beginnt, wird binnen 24 bis 48 Stunden die Ovulation einsetzen. Ungefähr eine Woche nach der Menstruation verwendet eine Frau ein chemisch präpariertes Stäbchen, das sie in den ersten Frühharn taucht. Das Stäbchen ist so behandelt worden, daß es die Farbe verändert, wenn genügend LH im Harn vorhanden ist.

Wenn das der Fall ist, weiß eine Frau, daß die Ovulation bevorsteht. Diese Tests sind jedoch nützlicher für eine Frau, die schwanger werden will, als für eine, die das vermeiden möchte. Denn sie hatte vielleicht ein oder zwei Tage vorher Verkehr, ehe die Tests ein Ansteigen des LH zeigen, und lebensfähige Spermien könnten noch da sein, um das Ei zu befruchten, wenn die Ovulation eintritt.

Ein anderer Test für zu Hause, der noch nicht allgemein verfügbar ist, besteht aus einem chemisch präparierten Papier, das man verwendet, um den Schleim im Zervix zu prüfen. Weitere Informationen über diese und andere Methoden der Empfängnisverhütung kann man bei »Pro Familia« und anderen Familienplanungs-Organisationen erhalten (Adressen s. Anhang).

Die Pille danach

Die Pille danach ist in Wirklichkeit eine große Dosis von Levonorgestrel, einem synthetischen Gestagen. Wird dieses Mittel innerhalb von ein bis zwei Tagen nach einem ungeschützten Verkehr gegeben, verändert es die Uterusschleimhaut und verhindert dadurch, daß sich, sollte es zur Empfängnis gekommen sein, das befruchtete Ei einnistet. Obwohl dies eine geeignete Maßnahme unter gewissen Umständen ist, wie etwa nach einer Vergewaltigung, bei Inzest, oder wenn ein Kondom gerissen ist, sollte man sich nicht auf sie als eine regelmäßige Verhütungsmethode verlassen. Levonorgestrel kann unerwartete Nebenwirkungen verursachen wie etwa Übelkeit und Erbrechen, Empfindlichkeit der Brüste, Unregelmäßigkeiten bei der Menstruation und andere Probleme.

Die Planung einer Schwangerschaft

Viele Menschen begehen den Fehler anzunehmen, daß alles, was bei der Planung einer Schwangerschaft nötig ist, darin besteht, mit der Anwendung von Geburtenkontrolle aufzuhören und der Natur ihren Lauf zu lassen. Sicher mag dies alles sein, was erforderlich ist, damit ein Kind gezeugt wird, aber wenn ein Paar plant, Eltern zu werden, sollte mehr dazu gehören, als einfach nur eine Schwangerschaft zu erreichen.

Offensichtlich sollte es eines der Hauptziele sein, ein so gesundes Baby wie möglich zur Welt zu bringen, mit einem Minimum an Risiko für die Mutter. So sollte ein Paar, ehe es versucht, eine Schwangerschaft herbeizuführen, sich vergewissern, daß es alles tut, was es kann, um dem Baby zu einem guten Start ins Leben zu verhelfen. Dies sollte damit beginnen, daß die Frau sich gründlich untersuchen läßt, um sicherzugehen, daß keine gesundheitlichen Probleme vorhanden sind, die sie oder das Baby gefährden könnten. Die Untersuchung sollte sich für die Frau wie auch für den Mann auf die Familiengeschichte in medizinischer Hinsicht erstrecken. Existiert eine Familienchronik über ererbte Krankheiten wie etwa über eine mit Zysten verbundene Fibrose, über Hämophilie (Bluterkrankheit), Diabetes etc., sollte das festgestellt werden. Ein Paar, das genetische Beratung wünscht, kann sich z. B. an die Humangenetischen Institute von Universitätskliniken wenden, um dort etwas über die spezifischen Risikofaktoren zu erfahren, die sich für Eltern und Baby ergeben.

In den letzten Jahren sind wir uns zunehmend der Gefahr bewußt geworden, die dem Fetus von vielerlei Substanzen droht, die von der Mutter aufgenommen werden. Wir wissen seit langem, wie wichtig z. B. die gute Ernährung der Mutter ist. Aber erst die durch Contergan vor 25 Jahren verursachten schweren Geburtsfehler haben uns erkennen lassen, welche tiefgreifende Wirkung bestimmte Substanzen auf ein ungeborenes Kind ausüben können. Heute wissen wir, daß fast alles, das die Mutter konsumiert, das Baby beeinflussen kann. So hat etwa Zigarettenrauchen ein erhöhtes Risiko zur Folge, daß das Baby ein zu geringes Geburtsgewicht hat, es zu Fehl- oder Totgeburten, zu Tod im Säuglingsalter und später sogar zu Lernschwierigkeiten kommen kann. Alkoholgenuß, besonders reichliches Trinken im Frühstadium der Schwangerschaft, kann zu einem Alkohol-Syndrom beim Fetus führen, zu Geburtsschäden, zu denen geringe Größe des Kopfes, ein deformiertes Gesicht, geistige Behinderung, Herzfehler, schlechte Koordination der Bewegungen, Schielen und andere Symptome gehören.

Verbotene Drogen, vor allem Kokain und Heroin, sind als schädlich für die Entwicklung des Fetus bekannt. Mütter, die diese Drogen gebrauchen, riskieren, daß sie Babys bekommen, die schon drogensüchtig geboren werden. Für Frauen, die dem Kokain verfallen sind, besteht erhöhte Gefahr von Fehlgeburten, von Komplikationen bei der Geburt und daß sie Babys zur Welt bringen, die in ihrer Entwicklung gestört sind. Die Ärzte warnen davor, daß Genuß von Marihuana die gleichen Risiken wie Zigarettenrauchen mit sich bringt.

Der künftige Vater sollte, bevor versucht wird, eine Schwangerschaft einzuleiten, ebenfalls auf Drogen ganz verzichten. So haben Untersuchungen gezeigt, daß Marihuana die Spermaerzeugung verringert. Es ist nicht bekannt, ob Drogen Geburtsfehler verursachen können, indem sie die Spermien verändern. Doch einige Forschungsarbeiten haben ergeben, daß Männer, die mit bestimmten Chemikalien und giftigen Substanzen arbeiten, Kinder zeugen, bei denen mehr angeborene Probleme auftreten als normalerweise üblich.

Medikamente, einschließlich der nicht rezeptpflichtigen wie etwa Aspirin oder Grippetabletten, sollten während der Schwangerschaft gemieden oder erst nach Rücksprache mit einem Arzt eingenommen werden. Manchmal muß die Mutter Arzneien einnehmen, um irgendein Gesundheitsproblem zu lösen wie etwa Epilepsie. Aber vielleicht wird ihr während der Schwangerschaft ein anderes Arzneimittel verschrieben, um das Risiko von Geburtsfehlern möglichst gering zu halten. Auch Hormone einschließlich der zur Verhütung verwendeten Pillen können bestimmte Geburtsfehler vermehren. Eine Frau sollte weder die Pille noch ein anderes Hormonpräparat nehmen, wenn Anzeichen dafür bestehen, daß sie schwanger ist.

Während der Schwangerschaft sollten auch unnötige Untersuchungen mit Röntgenstrahlen vermieden werden. Laut Angabe des amerikanischen College für Radiologie besteht kein erhöhtes Risiko für den Fetus, wenn während der Schwangerschaft die Strahlendosis nicht mehr als fünf rad beträgt. Meint eine Frau, es bestehe die Möglichkeit, daß sie schwanger ist, sollte sie dies den Arzt wissen lassen, ehe sie geröntgt wird. Sie sollte auch fragen, wie hoch die Strahlendosis ist, der sie ausgesetzt wird. Die Menge der Röntgenstrahlen bei einer Untersuchung der Zähne ist wahrscheinlich nicht schädlich, besonders wenn die werdende Mutter mit einem Bleischurz bedeckt wird. Nur um ganz sicherzugehen, raten viele Ärzte den Müttern jedoch, sich solcher Untersuchungen zu unterziehen, ehe sie eine Schwangerschaft anstreben. Außerdem sollte auch eine routinemäßige Zahnbehandlung wie Reinigung und Zahnsteinentfernung vor einer Schwangerschaft durchgeführt werden, weil diese Prozeduren eine Reihe von Bakterien in die Blutbahn bringen. Normalerweise sind diese Bakterien gefahrlos für die Frau, sie können jedoch eine Gefahr für den Fetus bilden.

Manche chemischen Stoffe in der Umwelt können für den Fetus ebenfalls gefährlich werden. So erhöht etwa Benzol das Risiko, einen gespaltenen Gaumen zu bekommen und das Wachstum zu stören. Es gibt auch einige Chemikalien, die ein Risiko bedeuten, wenn entweder der künftige Vater oder die Mutter ihnen ausgesetzt sind. Vinylchlorid, das bei der Herstellung von Kunststoffen verwendet wird, und bestimmte Insektizide sind wichtige Beispiele dafür. Arbeiten der Mann oder die Frau mit chemischen Stoffen, sollte der spätere Geburtshelfer eine Liste dieser Stoffe überprüfen.

Eine individuelle Beratung über Chemikalien, Medikamente oder andere Substanzen, die Geburtsfehler verursachen können, erhält man bei den Universitätskrankenhäusern. Alljährlich aktualisiert erscheint die vom Bundesverband der Pharmazeutischen Industrie herausgegebene *Rote Liste*, die sicherlich jeder Arzt in seiner Praxis hat. Auch der Arzneimittelratgeber *Bittere Pillen* (hrsg. K. Langbein u. a., Köln, überarb. Neuaufl. 1988) enthält ein Kapitel über Medikamente während der Schwangerschaft und Stillzeit.

Eine Frau sollte sich noch mehreren anderen Tests unterziehen, ehe sie versucht, schwanger zu werden. Dazu gehört es, den Gehalt an Antikörpern für Röteln zu bestimmen, um sich zu vergewissern, daß man immun gegen Röteln ist, gegen eine Krankheit, die ernste Geburtsfehler verursachen kann. Zeigt der Test, daß keine Immunität vorhanden ist, sollte die Frau sich impfen lassen und dann drei Monate lang auf eine Schwangerschaft verzichten. Keinesfalls sollte sie geimpft werden, wenn die Möglichkeit besteht, daß sie bereits schwanger ist, denn der Impfstoff könnte den Fetus mit Röteln anstecken. Andere Schwangerschaftstests umfassen den Nachweis, daß keine Chlamydia-Infektion vorhanden ist, ferner eine Blutuntersuchung, um den Verdacht auf eine Anämie auszuschalten, sowie einen Test für Toxoplasmose, mit der man sich an Katzenkot oder an rohem Fleisch anstecken kann. Toxoplasmose ist für einen Erwachsenen keine ernste Erkrankung, aber sie kann beim Kind Mißbildungen der Augen und andere Geburtsfehler hervorrufen. Es ist nicht gefährlich, während einer Schwangerschaft eine Katze zu streicheln, aber eine Frau sollte dann jemand anderen das »Katzen-Klo« reinigen lassen.

Wie es gelingt, schwanger zu werden

Nachdem sich ein Paar vergewissert hat, daß es die allgemeinen Vorsichtsmaßnahmen für die Gesundheit, die im vorangegangenen Abschnitt skizziert wurden, getroffen hat, und nun alle Organsysteme »in Gang sind«, ist der nächste Schritt relativ einfach. Es gilt, mit der Geburtenkontrolle aufzuhören, zu entspannen und sich häufig zu lieben. Hat eine Frau die Pille genommen, sollte sie etwa drei Monate, bevor sie eine Schwangerschaft wünscht, die Pille absetzen, um sicherzugehen, daß die zusätzlichen Hormone den Körper verlassen haben. Hat sie ein IUD benützt, sollte sie es entfernen lassen und ungefähr zwei Zyklen abwarten, ehe sie schwanger zu werden versucht. Das verschafft der Uterusschleimhaut Zeit, sich zu erholen.

Ein Paar, das keine Mittel zur Geburtenkontrolle anwendet und häufig, etwa jeden zweiten Tag, Verkehr hat und das besonders in der Zyklusmitte, in der die Frau fähig zur Ovulation ist, wird innerhalb von sechs Monaten eine Schwangerschaft erreichen. Manche Paare mögen im ersten Monat Erfolg haben, andere brauchen vielleicht acht bis neun Monate dazu. Im allgemeinen sind die Ärzte erst besorgt, daß ein Fruchtbarkeitsproblem vorliegen könnte, wenn ein volles Jahr mit dem Versuch, schwanger zu werden, erfolglos verstrichen ist. Sehr oft werden Paare allzu ängstlich, wenn sich Monat für Monat nichts ereignet. Häufig machen sie den Fehler, nun anzunehmen, daß sie ein Fruchtbarkeitsproblem haben, wenn es höchstwahrscheinlich nur an der Wahl des richtigen Zeitpunkts liegt. Ihr Geschlechtsverkehr fällt zeitlich einfach nicht mit den fruchtbarsten Tagen der Frau zusammen. Für Paare in dieser Situation könnten die neuen Testmittel für zu Hause eine besonders große Hilfe sein. Eine Tabelle der Basaltemperatur ist deshalb nützlich, weil sie einer Frau verrät, wann bei ihr die Ovulation einsetzt. (Manche Frauen können übrigens periodische Blutungen haben, als ob sie normal menstruieren, aber tatsächlich findet keine Ovulation statt.) Es ist daher nicht immer hilfreich, einem Paar zu erzählen, daß damit der »richtige Tag« bestimmt sei. Oft warten Paare auf den Anstieg der Temperatur, der die Ovulation signalisiert, aber das könnte bereits zu spät sein. Sie sollten sich statt dessen auf das geringe Absinken der Temperatur konzentrieren, das dem Ansteigen unmittelbar vorausgeht – also auf eine »Finesse«, die leicht zu übersehen ist.

Wenn sorgfältige Beobachtung der Temperaturen, Veränderungen im Schleim und andere Anhaltspunkte nicht helfen, liefert vielleicht der Ovulationstest die nötige Information. Wie bereits erwähnt, besteht dieser Test darin, ein chemisch präpariertes Stäbchen in eine Probe des ersten Frühharns zu tauchen. Schwillt der Gehalt an LH an, ändert das Stäbchen die Farbe. LH ist das Hormon, das die Follikel der Ovarien veranlaßt, ihre reifen Eier auszustoßen. Innerhalb von 48 Stunden nach dem Ansteigen des LH-Spiegels findet die Ovulation statt. Ein Paar kann diesen Ovulationstest dazu benützen, genau den Tag zu bestimmen, an dem es Geschlechtsverkehr haben sollte. (Abbildung 9 zeigt die hormonalen Veränderungen, die sich in den verschiedenen Stadien des menstruellen Zyklus zugleich mit denen der Grundtemperaturen vollziehen.)

Kommt es immer noch nicht zu einer Schwangerschaft, selbst wenn diese Tests eine normale Ovulation bei einer Frau anzeigen und das Paar zum richtigen Zeitpunkt Verkehr hatte, sollte daraus nicht voreilig der Schluß gezogen werden, daß Unfruchtbarkeit vorliegt. Schlägt der Versuch, ein Kind zu empfangen, fehl, könnte einfach falsches Verhalten schuld daran sein – also etwas, das viele Ärzte zu erörtern vergessen.

Es kann jedoch tatsächlich der Grund sein, weshalb viele Paare Schwierigkeiten haben. So steht vielleicht eine Frau sofort auf, nachdem sie Verkehr gehabt hat, geht zur Toilette oder duscht sich. Eine solche Handlungsweise wird nicht unbedingt eine Schwangerschaft verhindern, obwohl es zu den Methoden der Empfängnisverhütung von »alten Weibern« gehört, nach dem Coitus (Beischlaf) aufzustehen und dreimal rund um das Bett zu laufen. Aber derlei Praktiken erhöhen die Möglichkeit, etwas von den Spermien zu verlieren und damit die Chance einer Empfängnis zu verringern. Es ist besser, ungefähr eine Stunde zu entspannen, ehe man herumwandert.

Ursachen der Unfruchtbarkeit

Im letzten Jahrzehnt hat sich bei amerikanischen Paaren die Unfruchtbarkeit mehr als verdoppelt. Man schätzt, daß fast zehn Millionen Paare oder eines von je fünfen außerstande ist, eine Schwangerschaft zu erreichen, obwohl sie es ein Jahr lang oder noch länger versucht haben. Für diese alarmierende Zunahme der Unfruchtbarkeit gibt es viele Gründe: die Zunahme von Krankheiten, die beim Geschlechtsverkehr übertragen werden; der Trend, den Zeitpunkt der ersten Schwangerschaft aufzuschieben und damit die fruchtbarsten Jahre einer Frau von 18 bis 28 zu versäumen; die Anwendung eines IUD und andere nicht ganz klare Gründe.

Entgegen der Volksmeinung sind Fruchtbarkeitsprobleme mit je 40 Prozent ungefähr gleich zwischen Frauen und Männern verteilt, und die restlichen 20 Prozent entfallen auf beide Partner. Die Ärzte raten den meisten Paaren, mindestens sechs, lieber noch zwölf Monate zu warten, ehe sie Hilfe bei einem Spezialisten für Unfruchtbarkeit suchen. Bevor ein Paar zum Arzt geht, kann es die früher in diesem Kapitel geschilderten Maßnahmen probieren. Das wären etwa Tests, die man zu Hause durchführt, und – oder – man kann eine Temperaturtabelle anlegen, um sicherzugehen, daß bei einer Frau die Ovulation einsetzt und man die richtige Zeit für den Geschlechtsverkehr wählt. Erst wenn ein Paar ziemlich sicher ist, daß bei der Frau keine Ovulation stattfindet, wäre es klug, unverzüglich einen Experten aufzusuchen. Man denke jedoch daran, daß es sechs Monate oder länger dauern kann, bis nach dem Absetzen der Pille wieder eine normale Menstruation und Ovulation einsetzt. Hat eine Frau orale Verhütungsmittel eingenommen, wird ihr ein Spezialist wahrscheinlich empfehlen, noch eine Weile länger zu warten, um zu sehen, ob die Ovulation von selbst wiederkehrt.

Die häufigsten Ursachen von Unfruchtbarkeit sind in Tabelle 4 aufgelistet. Führend ist bei den Frauen das Ausbleiben der Ovulation. Bei manchen dieser Frauen erfolgt die Ovulation unregelmäßig, bei anderen bleibt sie ganz aus. In beiden Fällen handelt es sich meist um ein hormonales Problem. Da eine Frau bei einer normal verlaufenden Ovulation im ersten Abschnitt ihres menstruellen Zyklus einen niedrigen Östrogenspiegel hat, signalisiert dieser Mangel an Östrogen dem Hypothalamus, sein Hormon abzugeben, das Gonadotropine freisetzt. Das stimuliert wiederum die Hypophyse, ihre die Follikel anregenden und die luteinisierenden Hormone abzusondern. Diese Welle von FSH und LH läßt die Ovulation in Aktion treten. Ein Follikel, das ein reifes Ei enthält, vollendet diesen Vorgang, es platzt auf und entläßt das Ei. Nach dem Eisprung wird das betreffende Follikel umgewandelt in ein Corpus luteum (Gelbkörper) genanntes Gewebe, das ein Hormon erzeugt; es ist das Progesteron, das benötigt wird, damit sich ein befruchtetes Ei in der Uterusschleimhaut einnistet und eine Schwangerschaft gesichert ist (siehe Tabelle 4; sie wurde, etwas abgeändert, übernommen aus: »Why Can't We Have a Baby« von Albert Decker M.D. und Suzanne Loebl, Dial Press 1978).

Im fein abgestimmten Gleichgewicht des Hormonsystems kann an so manchen Punkten etwas schiefgehen und zur Unfruchtbarkeit führen. Nicht selten hängt das Problem mit Gewichtsverlust oder Übergewicht zusammen. Denn beides kann das hormonale Gleichgewicht verändern. Wenn eine Frau schwanger zu werden wünscht, könnte sie meinen, daß sie zuvor gern ein paar Pfund verlieren würde. Denn sie hat von der »Altweiberweisheit« gehört, daß es nach der Geburt eines Ba-

Tabelle 4: Mögliche Ursachen der Unfruchtbarkeit

bei der Frau	beim Mann
allgemeine:	
Übergewicht	Übergewicht
zu geringes Gewicht	zu geringes Gewicht
Anämie	exzessiver Alkoholgenuß
ungünstige Schleimhaut- beschaffenheit	übermäßiges Rauchen Klinefelter-Syndrom
Turner-Syndrom	
entwicklungsbedingte:	
Mißbildungen des Uterus	»hochstehende« Hoden
unentwickelte Ovarien	Varikozele (Krampfaderbruch)
ein untauglicher Zervix	unterentwickelte Hoden
	zu wenig Spermien
	Impotenz
	gestörter Samenerguß
hormonale:	
Versagen der Hypophyse	Versagen der Hypophyse
erkrankte Schilddrüse	erkrankte Schilddrüse
untaugliche Ovarien	Erkrankungen der Nebennieren
Erkrankungen der Nebennieren	Infektionen (Gonorrhoe und andere beim Verkehr übertragene Krankheiten)
Geschlechtskrankheiten	
Infektionen (Chlamydia, Gonorrhoe, Zervixitis etc.)	
vernarbte Eileiter	Verletzung der Hoden
Mißbildungen	Hydrozele testis (Wasserbruch der Hoden)
Endometriose	Orchitis (Hodenentzündung)
Polypen am Zervix	Prostatitis (Entzündung der Prostata)
Fibroide (Bindegewebsgeschwülste am Uterus)	

bei beiden Geschlechtern:

schlechte Einstellung zur Ehe
falsche Bestimmung des richtigen Zeitpunkts für den Geschlechtsverkehr
immunologische Unverträglichkeit
Erbkrankheiten

bys schwerfalle, unerwünschtes Gewicht wieder loszuwerden. Liegt ihr Gewicht bereits nahe dem entscheidenden Punkt, den der Hypothalamus für eine richtige Ovulation »festgesetzt« hat, könnte es schon genügen, einfach ein paar Pfund abzunehmen, um das System »abzuschalten«. Umgekehrt könnte eine übermäßige Gewichtszunahme den Östrogenspiegel bis zu dem Punkt ansteigen lassen, an dem er wie eine empfängnisverhütende Pille wirkt.

Jede Störung im hormonalen Rückkopplungssystem kann zu einem Ausbleiben der Ovulation führen. So könnte z. B. die Hypophyse nicht mehr imstande sein, das LH und FSH zu produzieren, das die Ovarien stimuliert, ein reifes Ei zu erzeugen. Hormone von den Nebennieren oder von der Schilddrüse stören vielleicht das »Nachrichtensystem«. Die Ovarien selbst können unfähig sein, auf die Signale von der Hypophyse zu reagieren. Das Verhältnis von FSH zu LH könnte nur ein wenig verschoben sein und dadurch die Ovarien daran hindern, ein Ei zu produzieren.

Bei manchen Frauen entwickeln sich polyzystische oder »große, graue Ovarien« – ein Zustand, der als Stein-Leventhal-Syndrom bekannt ist. Im typischen Fall verursacht diese Erkrankung ein mangelndes Gleichgewicht von Hormonen: niedriges FSH, hohes Östrogen, unregelmäßige Wellen von LH, niedrige Progesteronwerte und erhöhte männliche Hormone. Während eines normalen menstruellen Zyklus durchlaufen auch diese Hormone Zyklen, in denen sie ansteigen und absinken, aber bei der polyzystischen Erkrankung neigen sie dazu, den ganzen Zyklus hindurch konstant zu bleiben. Ein Follikel schwillt an, entläßt jedoch kein Ei und wird zu einer Zyste. Die Zellen rund um die Zyste schütten schwache männliche Hormone aus, die der Körper in Östrogen umwandelt. Das Rückkopplungssystem im Gehirn spürt den hohen Östrogenspiegel und nimmt an, daß die Ovarien richtig funktionieren und daß das reife Ei bereit ist, entlassen zu werden. Die Hypophyse verringert die Absonderung von FSH und schickt LH aus, das normalerweise das reife Ei veranlassen würde, sich aus dem Follikel zu lösen. Doch ist kein reifes Ei vorhanden, so bildet das Follikel eine Zyste. Der Vorgang wiederholt sich, und mit einem Zyklus nach dem anderen wird das Problem schlimmer. Der hohe Östrogenspiegel hindert den Uterus, die Schleimhaut abzustoßen, und diese Verdickung des Endometriums erhöht das Krebsrisiko für den Uterus. Eine Frau mit polyzystischen Ovarien erlebt vielleicht noch eine Anzahl anderer Symptome, hauptsächlich ein anomales Wachstum der Haare im Gesicht und auf dem Körper und als Folge der männlichen Hormone typisch männliche Merkmale.

Manchmal wird das mangelnde Gleichgewicht durch übermäßiges Prolactin verursacht, das die Milchproduktion anregt. Eine Reihe von Faktoren, darunter Streß und einige Arzneimittel, besonders Medikamente gegen Depressionen, Drogen, die Halluzinationen hervorrufen, Alkohol und Schmerzmittel können zu erhöhter Sekretion von Prolactin führen.

Zu noch einer anderen Störung des hormonalen Gleichgewichts kann es während des späteren Abschnitts des menstruellen Zyklus (in der Gelbkörperphase) kommen. Es kann normale Ovulation stattfinden, aber fehlendes hormonales Gleichgewicht verhindert vielleicht, daß sich das befruchtete Ei richtig einbettet. Zum Beispiel könnte die Hypophyse nicht genug LH aussenden, oder das Follikel mit dem Ei ist vielleicht nicht fähig, auf das LH zu reagieren.

Die meisten dieser hormonalen Probleme lassen sich lösen, aber damit dies erreicht werden kann, muß die Art des Problems festgestellt werden. Dies erfordert für gewöhnlich sorgfältige Untersuchungen durch einen Hormonspezialisten und im allgemeinen einen Endokrinologen, der Erfahrung hat in der Diagnose und Behandlung von Fruchtbarkeitsproblemen. Stellt sich heraus, daß die Schwierigkeit durch polysystische Ovarien, durch Ausbleiben der Ovulation nach Gebrauch der Pille oder durch andere Defekte entstanden ist, die mit einem Mangel an FSH und LH verbunden sind, kann man Clomiphen verschreiben. Etwa dreißig Prozent der Frauen, die unfruchtbar sind, weil die Ovulation nicht erfolgt, aber die im Prinzip funktionsfähige Ovarien besitzen, kann mit diesem Mittel geholfen werden.

Das Medikament wirkt, indem es die im Hypothalamus liegenden Rezeptoren (Empfänger) für Östrogen blockiert.

Dieser Trick verleitet das Gehirn, der Hypophyse zu signalisieren, sie solle die Östrogenproduktion durch Sekretion von FSH anregen. Das wird die Ovarien stimulieren, ein Ei reifen zu lassen, wodurch noch mehr Östrogen erzeugt wird. Aber der Hypothalamus merkt diese Zunahme von Östrogen erst, wenn das Medikament abgesetzt wird. Plötzlich entdeckt das Gehirn den hohen Östrogenspiegel und reagiert darauf, indem es der Hypophyse signalisiert, eine Welle von LH auszusenden. Dies veranlaßt das Ei, sich aus dem Follikel zu lösen und dadurch die Ovulation zu vollenden. Kommt es nicht zu dieser LH-Welle, läßt sich das mit dem Harntest für die Ovulation feststellen, und die betreffende Frau kann aus dem menschlichen Chorion (der Zottenhaut) stammende Gonadotropine einnehmen. (Das Kürzel hCG steht für: human charionic gonadotropine.) Es ist ein Schwangerschaftshormon, das chemisch dem LH ähnlich ist und die Ovarien durch diesen Trick veranlassen kann, das reif gewordene Ei auszustoßen.

Häufig sind mehrere Zyklen mit Clomiphen nötig, um eine Schwangerschaft zu erreichen. Manchmal werden jedoch schon ein bis zwei laufende Anwendungen des Medikaments durch einen »Schock« das endokrine System dazu bringen, daß die Ovulation von sich aus wieder einsetzt. Alles in allem sind dreiviertel der Frauen, bei denen die Ovulation ausbleibt, die jedoch ansonsten normale Fortpflanzungsorgane besitzen, imstande, schwanger zu werden, wenn sie Clomiphen anwenden. Verglichen mit dem normalen Vorkommen von Zwillingen im Verhältnis eins zu hundert, wird ungefähr eine unter fünfzig dieser Frauen Zwillinge bekommen. Das ist der Fall, weil die zusätzliche Stimulierung der Ovarien diese veranlaßt, mehr als ein Ei zu produzieren. Daher wird die erhöhte Anzahl von Zwillingen eher aus verschiedengeschlechtlichen Geschwistern bestehen als aus eineiigen identischen Pärchen. Normalerweise endet eine von zweihundert Schwangerschaften mit der Geburt von eineiigen Zwillingen. Diese Zahl wird durch die Anwendung von Clomiphen oder von anderen die Fruchtbarkeit fördernden Medikamenten nicht beeinflußt.

Findet wegen übermäßiger Ausschüttung von Prolactin keine Ovulation statt, wird dies mit dem Medikament Bromocriptin behandelt, das die Produktion von Prolactin unterdrückt. Manchmal muß eine Frau diese Mittel mehrere Monate lang einnehmen, ehe das Prolactin so weit abnimmt, daß sie schwanger werden kann. Ist die Schwangerschaft eingetreten, sollte Bromocriptin sofort abgesetzt werden, da das Medikament für Geburtsfehler verantwortlich gemacht worden ist.

Hormonale Probleme, die während der späteren oder Gelbkörperphase des Zyklus auftreten, sind relativ leicht zu lösen. Ist das LH niedrig, kann man hCG geben. Niedrige Progesteronspiegel können bedeuten, daß das Corpus luteum (der Gelbkörper) abgestorben ist und das Hormon nicht mehr erzeugt. Das läßt sich korrigieren durch Behandlung mit in die Vagina eingeführten Suppositorien, die Progesteron enthalten. Dieses Hormon wird vom Endometrium absorbiert und bereitet es darauf vor, das befruchtete Ei aufzunehmen. Niedrige FSH- und Östrogenspiegel weisen vielleicht darauf hin, daß an den Stellen auf dem Corpus luteum, die Hormone aufnehmen (sogenannte Rezeptoren), ein Defekt vorhanden ist – ein Problem, das mit Clomiphen beseitigt werden könnte.

Manchmal vermögen diese verschiedenen Maßnahmen die Ovulation nicht anzuregen. In solchen Fällen kann eine Frau Anwärterin für eine Behandlung mit einem stärkeren Mittel, mit Pergonal, sein, das eine Kombination von LH und FSH ist und aus dem Harn von Frauen in der Menopause gewonnen wird. Nach Eintritt der Menopause nehmen diese zwei Hormone auffallend zu in einem Versuch, die Ovarien wieder zur Tätigkeit anzuregen. Diese Tatsache wurde von einem italienischen Biologen, Donini Serano, erkannt, der auf den Gedanken kam, den Harn von älteren Nonnen zu sammeln, um das Mittel herzustellen. (Der Anstieg von Hormonen spiegelte sich in deren vermehrter Ausscheidung im Harn wider.) Die pharmazeutische Serano-Gesellschaft, die Pergonal auch weiterhin erzeugt, sammelt heute noch Harn aus italienischen Klöstern und von älteren Frauen in den Dörfern Italiens.

Anders als Clomiphen, das auf den Hypothalamus einwirkt, um die erwünschten Resultate zu erzielen, wirkt Pergonal direkt auf die Ovarien ein, und das macht es zu einem gefährlichen Mittel. Es muß sorgfältig dosiert werden, um sicherzugehen, daß die Ovarien nicht zu sehr stimuliert werden. Das kann nämlich dazu führen, daß zu viele Eier entlassen werden oder in extremen Fällen ein Ovarium platzt. Eine Frau nimmt während des Zyklus 5 bis 10 Tage Pergonal. Während dieser Zeit muß sie täglich untersucht werden, um sich zu vergewissern, daß die Ovarien nicht übermäßig stimuliert werden. Das läßt sich feststellen, indem man den Östrogenspiegel mißt oder mit Ultraschall die Ovarien beobachtet und sieht, wieviele Eier in ihnen reifen. Zeigt die Ultraschall-Aufnahme, daß ein oder zwei Eier reif genug sind, um freigesetzt zu werden, gibt man der Frau hCG, um die Ovulation zu vollenden.

Pergonal ist das Medikament, das manchmal zur Geburt von Drillingen, Vierlingen und in seltenen Fällen zu Fünflingen und mehr Kindern führt. Während solche Geburten bei den Medien beträchtliches Interesse erwecken, sollten sie, wenn irgend möglich, vermieden werden wegen des ungeheuer großen Risikos für die Mutter wie auch für die Babys. Sieht ein Arzt, daß zu viele Eier reifen, sollte das Medikament abgesetzt werden, und er sollte der Frau raten, in diesem Zyklus nicht schwanger zu werden. Haben sich bereits zu viele Embryonen im Uterus eingenistet, ist es ratsam, die Schwangerschaft zu unterbrechen und es in einem anderen Zyklus erneut zu versuchen.

Mechanische Ursachen von Unfruchtbarkeit

Obwohl hormonale Faktoren die wichtigste Ursache von Unfruchtbarkeit bei Frauen sind, gibt es eine Anzahl von mechanischen Hindernissen und Problemen, die Unfruchtbarkeit verursachen können. In den letzten Jahren haben einige dieser Probleme deutlich zugenommen, besonders diejenigen, die mit Endometriose und mit blockierten und geschädigten Eileitern zusammenhingen.

Endometriose

Wie im 3. Kapitel geschildert, ist Endometriose eine verbreitete Erkrankung, bei der einige Zellen des Endometriums, die normalerweise den Uterus auskleiden, in die Bauchhöhle entweichen und Anhäufungen von Endometriumzellen bilden. Diese Zellgruppen können sich auf dem Uterus festsetzen, auf den Ovarien und Eileitern, auf dem Dickdarm und an anderen Stellen im Unterleib. Selbst wenn diese Zellhaufen sich außerhalb des Uterus befinden, werden sie immer noch auf hormonale Reize reagieren, als ob sie auf ihrem normalen Platz wären. In jedem menstruellen Zyklus wachsen die Zellen des Endometriums, die sich festsetzen, und werden – bei Endometriose ähnlich wie beim normalen Endometrium – vom Blut überschwemmt. Findet keine Empfängnis statt, wird das normale Endometrium mit der menstruellen Blutung entfernt. Bei der Endometriose blutet das Gewebe ebenfalls, aber es findet keinen Ausweg. Es bildet Narbengewebe, und im nächsten Zyklus wächst und blutet es erneut. Schließlich bilden die Gewebestücke, die sich anderweitig festgesetzt haben, vielleicht Verwachsungen oder sie verformen die Fortpflanzungsorgane. Selbst ein ganz winziges Gewebestückchen auf einem Ovarium oder einem Eileiter kann Fruchtbarkeitsprobleme verursachen. Viele Frauen, die Endometriose haben, leiden während der Menstruation unter schlimmen Schmerzen, die im Gegensatz zu gewöhnlichen Krämpfen durch Antiprostaglandin-Medikamente nicht zu erleichtern sind.

In den letzten Jahren hat die Endometriose merklich zugenommen, und sie ist heute eine der Hauptursachen der Unfruchtbarkeit. Die Ursache der Endometriose ist nicht bekannt, aber die Zunahme schreibt man der Tatsache zu, daß die Frauen heute weniger Babys haben und erst in einem späteren Alter als in der Vergangenheit. Während einer Schwangerschaft ist das Gewebe der Endometriose nicht der zyklischen Stimulation unterworfen, und die Zellgruppen schrumpfen und verschwinden. Früher einmal hatte eine Frau vielleicht schon ehe sie 20 Jahre alt wurde die ersten Kinder und war den Großteil ihres Lebens, in dem sie Kinder bekommen konnte, entweder schwanger oder stillte. Sie menstruierte auch erst in einem späteren Alter, und die Menopause begann früher als heute. Sie hatte daher während ihrer fortpflanzungsfähigen Jahre nicht so viele menstruelle Zyklen wie die Frauen heute. Experten meinen, daß diese Veränderungen zumindest zum Teil für die Zunahme der Endometriose verantwortlich sind.

Die Endometriose kann manchmal mit Hilfe charakteristischer Symptome und mit der Reaktion auf Medikamente diagnostiziert werden, die vorübergehend die Ovulation aufhalten. Gewöhnlich dauert es sechs Monate, um mit einer Arzneimitteltherapie die Endometriose soweit zu beseitigen, daß die Fruchtbarkeit wiederhergestellt wird. Wenn die Zellgruppen, die sich festgesetzt haben, besonders groß sind oder wenn sie Narben oder Verformungen der Fortpflanzungsorgane verursacht haben, wird auch eine Operation nötig sein (weitere Erörterung des Problems siehe 3. Kapitel).

Abnorme Zustände der Eileiter
Die Befruchtung erfolgt meist im Eileiter, wenn das Ei auf seinem Weg in den Uterus hindurchwandert. Vernarbte oder blockierte Eileiter sind eine weitere Hauptursache von Unfruchtbarkeit und eine, die ebenfalls zunimmt. Beckenentzündung, die durch Gonorrhoe, Chlamydia und andere Infektionen sowie durch Anwendung eines IUD verursacht werden kann, führt am häufigsten zu Narben und Schädigungen der Eileiter. Eine Extrauterin- oder Eileiterschwangerschaft kann einen Eileiter schädigen oder zerstören und zu Unfruchtbarkeit führen. Natürlich hat auch eine freiwillige Sterilisation, bei der die Eileiter zerteilt oder abgebunden werden, Unfruchtbarkeit zur Folge. In steigendem Maße sind geschickte, mit Mikrotechnik vertraute Chirurgen mit Laser oder herkömmlichen chirurgischen Methoden imstande, beschädigte Eileiter wieder heil zu machen. Etwa die Hälfte der Frauen, bei denen diese »Reparatur« vorgenommen wird, können schwanger werden. Jene Frauen, deren Eileiter nicht mehr repariert werden können, oder die selbst nach einer Operation unfruchtbar bleiben, sind vielleicht Anwärterinnen für eine Befruchtung im Reagenzglas oder können, wie man sagt, ein Retortenbaby bekommen. Dabei entfernt man ein reifes Ei oder mehrere aus dem Ovarium

einer Frau und befruchtet es in einem Reagenzglas mit dem Sperma des Ehemannes. Dann bringt man es in den Uterus der Frau zurück, wo es, wie man hofft, sich einnistet und eine Schwangerschaft beginnt. Man ist mit dieser Befruchtung im Reagenzglas mit Riesenschritten vorangekommen, seit diese Technik vor wenigen Jahren entwickelt worden ist. Aber die Fehlerquote ist immer noch hoch, und die ganze Prozedur ist sehr kostspielig.

Verschiedene andere Ursachen von Unfruchtbarkeit bei der Frau
Wie in der Tabelle 4 angedeutet, gibt es noch viele andere Ursachen von Unfruchtbarkeit, einschließlich eines »feindseligen« Zervixschleims, der die Spermien daran hindert, das Ei zu erreichen. Dazu gehören außerdem die Entwicklung von Antikörpern, die das Sperma angreifen, ferner Diabetes, wenn der Blutzucker nicht entsprechend unter Kontrolle gehalten wird, und unter anderem auch Streß.

Selbst nach einer umfangreichen und gründlichen Untersuchung ist bei einer bedeutenden Anzahl von Paaren die Ursache der Unfruchtbarkeit nicht festzustellen. Nicht selten ist ein Paar verzweifelt, weil es kein Kind bekommen kann, aber Jahre später entdeckt die Frau, daß sie schwanger ist. Die meisten von uns kennen Paare, bei denen das geschah, nachdem sie ein Kind adoptiert hatten. Andere geben nach Jahren vergeblicher Versuche auf, nur um später, wenn sie ein mittleres Alter erreicht haben, endlich zu merken, daß sie doch Eltern werden. Für gewöhnlich läßt sich nicht erklären, warum es zu dieser Wende kam, und in manchen Fällen ist es eine Art Schock, wenn ein Paar, nachdem es alle Hoffnungen aufgegeben hat, nun doch ein Kind bekommen soll.

Ursachen der Unfruchtbarkeit beim Mann
Über die Unfruchtbarkeit bei Männern ist nicht soviel bekannt wie über die bei Frauen, und es gibt für Männer auch nicht so viele Behandlungsmöglichkeiten. Das ändert sich jedoch, da die Erforschung von Ursachen der Unfruchtbarkeit bei Männern zunimmt und die Mikrochirurgie häufiger dazu benützt wird,

Fehler im Bau der Geschlechtsorgane zu beseitigen. Die verbreitetste Ursache von Fruchtbarkeitsproblemen ist eine zu geringe Zahl von Spermien. Sehr wenige Männer – wahrscheinlich weniger als zwei Prozent – sind vollkommen unfruchtbar, statt dessen enthält der Samen zu wenig Spermien, oder diese sind irgendwie defekt. Eine Anzahl von Faktoren kann die Erzeugung der Spermien stören, unter anderem Alkohol- und Tabakgenuß, Drogen, Strahlen, Umgang mit bestimmten chemischen Stoffen und Infektionen.

Ungefähr 10 Prozent der Fruchtbarkeitsprobleme von Männern liegen im »Beförderungssystem« für die Spermien. Vielleicht ist z. B. einer der Hodenkanäle blockiert oder defekt. Mikrochirurgie kann manchmal diesem Problem abhelfen. Hypospadie ist ein Defekt in der Struktur, bei dem der Penis des Mannes seine Öffnung an der Unterseite hat. Das hindert ihn daran, die Spermien tief genug in die Vagina zu bringen, und das kann ebenfalls zu Fruchtbarkeitsproblemen führen. Das läßt sich operativ korrigieren, oder man wendet künstliche Besamung an, um eine Schwangerschaft zu erreichen. Spermien sind sehr hitzeempfindlich. Die Hoden liegen außerhalb des Körpers, weil es dort für sie kühler ist. Irgendeine Infektion, Entzündung oder ein anderer Umstand, der die Temperatur des Scrotums (des Hodensacks) auch nur geringfügig ansteigen läßt, kann die Erzeugung von Spermien hemmen.

Die Varikozele, eine Krampfader in den Hoden, ist eines der häufigsten Probleme auf diesem Gebiet. Die geschwollene Ader erzeugt Hitze, sie kann auch einen Kanal blockieren. Ungefähr 30 Prozent der unfruchtbaren Männer haben eine solche Varikozele, die operativ entfernt oder verödet werden kann. Bei 70 Prozent der Männer bessert sich dann das Ergebnis der Spermienzählung, und der Hälfte von ihnen gelingt eine Befruchtung.

Wie bei den Frauen hängt die Fähigkeit, Spermien zu produzieren und sich fortzupflanzen, von einem fein abgestimmten hormonalen Rückkopplungssystem ab. Obwohl hormonale Ursachen der Unfruchtbarkeit bei Männern nicht so verbreitet sind wie bei Frauen, sind sie möglicherweise vorhanden und sollten untersucht werden, wenn keine anderen Ursachen erkennbar sind. Manchmal werden die gleichen Mittel, die man bei Frauen anwendet, um Ovulationsprobleme zu behandeln, auch Männern gegeben; sie sollen deren endokrine Systeme stimulieren, männliche Hormone zu produzieren. Kürzlich wurde von einem Erfolg berichtet, als man das LH stimulierende Hormon LHRH (luteinizing-hormone-releasing hormone) anwandte. Es wurde von einer am Gürtel getragenen Pumpe verabreicht.

Was im Körper einer Schwangeren vorgeht

Nehmen wir einmal an, daß alles gut geht und ein Kind gezeugt worden ist. Eine Frau, die wirklich harmonisch auf ihren Körper eingestimmt ist, kann oft, ehe sie irgendeinen Test gemacht oder einen Arzt aufgesucht hat, bereits sagen, daß sie schwanger ist. Eine Frau, die eine monatliche Temperaturtabelle führt, weiß, daß zur Zeit der Ovulation ein Anstieg zu vermerken ist und dann ein Absinken, wenn die Menstruation einsetzt. Dieses Absinken der Temperatur stimmt zeitlich mit der unmittelbar vor der Menstruation erfolgenden Verminderung von Östrogen und Progesteron überein. Der vermehrte Abfluß von Blut, dazu die natürliche Eigenschaft von Progesteron, die Körpertemperatur zu erhöhen, erklären den Anstieg der Basaltemperatur. Die Hormonspiegel bleiben die ganze Schwangerschaft hindurch hoch. Daher wird eine Frau, die ihre Basaltemperatur täglich mißt, sofort merken, daß sie nicht absinkt, was gewöhnlich den Beginn der Menstruation ankündigt. Statt dessen kann sogar ein stetiger geringer Anstieg zu verzeichnen sein. Ist ihre Periode ein bis zwei Tage überfällig und sinkt die Basaltemperatur nicht, kann eine Frau recht sicher sein, daß es an der Zeit ist, einen Schwangerschaftstest zu machen, um zu bestätigen, was sie bereits stark vermutet – daß sie tatsächlich schwanger ist.

Die Testpackung enthält ein chemisch behandeltes Stäbchen oder Blättchen. Wie bei der Testpackung für die Ovulation werden Stäbchen oder Blättchen am Morgen in den Frühharn getaucht. Diese Probe verrät das Vorhandensein von hCG, des

Schwangerschaftshormons, das von der Placenta (dem Mutterkuchen) erzeugt wird. Die neueren Schwangerschaftstests für daheim sind leicht anzuwenden und können binnen zwei bis drei Tagen nach einer ausgebliebenen Periode eine Schwangerschaft anzeigen. Ein positives Resultat bestätigt praktisch immer, daß eine Frau schwanger ist. Bei manchen Frauen können die hormonalen Veränderungen nicht so ausgeprägt sein, so daß ein negatives Ergebnis nicht immer die Möglichkeit einer Schwangerschaft ausschließt. Ein einige Tage später durchgeführter Test ist vielleicht positiv. Dann sollte eine Frau einen Termin mit ihrem Geburtshelfer vereinbaren, um ihm oder ihr die Neuigkeit mitzuteilen und um mit der medizinischen Betreuung vor der Geburt zu beginnen, die sie die ganze Schwangerschaft hindurch fortsetzen wird.

Fast vom Augenblick der Empfängnis an wird die Frau fast unmerkliche Veränderungen in ihrem Körper spüren. Ihre Brüste sind noch schwellender und empfindlicher als sonst, und das beginnt in der Woche, auf die normalerweise die Menstruation folgt. Verursacht wird es durch das ständige Ansteigen des Östrogen- und Progesteronspiegels. Steigt der Spiegel der zwei Hormone weiter an, kann eine Frau unter Übelkeit, ja unter dem charakteristischen morgendlichen Erbrechen leiden. Dies geschieht jedoch erst ungefähr in der sechsten Woche der Schwangerschaft, sobald der Östrogen- und Progesterongehalt entsprechend hoch ist. Früher einsetzendes oder stärker ausgeprägtes morgendliches Erbrechen könnte die Geburt von »Mehrlingen« ankündigen. So erzeugt etwa eine Schwangerschaft mit Zwillingen doppelt soviel Östrogen, Progesteron und hCG wie ein einzelner Fetus. Mütter von Zwillingen erinnern sich oft, daß das erste Anzeichen dafür, daß mehr als ein Embryo vorhanden war, in einem frühzeitigeren und schlimmeren morgendlichen Erbrechen bestand. (Zu bemerken wäre aber, daß das Gefühl der Übelkeit, obwohl es morgendliches Erbrechen genannt wird, auch jederzeit tagsüber auftreten kann.)

Im typischen Fall hält diese Übelkeit bis zur 10. oder 11. Woche an und läßt dann nach, da sich der Körper auf die hohen Hormonspiegel einstellt. Obwohl sich viele Frauen während dieser Phase elend fühlen, können sie sich damit trösten, daß es ein Anzeichen für die Tätigkeit ihrer Hormone ist, die am Werk sind, die Schwangerschaft aufrechtzuerhalten. Für die meisten Frauen ist das morgendliche Erbrechen mehr lästig als ein ernstes Problem. Selbst wenn sie keine Lust haben, zu bestimmten Zeiten etwas zu essen, verzehren sie noch genug, um zuzunehmen und für ausreichende Ernährung des Embryos zu sorgen. Ungefähr eine von 10 Frauen leidet so sehr unter dem morgendlichen Erbrechen, daß die Ernährung gefährdet wird, und ist das Erbrechen so schlimm, daß sie kein Essen im Magen behalten kann, muß sie vielleicht im Krankenhaus künstlich ernährt werden. Das ist jedoch sehr ungewöhnlich. Die meisten Frauen können gegen die Übelkeit ankämpfen, indem sie häufig kleine Mahlzeiten von reizloser Kost essen – etwas Früchte, Kekse, stärkehaltige Nahrung – und stark riechende oder Übelkeit erregende Speisen meiden.

Wie wir ausdrücklich betonen, sind keine zwei Frauen einander genau gleich. Daraus folgt, daß sich keine zwei Schwangerschaften genau gleichen, wenn auch alle Frauen gewisse Eigenheiten miteinander gemein haben. Manche durcheilen diese Zeit praktisch beschwerdefrei, sie sind in Hochstimmung und von strahlender Gesundheit, während sich andere fast vom Augenblick der Empfängnis an elend, »aufgedunsen« und unbehaglich fühlen. Einige Frauen, die eine sehr leichte erste Schwangerschaft erlebt haben, sind erstaunt, daß sie es bei einer späteren schwerer haben. Auch das Gegenteil kommt vor. Die meisten Frauen werden spielend mit den Veränderungen in ihrem Körper fertig. Wenn sie wissen, was sie zu erwarten haben, und die Gründe kennen, aus denen sie die verschiedenen Veränderungen bei einer Schwangerschaft erleben, halten sie es für ein neun Monate währendes aufregendes Abenteuer, an dessen Ende sie mit einem wundervollen, gesunden Baby belohnt werden.

Die hormonale Anpassung bei einer Schwangerschaft

Im Verlauf einer Schwangerschaft findet eine Anzahl von hormonalen Veränderungen statt. Sie sichern nicht nur das normale Wachstum und die Entwicklung des Fetus, sondern führen auch viele der physischen und emotionalen Veränderungen herbei, die mit dem Schwangersein verbunden sind. So vergrößert sich die Schilddrüse etwas und erhöht die Erzeugung von Thyroxin. Dies beschleunigt den Stoffwechsel, um die für die Entwicklung des Fetus und für die chemischen Veränderungen im Körper der Mutter benötigte Energie zu liefern. Das erklärt auch, warum Erkrankungen der Schilddrüse oft während der Schwangerschaft auftreten, wenn Frauen dafür anfällig sind. Die Nebenschilddrüsen erhöhen ebenfalls die Produktion ihrer Hormone, um das richtige Kalzium-Gleichgewicht zu sichern. Auch die Nebennieren steigern ihre Hormonproduktion. So hilft etwa ein vermehrtes Aldosteron mit, den Verlust an Natrium auszugleichen, der normalerweise bei einem so hohen Progesteronspiegel eintreten würde; und vermehrtes Cortisol wirkt mit, allseits das Energieniveau zu sichern.

Die Placenta (der Mutterkuchen) ist buchstäblich eine Hormonfabrik. Sie schüttet große Mengen von Östrogen, Progesteron, hCG und ACTH aus und außerdem noch spezielle Schwangerschaftshormone, die dazu beitragen, daß der Fetus richtig ernährt wird. Manche dieser Hormone werden normalerweise von anderen Drüsen erzeugt wie etwa von der Hypophyse oder von den Ovarien, bei denen während der Schwangerschaft eine Art Ruhepause eintritt.

Während der Schwangerschaft erreicht der Körper ein hormonales Gleichgewicht, das für diesen Lebensabschnitt einzigartig ist. Die Spiegel mancher Hormone sind um ein Mehrfaches höher als normalerweise, doch diese wirklich großen Mengen üben nicht die gleiche Wirkung aus wie bei einer nicht schwangeren Person. So braucht eine schwangere Frau sehr hohe Östrogenspiegel, um die Schwangerschaft zu unterstützen, das Blutvolumen zu vergrößern, die Brüste vorzubereiten und andere Aufgaben zu übernehmen. Aber dieser Östrogenspiegel führt zu einer deutlichen Vermehrung von Angiotensin II, das mitwirkt, den Blutdruck zu erhöhen. Aus unerklärlichen Gründen kann eine schwangere Frau einen sehr hohen Spiegel von Angiotensin II ertragen, ohne ein Ansteigen des Blutdrucks zu erleben. Tatsächlich haben die meisten schwangeren Frauen einen niedrigen Blutdruck. Ist aber der Körper einer Frau außerstande, diese Resistenz dem Angiotensin gegenüber zu entwickeln, wird sie anfälliger für zu hohen Blutdruck und dessen ernste Folgen wie etwa Eklampsie, die nur in der Schwangerschaft auftritt. Sie besteht in einem Komplex von Beschwerden, zu denen hoher Blutdruck, Schwellungen oder Ödeme, Nierenschäden, Proteinverlust und Neigung zu Anfällen gehören.

Die Stadien der Schwangerschaft

Die Schwangerschaft wird in drei Perioden zu drei Monaten eingeteilt. Die erste Periode dauert bis zur 12. Woche, die zweite von der 13. bis zur 27. Woche und die dritte von der 28. bis zur 40. Woche, mit der die Schwangerschaft endet. Im folgenden Text werden wichtige Ereignisse, Veränderungen und Vorsichtsmaßnahmen in jedem Zeitabschnitt erörtert.

Die ersten drei Monate
In der ersten Periode erweitert sich der Uterus auf das Dreifache der normalen Größe und bereitet sich so auf den wachsenden Fetus in den letzten zwei Perioden vor. Auch die Brüste werden größer, und die Menge des zirkulierenden Blutes verdoppelt sich. Das kommt dem Fetus zugute, bereitet aber auch auf den normalen Blutverlust vor, der bei der Geburt des Kindes eintritt.

Ungefähr 12 Prozent aller Schwangerschaften enden mit einer Fehlgeburt, und die meisten davon kommen in den ersten drei Monaten vor, gewöhnlich zwischen der 6. und 10. Woche. Auch Schwangerschaften außerhalb des Uterus, etwa im Eileiter, werden schon in den ersten drei Monaten erkennbar. Zu den Warnsignalen zählen Krämpfe im Unterleib, den Schmerzen während der Menstruation ähnlich, die sehr schlimm sein können, und Fleckenbildung in der Vagina. Bluttests werden ein Ansteigen von hCG zeigen, das auf eine Schwangerschaft hindeutet. Eine Untersuchung des Unterleibs und des Beckens mit Ultraschall wird eine Eileiterschwangerschaft bestätigen. Die Behandlung besteht in einer chirurgischen Entfernung des Embryos, der an der falschen Stelle liegt, und erfolgt im Idealfall, ehe der Eileiter platzt.

Am Ende der ersten drei Wochen wiegt der Fetus zwar nur 14 Gramm und ist 7,5 Zentimeter groß, aber er hat bereits eine deutlich menschliche Gestalt, und die verschiedenen Organsysteme haben sich bereits gebildet. Man kann schon das Geschlecht des Fetus erkennen, ebenso Ohren, Nase, Mund, Augen und andere körperliche Merkmale.

Die zweiten drei Monate

Die meisten Frauen erinnern sich an diese drei Monate als die besten ihrer Schwangerschaft. Das morgendliche Erbrechen hört auf, und die meisten Frauen fühlen sich gesund, ja überglücklich. Obwohl der Fetus nun sehr schnell wächst und die meisten Frauen anfangen müssen, losere Kleidung zu tragen, ist die Schwangerschaft noch nicht so weit fortgeschritten, daß sich eine Frau unbeholfen fühlt. Ungefähr um die 20. Woche wird sie merken, daß sich das Baby bewegt. Das ist ein begeisterndes Gefühl, das die Existenz ihres Babys noch realer zu machen scheint. Am Ende der zweiten drei Monate wird der Fetus rund 35 Zentimeter lang und etwas über 900 Gramm schwer sein. Die Bewegungen können so lebhaft sein, daß sie die Frau nachts aufwecken.

Die letzten drei Monate

Bezeichnend für die letzten drei Monate der Schwangerschaft ist hauptsächlich das Wachstum des Fetus. Sein Strampeln und andere Bewegungen sind lebhafter und häufiger. Manchmal bemerkt die Schwangere, daß das Baby Schluckauf hat. Mit fortschreitender Schwangerschaft fühlt sich die Frau immer unbeholfener. Sie scheint schwerer atmen zu können, und viele

Frauen haben Sodbrennen und andere nachfolgend geschilderte Beschwerden. Auch die Brüste werden schwerer und voller, wenn der Zeitpunkt der Geburt näher rückt. Am Ende dieser drei Monate wird das Kind etwa 3 Kilo wiegen und 45 bis 50 Zentimeter lang sein.

Veränderungen im Körper

Eine Schwangerschaft und die sie begleitenden hormonalen Veränderungen wirken sich fast auf jedes Organ des Körpers aus. Zu den offenkundigeren Veränderungen, die von den meisten Frauen empfunden werden, gehören:

Veränderungen der Haut
Der erhöhte Spiegel placentaler Hormone beeinflußt die Pigmentierung der Haut. Das Schwangerschaftshormon ähnelt dem Hormon, das der Haut signalisiert, mehr Melanin zu erzeugen, das die Hautzellen stärker färbt. Frauen, die normalerweise bräunen, statt einen Sonnenbrand zu bekommen, merken, daß sie nun noch stärker und schneller braun werden. Hellhäutige Frauen können oft Sonne schlechter ertragen und bekommen, wenn sie ihr nur ganz kurz ausgesetzt sind, einen Sonnenbrand. Muttermale und Sommersprossen werden dunkler, ebenso der Brustwarzenhof, der überdies größer wird. Die meisten Frauen bekommen auch einen dunklen Streifen (Linea negra), der sich vom Nabel abwärts über den Unterleib bis zum Schamhaar erstreckt, aber innerhalb von wenigen Monaten nach der Geburt wieder verschwindet. Bei manchen Frauen entwickelt sich eine sogenannte Schwangerschaftsmaske aus dunklen Flecken im Gesicht, die Schmetterlingen ähneln. (Das kann übrigens auch geschehen, wenn ein orales Verhütungsmittel mit hohem Östrogengehalt eingenommen wird.) Auch diese Flecken verschwinden nach der Geburt, aber sie können für eine Frau während der Schwangerschaft sehr lästig sein. Vermeidet man es, sich der Sonne auszusetzen, kann das solche Schwierigkeiten auf ein Minimum reduzieren. Meist kann auch ein gutes Make-up benützt werden, um die Flecken zu verbergen.

Bei vielen Frauen entstehen während der Schwangerschaft auch Dehnungsstreifen auf den Brüsten, dem Bauch und den Hüften. Wie der Name verrät, werden diese rötlichen Streifen durch eine Dehnung der Haut verursacht. Manche Frauen haben eine ererbte Anfälligkeit, mit jeder Gewichtszunahme ebenfalls solche Streifen zu bekommen. Man kann wenig tun, um diese Streifen zu verhüten, doch meist verblassen sie beträchtlich nach der Geburt. Cremes und andere als vorbeugende Mittel angepriesene Produkte bewirken kaum mehr, als die Haut zu salben und zu glätten.

Zähne und Zahnfleisch

Schwangere Frauen bemerken während dieser Zeit, daß ihr Zahnfleisch weicher wird und leichter blutet. Diese Veränderung rührt von dem erhöhten Progesteronspiegel her, der die Blutmenge vermehrt und die Gewebe weicher und schwammiger macht. Gute Zahnpflege ist daher während der Schwangerschaft besonders wichtig, aber das Ammenmärchen, daß eine Frau in jeder Schwangerschaft einen Zahn verliert, ist unbegründet. Massage und richtige Pflege können dazu beitragen, das Zahnfleisch zu erhalten; und nach der Geburt des Kindes werden Schwellung und Blutung aufhören.

Haare

Die meisten Frauen stellen fest, daß während der Schwangerschaft das Haar dichter ist und schneller wächst. Doch innerhalb weniger Monate nach der Geburt fällt es dann wieder aus. Jedes Haar macht drei deutlich erkennbare Phasen durch: ein Wachstumsstadium, das ungefähr drei Jahre dauert, eine Ruhepause von zwei bis drei Monaten und eine Phase des Haarausfalls. Die hormonalen Veränderungen in der Schwangerschaft lassen mehr Haare als üblich mit der Wachstumsphase beginnen, und das scharfe Absinken dieser Hormone nach der Geburt führt beim Haar zwangsläufig zur Ruhepause und zur Phase des Haarausfalls. Es ist nicht ungewöhnlich, daß einer Frau, nachdem ihr Baby geboren ist, die Hälfte der Haare ausgehen. (Interessanterweise geschieht das gleiche dem Baby. Die meisten Kinder werden mit dichtem dunklem Kopfhaar geboren, das kurz nach der Geburt ausfällt und durch feines Babyhaar ersetzt wird.) Selbst wenn der Mutter die Haare in Mengen ausgehen, wachsen neue wieder nach, und binnen weniger Monate werden die meisten Frauen wieder volles Kopfhaar haben. Während der Periode des Haarausfalls wird eine kürzer geschnittene, locker gekämmte Frisur das dünner werdende Haar weniger auffällig machen. Eine Hilfe ist es auch, wenn man Dauerwellen, Haarfärben und übermäßiges Trocknen mit dem Fön und andere Praktiken vermeidet, die das Haar schädigen.

Vaginitis
Während der Schwangerschaft sind viele Frauen anfälliger für Vaginitis (Scheidenkatarrh) als sonst. Das hat mehrere Gründe. Die Veränderungen der Hormone während der Schwangerschaft verändern auch den Säuregehalt der Vagina, sie fördern dadurch ein wucherndes Wachstum von Bakterien und Pilzen. Auch die erhöhte Körpertemperatur begünstigt Vaginitis, ebenso bei fortschreitender Schwangerschaft die Gewichtszunahme, die auf den Unterleib Druck ausübt.

Veränderungen im Darm- und Harnsystem
Viele Frauen klagen, daß ihr gesamtes Ausscheidungssystem während der Schwangerschaft in Unordnung gerät, und bis zu einem gewissen Grad haben sie recht. Die hormonalen Veränderungen lassen die glatten Muskeln erschlaffen, einschließlich derjenigen der Gedärme, und das kann zu Durchfall und Verstopfung oder zu einer Kombination von beidem führen. Der zunehmende Druck vom Uterus, der sich ausdehnt, wirkt auf die Harnblase wie auch auf den Dickdarm ein. Während der Schwangerschaft merken die Frauen, daß sie häufiger Wasser lassen müssen, und manche haben Probleme mit unfreiwilligem Verlust von kleinen Mengen Harn. Dies wird dadurch verursacht, daß die Harnblase aus ihrer normalen Lage verdrängt wird, aber auch durch Erschlaffung der Muskeln, von der die hormonalen Veränderungen begleitet werden. Bei einer schwangeren Frau ist zudem das Blutvolumen vergrößert, und das Gleichgewicht der Körperflüssigkeiten ändert sich. Das hat

oft zur Folge, daß Flüssigkeit zurückgehalten wird und es zu Schwellungen kommt.

Geschwollene Hände und Füße
Gegen Ende der Schwangerschaft leiden die meisten Frauen unter leichten Ödemen oder Anschwellen der Hände und Füße. Dies wird durch die stärkere Verhaltung, die sogenannte Retention von Flüssigkeiten infolge der vermehrten Blutzufuhr bewirkt, ferner durch den Druck des sich ausdehnenden Uterus und eine Tendenz des Blutes, sich im unteren Abschnitt des Körpers anzusammeln. Das ist kein Grund, sich Sorgen zu machen, wenn die Schwellungen nicht begleitet werden von Kopfschmerzen, hohem Blutdruck und von anderen Symptomen. In diesem Fall sollte sofort der Arzt gerufen werden. Entwässerungstabletten, sogenannte Diuretika, sollte man vermeiden, wenn sie nicht ausdrücklich von einem Arzt empfohlen werden. Statt dessen sollte man versuchen, weniger Salz zu sich zu nehmen, beim Sitzen die Füße auf einen Hocker zu stützen und ein paarmal am Tag sich mit hochgelagerten Beinen hinzulegen. Enge Kniestrümpfe sollte man meiden. Trägt man einen größeren Schuh, erleichtert das ebenfalls Fußbeschwerden. Das ist eine recht einleuchtende Lösung des Problems, die jedoch erstaunlich viele Frauen übersehen.

Allergien und Nebenhöhlenbeschwerden
Viele Frauen stellen fest, daß während der Schwangerschaft Heufieber und andere Allergien schlimmer sind und daß sie auch anfälliger für Kiefernhöhlenentzündung und von der Stirnhöhle ausgehende Kopfschmerzen sind. Die hormonalen Veränderungen in der Schwangerschaft verursachen auch ein Anschwellen der Nasenschleimhaut. Zusammen mit dem venösen Druck führt dies zu vermehrter Erzeugung von Nasenschleim. Salzhaltige Nasentropfen können da helfen, ebenso ein Kaltwasserverdunster, der die Luft im Raum feucht macht. Zunehmende Kopfschmerzen, besonders jene, die mit den im späteren Abschnitt häufigen Rückenschmerzen zusammenhängen, können auch lästig werden. Oft helfen dagegen Entspannungsübungen und Massage. Acetaminophen ist dann vielleicht

als Schmerzmittel brauchbar. Es bringt eine geringere Gefahr von Blutungen mit sich, die bei Aspirin vorkommen können. Alle Medikamente einschließlich der rezeptfreien sollten vor der Anwendung von einem Arzt überprüft werden.

Krampfadern und Hämorrhoiden
Von Varizen oder Krampfadern und von Hämorrhoiden (die Varizen im After sind) werden viele schwangere Frauen geplagt. Diese angeschwollenen Venen werden verursacht durch das erhöhte Gewicht des Unterleibs und dessen Druck, durch das größere Blutvolumen in der Schwangerschaft und durch die Wirkung von Progesteron, das die Muskeln in der Venenwand erschlaffen läßt. Für gewöhnlich verschwinden die Varizen nach der Geburt des Kindes und können durch vernünftige Maßnahmen während der Schwangerschaft auf ein Mindestmaß reduziert werden. Man soll beim Ruhen die Beine hochlagern, Stützstrümpfe tragen, ferner langes Stehen oder Sitzen mit herabhängenden Beinen vermeiden und richtige Gymnastik treiben. Das alles kann Krampfadern in den Beinen erträglicher machen oder auf ein Mindestmaß beschränken. Eine Erleichterung bei Hämorrhoiden läßt sich erreichen, wenn man die Ballaststoffe in der Kost vermehrt. Das verhütet Verstopfung und vermeidet anstrengende Darmbewegungen.

Krämpfe in den Beinen
Viele Frauen leiden, wenn die Schwangerschaft fortschreitet, besonders nachts unter Krämpfen in den Beinen. Sie werden von einem ständigen Wechsel des elektrolytischen Gleichgewichts im Körper verursacht. Dafür sind besonders Atome von Natrium, Kalzium und Kalium verantwortlich. Die Krämpfe treten auf, wenn diese Atome in Bewegung geraten. Die Blutspiegel der betreffenden Substanzen lassen nicht unbedingt auf ihre Aktivität in den Beinmuskeln schließen. Daher dürften sich die Krämpfe durch vermehrte Einnahme von Kalziumpräparaten – wie manchmal vorgeschlagen wird – nicht erleichtern lassen. Besser ist es, Streckübungen zu machen, um die Beinmuskeln zu entspannen und sie weniger anfällig für Krämpfe zu machen.

Euphorie
Für die meisten Frauen ist eine Schwangerschaft eine glückliche Zeit, und viele sind überschwenglich fröhlich und hochgestimmt. Diese Gefühle sind ebenso darauf zurückzuführen, daß sie ein Baby erwarten wie auf die Zunahme von steroiden Hormonen. Nur allzuoft schlägt nach der Geburt des Kindes die Euphorie in eine Depression oder Niedergeschlagenheit um. Auch das ist hormonal begründet. Das scharfe Absinken von Östrogen nach der Geburt kann Gefühle der Mutlosigkeit verursachen, die verständlicherweise für die neue Mutter und deren Umgebung bestürzend sind. Zum Glück geht die Depression meist bald vorüber. (Siehe den Abschnitt über Depression nach einer Geburt.)

Müdigkeit und Schlaflosigkeit
Viele Frauen erleben zu verschiedenen Zeiten der Schwangerschaft plötzliche »Energieschübe«, doch diese wechseln ab mit großer Müdigkeit, zu der sich oft, besonders gegen das Ende, Schlaflosigkeit gesellt. Für diese Gefühle gibt es zahlreiche Erklärungen. Während der Wachstumsschübe des Fetus und nahe dem Ende der Schwangerschaft wendet eine Frau eine ungeheure Menge Energie einfach nur für die Versorgung ihres schnell wachsenden Babys auf. Sie muß öfter ruhen, und ein Schläfchen am Nachmittag mag nötig werden, damit eine Frau durchhält, bis sie abends früh zu Bett geht. Gleichzeitig sind viele schwangere Frauen von Schlaflosigkeit geplagt. Es kann schwierig für sie sein, eine bequeme Schlafstellung zu finden. Und kaum sind sie eingeschlafen, werden sie von dem Bedürfnis geweckt, zur Toilette zu gehen, oder weil sie einen Krampf in den Beinen haben oder das Baby plötzlich strampelt und sich umdreht. Manche Frauen finden es hilfreich, ehe sie zu Bett gehen, noch einen Spaziergang oder Entspannungsübungen zu machen. Auf mehr Kissen als sonst zu schlafen, erleichtert vielleicht das Atmen. Schlaftabletten sollte man jedenfalls nicht nehmen, da sie zu den Medikamenten gehören, die Geburtsfehler verursachen können.

Wenn der Endtermin näher rückt und das Baby sich »senkt«, merken die meisten Frauen, daß sie wieder normal atmen können, weil der Fetus nicht mehr gegen die Lunge drückt. Zu diesem Zeitpunkt werden viele Frauen plötzlich erneut »energiegeladen«, besonders knapp vor dem Einsetzen der Wehen. Recht häufig sind Berichte darüber, daß die Wehen beginnen, während die Frauen Arbeiten ausführen, die wenige Wochen zuvor noch undenkbar gewesen wären – etwa den Küchenboden zu schrubben oder die Fliesen im Bad zu wischen.

Sodbrennen
Verdauungsstörungen sind während der Schwangerschaft weitere verbreitete Beschwerden. In den Frühstadien besteht das Problem vor allem im morgendlichen Erbrechen. Später kommt es zu erhöhtem Druck vom Unterleib her auf den Magen. Das führt dazu, daß Magensäfte und Gase in die Speiseröhre hochsteigen. Diese Schwierigkeit verschwindet praktisch ein bis zwei Tage nach der Geburt. Meist helfen kleine häufige Mahlzeiten und Vermeidung von Essen, das Blähungen und Säuresekretion verursacht. Typische Genuß- oder Nahrungsmittel, die Sodbrennen verschlimmern, sind Kaffee, Tee, Orangensaft und pikante Gewürze. Ehe man Mittel gegen Sodbrennen einnimmt, sollte man den Rat eines Arztes einholen. Natriumbikarbonat, das mehr Flüssigkeit im Körper zurückhält und den Blutdruck steigern kann, sollte man meiden.

Worauf der Arzt während der Schwangerschaft achtet

Regelmäßige medizinische Untersuchungen sind im Verlauf einer Schwangerschaft unentbehrlich. Eine Frau sollte wissen, was der Arzt untersucht und warum er das tut. Sie selbst sollte auf alle Warnzeichen achten, die signalisieren könnten, daß ein Problem droht. Manche davon sind auffallend, so etwa Flecken oder Blutungen in der Vagina. Sie könnten eine Fehlgeburt ankündigen. Verfrühte Kontraktionen deuten auf ein frühes Einsetzen der Wehen hin. Andere Anzeichen sind subtiler und müssen von einem Arzt überprüft werden. Dazu gehören:

Eine abnorme Gewichtszunahme
Eine schwangere Frau merkt bald, daß sie jedesmal gewogen wird, wenn sie in die Sprechstunde kommt. Oft meint sie irrtümlich, der Arzt wolle feststellen, ob sie zuviel gegessen hat. In Wirklichkeit hält er – oder sie – Ausschau nach Anzeichen, ob abnorm viel Flüssigkeit im Körper zurückgehalten wird. Das könnte vielleicht von einer beginnenden Toxhämie – einer toxisch bedingten Veränderung des Blutbilds – herrühren. Wenn andererseits die Frau nicht so zunimmt, wie sie sollte, könnte ebenfalls etwas mit der Schwangerschaft nicht in Ordnung sein.

Der Blutdruck
Er wird bei jedem Arztbesuch gemessen, und falls er besonders hoch ist, kann der Frau geraten werden, ihren Blutdruck selbst daheim von Zeit zu Zeit zu kontrollieren. Steigt er an, könnte das wiederum ein Warnzeichen für Toxhämie sein und muß sorgfältig wegen der Gefahren überwacht werden, die er für Mutter und Kind mit sich bringen kann. Es ist normal, daß der Blutdruck im zweiten Drittel der Schwangerschaft sinkt. Dies kann für die Mutter lästig sein, falls sie zu Schwindelanfällen neigt, wenn sie zu lange steht; sinkt der Blutdruck jedoch nicht, ist das ein fast unmerkliches Anzeichen, daß er Probleme bereiten könnte. Normaler Blutdruck während einer Schwangerschaft ist geringer als 120 zu 80. Da heute mehr Frauen in einem späteren Alter schwanger werden, ist die Erhöhung des Blutdrucks häufiger geworden, weil sie an sich mit zunehmendem Alter öfter vorkommt. Eine über 35 Jahre alte schwangere Frau sollte bis zum letzten Drittel ihrer Schwangerschaft den Blutdruck alle zwei Wochen kontrollieren lassen und nachher jede Woche. Dieses Überwachungsprogramm läßt sich am besten daheim mit einem Blutdruckmesser durchführen, und die Schwangere vermeidet dadurch, nur für solche Messungen zum Arzt gehen zu müssen. Sie sollte jedoch angewiesen werden, den Arzt anzurufen, wenn ihr Blutdruck höher ist als 120 zu 80.

Erhöhter Blutzucker und Zucker im Harn
Stellt man dies fest, sind es Warnsignale für Diabetes in der Schwangerschaft. Es ist lebenswichtig, daß dieser Diabetes schon frühzeitig in der Schwangerschaft entdeckt wird und man Schritte unternimmt, den Blutzucker der Mutter zu normalisieren. (Diese Erkrankung wird ausführlich im folgenden Abschnitt über Komplikationen in der Schwangerschaft erörtert.)

Herzschlag und Entwicklung des Fetus
Der Herzschlag des Babys wird bei jedem Arztbesuch kontrolliert. Der Arzt wird auch immer wieder die Beckenhöhle untersuchen, um fetzustellen, daß das Baby normal wächst und daß die Ovarien glatt und frei von Zysten sind. Manchmal entwikkelt sich während der Schwangerschaft in den Ovarien eine große Zyste, die das erwünschte hormonale Gleichgewicht stört.

Zu den weiteren Tests, die während einer Schwangerschaft durchgeführt werden können, gehören:

Ultraschalluntersuchungen
Bei dieser Untersuchung verwendet man Schallwellen, die von einem Mikrophon aufgenommen werden und ein Bild der inneren Organe liefern. Das ist nützlich, um festzustellen, ob das Baby sich normal entwickelt und ob mehr als ein Fetus vorhanden ist. Ultraschall kann man auch anwenden, wenn der Termin der Geburt herannaht, um sich zu vergewissern, daß das Becken breit genug für eine Geburt über die Vagina ist. Das Baby wird durch den Ultraschall keiner Strahlung ausgesetzt, und man geht nicht von einer Gefährdung aus, obwohl man die Langzeitwirkungen von Schallwellen noch nicht kennt.

Amniocentesis
Bei diesem Test entnimmt man etwas von der amniotischen Flüssigkeit (dem Fruchtwasser), die den Fetus umgibt, und analysiert sie, um Anzeichen von genetischen Mängeln oder Chromosomendefekten zu entdecken. Man tut dies am häufig-

sten bei Frauen, die älter als 35 Jahre sind. Denn für sie besteht ein erhöhtes Risiko, ein Baby mit Downs' Syndrom, auch Mongolismus genannt, zu bekommen. Die Ursache ist eine Anomalie der Chromosomen, die man mit Hilfe von Amniocentesis feststellen kann. Das gilt ebenso für das Tay-Sach-Syndrom, auch Idiotie genannt, und für bestimmte andere Erbkrankheiten. Aber man unternimmt diese Analysen nicht, wenn kein Grund für die Annahme vorliegt, daß das Baby gefährdet sein könnte. Bei einem neueren Test, mit dem noch experimentiert wird, saugt man eine Probe von Zellen heraus, die schon sehr früh in der Schwangerschaft vom Fetus abgestoßen werden, und analysiert sie, um Defekte festzustellen. Dieser sogenannte Zottenhaut-Test bringt ein höheres Risiko einer Fehlgeburt mit sich als die Amniocentesis, aber er hat den Vorteil, mögliche Schwierigkeiten schon früher in der Schwangerschaft zu entdecken, wenn eine zur Wahl stehende Abtreibung noch leichter durchzuführen ist.

Komplikationen in der Schwangerschaft

Die meisten Frauen erleben eine unkomplizierte, wenn auch aufregende und ereignisreiche Schwangerschaft, auf die eine normale Geburt folgt. Doch hin und wieder stellen sich Komplikationen ein, die man heute in zunehmendem Maße erkannt hat und behandeln kann. Es kommen unvermeidlich auch mißglückte Schwangerschaften vor, die oft auf extreme Abnormität des Fetus zurückzuführen sind. Bedenkt man das, ist im Grunde genommen eine Fehlgeburt eine Gnade, aber trotzdem für die Eltern ein schmerzliches Erlebnis. Zu einigen der häufigeren Komplikationen gehören:

Diabetes in der Schwangerschaft
Diabetes während der Schwangerschaft ist gekennzeichnet durch hohen Blutzucker, der verschwindet, sobald das Baby geboren ist. Er ist die Folge einer ererbten Anfälligkeit für Diabetes, verbunden mit dem Streß der Schwangerschaft.

Selbst unter normalen Umständen erfordert eine Schwangerschaft eine vermehrte Insulinproduktion. Die gesteigerten Bedürfnisse des Stoffwechsels in der Schwangerschaft verlangen zusätzliches Insulin. Die placentalen Hormone Östrogen, Progesteron und das Lactogen der menschlichen Placenta sind alle ihrer Natur nach eigentlich »Gegenspieler« des Insulins, und um diese negative Wirkung auszuschalten, ist mehr Insulin nötig. Außerdem nimmt während der Schwangerschaft das Cortisol zu, und dieses Hormon übt ebenfalls einen deutlichen Einfluß auf den Glukosestoffwechsel aus, indem es die Umwandlung von in der Leber gespeichertem Glykogen in Glukose steigert. Frauen, die eine ererbte Anfälligkeit für Diabetes haben, sind vielleicht nicht fähig, allen diesen zusätzlichen Anforderungen zu genügen, und werden meist ohne alle Warnungen oder Symptome in der Schwangerschaft Diabetes bekommen. Die Erkrankung setzt meist während des zweiten Drittels der Schwangerschaft ein. Da der Blutzuckerspiegel der Mutter für gewöhnlich nicht so hoch ist, daß er die charakteristischen Symptome von Diabetes hervorruft – wie übermäßigen Durst und zu häufiges Urinieren, Hunger und Gewichtsverlust –, kann er unentdeckt bleiben, wenn der Arzt ihn nicht mit einem Test feststellt.

Wird dieser in der Schwangerschaft auftretende Diabetes nicht entdeckt und behandelt, kann er zu sehr ernsten Schwierigkeiten für das Kind führen. Der anormal hohe Blutzucker der Mutter gelangt über den Blutkreislauf zum Fetus und veranlaßt ihn, verfrüht Insulin zu erzeugen und den zusätzlichen Zucker als Fett zu speichern. Als Folge dieser dauernden zu reichlichen Ernährung sind diese Babys bei der Geburt abnorm groß und wiegen oft über 4 Kilo. Wegen des zusätzlichen Insulins im Blut kann das Baby oft nach der Geburt den eigenen Blutzuckerspiegel nicht stabil halten, und in vielen Fällen leiden die Säuglinge unter einem lebensbedrohlichen Absinken ihres Blutzuckers. Diabetes in der Schwangerschaft kann zu Totgeburten führen. Er ist auch eine wesentliche Ursache ernster Erkrankung und des Todes von Neugeborenen. Frauen, die in der Schwangerschaft Diabetes bekommen, haben damit häufig auch später noch Probleme. Etwa die Hälfte der Frauen wird schließlich mit zunehmendem Alter an Diabetes Typ II leiden (siehe 9. Kapitel).

Um den Fetus vor den Gefahren des Diabetes in der Schwangerschaft zu schützen, sollten alle schwangeren Frauen zwischen der 24. und 28. Woche getestet werden. Früher beschränkten sich solche Tests gewöhnlich auf eine Harnanalyse für Zucker. Doch heute wissen wir, daß dies in den meisten Fällen nicht genügt, um diesen Diabetes zu entdecken. Statt einen Harntest läßt man zu diesem Zeitpunkt die Frau eine Zuckerlösung trinken und stellt eine Stunde später den Blutzucker fest. Ist er höher als 140, muß sie sich am nächsten Tag, nachdem sie wieder eine Zuckerlösung getrunken hat, in den folgenden Stunden einer Reihe von Bluttests unterziehen. Liegen zwei dieser Tests am zweiten Tag über dem normalen Wert, steht die Diagnose Diabetes fest. Die Blutzuckerwerte sollten am zweiten Testtag geringer sein als:

    105 – vor dem Trinken der Zuckerlösung
    195 – eine Stunde nach dem Trinken
    160 – zwei Stunden nach dem Trinken
    140 – drei Stunden nach dem Trinken

Ist der in der Schwangerschaft auftretende Diabetes diagnostiziert, sollte die Frau zuerst eine Spezialdiät halten, um ihren Blutzucker zu normalisieren. Genügt die Diät-Therapie allein dafür nicht, wird sie Insulin bekommen müssen. Dann sind täglich mehrere Insulininjektionen erforderlich, und die Frau muß lernen, die Dosierung des Insulins der Nahrungsaufnahme und den körperlichen Anstrengungen anzupassen. Um sicherzugehen, daß sie allzeit einen normalen Blutzuckerspiegel aufrechterhält, sollte man ihr auch beibringen, mit einem einfachen Test daheim den Glukosegehalt in ihrem Blut zu messen. Im 9. Kapitel mehr Einzelheiten darüber, wie man Blutzucker kontrolliert.

Frauen, die in einer Schwangerschaft Diabetes gehabt haben, werden ihn wahrscheinlich auch in folgenden Schwangerschaften bekommen. Nicht selten ist ein nicht diagnostizierter Diabetes für eine schlimme Krankengeschichte verantwortlich – für Fehlgeburten, Totgeburten und Toxhämie, für große, kranke Neugeborene oder für wiederholte Infektionen des Harntrakts. Eine Frau, bei der ein großes Risiko besteht, Diabetes zu bekommen, sollte mehrmals während einer Schwangerschaft einen Test machen. Hinweise auf die Gefahr enthält die Familiengeschichte dieser Krankheit; aber auch Fettleibigkeit, Diabetes in früheren Schwangerschaften oder ein Geburtsgewicht des Kindes über 4 Kilo gehören dazu.

Hoher Blutdruck
Hoher Blutdruck ist eine altbekannte Komplikation in der Schwangerschaft, aber sie wird heute leichter entdeckt und geregelt als in der Vergangenheit. Hat eine Frau vor der Schwangerschaft hohen Blutdruck, sollte sie mit ihrem Arzt über die Medikamente sprechen, die sie einnimmt, und über das besondere Risiko, das auf sie zukommt, wenn sie versucht, ein Kind in die Welt zu setzen. Zunehmend haben Frauen mit zu hohem Blutdruck normale Schwangerschaften, aber die Babys sind meist kleiner als gewöhnlich, weil die Blutversorgung für den Fetus etwas geringer als normal ist. Komplikationen wie etwa eine losgelöste Placenta und Toxhämie, eine möglicherweise lebensgefährliche Krankheit für Mutter und Kind, sind bei Frauen mit zu hohem Blutdruck häufiger.

Schwindel und Ohnmacht
Viele Frauen werden besonders im letzten Drittel der Schwangerschaft schwindlig oder ohnmächtig. Dies wird durch eine Ansammlung von Blut in den Beinen, aber auch durch niedrigeren Blutdruck verursacht. Die Frauen sollten dann vermeiden, zu schnell aus dem Bett zu steigen oder plötzlich aus gebeugter Haltung oder aus dem Sitzen aufzustehen.

Infektionen des Harntrakts
Frauen, die anfällig sind für Blasenkatarrh oder Niereninfektionen, sind das besonders während der Schwangerschaft. Der Uterus, der sich ausdehnt, drückt zusätzlich auf die Harnblase und kann die Ausscheidung von Harn behindern. Manchmal kann eine Infektion des Harntrakts unbemerkt bleiben, weil schwangere Frauen ohnehin ein erhöhtes Bedürfnis haben, Wasser zu lassen. Aber jedes Brennen, Blut im Harn oder andere Anzeichen einer Infektion sollten sofort von einem Arzt

untersucht und mit den richtigen Antibiotika behandelt werden. Einige Antibiotika wie etwa Tetracycline und Sulfonamide sollten während der Schwangerschaft nicht eingenommen werden, aber es gibt gefahrlose Alternativen. Die Infektion unbehandelt zu lassen, bedeutet eine Bedrohung von Mutter und Kind.

Herpes

Manche Frauen sind irrtümlich der Meinung, daß Herpes – eine mit oberflächlichen Bläschen verbundene Virusinfektion – unvermeidlich für das Kind Probleme mit sich bringt oder zumindest das Baby mit Kaiserschnitt zur Welt kommen muß. Das ist nicht der Fall, obwohl eine Frau, die Herpes an den Genitalien hat, gewisse Vorsichtsmaßnahmen treffen muß. Ein Kaiserschnitt ist nur nötig, wenn sich bei ihr kurz vor der Entbindung Anzeichen einer heftigen Aktivität des Herpesvirus bemerkbar machen. Während des letzten Monats der Schwangerschaft sollte ihr Arzt sie daher häufig untersuchen. Ist eine akute Virusinfektion vorhanden, könnte eine Entbindung über die Vagina zu riskant für das Baby sein, und es sollte mit Kaiserschnitt zur Welt gebracht werden. Andererseits kann bei Frauen, die nur eine leichte Virusinfektion haben, durchaus eine normale Geburt über die Vagina erfolgen.

Placenta previa (Eine Placenta, die »im Wege steht«)

Bei dieser Komplikation sitzt die Placenta im unteren Uterusabschnitt und liegt ganz oder teilweise über der Zervixöffnung. Schreitet die Schwangerschaft fort und beginnt der Zervix dünnwandiger zu werden und sich auszudehnen, haftet die Placenta nicht mehr richtig am Uterus, und es kann zu einer Blutung kommen. Bei manchen Frauen ist sie nur gering, und die Schwangerschaft geht ohne allzugroße Probleme weiter. Bei anderen Frauen kann die Blutung jedoch so stark sein, daß Bluttransfusionen im Krankenhaus erforderlich werden. Verdeckt die Placenta den Zervix ganz oder größtenteils, ist ebenfalls eine Entbindung mit Kaiserschnitt nötig.

Verfrühte Wehen
Frühgeburt ist die Hauptursache ernster Schädigungen und Tod von Neugeborenen. Man hat in der Behandlung und Rettung zu früh geborener Babys ungemein große Fortschritte gemacht, aber der Preis dafür ist wirtschaftlich wie auch emotional gesehen hoch, und sehr viele der allzufrüh geborenen Kinder bleiben ihr Leben lang geistig und körperlich behindert. Daher ist es ein Hauptziel einer Schwangerschaft, das Kind zum richtigen Zeitpunkt zur Welt zu bringen. Denn beides – zu früh und zu spät – ist von Übel.

Manchmal wird eine verfrühte Geburt durch einen schwachen oder untauglichen Zervix verursacht, der dann abnorm erweitert ist. Erreicht der Fetus eine bestimmte Größe – was gewöhnlich im zweiten Drittel der Schwangerschaft der Fall ist –, kommt es zu einer Fehlgeburt. Dies kann verhindert werden, indem man den Zervix schon früh in der Schwangerschaft zunäht. Setzen später die Wehen ein, werden die Fäden der Naht entfernt, und eine normale Entbindung kann durchgeführt werden.

Über die Ursachen von zu früh einsetzenden Wehen weiß man nur wenig, hauptsächlich deshalb, weil man noch nicht genau weiß, was die Wehen überhaupt auslöst. Zu verfrühten Wehen kommt es bei ungefähr fünf Prozent der Schwangerschaften. Natürlich hängt die Gefahr für das Baby davon ab, wie früh die Wehen beginnen. Von den Kindern, die nach 28 Wochen Schwangerschaft geboren werden, also zu einem Zeitpunkt, zu dem sie weniger als 1 Kilo wiegen, überlebt ungefähr die Hälfte – vorausgesetzt, sie werden in einem Brutkasten für Neugeborene intensiv betreut. Wiegt das Kind fast eineinhalb Kilo, steigen die Aussichten zu überleben auf 90 Prozent.

Das erste Anzeichen für vorzeitige Wehen sind gewöhnlich Kontraktionen des Uterus. Manchmal kommen Blutungen oder vermehrter Ausfluß aus der Vagina vor. Bei etwa 20 bis 30 Prozent der Fälle zerreißt vorzeitig das Amnion, das mit anderen Membranen das Fruchtwasser und den Fetus einhüllt. Wenn irgend möglich, sollten Schritte unternommen werden, um verfrühte Kontraktionen zu verhindern, wenn nicht der Geburtstermin schon nahe ist und man sicher sein kann, daß die Lunge des Babys gut genug entwickelt ist, um eine normale Atmung zu ermöglichen. Bettruhe, manchmal für die restliche Zeit der Schwangerschaft, ist dringend geboten. Zusätzlich kennt man zwei Methoden, um die Kontraktionen anzuhalten. Ritodrin ist ein Medikament, das verfrühte Kontraktionen stoppt. Im typischen Fall wird die Frau ins Krankenhaus gebracht, wo man ihr intravenös eine hohe Dosis dieses Mittels injiziert. Nachdem die Kontraktionen aufgehört haben und die Frau beruhigt zu sein scheint, kann man sie vielleicht nach Hause schicken, wo sie dann das Medikament in Tablettenform weiter nimmt.

Obwohl die Anwendung von Ritodrin die Sterblichkeitsziffer von Frühgeburten gesenkt hat, kann das Medikament nur in etwa 25 Prozent der Fälle angewandt werden. Das Medikament sollte nicht von Frauen genommen werden, die herzkrank sind, oder wenn bestimmte andere Befunde dagegen sprechen, darunter auch Toxhämie, unkontrollierter zu hoher Blutdruck oder Asthma, das mit ähnlichen Medikamenten oder mit Steroiden behandelt wird. Ritodrin verursacht eine Erhöhung des Blutzuckers. Ist es daher notwendig, dieses Mittel bei einer Frau anzuwenden, die Diabetes hat, muß die Insulindosis erhöht, manchmal sogar verdoppelt werden. Außerdem senkt Ritodrin den Kaliumspiegel. Zu weiteren möglichen Nebenwirkungen gehören beschleunigter Puls, Herzklopfen, Nervosität, Übelkeit und Erbrechen, Zittern und Hautausschlag. Die Nebenwirkungen sind zwar unangenehm, können aber ertragen werden, vor allem weil man weiß, daß sie vorübergehen und sich die Überlebenschancen des Kindes bessern, je länger die Schwangerschaft weiter durchgehalten werden kann. Ein ähnliches Mittel wie Ritodrin ist Terbutalin, das man ebenfalls angewendet hat, um vorzeitige Wehen zu behandeln.

Auch Alkohol wirkt beruhigend auf den Uterus. Alle paar Stunden ein starker Whisky, Gin oder ein anderes alkoholisches Getränk, und man kann die verfrühten Kontraktionen aufhalten. Manche Frauen bezweifeln diese Strategie, da man sie vor dem Genuß alkoholischer Getränke in der Schwangerschaft gewarnt hat, um nicht eine abnorme Entwicklung des Kindes zu riskieren. Da das Baby jedoch bereits voll ausgebildet ist, wird der Alkohol nicht zu angeborenen Defekten führen. Verfrühte Wehen sind ein Fall, in dem die Vorteile des Alkoholgenusses die eventuellen Gefahren für den Fetus überwiegen.

Die Wehen und die Entbindung

Wie bereits bemerkt, weiß man nicht, was die Wehen auslöst. Sie können eingeleitet werden, indem man zum Geburtstermin oder knapp vorher der Frau eine Infusion des Hormons Oxytocin gibt. Früher einmal nahm man an, daß dieses Hormon, das von der Hypophyse erzeugt wird, auch die Wehen auslöst, aber weitere Untersuchungen deuten darauf hin, daß es als Bote dient, der eher dafür sorgt, daß die Wehen weitergehen, als daß sie eingeleitet werden. Tierversuche scheinen darauf hinzuweisen, daß das Startsignal für die Wehen vielleicht vom Fetus selbst kommt (siehe Abbildung 10). Dies hat zu folgender Theorie geführt: Wenn Gehirn, Hypophyse und Nebennieren des Fetus ein bestimmtes Reifestadium erreicht haben, erzeugen sie Hormone, die in die Zellmembranen um den Fetus abgegeben werden und zu einer vermehrten Produktion von Prostaglandinen führen. Diese wiederum machen den Zervix weich und verursachen Kontraktionen des Uterus. Obwohl diese Theorie für manche Tierarten stimmen mag, ist noch nicht klar, ob sie auch für den Menschen gilt.

Sicher spielen Prostaglandine eine Schlüsselrolle bei den Wehen, doch was ihre erhöhte Produktion veranlaßt, ist nicht bekannt. Manche Wissenschaftler meinen, daß vermehrtes Östrogen und verringertes Progesteron daran beteiligt sind.

Andere erwägen, daß die extreme Streckung des Uterus und der fetalen Membranen, wenn die Schwangerschaft zu Ende geht, zu vermehrten Prostaglandinen führen könnte. Ehe die Wehen richtig einsetzen, verspüren die Frauen, daß sich der Uterus zusammenzieht, ohne zu schmerzen. Man bezeichnet dies als Braxton-Hicks-Kontraktionen, die manchmal mit dem Beginn der Wehen verwechselt werden. Sie bewirken, daß der Uterus sich verhärtet – ähnlich dem Vorgang während der Kontraktionen bei den Wehen –, aber sie werden nicht zunehmend

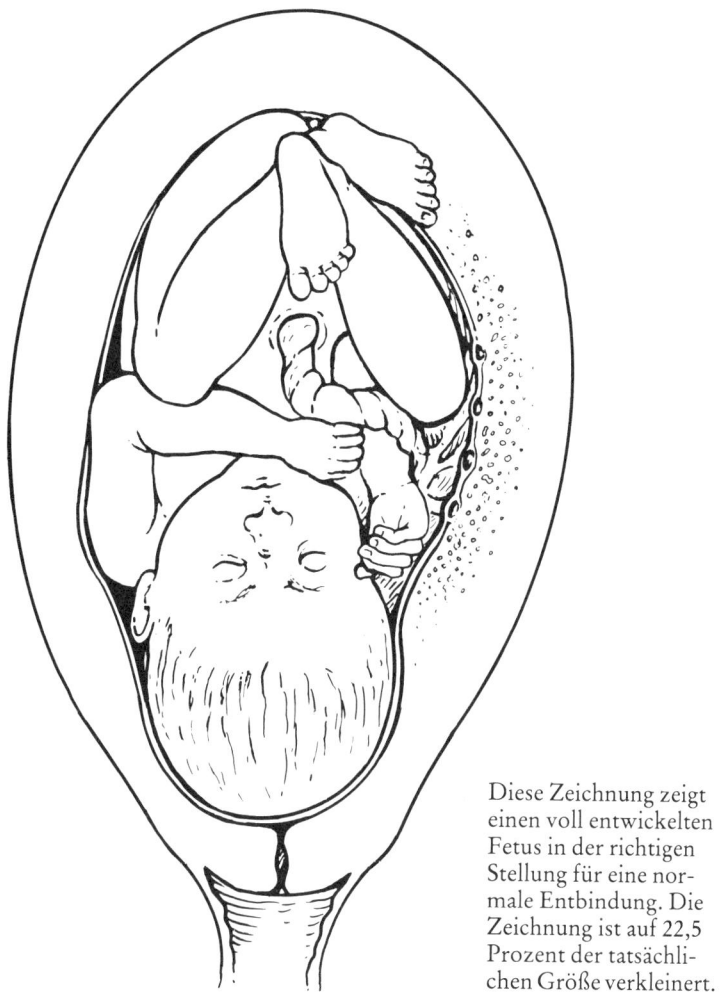

Diese Zeichnung zeigt einen voll entwickelten Fetus in der richtigen Stellung für eine normale Entbindung. Die Zeichnung ist auf 22,5 Prozent der tatsächlichen Größe verkleinert.

Abbildung 10: Der Fetus unmittelbar vor der Geburt

intensiver und häufiger oder verändern den Zustand des Zervix. Braxton-Hicks-Kontraktionen setzen den Uterus »in Betrieb« und machen den Zervix geschmeidiger, um ihn auf die Wehen vorzubereiten. Manche Forscher meinen, daß diese Kontraktionen die Produktion von Prostaglandinen im Uterus steigern und so die Wehen auslösen könnten.

Die Wehen selbst lassen sich in drei Stadien einteilen. Das erste wird charakterisiert von den rhythmischen Kontraktionen des Uterusmuskels und die allmähliche Öffnung oder Erweiterung des Zervix. Das wird meist dadurch angekündigt, daß der Schleimpfropf, der während der Schwangerschaft mithalf, den Zervix verschlossen zu halten, herausgeschleudert wird. Es kann auch Fruchtwasser ausströmen, das signalisiert, daß die Membranen platzen. Am Anfang sind die Kontraktionen gewöhnlich sanft, sie dauern 10 bis 20 Sekunden und können im Abstand von 20 bis 30 Minuten aufeinanderfolgen.

Wenn die Wehen fortschreiten und sich der Zervix öffnet, werden die Kontraktionen stärker und häufiger. Gegen das Ende dieses Stadiums können die Kontraktionen bis zu 50 Sekunden dauern und nur ein bis zwei Minuten auseinanderliegen, bis der Zervix erweitert oder offen ist und damit das Ende des ersten Stadiums der Wehen anzeigt. Insgesamt dauert dieses Stadium meist 12 bis 14 Stunden, kann aber bei erstgeborenen Kindern länger, bei späteren Entbindungen kürzer sein.

Das zweite Stadium beginnt, nachdem sich der Zervix ganz erweitert hat, und dauert fort, bis das Baby geboren ist. Nach der vollkommenen Erweiterung des Zervix sind die Kontraktionen nicht mehr so schmerzhaft, und die Frau bekommt »neuen Auftrieb«. Das ist ein Glück, weil nun, nach stundenlangem Erdulden von quälender, aber unfreiwilliger Muskeltätigkeit, die Frau aufgefordert wird, mit den ihrem Willen gehorchenden Muskeln mitzuarbeiten, bis das Baby geboren ist. Man wird von ihr verlangen, daß sie »preßt oder drückt« und so mithilft, das Kind durch den Geburtskanal zu bringen. Das Bemühen zu pressen, muß zeitlich außerordentlich genau mit den Kontraktionen übereinstimmen. Der Arzt, die Hebamme, eine Krankenschwester oder der Partner sollten der Frau gut zureden und ihr sagen, wann sie pressen und wann sie sich ausruhen und zwischen der »Schwerarbeit« tief atmen muß. Im ersten Stadium der Wehen werden Atemübungen benützt, um das Schmerzempfinden zu mildern. Im zweiten Stadium muß die Frau tief atmen, um die Lunge für die Zeit zu füllen, in der sie ohne zu atmen pressen muß. Zu diesem Zeitpunkt sind viele Frauen ermüdet, und es fällt ihnen schwer, so zu pressen, wie man es von ihnen verlangt. Jetzt erst zu versuchen, eine gelehrige Schülerin zu sein, gelingt schlecht. Der Arzt und die Hebamme der Frau sollten sie schon vor Beginn der Wehen genau darüber unterrichten, was sie zu erwarten hat und was man von ihr erwartet. Die meisten Frauen nehmen vorher an Kursen teil, die sie auf die Wehen vorbereiten, und haben auch einen Partner, der ihnen während der Wehen und der Entbindung beisteht.

Eine Episiotomie – ein Scheidendammschnitt –, der gewöhnlich von der Vagina zum After reicht, kann durchgeführt werden, um einen Riß der Haut zu verhüten und um das zweite Stadium der Wehen abzukürzen. Im normalen Verlauf einer Geburt taucht nun zuerst der Kopf des Babys auf, möglichst mit dem Gesicht nach unten. Nachdem der Kopf herausgekommen ist, wird er etwas zur Seite gedreht, und ihm folgen schnell die Schultern und der übrige Körper. Die Nabelschnur, die das Kind mit der Placenta verbindet, wird abgeklemmt und durchgeschnitten. Meist holt das Kind Atem und beginnt von selbst laut zu schreien. Manchmal wird ein kleiner Katheter benötigt, um Nase und Mund des Kindes sanft auszusaugen, so daß es frei atmen kann. Schon innerhalb der ersten Minute wird das Baby dann sorgfältig untersucht, um sicherzugehen, daß es richtig atmet und alles normal ist. Dann kann es der Mutter gereicht oder in eine Korbwiege gelegt werden.

Das dritte und letzte Stadium der Wehen betrifft die Nachgeburt – die Placenta, die ausgestoßen wird. Das geschieht gewöhnlich innerhalb von wenigen Minuten, nachdem das Baby geboren worden ist. Wenn das nicht der Fall ist, muß der Arzt sie entfernen. Ist eine Episiotomie durchgeführt worden, wird nun der Schnitt zugenäht. Man kann der Frau auch eine Injektion mit dem Hormon Oxytocin geben, um weitere Kontraktionen des Uterus anzuregen und dadurch die Blutung besser zu stillen.

Einige Besonderheiten

Im letzten Jahrzehnt hat man zunehmend den Wert der sogenannten natürlichen Geburt betont – eine Entbindung ohne Anästhesie, Zange oder andere Hilfsmittel. Offensichtlich ist die Geburt eines Kindes ein natürliches Ereignis, und die Argumente haben etwas für sich, daß eine Entbindung ohne Anästhesie, Zange oder einen Vacuum-Extraktor für das Baby gefahrloser ist. Aber es gibt Fälle, in denen diese Hilfsmittel benötigt werden, und eine Frau sollte nicht das Gefühl haben, daß sie irgendwie »versagt« hat, weil sie ein Schmerzmittel brauchte oder weil das Baby zusätzliche Hilfe benötigte, um auf die Welt zu kommen.

Der Fetus wird »abgehört«

Frühzeitig während der Wehen wird äußerlich an dem Fetus ein Abhörgerät befestigt und bleibt dort, bis das Kind geboren ist. Dieses Gerät besteht aus einem Mikrophon, um den Herzschlag des Babys abzuhören und die Kontraktionen des Uterus zu messen. Das Gerät wird den Arzt alarmieren, falls sich plötzlich der Herzschlag des Babys verlangsamt. Denn das wäre ein Anzeichen, daß es in Nöten ist und die Entbindung sofort erfolgen sollte.

Manche Anhänger einer »natürlichen« Geburt sind gegen eine solche Überwachung des Kindes. Doch in Wirklichkeit stört das Gerät die normalen Wehen und die Entbindung überhaupt nicht. Die Mutter merkt kaum, daß das Mikrophon angebracht worden ist, und es gewährt dem Fetus zusätzlichen Schutz, falls etwas schiefgeht.

Der Kaiserschnitt

Meist ist ein Kaiserschnitt nicht geplant und wird in letzter Minute durchgeführt, weil das Baby oder die Mutter in Not sind oder irgendein anderes Problem entsteht, das eine chirurgisch durchgeführte Entbindung gefahrloser macht. In anderen Fällen wird ein Kaiserschnitt fast vom Beginn der Schwangerschaft an geplant, weil man eine Entbindung über die Vagina als zu unsicher einschätzt. Immer häufiger wird ein Kaiserschnitt mit örtlicher Betäubung durchgeführt, damit die Mutter wach bleiben kann, wenn ihr Kind zur Welt kommt. Manche Krankenhäuser gestatten auch dem Vater, während des Kaiserschnitts im Operationsraum zu bleiben.

Früher einmal meinte man, daß eine Frau, die einmal einen Kaiserschnitt bekam, alle ihre folgenden Kinder auch so zur Welt bringen müsse. Heute trifft das nicht unbedingt zu. Je nach der Art, wie der erste Schnitt auf dem Uterus gesetzt worden ist und welcher Grund dafür vorlag, ist es möglich, daß künftige Kinder über die Vagina geboren werden. Daher sollte eine Frau sich eine Kopie ihrer Krankengeschichte in der Klinik geben lassen, damit ihr Arzt feststellen kann, ob künftig eine Entbindung über die Vagina durchführbar sein kann. Die Narbe auf dem Unterleib verrät nicht zuverlässig, in welcher Form der Kaiserschnitt auf dem Uterus gemacht worden ist. Ein horizontaler Schnitt auf dem unteren Abschnitt des Uterus wird weniger wahrscheinlich bei folgenden Wehen wieder aufreißen als ein senkrechter Schnitt. Frauen, bei denen dieser Typ der Operation angewandt wurde, sind vielleicht imstande, eine gefahrlose Entbindung über die Vagina zu wagen, vorausgesetzt, daß die Gründe für den ersten Kaiserschnitt nun nicht mehr gelten.

In den letzten Jahren hat die Anzahl der Entbindungen mit Kaiserschnitt deutlich zugenommen. Kritiker beklagen, daß viele dieser Operationen unnötig sind, und zweifellos ist das bei manchen wirklich der Fall. Ein Kaiserschnitt ist heute ungefährlicher als in der Vergangenheit, und einige Ärzte haben das Gefühl, daß es, falls irgendein Zweifel an einer Geburt über die Scheide besteht, besser ist, sich für den Kaiserschnitt zu entscheiden. Das Abhören der Herztöne des Fetus ist heute besser als in der Vergangenheit imstande, zu offenbaren, ob ein Baby in Not ist, und vielleicht hat dies dazu beigetragen, daß man den Kaiserschnitt heute öfter anwendet.

Immer mehr Prozesse wegen falscher ärztlicher Behandlung bei der Geburt eines Kindes wie etwa Schädigung des Gehirns infolge von Sauerstoffmangel spielen da ebenfalls mit. Wird ein Problem vermutet, wird der Arzt wahrscheinlich lieber einen Kaiserschnitt wagen, als ein Risiko einzugehen. So war etwa früher eine Steißlage des Fetus nicht notwendigerweise Anlaß für einen Kaiserschnitt. Der Arzt hätte versucht, das Baby umzudrehen oder eben eine Steißgeburt zu wagen. Heute werden viele Geburtshelfer keine Steißgeburt mehr riskieren, sondern einen Kaiserschnitt vorziehen.

Ehe eine Frau sich ihren Geburtshelfer aussucht, wäre es gut zu fragen, was »er« oder »sie« von einem Kaiserschnitt hält. Man sollte lieber noch eine zweite Meinung hören, ehe man in Situationen, die keine Notlage sind, in einen Kaiserschnitt einwilligt. (Hat die Frau starke Blutungen oder ist das Baby gefährdet, besteht jedoch keine Notwendigkeit oder Zeit, eine zweite Meinung einzuholen.) Die Einstellung eines Arztes zum Kaiserschnitt können folgende Fragen klären: »Was betrachten Sie als Indikationen für einen Kaiserschnitt? Erlauben Sie einer Frau, die vorher einen Kaiserschnitt gehabt hat, eine Entbindung über die Vagina?« Antworten auf diese Frage geben Hinweise auf die Einstellung eines Arztes zum Kaiserschnitt.

Erwägt man die Möglichkeit eines Kaiserschnittes, ist es wichtig zu wissen, daß derzeit in 75 Prozent der Fälle alles wie geplant verläuft und eine Frau eine normale vaginale Entbindung haben kann. Bei 3 bis 5 Prozent der Fälle ergeben sich jedoch Schwierigkeiten, in denen es besser ist, einen Kaiserschnitt zu wählen. Zweifellos wären einige dieser Frauen fähig, ihre Kinder normal zu gebären, wenn man die Wehen weitergehen ließe, während andere mit großen, ja lebensbedrohenden Problemen zu kämpfen hätten. Nun ist vielleicht ein Kaiserschnitt enttäuschend für ein Ehepaar, das eine vaginale Geburt geplant hat. Es dauert auch länger, bis die Mutter sich erholt hat, und die Gefahr von Komplikationen für sie ist größer, aber nur wenige Ärzte oder Eltern wollen etwas wagen, das ein Risiko für das Baby sein könnte.

Künstliche Einleitung der Wehen

Die Wehen künstlich einzuleiten, ist heute nicht mehr so verbreitet wie früher, aber manchmal sollte es geschehen. Wenn etwa eine Frau den richtigen Zeitpunkt um eine Woche überschreitet und kein Anzeichen vorhanden ist, daß die Wehen einsetzen, sollte man sie einleiten. Genauso wie es im Interesse des Fetus am besten ist, nicht zu früh geboren zu werden, sollte man die Entbindung nicht mehr als ein paar Tage über den richtigen Termin hinausschieben. Wenn die Schwangerschaft das Endstadium erreicht hat, beginnt die Placenta zu altern, und das Kind wird vielleicht nicht mehr angemessen ernährt.

Manche Geburtshelfer raten zu Geschlechtsverkehr, wenn sich die Schwangerschaft dem Ende zuneigt, weil die Prostaglandine in der Samenflüssigkeit vielleicht mithelfen, den Zervix geschmeidig zu machen und die Kontraktionen des Uterus zu fördern. In der Vergangenheit riet man den Ehepaaren oft, Sex während des letzten Abschnitts der Schwangerschaft wegen der Furcht vor Infektionen zu vermeiden. Heute wissen wir, daß Sexualverkehr nicht zu einer Infektion führt, zumindest dann nicht, wenn die Fruchtwasserhüllen nicht zerrissen worden sind oder der Mann nicht an einer Infektion leidet, die beim Geschlechtsverkehr übertragen werden kann. Verkehr sollte man auch vermeiden, wenn der Frau dadurch zu frühzeitige Wehen drohen, sonst ist er gefahrlos, ja sogar ratsam.

Wenn es angezeigt ist, die Wehen einzuleiten, kann dies durch Verabreichung von Oxytocin geschehen, vorausgesetzt, daß die Schwangerschaft beendet ist. Manchmal kann ein Gel, das Prostaglandine enthält, in die Vagina eingeführt werden, um den Zervix geschmeidig zu machen, ehe man Oxytocin anwendet. Eine Injektion dieses Hormons kann auch gegeben werden, wenn die Wehen langsamer zu werden scheinen oder aussetzen. Wehen, die zwar unentwegt weitergehen, aber keine Erweiterung des Zervix bewirken, können für das Baby ernste Probleme heraufbeschwören. Selbst unter normalen Umständen vermindern die Kontraktionen des Uterus vorübergehend die Blutzufuhr für das Kind. Das ist annehmbar, wenn die Kontraktionen zu verstärkten Wehen führen, aber wenn sie das nicht tun und man sie zu lange weitergehen läßt, kann das Kind zu wenig Sauerstoff bekommen.

Hat eine Frau früher einen Kaiserschnitt erhalten und plant nun eine Entbindung über die Vagina, während sie den Geburtstermin schon überschritten hat, muß sie vielleicht wieder einen Kaiserschnitt erhalten, selbst wenn alles sonst normal zu sein scheint. Denn es ist nicht gefahrlos, die Wehen in dieser Situation mit Oxytocin einzuleiten, weil dieses Mittel sehr starke Kontraktionen des Uterus hervorruft und damit das Risiko erhöht, daß der Uterus an der alten Narbenstelle zerreißt.

Hormonale Veränderungen nach der Entbindung

Während der Schwangerschaft hat die Placenta als »Hormonfabrik« gedient; sie hat die Ovarien und die Hypophyse aus ihren normalen Rollen im Hormonhaushalt verdrängt. Nach der Entbindung ist der normale Zustand einer Frau dem nach der Menopause vergleichbar. Ehe die normale Hormonfunktion zurückkehrt, kann eine Frau viele der Symptome erleben, die im allgemeinen mit der Menopause verbunden sind: Hitzewallungen, Schweißausbrüche, Reizbarkeit, Stimmungsumschwung und Depressionen.

Viele Frauen und ihre Ehemänner sind bestürzt über diese Symptome, besonders über die Depression nach der Geburt. Eine Frau hat neun Monate lang die Vorfreude erlebt, ein Kind zu bekommen. Nun ist das Baby da, und die Mutter bricht in Tränen aus oder ist ohne ersichtlichen Grund traurig. Begreift sie, daß diese Gefühle mehr hormonal als psychologisch begründet sind, kann es ihr leichter fallen, damit fertig zu werden. In seltenen Fällen wird die Depression so schlimm, daß sie behandelt werden muß. Traditionsgemäß behandeln Ärzte diese schwere nach der Geburt mögliche Depression mit starken beruhigenden Medikamenten wie etwa mit Chlorpromazin, statt sie als eine endokrin bedingte Beschwerde zu betrachten, die mit Hormonen bekämpft werden könnte.

Zum Glück paßt sich der nun nicht mehr schwangere Körper in den meisten Fällen dem neuen Hormonzustand an, und die Melancholie sowie andere solche Symptome gehen in ein paar Tagen in ein Befinden über, das sich leichter bewältigen läßt. Doch der Körper wird mehrere Monate brauchen, um seine Funktionen wieder so zu übernehmen wie vor der Schwangerschaft. Es dauert gewöhnlich auch mehrere Wochen, bis der Uterus ganz verheilt ist und die nach der Entbindung auftretenden Blutungen vollkommen aufhören.

Das Gesetz der Bibel gewährt uns einen interessanten Einblick in uralte Beobachtungen und Ansichten, die für die Zeit nach der Geburt gelten. Die Gesetze des Moses bestimmen, daß die Frau, nachdem sie einen Knaben geboren hatte, sieben Tage lang von der Gemeinschaft getrennt werden sollte. Aber am achten Tag durfte sie zurückkehren und an der Beschneidungszeremonie des Kindes teilnehmen. Jedoch durfte sie weitere 33 Tage keine sexuellen Beziehungen zu ihrem Ehemann haben. Danach sollte der Uterus verheilt und die Gefahr einer Infektion vorüber sein.

Die Situation ist ganz anders, wenn die Frau ein Mädchen zur Welt bringt. In der Bibel steht dann (3. Buch Mose, Vers 12): »Gebiert sie aber ein Mägdelein, so soll sie zwei Wochen unrein sein wie wenn sie ihre Krankheit leidet, und sie soll sechsundsechzig Tage daheim bleiben in dem Blut ihrer Reinigung.« Die Bibel erklärt nicht, warum eine Frau an die 80 Tage, nachdem sie ein Mädchen geboren hat und nur 40 Tage nach der Geburt eines Knaben getrennt leben sollte; aber vernünftigerweise darf man wohl annehmen, daß dieser Brauch auf Beobachtungen beruhte, die mit der Depression nach der Geburt und der Bindung des Kindes an die Mutter zu tun hatten. Einen Knaben geboren zu haben, galt als viel ehrenvoller als die Geburt eines Mädchens. Da es unfreundlich wäre, eine Mutter von der Beschneidung ihres Sohnes fernzuhalten, durfte sie in die Gesellschaft zurückkehren, sobald sie sich von der Geburt erholt hatte, aber sie konnte wegen der Blutungen, die im Altertum die Menschen mit Unwohlsein (oder Infektion?) verbanden, keinen Geschlechtsverkehr haben.

Die Zeit der Trennung von der Gesellschaft dauerte nach der Geburt eines Mädchens länger, um der Mutter Gelegenheit zu bieten, sich mit der Tatsache abzufinden, daß sie keinen Knaben geboren hatte, und um die enge Bindung zu ihrem Kind herzustellen. Kehrte sie in die Gesellschaft zurück, mochte sie immer noch verspottet werden, weil sie ein Mädchen bekommen hatte, aber nachdem sie eine längere Zeit mit dem Baby allein verbracht hatte, würde ihr der Hohn nicht mehr soviel ausmachen. In ähnlicher Weise würde die längere Trennung von ihrem Ehemann ihm Zeit lassen, über die Tatsache hinwegzukommen, daß sie statt eines Knaben nur ein Mädchen geboren hatte, und er würde seine Ehefrau liebevoller aufnehmen.

Die Menstruation erfolgt meist nach drei bis vier Monaten, aber wenn eine Frau stillt, unterdrücken die für die Muttermilch nötigen hohen Prolactinspiegel die Ovulation, so daß eine Frau sechs Monate lang keine Periode haben kann. Zweifellos haben die Weisen in alter Zeit das auch gemerkt, und in manchen Gesellschaften stillen die Frauen heute noch ihre Babys weit länger als nötig ist, um so eine neue Empfängnis zu verhüten. Bei einigen Stämmen Afrikas kann eine Frau über drei Jahre lang stillen, und während dieser Zeit leben sie und ihr Kind vom Mann getrennt, der möglicherweise mehrere Frauen hat.

Knochen und Bänder können mehrere Monate lang brauchen, bis sie wieder so stark sind wie vor der Schwangerschaft. Daher raten die Ärzte den Frauen, Gymnastikprogramme, die viel Kraft erfordern, nur mit Vorsicht wieder aufzunehmen. Übungen zur Erneuerung der Spannkraft, wie etwa sich auf verschiedene Weise aufzusetzen, die Beine zu heben und die Kontrolle über die Harnblase zu üben, auch die Muskeln der Vagina zu trainieren, das alles kann kurz nach der Geburt des Kindes beginnen. Aber an Kraft erfordernde Übungen wie etwa Jogging sollte man sich nur vorsichtig wagen. Jedoch sind da alle Frauen verschieden, und jede sollte sich nach ihrer körperlichen Verfassung richten. Wenn eine Bewegung schmerzt, ist das eine Warnung, sich zu entspannen und nur ganz allmählich an sich zu arbeiten.

Viele Frauen sind bekümmert, wenn sie entdecken, daß sie nach ihrer Heimkehr aus dem Krankenhaus immer noch die Umstandskleider tragen müssen. Es dauert oft mehrere Monate, bis eine Frau wieder die schlanke Figur hat wie in der Zeit vor der Schwangerschaft. Leichte Gymnastik, um die erschlafften Muskeln des Unterleibs zu festigen, hilft zwar, aber ein schön flacher Bauch kommt nicht über Nacht wieder.

Es kann auch schwierig sein, die Gewichtszunahme in der Schwangerschaft rückgängig zu machen, besonders wenn eine Frau stillt. Im Durchschnitt kann eine Frau nach der Entbindung erwarten, sehr schnell neun bis zehn Kilo abzunehmen.

Denn das ist die normale Gewichtszunahme in der Schwangerschaft, und dazu kommt noch das Gewicht des Babys. (Man rechnet ungefähr 4 Kilo für das Baby mit der Placenta und den Membranen, nicht ganz ein Kilo für das Fruchtwasser, 1,5 Kilo für weitere Flüssigkeit, ein halbes Kilo für vergrößerte Brüste, über ein Kilo für den vergrößerten Uterus und knapp zwei Kilo für zusätzliche Körperflüssigkeiten.) Doch die durchschnittliche empfohlene Gewichtszunahme in der Schwangerschaft beträgt 10 bis 12 Kilo, so daß viele Frauen finden, sie müßten ein paar überflüssige Pfunde loswerden, um wieder ihr Gewicht vor der Schwangerschaft zu erreichen. Den Frauen, die stillen, fällt dies aus verschiedenen Gründen besonders schwer. Das Oxytocin wirkt als antidiuretisches, d. h. Harn zurückhaltendes Hormon, und hilft so dem Körper, Salz und Wasser zu bewahren, die für die Produktion von Milch gebraucht werden. Das »Sattheitszentrum« im Gehirn reagiert auf den Bedarf des Körpers an zusätzlicher Nahrung, indem es stärkeren Hunger meldet, um das Baby gut zu füttern. Als Folge davon haben die meisten Frauen während des Stillens einen wahren Heißhunger und finden, daß es fast übermenschlicher Willenskraft bedarf, um dann weniger zu essen. Da das Stillen für Mutter und Kind eine glückliche Zeit sein sollte, wäre es vielleicht ein guter Gedanke, den Versuch, diese paar Pfunde loszuwerden, noch aufzuschieben, bis das Baby entwöhnt ist.

Die Menstruation setzt gewöhnlich nach drei bis sechs Monaten wieder ein, obwohl es bei Frauen, die stillen, auch ein bis zwei Monate länger dauern kann. Die häufigste Ursache für ein Ausbleiben der Menstruation ist eine neue Schwangerschaft. Viele Frauen meinen irrtümlich, daß sie, solange sie stillen oder noch keine Periode haben, davor bewahrt sind, schwanger zu werden. Das muß nicht unbedingt stimmen, und wenn man eine Schwangerschaft vermeiden will, sollten die Eltern für die Verhütung sorgen, sobald sie wieder Geschlechtsverkehr aufnehmen.

Manchmal ist ein Versagen der Hypophyse die Ursache für das Ausbleiben der Menstruation. Unter diesen Umständen kann eine Hormontherapie erforderlich sein, um die Hypophyse »aufzuwecken« und die normalen menstruellen Zyklen wieder in Gang zu setzen. Im typischen Fall wird dem Körper alles Östrogen entzogen worden sein, weil die Ovarien nicht funktionieren. Dies läßt sich überwinden, indem man Östrogen zuführt, gefolgt von Clomiphen, um die Hypophyse zur Ausschüttung ihrer Hormone zu veranlassen. Das wird wiederum die Ovarien dazu bringen, erneut zu arbeiten. Nachdem die Ovulation wieder eingesetzt hat, sollten die monatlichen Zyklen wie vorher ablaufen.

Praktische Hinweise

Fast vom Augenblick der Geburt an besteht für die Frau eine ganz besondere Beziehung zu ihrem Kind. In jüngster Zeit durchgeführte Studien bestätigen, wie wichtig es ist, daß man sofort nach der Entbindung die Mutter ihr neugeborenes Kind im Arm halten und sich ihm zuwenden läßt. In Fällen, wo das nicht möglich ist – wenn etwa das Baby eine Spezialbehandlung in einem Brutkasten braucht, manchmal auch in einem anderen Krankenhaus –, sollten Schritte unternommen werden, damit die Mutter ihr Kind bei sich haben oder bei dessen Betreuung mithelfen kann.

Eine Anzahl anderer wichtiger Entscheidungen muß ebenfalls getroffen werden, entweder schon bevor das Baby geboren ist oder kurz nachher. Dazu gehört auch die Frage, ob die Mutter stillen soll oder nicht. Obwohl moderne Präparate für eine richtige Ernährung sorgen können, sind sich die meisten Kinderärzte darüber einig, daß Stillen, sei es auch nur für kurze Zeit, viel besser ist. Fast alle Frauen sind fähig zu stillen. Aber es könnten Umstände eintreten, die es verhindern, oder eine Frau zieht es einfach vor, nicht zu stillen. Ist dies der Fall, kann sie eine Injektion von männlichen Hormonen erhalten, um die Brüste »trockenzulegen«. Diese Hormone werden keine nachhaltige Wirkung haben, aber die Milchproduktion stoppen. Frauen, die nicht stillen wollen oder ein Baby zu entwöhnen versuchen, sollten es auch ein paar Tage lang vermeiden, die Brüste zu stimulieren.

Eine weitere wichtige Entscheidung ist die Wahl eines Kinderarztes. Man sollte sie vor der Geburt oder kurz nachher treffen. Es ist lebenswichtig, daß Eltern sich mit dem Kinderarzt oder der -ärztin gut verstehen und ihn oder sie jederzeit ohne Scheu anrufen können. Es ist nicht nötig, sich einen berühmten Spezialisten auszusuchen, wenn das Baby nicht mit einem besonderen Problem zur Welt gekommen ist. Vielmehr ist ein Kinderarzt ein Mensch, der Eltern helfen kann, die unvermeidlichen alltäglichen Schwierigkeiten zu meistern. Was sollen sie etwa tun, wenn das Baby eine Erkältung, eine Kolik oder Durchfall hat? Fühlen sich Eltern von dem Kinderarzt eingeschüchtert, zögern sie zum Beispiel, ihn oder sie um drei Uhr morgens anzurufen, wenn ihr Kind krank ist, dann ist er nicht der richtige Doktor. Wichtige Kriterien bei der Wahl eines Kinderarztes sind: hört er den Eltern zu und stellt er die richtigen Fragen, bevor er entscheidet, was zu tun ist. Der Arzt mag sich vielleicht nicht sachkundig genug fühlen, ein ernstes oder kompliziertes Problem zu behandeln, aber er kennt genug Kollegen, die er empfehlen kann. Kurz gesagt brauchen Eltern für ein normales, gesundes Baby keinen Spezialisten für Herzkrankheiten von Kindern, sondern sie brauchen einen Doktor, der ihnen zuhört und ihnen für den Alltag die Unterstützung und die Information gibt, die sie nötig haben, um gute Eltern zu sein.

Zusammenfassung

Schwangerschaft ist ein wesentlicher Meilenstein im Leben jeder Frau. Es ist auch eine Zeit, in der ihr ganzes endokrines System sich tiefgreifend wandelt mit dem Ziel, ein gesundes Kind zur Welt zu bringen. Weiß die werdende Mutter, was sie zu erwarten hat und kennt sie die warnenden Signale möglicher Probleme, gibt ihr das eine weitere Gewißheit, daß sie dieses Ziel erreichen wird.

6. Kapitel
Die Menopause

Menopause ist ein Wort, das von den meisten von uns nicht einmal gern ausgesprochen wird; Frauen erfüllt es mit bangen Ahnungen. Beide Geschlechter betrachten es irrtümlich als ein Anzeichen, daß eine Frau ihren »Höhepunkt« überschritten hat. Zum Glück ändert sich nun diese Einstellung, und eine zunehmende Anzahl von Frauen in den Fünfzigern und darüber beweist, daß sie sich im Sitzungssaal ebenso wie im Schlafzimmer bewähren. Ja, viele der einflußreichsten und bezaubernd schönen Frauen der Welt sind fünfzig Jahre alt und älter. Als vor wenigen Jahren Gloria Steinem ihren 50. Geburtstag feierte, sagte ihr jemand, daß man ihr dieses Alter nicht ansehe. Statt der üblichen Antwort: »Ach, vielen Dank«, bemerkte sie spöttisch: »Na schön, ich bin fünfzig und so sehe ich auch aus.«

Im Volksmund wird die Menopause auch »Wechseljahre« genannt. Sie ist das Stadium im Leben einer Frau, in dem die Ovulation und die Menstruation aufhören und damit die fortpflanzungsfähigen Jahre beenden. Die Menopause wird auch als weibliches Klimakterium bezeichnet, mit einem aus dem Griechischen abgeleiteten Wort, das »oberste Stufe der Leiter« bedeutet. Obwohl Ärzte einen medizinischen Begriff mit dem Klimakterium verbinden, hat es mehr eine psychosoziale als eine klinische Bedeutung, und es hebt die Tatsache hervor, daß die Menopause beides ist – ein biologisches und ein soziologisch-emotionales Geschehen. Diskutiert man die Menopause, fällt es oft schwer, die beiden Gesichtspunkte auseinanderzuhalten. Der Tradition gemäß ist die Menopause mit der Vorstellung verbunden, daß etwas zu Ende geht – die Menstruation und das »Kinderkriegen«, Jugend und Attraktivität – und daß das Alter beginnt. Während wir durchs Leben gehen, ändert sich jedoch unsere Ansicht, was »alt« ist, ganz dramatisch.

Einem kleinen Mädchen erscheint jemand Zwanzigjähriger schon an der Schwelle hohen Alters zu stehen. Wird das Mädchen ein »Teenager«, ändert es seine Meinung und entscheidet, daß dreißig Jahre den Beginn des Alters ankündigen. Feiert sie als junge Frau ihren 30. Geburtstag, merkt sie, daß sie noch immer sehr jung ist und revidiert wiederum ihre Ansichten. Diesmal bezeichnet sie die Menopause als den Zeitpunkt, zu dem ihr Alter beginnen wird. Kommt dann die Menopause, findet sie zum Glück, daß sie noch genauso energisch, »sexy« und zu neuen Abenteuern bereit ist, wie sie es zuvor an jedem Markstein ihres Lebens gewesen ist.

Wir alle wandeln uns mit der im Lauf der Zeit gewonnenen Erfahrung, aber wir betrachten nicht mehr wie unsere Großmütter und Urgroßmütter die Menopause als Vorboten, der das Greisentum ankündigt. Um die Jahrhundertwende war das durchschnittliche Alter für die Menopause 46 Jahre, und die durchschnittliche Lebenserwartung einer Frau betrug 51 Jahre. Heute ist das Durchschnittsalter für die Menopause ungefähr 51 Jahre, und die Lebenserwartung hat sich auf 78 Jahre erhöht. Wenn also die Menopause bei einer Frau heutzutage einsetzt, kann sie annehmen, daß noch ein Drittel ihres Lebens vor ihr liegt.

Offensichtlich ist die Menopause nicht mehr der Endpunkt, der sie einmal war. Vielmehr ist sie das Ende der Fortpflanzungsjahre, aber eine Fortsetzung eines produktiven Lebens. Damit wird keineswegs die Tatsache geleugnet, daß eine Frau in der Menopause einen Wandel durchmacht und daß dieser Wandel oft recht unangenehme Symptome sowie körperliche und emotionale Probleme mit sich bringt. Doch neue Einsicht und besseres Verständnis können die Symptome und ein emotionales Trauma auf ein Mindestmaß verringern.

Die starke biologische Wirkung der Menopause erfolgt nicht über Nacht. Sie ist ein allmählicher Prozeß, der sich über 5 bis 10 Jahre erstreckt, während der die Tätigkeit der Ovarien nachläßt und dann völlig aufhört. Bei der Geburt hat ein neugeborenes Mädchen rund zwei Millionen Follikel oder Zellen, in denen in den Ovarien die Eier gebildet werden. Im Lauf der Jahre schrumpfen die meisten dieser Follikel und sterben ab. Zur Zeit der Pubertät sind ungefähr 300 000 Follikel übriggeblieben. Von da an werden einer oder zwei dieser Follikel in jedem menstruellen Zyklus heranreifen, und andere werden absterben. Nähert sich für eine Frau die Menopause, sind ihr nur noch etwa 8000 Follikel verblieben. Selbst wenn nun mit jedem Zyklus die Hypophyse mehr von den die Follikel stimulierenden Hormonen erzeugt, findet nicht immer eine Ovulation statt. Daher wird auch kein Progesteron abgegeben, wie sonst nach dem sogenannten Eisprung eines Follikels üblich ist. Das hat zur Folge, daß sich die Natur der menstruellen Periode verändert.

Es ist wichtig zu bedenken, daß eine natürliche (im Gegensatz zu einer operativ herbeigeführten) Menopause kein einzelnes Ereignis oder eine Krankheit ist, sondern ein allmählicher Vorgang, der in drei Stadien eingeteilt werden kann. Das erste ist die Prämenopause, während der die Ovarien ihre Funktion nach und nach einschränken. Die Perioden werden unregelmäßig, bei den meisten Frauen seltener, doch andere haben vielleicht zwei Perioden, die nur zwei bis drei Wochen auseinanderliegen, und setzen dann aber sechs bis acht Wochen aus.

Auch der menstruelle Ausfluß selbst verändert sich. Die meisten Frauen stellen fest, daß ihre Perioden schwächer und wäßriger werden und weniger Gerinnsel enthalten. Das ist auf das verringerte Progesteron zurückzuführen. Andere haben ein oder zwei Tage lang eine starke Periode, dann wird sie einige Tage spärlich und erfolgt tropfenweise. (Tropfenweise Blutung vor dem Einsetzen der Menstruation kann ebenfalls ein Anzeichen der Prämenopause sein.) Wieder andere Frauen werden sehr starke Blutungen bekommen. Das alles steht im Einklang mit der nachlassenden Tätigkeit der Ovarien und mit der Veränderung der Hormonspiegel; aber nicht alle Frauen werden diese Erfahrung machen.

Das zweite Stadium ist die Menopause selbst. Die Funktion der Ovarien läßt weiter nach, und die Perioden hören ganz auf. Nachdem eine Frau ein ganzes Jahr verbracht hat, ohne zu menstruieren, ist ihre Menopause vollendet, und sie tritt in das »postmenopausale« Stadium des Lebens ein. (Manchmal wird der Ausdruck »perimenopausal« gebraucht, um alle drei Stadien zu bezeichnen.)

Jedes Jahr beginnt für 1,5 Millionen amerikanischer Frauen die Menopause. Das Alter, in dem dies geschieht, variiert weitgehend. Manche Frauen beginnen mit ihrer Menopause Anfang Vierzig, andere nicht vor Mitte der Fünfzig. Das durchschnittliche Alter für die Menopause ist bei den amerikanischen Frauen jetzt 51 Jahre, und im Alter von 55 Jahren haben 95 Prozent der Frauen die Menopause hinter sich. Genauso wie in den letzten Jahren bei Frauen in den Industrieländern die Menarche in einem früheren Alter einsetzte, kommt es dort in zunehmend höherem Alter zur Menopause. Es läßt sich schwierig voraussagen, wann die Menopause eintritt, aber im allgemeinen können Töchter von Frauen, bei denen die natürliche Menopause in einem frühen Alter begann, erwarten, daß es ihnen ähnlich ergeht, und das gleiche gilt für eine späte Menopause, wenn sie in der Familiengeschichte üblich ist.

Die mit der Menopause verbundenen Symptome

Die Menopause ist von Frau zu Frau verschieden. Manche Frauen werden sie kaum gewahr, bis sie dann plötzlich bemerken, daß seit ihrer letzten menstruellen Periode mehrere Monate verstrichen sind. Doch im gegensätzlichen Extremfall leiden manche Frauen unter häufigen Hitzewallungen, die sie fast handlungsunfähig machen, unter Nachtschweiß, Depressionen und Stimmungsumschwüngen, unter Reizbarkeit, Schlaflosigkeit und anderen Symptomen, die mehrere Jahre lang dauern können. Die meisten Frauen werden nur mittelmäßig geplagt. Aber ungeachtet, ob nun ernste Symptome fehlen oder nicht, erleben alle Frauen, wenn sie die Menopause durchmachen, eine markante Veränderung ihres Hormonhaushaltes.

Die Menopause kann von einer großen Reihe von Symptomen begleitet werden, die mit hormonalen Veränderungen zusammenhängen (siehe Tabelle 5). Da die Ovarien nicht mehr funktionieren, erzeugen sie kein Östrogen mehr. Als Reaktion darauf sendet die Hypophyse mehr luteinisierendes Hormon (LH) aus, ebenso das die Follikel stimulierende Hormon (FSH) in dem vergeblichen Versuch, die Ovarien zur Tätigkeit anzuregen.

Tabelle 5: Die mit der Menopause zusammenhängenden Symptome und Anzeichen

Autonome Merkmale

Hitzewallungen
Schwitzen, Nachtschweiß
Herzklopfen
Juckreiz

Körperliche und mit dem Stoffwechsel verbundene Merkmale

Aufhören der menstruellen Perioden
Die Vagina trocknet aus, juckt und schrumpft
Die Harnblase funktioniert nicht, dazu gehört auch Inkontinenz (d.h. der Harn kann nicht zurückgehalten werden)
Schwund der Knochensubstanz
Atherosklerose
Aufgedunsener Leib
Gewichtszunahme
Kopfschmerzen
Schmerzen und Degeneration der Gelenke
Muskelschwäche
Schrumpfung und Erschlaffung des Brustgewebes
Austrocknung und Runzelung der Haut
Kopf- und Schamhaar werden schütter, das Gesichtshaar wächst (man nennt das Hirsutismus)
Brüchige, langsam wachsende und gefurchte Nägel

Psychologische Anzeichen

Wechselnde Stimmungen
Reizbarkeit
Depressionen
Schlaflosigkeit
Angstzustände
Vergeßlichkeit
Veränderungen im sexuellen Verlangen

Oft sind ausgefallene oder unregelmäßige Perioden das erste Anzeichen der Menopause. Nicht selten meint eine Frau, bei der eine oder zwei Perioden ausbleiben und keine anderen Symptome auftreten, daß sie schwanger ist, und sie wendet nun den Urintest an, den man daheim machen kann. Wahrscheinlich ergeben diese Tests bei Frauen kurz vor der Menopause eher ein falsches positives Resultat als bei jüngeren Frauen. Es sind daher weitere Tests nötig, ehe man annehmen kann, daß der Grund für das Ausbleiben der Menstruation eine Schwangerschaft ist.

Obwohl Symptome der Menopause häufig dem Mangel an Östrogen zugeschrieben werden, spielt er bei manchen Frauen nur indirekt eine Rolle, während die Symptome in Wirklichkeit auf die hohen LH- und FSH-Spiegel zurückzuführen sind.

Hitzewallungen

Eine kürzlich durchgeführte Studie über Frauen in der Menopause ergab, daß von vier Frauen drei unter Hitzewallungen litten, die so zum häufigsten Symptom der Menopause wurden. Während einer solchen Wallung erlebt eine Frau, daß ihr Oberkörper plötzlich von Hitze durchströmt wird. Diese geht vom Brustkorb aus und verbreitet sich blitzschnell über Gesicht, Nacken und Arme. Die Haut rötet sich, das Herz der Frau schlägt schneller und die Atmung wird flacher. Bei manchen Frauen werden diese Hitzewallungen von einem Juckreiz begleitet. Im weiteren Verlauf wird die betroffene Frau dann zu schwitzen beginnen, manchmal sogar ausgiebig. Nachher fröstelt sie vielleicht und fühlt sich erschöpft. Das ganze dauert gewöhnlich nur wenige Minuten, und obwohl die Frau selbst sich sehr bewußt ist, was vorgeht, können Menschen in ihrer Umgebung überhaupt nichts Ungewöhnliches bemerken.

Medizinisch betrachtet führt man diese auch »fliegende Hitze« genannten Zustände auf vasomotorische Instabilität zurück, das heißt auf schwankende Tätigkeit der Gefäßnerven. Die Wallungen haben ihren Ursprung in dem Zentrum des Hypothalamus, das die Temperatur regelt. Bei Frauen, die dafür anfällig sind, hat es den Anschein, daß fast alles, was die Temperatur beeinflußt, eine Hitzewallung auslösen kann. Viele

Frauen berichten, daß sie unmittelbar vor einer Wallung ein plötzliches Frösteln empfinden. Andere Frauen entdecken, daß diese Wallungen ausgelöst werden können durch Gymnastik, Streß, durch das Betreten eines warmen oder kühlen Raumes, ja sogar wenn sie unter ihrer Bettdecke liegen. Das Temperaturzentrum findet fälschlich den Körper zu kühl und sendet Signale aus, um die kleinen Blutgefäße in der Haut zu verengen, wodurch die Temperatur erhöht wird. Da der Körper in Wirklichkeit aber nicht kühl ist, reagiert er darauf, indem er die Blutgefäße erweitert, und so versucht, sich abzukühlen. Das verursacht den jähen Zustrom von Blut in den Oberkörper und ins Gesicht.

Heute nimmt man an, daß Hitzewallungen mehr auf den Anstieg von LH zurückzuführen sind als auf einen Mangel an Östrogen, obwohl man den genauen Mechanismus noch nicht kennt. Forschungsarbeiten haben jedoch ergeben, daß Frauen, die ohne Ovarien geboren worden waren, oder Frauen, deren Ovarien nie funktioniert hatten, keine Wallungen bekamen. Gibt man ihnen aber Östrogen, können sie, wenn man es ihnen wieder entzieht, Hitzewallungen haben. Man hat auch einwandfrei festgestellt, daß sich Hitzewallungen stoppen lassen, wenn das fehlende Östrogen eingenommen wird. Das Endergebnis von alledem ist, daß es keine Rolle spielt, ob die Symptome von einem niedrigen Östrogenspiegel oder einem hohen Spiegel von LH oder FSH herrühren.

Manche Frauen erleben überhaupt keine Wallungen, während andere jeden Tag, ja sogar jede Stunde davon geplagt werden; wieder andere bekommen sie nur nachts. Anfälle von Nachtschweiß ähneln jenen, die nach der Geburt eines Kindes vorkommen können, also ebenfalls einer Zeit abrupten hormonalen Wandels. Typisch dafür ist, daß die Frau in Schweiß gebadet aufwacht. Das kann in einer einzigen Nacht mehrmals geschehen und ist vielleicht schuld an der in der Menopause auftretenden Schlaflosigkeit.

Bei den meisten Frauen enden die Wallungen nach drei bis fünf Jahren, nachdem sich der Körper dem veränderten hormonalen Zustand angepaßt hat. Wiederum läßt sich die Zeit, die dies dauert, nicht voraussagen. Bei manchen Frauen währen sie nur einige Monate, bei anderen fünf oder sechs Jahre. Manchmal enden die Hitzewallungen, erscheinen aber Jahre später erneut. (Interessant ist, daß auch ältere Männer solche Wallungen haben können.)

Obwohl Hitzewallungen durch die Einnahme von Östrogen verhindert werden können, ist für manche Frauen eine Hormontherapie kontraindiziert, d. h. sie muß als schädlich abgelehnt werden, oder die Anwendung ist nicht erwünscht. Sind Hitzewallungen ein Problem, lassen sich die Symptome mit gesundem Menschenverstand auf ein Mindestmaß verringern. Man trägt eben mehrere leichte Kleidungsstücke übereinander, so daß einige nach Bedarf abgelegt werden können, und man duscht auch, wenn möglich lauwarm. Koffein und Alkohol scheinen bei manchen Frauen die Symptome zu verschlimmern und sollten gemieden werden, wenn sie Wallungen auslösen. Einige Medikamente wie etwa bestimmte Mittel, die zur Behandlung von hohem Blutdruck angewandt werden, können die vasomotorische Instabilität verstärken. Ist dies der Fall, kann vielleicht eine andere Arznei verschrieben werden. Große Dosen von Niacin oder Nikotinsäure – einem B-Vitamin, das manche Menschen einnehmen, um den Cholesterinspiegel zu senken – beschwören ebenfalls Hitzewallungen herauf. (In der Tat erklären Männer, die Niacin in hohen Dosen anwenden, nachdem sie selbst einige Wallungen erlebt haben, daß sie plötzlich verstehen, warum Frauen sie als so unangenehm empfinden.)

Vaginale Symptome
Juckreiz in der Vagina und andere Veränderungen sind beunruhigende Symptome, unter denen viele Frauen leiden. Vaginale Symptome tauchen für gewöhnlich erst mehrere Jahre nach der Menopause auf, und sie sind eine direkte Folge des Östrogenmangels. Die Haut, das Fett und die Gewebe der Schamlippen reagieren besonders empfindlich auf Östrogen. Sinkt der Hormonspiegel, beginnen Haut und Gewebe zu schwinden oder zu schrumpfen. Die äußeren Genitalien werden kleiner und die Schamhaare schütterer. Auch die Vagina schrumpft, und das Gewebe, das sie auskleidet, wird dünner. Die Sekrete der Va-

gina werden weniger sauer, und die Frauen neigen mehr zu Vaginitis, zu einer Entzündung der Scheide, die Brennen und Jucken zur Folge hat. Viele Frauen merken auch, daß der Geschlechtsverkehr Schmerzen bereitet. Das ist ein besonders quälendes Symptom, da sehr viele Frauen ohnedies besorgt sind, daß sie, wenn sie älter werden, ihre sexuelle Attraktivität verlieren.

Untersuchungen haben festgestellt, daß die vaginalen Symptome bei Frauen, die häufig Geschlechtsverkehr und – oder – Orgasmen haben, nicht so stark ausgeprägt sind. (Das bedeutet dreimal und öfter im Monat Geschlechtsverkehr und mindestens einmal wöchentlich einen Orgasmus.) Dies kann natürlich schwierig sein für Frauen, die keine sexuellen Partner haben oder die bereits durch vaginale Symptome beunruhigt sind. Manchmal können Jucken, Brennen und schmerzhafter Geschlechtsverkehr gemildert werden, wenn man ein Gel oder eine glättende Salbe verwendet. Aber oft ist Östrogen nötig, das man entweder einnimmt oder in Form einer Creme, eines Zäpfchens oder eines Pflasters anwendet.

Der Harntrakt
Mangel an Östrogen kann im Harnleiter und in der Harnblase Veränderungen verursachen und eine Frau empfänglicher für Zystitis (Blasenkatarrh) machen. Eine Senkung der Harnblase, meist das Resultat von Muskelschwäche oder von einer Schädigung bei einer früheren Geburt, kann zu nicht zurückzuhaltendem Harnfluß oder zu anderen Problemen bei dessen Kontrolle führen.

Herzklopfen
Viele Frauen klagen während der Menopause über einen zu schnellen Herzschlag oder Herzklopfen. Manchmal begleitet das Herzklopfen Hitzewallungen, aber zu anderen Zeiten kommt es auch unabhängig davon vor. Man glaubt, daß der schnelle Herzschlag von der gleichen vasomotorischen Unregelmäßigkeit verursacht wird, die auch die Wallungen auslöst. Das Herzklopfen ist ungefährlich, kann aber beängstigend sein. Meist kann es gestoppt werden, wenn man eine geringe Dosis

eines Beta-Blockers einnimmt, eines Mittels, das oft verschrieben wird, um Angina pectoris und hohen Blutdruck zu behandeln.

Stimmungsumschwung
Während der Menopause sind auch Perioden von Reizbarkeit, von Weinkrämpfen und Depressionen üblich. Die Ärzte debattieren darüber, ob sie organische Ursachen haben oder einem Aufruhr der Gefühle entspringen, dem eine Frau in dieser Zeit vielleicht ausgeliefert ist. Es könnte sehr gut eine Kombination von beidem sein. Das mittlere Lebensalter ist für Frauen wie auch für Männer eine Zeit des Wandels und der Neuorientierung. Zu dieser Zeit wachsen die Kinder heran und verlassen das Haus. Günstige Gelegenheiten für eine Karriere schwinden vielleicht dahin oder enden in einer Sackgasse. Die Menschen beginnen auch unleugbare Anzeichen des Älterwerdens zu bemerken. Die Eltern werden alt und sterben, der Spiegel enthüllt neue Falten und ergrauendes Haar, und sie haben nicht mehr die Vitalität der Jugend. Mit diesen Veränderungen zurechtzukommen kann deprimierend sein, besonders in unserer ganz auf Jugendlichkeit eingestellten Gesellschaft.

Es ist aber immer noch zweifelhaft, ob die wechselnden Stimmungen allein gefühlsbedingt sind. Viele Frauen vergleichen die Gefühle mit jenen, die sie unmittelbar nach der Geburt eines Kindes erlebten, als die abrupten hormonalen Veränderungen jenen der Menopause ähnlich waren. Andere vergleichen sie mit prämenstruellen Symptomen.

Schwellungen
Viele Frauen klagen über einen aufgedunsenen Unterleib, oft noch begleitet von Blähungen. Die Schwellung wird durch das Zurückhalten von Flüssigkeit verursacht und ähnelt jener vor der Menstruation oder in der frühen Schwangerschaft.

Die prämenstruelle und in der Schwangerschaft vorkommende Aufgedunsenheit führt man auf eine Zunahme von Progesteron zurück. Man weiß jedoch nicht, was diese Aufgedunsenheit während der Menopause verursacht, weil der Progesteronspiegel zu dieser Zeit reduziert ist. Wahrscheinlich rührt sie von hormonalen Veränderungen her, aber der genaue Mechanismus ist nicht bekannt. Helfen könnte eine geringere Salzaufnahme. Das Unbehagen ließe sich auch vermindern, wenn man weniger eng sitzende Kleidung trägt und Essen vermeidet, das bläht. Ist die Schwellung hartnäckig oder sehr lästig, kann ein mildes harntreibendes Medikament verschrieben werden.

Gewichtszunahme
Ungefähr um die Zeit der Menopause stellen die meisten Frauen fest, daß sie ein paar Pfunde zugelegt haben. Dieses vermehrte Gewicht setzt sich oft hauptsächlich um den Unterleib an und wird zur sogenannten Körperfülle der mittleren Jahre.

Für die Neigung, zu dieser Zeit zuzunehmen, gibt es mehrere Gründe. Wenn wir älter werden, verlangsamt sich unser Stoffwechsel und wir »verbrennen« nicht mehr soviele Kalorien wie früher. Die meisten Menschen passen ihre Nahrungsaufnahme nicht ihrem verringerten Eniergiebedarf an, und wenn sie nicht körperlich aktiver werden, nehmen sie zu, ohne mehr zu essen.

Dieses zusätzliche Gewicht konzentriert sich gern im Bereich des Unterleibs, weil Fett hier mobiler ist. Jüngste Forschungsarbeiten haben entdeckt, daß Menschen mit übermäßigem Fettansatz in der unteren Körperpartie im Blut auch höhere Cholesterin- und Glukosespiegel haben und gefährdeter für Herzanfälle sind als Menschen mit weniger oder an anderen Stellen des Körpers konzentriertem Fett.

Ein zu geringer Muskeltonus (d. h. Spannkraft der Muskeln) kann auch dazu beitragen, daß der Unterleib schlaff wird. Frauen, die Kinder geboren haben, sind dafür besonders anfällig. Schwangerschaft überdehnt die Muskeln dieses Körperteils. Übungen, die den Muskeln Spannkraft verleihen, können sie wieder in Form bringen, aber viele Frauen vernachlässigen nach der Schwangerschaft diese Übungen. Verlieren sie dann Gewicht, sind sie sich der schlaff gewordenen Muskeln nicht mehr bewußt, sie entdecken sie erst Jahre später wieder, wenn sie um etliche Pfunde schwerer geworden sind.

Bei manchen Frauen verursacht schließlich auch Östrogen

eine Gewichtszunahme. Die Anti-Baby-Pille hat einen relativ hohen Östrogengehalt, der Frauen manchmal zunehmen läßt. Eine Therapie, die fehlendes Östrogen in der Menopause ersetzt, kann die gleiche Wirkung haben. Doch selbst Frauen, die kein Östrogen einnehmen, neigen dazu, »unten herum« dicker zu werden. Man nimmt an, daß dies auf Androgene zurückzuführen ist, die bei Frauen wie auch bei Männern Fettablagerungen im Unterleib fördern.

Sexualität

Manche Frauen finden, daß die Menopause ihr Interesse für und ihre Freude am »Sex« mindert, während andere erklären, daß ihr sexuelles Verlangen und ihre Reaktionsfähigkeit auf diesem Gebiet zunehmen. Schuld an diesen Veränderungen ist wahrscheinlich eine Kombination psychologischer und hormonaler Faktoren. Ungefähr um diese Zeit des Lebens erleiden viele Frauen den Verlust ihres sexuellen Partners entweder durch Tod oder durch eine Scheidung. Oder der eine Partner macht seine eigene »midlife crisis« durch oder er hat andere Probleme, die sein sexuelles Interesse oder seine »Tauglichkeit« schmälern. Wie so oft betont wird, ist Sexualität »ein gar zerbrechlich Ding«, das beträchtliche Aufmerksamkeit und Geschick in der Praxis erfordert, um lebendig und aufregend zu bleiben. Daher ist es faktisch unmöglich, die körperlichen und emotionalen Aspekte von Sex zu trennen. Viele der Klagen, von denen die Menopause auf sexuellem Gebiet begleitet wird, könnten sehr wohl beides – eine psychologische und eine hormonale Grundkomponente – haben.

Verlust von Östrogen ist die Ursache, daß das vaginale Gewebe austrocknet und dünner wird, und das kann zur Folge haben, daß der Geschlechtsverkehr schmerzhaft wird. Wie einleuchtet, wird das jedes Vergnügen daran unmöglich machen, und viele Paare beschließen, Sex einfach deshalb zu vermeiden, weil er für die Frau unangenehm ist.

Empfängnisverhütung und Besorgnis wegen der Möglichkeit einer Schwangerschaft können auch ein Faktor sein. Trotz geringerer Fruchtbarkeit ist, solange bei der Frau eine Ovulation eintreten kann, eine Schwangerschaft möglich.

Eine geeignete Form der Geburtenkontrolle zu wählen, kann für eine ältere Frau recht lästig sein. Sterilisierung ist nun die häufigste Form der Geburtenkontrolle, die von Frauen in den USA praktiziert wird. Aber es gibt Millionen anderer, die sich auf wieder umkehrbare Methoden verlassen, von denen die Pille am populärsten ist. Viele Ärzte meinen jedoch, daß über 40 Jahre alte Frauen die Kombinationspille nicht verwenden sollten, wegen des erhöhten Risikos hohen Blutdrucks, wegen der Bildung von Blutgerinnseln und wegen Herzkrankheiten, die im höheren Alter auftreten. Außerdem sollten über 35 Jahre alte Frauen, die rauchen, die Pille nicht nehmen, da Rauchen in Verbindung mit Östrogen die Gefahr von Gefäßkrankheiten erhöhen könnte. Die Minipille, die nur Progesteron enthält, ist besser für ältere Frauen geeignet, aber sie verursacht ein höheres Vorkommen von irregulären Blutungen, die unangenehm sein können. Daher ist in den USA das IUD eine beliebte Methode der Geburtenkontrolle für ältere Frauen geworden, deren Familie vollzählig ist und die einen einzigen Sexualpartner haben.

Da die Ovulation bei den meisten Frauen in der Menopause so unregelmäßig erfolgt, sind die Rhythmusmethode oder andere sogenannte natürliche Formen der Geburtenkontrolle nun noch unzuverlässiger. Also bleibt noch die »Barriere«-Methode wie etwa Kondom, Diaphragma oder Vaginalschwamm als Alternative für die Empfängnisverhütung übrig.

Nachdem die Menopause abgeschlossen ist (nach einem Jahr oder länger nach der letzten menstruellen Periode), braucht man sich über Geburtenkontrolle natürlich keine Sorgen mehr zu machen, und viele Frauen empfinden dies in der Postmenopause als eine Befreiung, die in Wirklichkeit ihr Sexualleben intensiver macht. Auch haben Frauen nach der Menopause die höchsten Androgenspiegel, das heißt von männlichen Hormonen, die von den Nebennieren abgegeben und zum Teil im Fettgewebe in Östrogen umgewandelt werden. Die Androgene verstärken auch die Libido (den Geschlechtstrieb), und das erklärt, warum viele Frauen nach der Menopause ein erhöhtes Interesse an Sex haben.

Künstliche Menopause

Eine stetig wachsende Anzahl von Frauen macht keine natürliche Menopause mit. Statt dessen unterziehen sie sich einer Hysterectomie (einer operativen Entfernung des Uterus), die verfrüht die Jahre der Menstruation beendet.

Viele Frauen haben nach einer Hysterectomie das tiefe Gefühl eines Verlustes. Besonders wenn es eine Totaloperation ist, ist ihr »Sexualleben« erheblich betroffen. Bei dieser Operation werden auch der Zervix und der obere Abschnitt der Vagina entfernt. Die meisten Hysterectomien sind heute total, im Gegensatz zur teilweisen Operation, bei der nur der Uterus herausgenommen wird.

Werden die Ovarien ebenfalls entfernt, verliert natürlich die Frau sofort ihre weiblichen Hormone und tritt abrupt in eine Menopause ein, die vielleicht mehr ernste Symptome mit sich bringt als eine spätere, natürliche Menopause. Manche Ärzte empfehlen, bei einer Hysterectomie auch die Ovarien zu entfernen, wenn die Frau 40 Jahre alt oder älter ist. Das wird damit begründet, daß bei ihr wahrscheinlich in wenigen Jahren ohnedies die Menopause beginnt und daß ihr dies das Risiko eines Krebses der Ovarien erspart. Diesem Argument kann man entgegenhalten, daß nur ein geringes Risiko besteht, Ovarienkrebs zu bekommen – es beträgt ein Prozent für Frauen über vierzig. Außerdem ist das durchschnittliche Alter für die Menopause immer noch 51 Jahre. Einer 40 Jahre alten Frau, die »kastriert« worden ist, könnte noch über ein Jahrzehnt verbleiben, in dem natürliche Hormone produziert werden. Das ist wichtig, weil für Frauen, die ihre Ovarien in einem frühen Alter verlieren, eine viel höhere Gefahr besteht, Osteoporose – einen Schwund der Knochenmasse – zu bekommen. Es sind auch Beweise dafür vorhanden, daß die Gefahr, einen Herzanfall zu erleiden, ebenfalls zunimmt.

Im allgemeinen gibt es vier Indikationen (d. h. Befunde), die eine Hysterectomie empfehlenswert machen: (1) der Krebs der Fortpflanzungsorgane; (2) ernste Infektion oder Erkrankung der Eileiter oder der Ovarien, die mit anderen Mitteln nicht behandelt werden kann; (3) große Bindegewebstumoren und (4) übermäßig starke Blutungen, die mit anderen Methoden, etwa mit einer Erweiterung und Ausschabung des Uterus, nicht bekämpft werden können.

Hegt eine Frau irgendeinen Zweifel daran, daß sie wirklich eine Hysterectomie nötig hat, sollte sie die Meinung eines zweiten Arztes einholen. Zweifelhafte Gründe, aus denen eine Hysterectomie empfohlen werden könnte, sind unter anderem: kleine Fibroide (d. h. Bindegewebsgeschwülste) ohne Symptome; Blutungen, die mit anderen weniger drastischen Mitteln behandelt werden können; schmerzende Schamlippen; Vorfall des Uterus und anomale Abstriche, die nicht eindeutig auf Krebs schließen lassen. In der Vergangenheit hat man Hysterectomie als ein Verfahren zur Sterilisierung benützt. Man begründete das damit, daß bei einer Frau, wenn sie sterilisiert werden sollte, das ebensogut mit einer Hysterectomie geschehen könne. Sie habe dann auch keine Perioden mehr und ein geringeres Risiko, Uteruskrebs zu bekommen. Das wird heute nicht mehr als Rechtfertigung für eine Hysterectomie angesehen.

Natürlich gibt es Fälle, in denen man eine Hysterectomie als Behandlung vorzieht. Ohne Frage ist das so, wenn ein Uterus- oder Zervixkrebs diagnostiziert worden ist. Eine Frau, die schwer blutarm ist, weil sie jeden Mnat acht oder mehr Tage lang übermäßig stark blutet, kann in der Tat eine Hysterectomie brauchen. Das gilt jedoch nicht für eine Frau, die starke Perioden hat, sonst aber gesund ist. Sie könnte mit empfängnisverhütenden Pillen oder anderen konservativen Mitteln behandelt werden. Eine Hysterectomie wegen eines fibroiden Tumors könnte ja nach den Umständen berechtigt sein oder nicht. Solche Tumoren bestehen aus glatten Muskelzellen und werden Myome oder Leiomyome (Myoma laevicellulare) genannt (Myos bedeutet »Muskel«, leios oder laevis bedeutet »glatt«). Solche Myome treten am häufigsten nach dem Alter von 30 bis 35 Jahren auf, und in manchen ethnischen Gruppen sind bis zu 50 Prozent der Frauen davon betroffen. Die meisten Myome sind klein und wachsen langsam. Sehr selten entwickelt sich daraus eine Krebsgeschwulst, und viele Frauen haben solche Fibroide, ohne Symptome zu bemerken. Dann ist kein Grund für eine Hysterectomie vorhanden, weil diese kleinen symptomlosen Fibroide eigentlich eine Variante des Normalzustands sind.

Ein großes, schnell wachsendes Myom, das Schmerzen, Blutungen, Fruchtbarkeitsprobleme und Schwellungen im Unterleib verursacht, ist etwas anderes und sollte unter gewissen Umständen entfernt werden. Bleibt diese Form eines Fibroids unbehandelt, kann es sehr groß werden. Von manchen dieser Myome wird berichtet, daß sie etliche Kilo wiegen. Zum Glück ist das sehr selten. Häufiger sieht die betreffende Frau aus, als sei sie schon mehrere Monate schwanger.

Manchmal kann das Myom operativ entfernt werden, ohne auch den Uterus herauszunehmen. Bei dieser Myomectomie genannten Operation wird ein Schnitt in der Uteruswand gemacht und das Fibroid herausgeschält. Das ist eine kompliziertere Operation als eine Hysterectomie, und nicht selten wird das Myom nachwachsen. Dennoch zieht man eine Myomectomie bei einer jüngeren Frau vor, die sich noch ein Kind wünscht, oder bei einer Frau, die Fruchtbarkeitsprobleme wegen der Fibroide hat.

Eine Therapie, die fehlende Hormone ersetzt

Die Anwendung einer Therapie, die nach der Menopause das nun fehlende Östrogen ersetzt, ist in den letzten Jahren beträchtlich umstritten gewesen. Auf der einen Seite stehen die Endokrinologen und andere, die energisch den Standpunkt vertreten, daß Frauen nach der Menopause unter einem abnorm hohen Mangel an Östrogen leiden. (Es gab eine Zeit, in der sich die durchschnittliche Lebensspanne einer Frau nicht mehr viele Jahre über die Menopause hinaus erstreckte; heute aber darf eine Frau erwarten, noch weitere 30 Jahre oder länger in diesem Zustand des Östrogenmangels zu leben.) Auf der anderen Seite stehen Menschen, die meinen, daß die Menopause ein normaler Zustand ist und daher die hormonalen Veränderungen, die ihn begleiten, ebenfalls normal sind. Immer mehr Beweismaterial spricht für den logisch begründeten Ersatz von fehlenden Hormonen. Und neue Methoden, die Östrogen und Progesteron kombinieren, um den normalen Spiegel dieser zwei Hormone im Körper nachzuahmen, gewähren erhöhte Sicherheit.

Eine solche Hormontherapie für Frauen in der Menopause und Postmenopause wird schon fast seit hundert Jahren empfohlen – seit Dr. Charles Edouard Brown-Sequard, ein französischer Physiologe, Frauen, deren Ovarien entfernt worden waren, einen Extrakt aus Ovarien verabreichte. Seit damals ist eine Anzahl verschiedener Formen von Östrogen entwickelt worden, die man einnehmen kann oder die man einer Creme oder einem Pflaster hinzufügt, aus denen das Hormon durch die Haut aufgenommen wird. Millionen Frauen benützen heute Östrogen, um die Symptome der Menopause zu lindern, besonders Hitzewallungen und Trockenheit der Vagina, und um Knochenschwund vorzubeugen, der unter älteren Frauen so verbreitet ist.

Obwohl viele Frauen unter Symptomen leiden, die durch den Ersatz von Östrogen gemildert werden können, zögern sie es einzunehmen. Auch ihre Ärzte zaudern, weitgehend wegen längst überholter Forschungsergebnisse, es zu verschreiben. In den fünfziger Jahren wurde in den USA fast allen Frauen in der Menopause fehlendes Östrogen routinemäßig verschrieben. Das unrealistische Versprechen, »für immer weiblich zu bleiben« –, das so ausgelegt wurde, als bedeute es ewig jung zu bleiben –, verleitete viele Frauen, nun zu glauben, daß sie, wenn sie Östrogen einnahmen, nicht nur von Hitzewallungen und anderen lästigen Symptomen befreit würden, sondern auch ihre Runzeln und andere Anzeichen des Alterns loswerden könnten. Natürlich kann Östrogen nicht die Uhr anhalten, und es ist kein wundertätiger »Jungbrunnen«. Aber es trägt dazu bei, die Knochen zu erhalten und vielleicht vor Herzleiden zu schützen. Das sind so bedeutsame Wohltaten, daß die Ärzte sich in den sechziger und beginnenden siebziger Jahren gerechtfertigt fühlten, langfristig und routinemäßig diese Hormontherapie anzuwenden.

Mitte der siebziger Jahre erschienen dann mehrere beunruhigende Berichte, daß bei Frauen, die langfristig Östrogen erhalten hatten, ein höheres Risiko bestand, an Endometriumkrebs zu erkranken. Das Gesamtvorkommen von Endometriumkrebs bei diesen Frauen war zwar gering, aber deutlich höher – einigen Untersuchungen zufolge 5- bis 13,9mal so hoch – als bei

Frauen, die kein Östrogen als Ersatz für das fehlende eingenommen hatten. Ebenso bestand bei Frauen, die hohe Spiegel von natürlichem Östrogen hatten, ein erhöhtes Risiko von Endometriumkrebs. So haben etwa dicke Frauen mehr Endometriumkrebs als ihre Altersgenossinnen mit Normalgewicht. Eine gewisse Menge Östrogen wird in Fettzellen hergestellt, und Frauen, die in der Menopause Übergewicht haben, weisen auch höhere Östrogenspiegel auf als Frauen mit normalem Gewicht. Diese Tatsache hat einige Experten zu der Hypothese verleitet, daß die Hormone eine Rolle bei der Häufigkeit solcher Krebserkrankungen spielen.

Fast über Nacht kam es zum Umschwung, zur Abkehr von der langfristigen Hormontherapie. Den Ärzten wurde geraten, Östrogen nur zu verschreiben, um schlimme Hitzewallungen und andere Symptome zu behandeln und nur in der niedrigsten noch wirksamen Dosierung sowie nur für eine relativ kurze Zeit – gewöhnlich für ein bis zwei Jahre. Ja, viele Ärzte zögerten, es überhaupt zu verschreiben, und drängten die Frauen, Valium oder andere Beruhigungsmittel zu nehmen, oder sich Rat bei einem Psychiater zu holen, um die Symptome zu mildern.

Die Furcht vor dem Krebs erfaßte schnell die Frauen selbst, die verständlicherweise überlegten, daß es besser sei, Hitzewallungen zu ertragen, als Krebs zu riskieren. Für über ein Jahrzehnt sind diese Ängste von einer Anzahl populärwissenschaftlicher Bücher lebendigerhalten worden, die raten, außer für die ernsten Symptome ja kein fehlendes Östrogen zu ersetzen. Mittlerweile hat man viel über neue Methoden der Hormontherapie dazugelernt, um das Krebsrisiko auf ein Mindestmaß zu reduzieren. Heute schwingt das Pendel wieder zurück. Denn man erkennt klar, daß der fehlende Ersatz von Östrogen zu Problemen beiträgt, die vielleicht noch ernster sind als ein erhöhtes Risiko, Endometriumkrebs zu bekommen.

So sind wir uns in den letzten Jahren zunehmend bewußt geworden, wie ernst zu nehmen die Osteoporose ist – der allmähliche Knochenschwund, der unter älteren Frauen am meisten verbreitet ist. Ungefähr eine von vier älteren Frauen in den USA – und in anderen Ländern – kann erwarten, daß sie sich, weitgehend als Folge von Osteoporose, zumindest ein Bein bricht. Jedes Jahr tragen Knochenbrüche oder andere Komplikationen der Osteoporose zu zahlreichen Todesfällen bei, hauptsächlich von älteren Frauen, und bilden ein Vielfaches der Anzahl von Frauen, die in Gefahr sind, an Endometriumkrebs zu sterben. Im typischen Fall bricht eine Frau sich einen Knochen des Hüftgelenks oder des Beins, sie wird zur Operation ins Krankenhaus gebracht und bekommt dann während der längeren Bettruhe eine Lungenembolie (bei der sich ein Blutpfropf in der Lunge festsetzt). Auch eine Infektion oder Pneumonie (Lungenentzündung) sind möglich und können den Tod zur Folge haben.

In den meisten Fällen ist Knochenschwund ein allmählicher Prozeß, von dem man annimmt, daß er beginnt, wenn eine Frau in den Dreißigern ist, und er wird nach der Menopause scharf beschleunigt. Das Risiko einer Osteoporose wird besonders deutlich bei Frauen, deren Ovarien nie funktioniert haben oder in einem frühen Alter entfernt worden sind. Daher ist es für eine Frau, deren Ovarien vor dem Alter von 40 Jahren mit einer totalen Hysterectomie entfernt worden sind, ratsam, das fehlende Östrogen zu ersetzen. Zu anderen Faktoren, die das Risiko einer Osteoporose erhöhen, zählen Zigarettenrauchen, das die Kalziumaufnahme stört, ebenso eine Kost, die besonders im kindlichen Alter zu wenig Kalzium und Vitamin D enthielt. Menschen, die feinknochig sind – wie etwa Frauen nordeuropäischer Abstammung und Orientalinnen –, leiden mehr unter Osteoporose als etwa schwarze Frauen mit mehr Knochenmasse. Schlechtes Hormongleichgewicht oder Krankheiten, die den Kalziumstoffwechsel schwer stören, können ebenfalls Osteoporose verursachen.

Aus Gründen, die man noch nicht ganz begreift, hilft Östrogen mit, die Festigkeit der Knochen zu erhalten und deren weiteren Schwund durch Osteoporose zu verhindern. Eine Hormontherapie kann den Prozeß nicht umkehren, obwohl in den Anfangsjahren einer Östrogentherapie eine Besserung zu verzeichnen ist. (Vollständig erörtert wird das im 6. Kapitel.)

Wie man annimmt, schützt Östrogen auch die Herzkranzgefäße. Erkrankung dieser Gefäße und Herzanfälle sind unter Frauen in ihrer Prämenopause relativ ungewöhnlich. In den ein oder zwei Jahrzehnten nach der Menopause beginnen die Frauen allmählich, die Männer mit entstehenden Herzkrankheiten einzuholen, und unter älteren Frauen sind sie die Hauptursache des Todes. Eine Anzahl von Faktoren könnte zusätzlich zum Östrogen für den Unterschied der Geschlechter hinsichtlich der Herzleiden verantwortlich sein. Bis vor relativ kurzer Zeit war Zigarettenrauchen, eines der Hauptrisiken für einen Herzinfarkt, bei Frauen nicht so verbreitet wie bei Männern. Frauen standen an ihrem Arbeitsplatz auch nicht so unter Streß. Das ändert sich jetzt, aber es ist noch zu früh festzustellen, ob bei Frauen die gleichen Begleitumstände ebenfalls zu einem Ansteigen von frühen Herzanfällen führen.

Der Mechanismus, durch den Östrogen das Herz schützen könnte, ist nicht bekannt, obwohl viele Experten meinen, daß der Cholesterin-Stoffwechsel damit zu tun hat. Nach der Menopause nimmt der durchschnittliche Cholesterinspiegel bei Frauen zu. Der Spiegel von LDL-Cholesterin (einer Form von »low density-lipoprotein« – daher die englische Abkürzung – mit 20 Prozent Eiweiß, 45 Prozent Cholesterin, 25 Prozent Phospholipiden und 10 Prozent Neutralfett) steigt ebenfalls und trägt dazu bei, fetthaltige Ablagerungen in den Arterien anzuhäufen. Östrogen verhütet die Zunahme des gesamten und des LDL-Cholesterins. Das geschieht oft nach der Menopause und erklärt die schützende Wirkung des Hormons.

Neuere Untersuchungen von Forschern an der Erasmus-Universität von Rotterdam in den Niederlanden deuten darauf hin, daß Ersatz von Östrogen auch mithelfen könnte, rheumatische Arthritis bei älteren Frauen zu verhüten. Forscher, die das Vorkommen von Arthritis bei Frauen, bei denen man Hormone ersetzt hatte, mit denjenigen verglichen, bei denen das nicht geschah, stellten fest, daß bei den Frauen, die Östrogen anwendeten, die rheumatische Arthritis um zwei Drittel seltener auftrat. Wiederum kennt man den Mechanismus noch nicht. Doch die Forscher vermuten, daß das Hormon die Entzündung unterdrückt, die das Gelenk schädigt, oder daß die postmenopausale Hormontherapie irgendwie den wirksamen Schutz vor der Krankheit nachahmen könnte, der bei schwangeren Frauen zu beobachten ist, die sich regelmäßig darüber freuen können, daß die Symptome der rheumatischen Arthritis nachlassen.

Mehr Forschung ist nötig, ehe wir definitiv sagen können, daß die Hormontherapie die Risiken aufwiegt. Viele Ärzte meinen jetzt, daß die wohlüberlegte Anwendung von Hormonen während und nach der Menopause nicht nur die unmittelbaren Symptome mildert, sondern möglicherweise Langzeitvorteile bringt, da sie die Knochen erhält und vielleicht auch vor Herzanfällen schützt. Dennoch sollten Frauen, die sich einer Hormontherapie unterziehen, besonders sorgfältig darauf bedacht sein, regelmäßig kontrolliert zu werden, auch unter anderem alle sechs Monate einen Abstrich im krebsgefährdeten Bereich untersuchen zu lassen.

Grundlegende Fakten der Hormontherapie
Im Lauf des letzten Jahrzehnts war der zunehmende Trend zu bemerken, beide Hormone, Östrogen und Progesteron, zu ersetzen und dadurch nachzuahmen, was während eines normalen Zyklus geschieht. Allein angewandt, verursacht Östrogen eine Verstärkung der Uterusschleimhaut, des Endometriums. Manche maßgebenden Experten glauben, daß dieses unbehinderte Wuchern des Endometriumgewebes das Krebsrisiko erhöht. Nimmt eine Frau 20 Tage lang Östrogen ein und fügt ihm dann weitere 10 Tage Progesteron hinzu, wird das exzessive Endometriumgewebe abgestoßen werden. Nimmt sie dann fünf Tage lang beide Tabletten nicht mehr – geschieht etwas Ähnliches wie in einer menstruellen Periode. Manche Endokrinologen stellen auch fest, daß das hinzugefügte Progesteron dazu beitragen könnte, eine übermäßige hormonale Stimulierung der Brüste zu verhüten. Obwohl kein stichhaltiges Beweismaterial dafür vorliegt, daß der Ersatz von Östrogen Brustkrebs verursacht, gibt es einige Krebsformen, die durch Hormone stimuliert werden. Frauen, die Brustkrebs mit positiven Östrogenrezeptoren gehabt haben, ist nicht zu einer Hormontherapie zu raten, die Östrogen ersetzt. Diese kritische Bemerkung gilt nicht unbedingt für eine Frau, die fünf bis sechs Jahre lang ohne Beweis eines Rückfalls wegen eines örtlich begrenzten Brustkrebses ohne Östrogenrezeptoren behandelt worden ist.

Manche Frauen verspüren üble Nebenwirkungen einer Hormontherapie, obwohl dies bei den geringen Dosen, die man für eine langfristige Therapie anwendet, relativ selten ist. Zu den Symptomen gehören Übelkeit, Erbrechen, Schwellungen, Gewichtszunahme, geschwollene und überempfindliche Brüste, Kopfschmerzen, erhöhte Anfälligkeit der Vagina für Pilzinfektionen und vaginale Blutungen. Diese nachteiligen Reaktionen lassen gewöhnlich nach und verschwinden nach zwei bis drei Monaten. Aber wenn sie anhalten oder schlimm werden, kann man versuchen, eine geringere Dosierung zu geben.

Kombinierte Östrogene, die am häufigsten verwendet werden, um Symptome der Menopause zu behandeln, können eingenommen oder direkt mit einer örtlich wirkenden Salbe in die Vagina gebracht werden. Bei einer typischen Anwendungsvorschrift nimmt eine Frau 20 Tage lang täglich 625 Milligramm des Hormonpräparats. (Eine höhere Dosierung kann verwendet werden, wenn die Hitzewallungen andauern oder eine progressive Osteoporose vorhanden ist.) Dann gibt man zehn Tage lang 5 bis 10 Milligramm Progesteron, nachher die nächsten fünf Tage nichts. Ist das Progesteron abgesetzt, sollte die Frau drei Tage lang leichte Blutungen haben. (Für die Hälfte der behandelten Frauen endet das nach ungefähr zwei Jahren.) Dann beginnt die vorgeschriebene Behandlung erneut.

Es existiert auch eine neuere Methode, Östrogen mit Hilfe eines Pflasters zu verabreichen. Es enthält 0,5 Milligramm des Hormons, das allmählich durch die Haut aufgenommen wird. Das Pflaster wird zweimal in der Woche ausgetauscht, und Progesteron wird in Form von Pillen eingenommen. Der Hauptvorteil des Östrogenpflasters ist, daß es eine geringe, stetige Dosis des Hormons abgibt und daher wahrscheinlich weniger unangenehme Nebenwirkungen hervorruft als die Tabletten, die sogleich eine größere Dosis auf einmal abgeben. Noch weiß man nicht, ob das Pflaster ebenso wirksam Osteoporose verhüten wird wie die Östrogentabletten. Doch anfängliche Untersuchungen scheinen darauf hinzudeuten, daß das Pflaster ebenso vorteilhaften Schutz gewährt.

Jede nicht planmäßige vaginale Blutung ist ein Warnsignal, daß man so bald als möglich einen Arzt aufsuchen sollte. Das gilt für alle Frauen, und besonders in der Menopause. Vaginale Blutung ist das Hauptanzeichen, daß ein Zervix- oder ein Uteruskrebs vorhanden ist. Das Vorkommen dieser Krebsformen nimmt mit der Menopause deutlich zu. Ehe die Menopause voll eingetreten ist, neigen viele Frauen zu irregulären Blutungen. Es könnte schwierig sein festzustellen, ob diese Blutung eine Periode oder ein Warnsignal ist, um einen Arzt aufzusuchen. Wenn überhaupt ein Zweifel besteht, ist es besser, sich zu irren, aber vorsichtig zu sein. Alle Frauen sollten, wenn die Menopause naht, alljährlich den Unterleib untersuchen und einen Abstrich der von Krebs gefährdeten Gewebe machen lassen. (Ebenso sollten alljährlich die Brüste untersucht und eine Mammographie gemacht werden.) Bei einer Hormontherapie sollte das noch öfter geschehen.

Manche Ärzte empfehlen nach zwei bis fünf Jahren, eine Frau, wenn sie keine Osteoporose hat, von den Ersatzhormonen zu »entwöhnen«. Andere Ärzte meinen, daß die Hormongaben das ganze Leben lang fortgesetzt werden können, solange keine Befunde dagegensprechen. Die hauptsächlichen Nebenwirkungen von Östrogenen sind Salz- und Wasserretention (d. h. beides wird im Körper zurückgehalten), und sie können Schwellungen, Übelkeit und Entzündungen der Brust verursachen. Östrogene können auch die Neigung, Blutgerinnsel zu bilden, verstärken. Aber die Dosierungen bei der Therapie des Hormonersatzes sind so gering, daß dies nicht wahrscheinlich ist. Bei manchen Frauen berichtet die Krankengeschichte über abnorme Bildung von Blutgerinnseln, die zu einer Thrombophlebitis (der Bildung eines Blutpfropfs in einer Vene) oder zu Thromboembolie (der Wanderung eines losgelösten Stückchens eines solchen Pfropfs durch den Blutkreislauf zur Lunge, zum Herzen, zum Gehirn oder zu anderen lebenswichtigen Organen). Solche Frauen sind keine Kandidatinnen für die Therapie des Hormonersatzes. Thrombophlebitis kommt häufig als Komplikation bei Unterleibsoperationen vor. Unterzieht sich eine Frau einer solchen Operation, sollte sie schon eine gute Weile zuvor aufhören, Hormone zu nehmen, um das Risiko abnormer Blutgerinnung auf ein Mindestmaß zu reduzieren.

Der Ersatz von Hormonen könnte auch eine Erkrankung an Diabetes entlarven. Stellt sich das heraus, sollten die Hormone abgesetzt werden. Eine Diabetikerin darf diese Hormone nur anwenden, wenn ihre Insulindosis erhöht wird, um die Wirkung der Hormone auszugleichen, die den Blutzuckerspiegel ansteigen lassen, und sie darf keine Probleme mit den Augen, den Nieren oder den Beinen haben. Ein guter Diabetesspezialist sollte konsultiert werden, um bei den Plänen für eine Behandlung mitzuhelfen. Zudem sollte jede Frau, deren Krankengeschichte von einem Schlaganfall oder einem Herzinfarkt berichtet, diese Hormone nicht anwenden.

Was die Hormontherapie nicht kann
Obwohl während und nach der Menopause ein Ersatz fehlender Hormone für Gesundheit und Wohlbefinden einer Frau wichtig sein kann, ist er kein Allheilmittel. Hormone bringen Jugend und Schönheit nicht zurück, sie können keine verpfuschte Ehe verjüngen, keine unsichere Karriere retten, können nicht helfen, eine neue Arbeit zu finden oder irgendeines der Myriaden Probleme des täglichen Lebens zu lösen. Die Mitte des Lebens ist eine Zeit des Wandels, in der man auch mit vielen unvermeidlichen Tatsachen des Daseins zurechtkommen muß. Kinder werden erwachsen und verlassen das Elternhaus, Alter und der Ernst des Lebens beginnen ihren Tribut an körperlicher Schönheit zu fordern; Karrieren verändern sich oder kommen zum Stillstand. Wie gut wir mit diesen Veränderungen fertig werden und uns ihnen anpassen, hängt mehr von unserem gesunden Gefühlsleben und der richtigen Selbsteinschätzung ab als von unseren Hormonen. Hormone erleichtern die körperlichen Symptome, die mit der Menopause auftreten, und sie schützen vor manchen zerstörenden Einflüssen des höheren Alters. Doch geistige und seelische Probleme werden sich nicht lösen.

Dritter Teil

Endokrine Erkrankungen

7. Kapitel

Osteoporose und andere Krankheiten in Verbindung mit dem Kalziumstoffwechsel

Plötzlich, fast über Nacht, wird Frauen, wenn sie älter werden, bange vor dem Schreckgespenst Osteoporose. Zehn Millionen Amerikaner, besonders Frauen, nehmen zusätzlich Kalziumpräparate in der Hoffnung ein, diese entstellende und kraftraubende Krankheit abzuwehren, die durch einen allmählichen Knochenschwund gekennzeichnet ist. Obwohl man neuerdings über Osteoporose besser Bescheid weiß und der Konsum von Kalzium weit verbreitet ist, halten sich hartnäckig viele falsche Auffassungen von dieser häufigen Knochenkrankheit und von den vielen Rollen, die Kalzium bei der Bewahrung der Gesundheit spielt.

Die große Bedeutung von Kalzium

Wie jedes Schulkind lernt, liefert Kalzium die Grundlage für starke Knochen und Zähne. Weniger bekannt ist die Rolle von Kalzium für die Arbeit von Muskeln, Nerven, von endokrinen und exokrinen Drüsen, von anderen Körpergeweben und von Hormonen. Kalzium wird auch gebraucht, um Zellen miteinander zu verbinden, Enzyme zu aktivieren sowie Blutgerinnung und Befruchtung zu fördern. Neuere Forschungsarbeiten legen den Gedanken nahe, daß Kalzium für die Behandlung von hohem Blutdruck nützlich sein könnte und daß es vielleicht vor Dickdarmkrebs schützt.

Kalzium ist bei weitem das am reichlichsten im Körper vorhandene Element. Bei einer Frau sind es durchschnittlich 875 Gramm und bei einem Mann ist es ungefähr ein Kilo. Davon sind 99,9 % in den Knochen und Zähnen enthalten, und das meiste von dem restlichen zehntel Prozent kreist im Blut, während sich eine kleine Menge von etwa 10 Gramm in den Körpergeweben befindet.

Der Kalziumstoffwechsel ist ein komplizierter Prozeß, an dem mehrere Organsysteme und Hormone beteiligt sind. Die richtige Kost versorgt den Körper mit Kalzium. Die besten Quellen dafür sind Milch, Milchprodukte und grünes Blattgemüse (siehe Tabelle 6).

Täglich geht eine gewisse Menge Kalzium mit dem Harn und dem Stuhlgang verloren. Um diesen Verlust auszugleichen, sollte eine gleiche Menge aus dem Verdauungstrakt aufgenommen werden.

Die meisten Menschen denken, daß Knochen aus einem inaktiven, statischen Gewebe bestehen, doch in Wirklichkeit befinden sie sich in dauernder Umgestaltung. Da die Knochen dem Körper als Speicher für Kalzium dienen, setzen sie auch den Stoff frei und reagieren damit auf hormonale Signale, wenn der Kalziumspiegel im Blut sinkt, und nehmen Kalzium dann wieder auf, um ihre Festigkeit und Dichte zu bewahren. Sinkt der Kalziumspiegel im Blut bis zu einem bestimmten Punkt, sondern die Nebenschilddrüsen ihr Hormon in die Blutbahn ab. Das signalisiert den Nieren, Kalzium, das normalerweise im Harn ausgeschieden würde, wieder ins Blut abzugeben, und es veranlaßt die Knochen, etwas von ihrem Kalzium freizusetzen. Dies regt auch die Umwandlung von Vitamin D in dessen aktive Form an, in das Hormon 25 Hydroxycholcalciferol. Dieses Hormon fördert die Absorption von Kalzium aus der Kost durch den Darm und sorgt dafür, daß die Nieren wieder mehr Kalzium aufnehmen. Kalzitonin ist ein drittes Hormon, das von der Schilddrüse abgesondert wird. Es wirkt mit, Kalzium zu sparen, um einen übermäßigen Abbau von Knochengeweben zu verhüten. Östrogen schützt die Knochen ebenfalls vor übermäßigem Verlust von Kalzium, indem es die Absonderung von Kalzitonin stimuliert und auch die Umwandlung von Vitamin D fördert. Es wirken noch andere Mechanismen mit, die man nicht ganz versteht. Im Gegensatz dazu begünstigt Cortison den Verlust an Knochensubstanz. Das ist ein Faktor, der dessen Anwendung bei der Behandlung von Menschen Gren-

Tabelle 6: Nahrungsmittel mit hohem Kalziumgehalt (in mg); Durchschnittswerte, bezogen auf 100 g des eßbaren, ungekochten Anteils

Kieler Sprotten, geräuchert	1700	Haselnüsse	240
Parmesan	1300	Kondensmilch, ungez., 7,5% Fett	230
Emmentalerkäse 45%*)	1180	Gartenkresse	214
Tilsiter Käse 45%*)	858	Milchschokolade	214
Goudakäse 45%*)	820	Grünkohl	212
Edamerkäse 40%*)	800	Garnele (Speisekrabbe)	200
–, 30%*)	800	Paranüsse	185
Edelpilzkäse 50%*)	590	Brunnenkresse	180
Schmelzkäse 45%*)	547	Schnittlauch	167
Limburgerkäse 20%*)	530	Zwiebel, getrocknet	162
Camembertkäse 45%*)	380	Salzstangen als Dauergebäck	147
Schmelzkäse 60%*)	355	Feige, getrocknet	140
Ölsardinen	330	Hühnereigelb	140
Mandeln	250	Eiscreme	137
Petersilienblätter	245	Aal, geräuchert	95
Kuhmilch, Trinkmilch	128	Porree	87
–, Vorzugsmilch	120	Austern	82
Magermilch	120	Quark 20%*)	76
Joghurt, aus Vollmilch	120	Aprikose, getrocknet	75
–, aus Trinkmilch	115	Kohlrabi	75
Kakao, schwach entölt	112	Schlagsahne	75
Salzhering	112	Linsen, getrocknet	74
Magerkäse 10%*)	110	Erdnußpaste	74
Fenchel	109	Quark, mager	71
Bohnen, weiß	106	Walnüsse	70
Spinat, frisch	106	Weizenkeime	70
Meerrettich	105	Bückling	68
Mangold	103	Sellerie, Knollen	68
Kaffeesahne 10% Fett	100		

*) = Fett in Trockenmasse

zen setzt, die Arthritis, auch andere mit Entzündung verbundene Krankheiten oder Asthma haben. Das Wachstumshormon verstärkt die Knochenbildung, und auch das Schilddrüsenhormon spielt beim Stoffwechsel der Knochen eine Rolle. Ein Versagen der Schilddrüse verursacht bei Kindern ein gehemmtes Wachstum, während die übermäßige Aktivität der Drüse bei Kindern oder Erwachsenen zu einem Verlust an Knochensubstanz beiträgt.

Körperliche Bewegung
Knochen brauchen ein gewisses Maß an körperlicher Aktivität, um ihre Festigkeit und Dichte zu bewahren. Wie Muskeln reagieren auch Knochen auf den Streß von Bewegung, indem sie größer und stärker werden. Bewegung läßt auch mehr Blut zu den Knochen fließen und könnte dadurch das hormonale Gleichgewicht ebenfalls beeinflussen. So haben etwa Wissenschaftler der Pennsylvania State University bei älteren Frauen, die sehr viel sitzen, nach einem sechswöchigen Gymnastikprogramm festgestellt, daß sich deren Östrogenspiegel erhöhte und die Nebennierenhormone abnahmen.

Zigarettenrauchen
Frauen, die rauchen, neigen mehr als Nichtraucherinnen dazu, Osteoporose zu bekommen. Der Grund dafür ist unklar, aber einige Forscher haben die Theorie aufgestellt, dies hänge damit zusammen, daß Tabakgenuß die Östrogenerzeugung verringert.

Alkohol
Übermäßiger Alkoholkonsum mindert die Fähigkeit des Darms, Kalzium zu absorbieren. Selbst bei jungen Männern, die Alkoholiker sind, kommt es zu Knochenschwund.

Medikamente
Eine Anzahl von Medikamenten stört den Kalziumstoffwechsel oder fördert den Verlust an Knochensubstanz, dazu gehören Steroide, Diuretika, ferner Mittel, die Aluminium enthalten und – etwa bei Sodbrennen – Säuren neutralisieren, ebenso

zusätzliche Schilddrüsenhormone und Medikamente, die krampflösend wirken.

Fluoride

Fluoride, die man dem Trinkwasser zusetzt, um für starke Zähne zu sorgen, scheinen eine ähnliche Wirkung auf die Knochen auszuüben. Ergänzende Zufuhr von Fluor wird oft in der Behandlung von Osteoporose und anderen Erkrankungen der Knochen angewandt, aber die Dosierung ist noch umstritten.

Ernährungsfaktoren

Angemessene Mengen Kalzium in der Kost sind: mindestens 1000 Milligramm am Tag und noch mehr in der Schwangerschaft, ebenso während des Stillens oder sobald Anzeichen für eine Verringerung der Knochenmasse vorhanden sind. Zusätzlich sind noch andere Komponenten in der Ernährung wichtig, um die Knochen stark zu erhalten. Kalzium und Phospor, der ebenfalls gebraucht wird, um die Knochen hart zu machen, sollte ungefähr in gleichen Mengen konsumiert werden. Doch die typische amerikanische Kost – und die der Bundesrepublik nicht minder – besteht aus viel Fleisch und aus anderem an Eiweiß und an Phospor allzu reichem Essen. Dazu kommen noch Soft Drinks, die große Mengen Phospor enthalten, und das alles begünstigt den Knochenschwund. Exzessiver Verzehr von Salz fördert die Ausscheidung von Kalzium durch die Nieren, ebenso wie Kaffee in Mengen getrunken, das heißt vier oder mehr Tassen am Tag. Übermäßig faserreiche Kost kann die Aufnahme von Kalzium aus dem Darm behindern. Oxalate, Substanzen, die man in Spinat, Rharbarber, Spargel, Mangoldgemüse und einigen anderen Gemüsen zu sich nimmt, verbinden sich mit Kalzium und verhindern dessen Absorption. Übermäßige Einnahme von Vitamin A oder D stimuliert ebenfalls den Verlust an Knochensubstanz, während ein Mangel an Vitamin D Rachitis zur Folge hat, die zu einer Knochenerweichung führt.

Osteoporose

Osteoporose bedeutet »poröse Knochen«. Verursacht wird sie durch einen Kalziumverlust der Knochen, die geschwächt und brüchig zurückbleiben. Obwohl manche Männer schließlich auch Osteoporose bekommen, ist sie in erster Linie eine Frauenkrankheit. In den USA haben ungefähr zehn Millionen Frauen Osteoporose, die so ernst ist, daß sie behandelt werden muß. Eine von vier Frauen, die über 60 Jahre alt sind, leiden darunter. Und die Hälfte aller Frauen, die eine chirurgisch eingeleitete Menopause erlebt haben, bekommen diese Krankheit. In den Anfangsstadien treten keine deutlich erkennbaren Symptome auf. Viele Frauen wissen nicht, daß sie Osteoporose haben, bis plötzlich ein Knochen bricht, am häufigsten ein Wirbel oder ein Hüftknochen. Zu diesem Zeitpunkt ist die Osteoporose bereits mit beträchtlichem Knochenschwund im fortgeschrittenen Stadium.

Mit zunehmendem Alter werden alle Knochen etwas schwächer. Das Knochengewebe besteht aus zwei Grundelementen – aus der äußeren Knochenrinde, die dicht und hart ist, und aus den inneren Knochenbälkchen, deren Anordnung einer Honigwabe ähnelt. Die Wirbel bestehen hauptsächlich aus solchen Bälkchen, die von einer dünnen Hülle aus Rindengewebe umgeben sind, während die Arm- und Beinknochen hauptsächlich aus Rindengewebe und nur an den Enden aus Bälkchen bestehen. Die wabenartige Struktur des Bälkchengewebes hat eine größere Oberfläche, aus der Kalzium freigegeben werden kann, und daher wird dieses Knochengewebe von dem Prozeß der Umgestaltung am meisten betroffen. Deshalb sind auch Knochen mit reichlichem Bälkchengewebe am anfälligsten für Osteoporose. Im typischen Fall beginnt ein Mensch in den Zwanzigern kleine Mengen von Bälkchengewebe zu verlieren, und im Gegensatz dazu geht die Bildung von Knochenrinde bis Mitte der Dreißiger weiter und läßt dann allmählich nach.

Aus unbekannten Gründen schwinden Knochen bei Frauen schneller als bei Männern. Nach der Menopause verlieren Frauen doppelt soviel Knochensubstanz wie Männer, und am

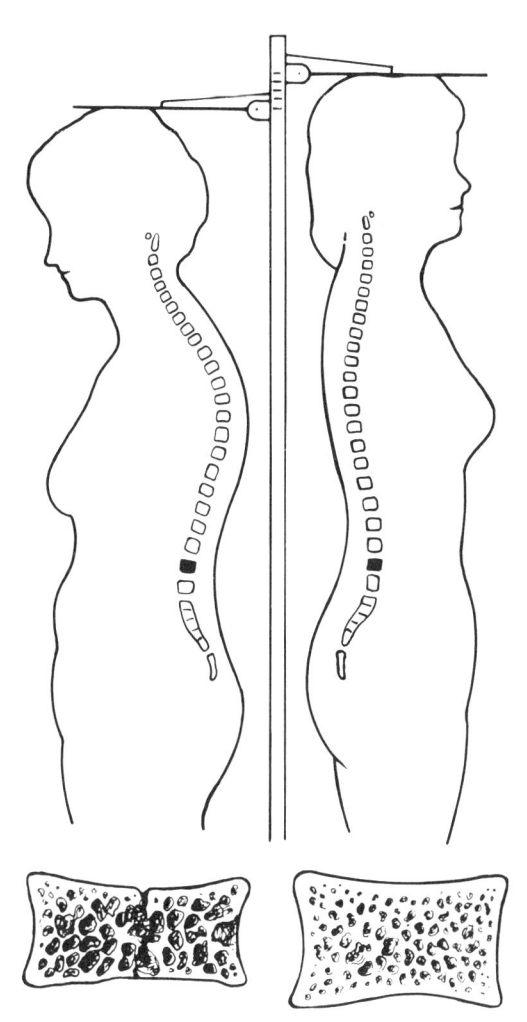

Abbildung 11: Verringerung der Körpergröße bei Osteoporose. Bei fortgeschrittener Osteoporose ist ein Größenverlust von 7,5 bis 20,5 Zentimetern nicht ungewöhnlich

schnellsten erfolgen die Verluste in den ersten fünf bis sechs Jahren nach der Menopause. Das sichtbarste Zeichen fortgeschrittenen Verlusts an Knochensubstanz ist eine Verringerung der Körpergröße. Es ist nicht ungewöhnlich, daß eine Frau, die an Osteoporose leidet, um rund 20 Zentimeter oder mehr kleiner wird als sie ursprünglich als Erwachsene gemessen hat (siehe Abbildung 11). Ursache dafür sind zusammengebrochene Wirbel, die durch Osteoporose geschwächt worden sind. Oft verläuft dieser Prozeß langsam und unmerklich, bis die Frau feststellt, daß ihre Taille bei vielleicht gleichem Gewicht umfangreicher wird und ihre Kleider nicht mehr so gut passen. In anderen Fällen kann die Veränderung plötzlicher erfolgen. Brechen mehrere Wirbel schnell nacheinander zusammen, kann eine Frau in wenigen Monaten 5 bis 7 Zentimeter kleiner werden.

Wenn die Wirbel zusammenbrechen, krümmt sich die Wirbelsäule, und es entsteht der klassische »Witwenhöcker«. Rückenschmerzen, die oft sehr schlimm sind, setzen gleichzeitig mit dem Bruch von Wirbeln ein. Sie können infolge von Muskelverspannungen, die sich als Resultat von Entzündungen und Reizzuständen im Umfeld der zusammengebrochenen Wirbel einstellen, chronisch werden. Andere Knochenbrüche, die für gewöhnlich Osteoporose begleiten, betreffen Handgelenke und Hüften. Oft bricht sich eine Frau das Handwurzelgelenk, wenn sie stürzt und den Fall aufzufangen versucht. Auf ähnliche Weise kann sich eine Frau, die Osteoporose hat, selbst bei einem unbedeutenden Sturz einen Hüftknochen brechen. Doch es gibt auch viele Fälle, bei denen es aus einem unerfindlichen Grund zu einer Fraktur kommt. Die Frau wird sich dann daran erinnern, daß sie stürzte, nachdem sie einen scharfen Schmerz empfunden hatte. Der Sturz war jedoch die Folge des gebrochenen Knochens, nicht die Ursache.

Gebrochene Hüften sind die ernstesten Verletzungen, unter denen Frauen mit Osteoporose leiden. Nach einem solchen Bruch kann eine Frau oft ihr ganzes weiteres Leben behindert bleiben. Ungefähr 15 Prozent sterben kurz, nachdem sie verunglückt sind, und 30 Prozent sterben innerhalb eines Jahres. Der gebrochene Knochen ist für gewöhnlich nicht die Todesursache, sondern die Komplikationen, die sich daraus ergeben, etwa ein Blutpfropf in den Venen oder eine Lungenembolie, erweisen sich als tödlich. Man schätzt, daß Komplikationen nach Knochenbrüchen in den USA alljährlich 40000 Todesopfer fordern, und die überwiegende Mehrheit sind ältere, an Osteoporose leidende Frauen.

In den letzten Jahren hat man zunehmend mehr Wert auf die Verhütung der Osteoporose gelegt. Wichtig ist heute, besonders früh im Leben, wenn die Knochenmasse gebildet wird, genügend Kalzium einzunehmen, aber auch während der Schwangerschaft und beim Stillen. Denn das sind Perioden, in denen ungeheuer große Mengen Kalzium gebraucht werden. Im Gegensatz zur volkstümlichen Meinung greift eine Schwangerschaft nicht notwendigerweise die Knochen einer Frau an. Sorgt sie ausreichend für die Einnahme von Kalzium, so trägt eine Schwangerschaft in Wirklichkeit dazu bei, die Knochenmasse zu vermehren. Die Absorption von Kalzium nimmt zu, wenn der Körper es am meisten benötigt. Dies gilt sicherlich für die Schwangerschaft, in der eine Frau für genügend Kalzium sorgen muß, damit sich Knochen und Zähne ihres Kindes bilden. Die hohen Östrogenspiegel in der Schwangerschaft helfen mit, Vitamin D zu aktivieren und die Absorption von Kalzium zu steigern. Auch das zusätzliche Progesteron wirkt als Schutz für die Knochen.

Unter Ärzten wie auch in der Bevölkerung schenkt man der Bedeutung von Kalzium bei der Verhütung von Osteoporose immer mehr Aufmerksamkeit. Auf einer 1985 veranstalteten Konferenz der amerikanischen Nationalen Gesundheitsinstitute (NIH) über Osteoporose meinten mehrere Experten, daß der Knochenschwund von einem weit verbreiteten Mangel an Kalzium herrühren könnte. Sie stellten fest, daß in den USA eine Frau durchschnittlich nur etwa die Hälfte der empfohlenen Ration von 800 Milligramm Kalzium am Tag verzehrt (siehe Tabelle 7). Die Versammlung drang darauf, diese Recommended Dietary Allowance (RDA) von den gegenwärtigen 800 Milligramm auf 1000 bis 1500 Milligramm für erwachsene Frauen zu erhöhen. Frauen sollten auch ermuntert werden, besonders früh im Leben, wenn die Knochenmasse aufgebaut wird, mehr an Kalzium reiche Nahrung zu verzehren. Die vorgeschlagene RDA für Kalzium ist der Menge vergleichbar, die derzeit in der Adoleszenz, während der Schwangerschaft und beim Stillen, also zu Zeiten des höchsten Kalziumbedarfs, empfohlen wird.

Tabelle 7: In der Kost empfohlene Kalziumrationen

Alter	Kalzium (Milligramm pro Tag)
bis zu 6 Monaten	360
6 Monate bis 1 Jahr	540
1 bis 10 Jahre	800
11 bis 18 Jahre	1 200
über 19 Jahre +	800
schwangere Frauen	1 200 +
stillende Frauen	1 200 +

+ Die NIH haben empfohlen, diese Menge auf 1000 bis 1500 Milligramm am Tag für Frauen von über 35 oder 40 Jahren zu erhöhen.

Die Teilnehmer der NIH-Konferenz empfahlen auch, besonders in den Jahren nach der Menopause, den Ersatz von Östrogen. Wie bereits erwähnt, trägt sportliche Betätigung wesentlich dazu bei, die Knochensubstanz zu erhalten. Übermäßigen Alkoholkonsum zu meiden und nicht zu rauchen, ist ebenfalls wichtig. Ein weiterer Faktor, der die Größe der Gefahr bestimmt, scheint die Vererbung zu sein. Frauen, in deren Familiengeschichte die Krankheit auftaucht, sollten besonders eifrig auf vorbeugende Maßnahmen bedacht sein. Bei Frauen, die mager und zartknochig sind, besteht eine viel größere Gefahr als bei massiv gebauten, grobknochigen Frauen. Zu weiteren Zeichen einer Anfälligkeit gehören, besonders auf den Händen, eine dünne durchsichtige Haut und Zahnfleisch- und Wurzelhautentzündung, die zu einer Lockerung der Zähne führen.

Die Diagnose

Es ist wichtig, Osteoporose frühzeitig zu entdecken, um weiteren Verlust an Knochensubstanz zu verhindern. Leider werden sich viele Frauen des Problems erst bewußt, wenn die Osteoporose bereits ein fortgeschrittenes Stadium erreicht hat. Oft werden Röntgenaufnahmen von der Hüfte oder der Wirbelsäule gemacht, aber sie sind nicht aufschlußreich genug, um einen frühzeitigen Knochenschwund zu entdecken. Tatsächlich müssen erst rund 30 Prozent der Knochenmasse verloren gegangen sein, ehe das bei einer konventionellen Röntgenaufnahme zu erkennen ist. Es gibt verfeinerte Röntgentechniken wie etwa die Radiogrammetrie (bei der die Breite der Knochenrinde in einem kleinen Bezirk wie etwa in den Fingern gemessen wird) oder die Photo-Densitometrie (mit der man die Dichte eines Knochens mißt). Beide Methoden sind besser als die konventionellen Röntgenaufnahmen, aber sie liefern kein genaues Bild des frühen Knochenschwunds, vor allem nicht für die Wirbelsäule.

In manchen Fällen sind Zahnärzte die ersten, die Anzeichen eines Verlusts an Knochensubstanz bemerken. Oft ist es hilfreich, sich einfach die mehrere Jahre hintereinander gemachten Röntgenaufnahmen anzusehen, um die verringerte Dichte der Kieferknochen zu entdecken. Auf ähnliche Weise kann Lockerung von Zähnen ein Hinweis auf Knochenschwund des Kiefers sein. (Man darf jedoch nicht annehmen, daß alle Fälle von Zahnfleischerkrankungen durch Osteoporose verursacht werden.)

Der Mineralgehalt und die Breite von Knochen können ganz genau mit einer einzelnen Photon-Absorptiometrie gemessen werden. Das ist eine Technik, die schon viele Jahre lang in Forschungslaboratorien angewandt wird. Bei diesem Test wird berechnet, wieviele Gammastrahlen vom Knochengewebe absorbiert werden, und man ist so imstande, auch sehr geringe Mengen von Knochenschwund zu messen. Doch wie bei der Radiogrammetrie und der Photo-Densitometrie lassen sich zwar Arme und andere Knochen mit dieser Technik untersuchen, aber sie kann nicht unbedingt zeigen, was mit der Wirbelsäule, den Hüften und anderen Knochen mit einem hohen Anteil an Bälkchengewebe geschieht. Die beste einzelne Untersuchung ist eine mit Computer ausgewertete Tomographie (CT), die das Bälkchengewebe in einem Wirbel genau messen kann. Leider ist der Test so teuer, daß man ihn nicht allgemein für Vorsorgeuntersuchungen verwenden kann. Zudem setzt er den Menschen einer stärkeren Strahlung als andere Methoden aus.

Die Behandlung

Es ist das Ziel einer Behandlung von Osteoporose, weiteren Knochenschwund zu verhindern und soviel wie möglich von dem Verlust wieder auszugleichen. Einige Wirkungen der Osteoporose wie etwa die verringerte Körpergröße oder der »Witwenhöcker« lassen sich nicht mehr umkehren. Aber die meisten Frauen können eine Erleichterung ihrer Symptome erreichen und den Fortschritt der Krankheit aufhalten oder verlangsamen. Die typische ärztliche Verordnung umfaßt die Therapie, bei der Hormone ersetzt werden, ferner genügend Bewegung und Kalziumpräparate, vielleicht zusammen mit Vitamin D oder einer aktivierten Form dieses Vitamins.

Zusätzlich wird manchmal noch wegen seiner Eigenschaft, Knochen aufzubauen und zu festigen, ein Fluorid verordnet. Von allen chemischen Stoffen, die man anwendet, um Osteoporose zu behandeln, ist Fluor das einzige Element, das die Knochenmasse zu vermehren scheint. Das geschieht jedoch nur bei einer relativ geringen Anzahl von Patienten. Etwa ein Drittel von ihnen hat keinen sichtbaren Vorteil davon, und ein weiteres Drittel leidet unter ernsten Nebenwirkungen, die eine Anwendung verbieten. Das sind Nachteile, die offenkundig eine verbreitete Behandlung der Osteoporose mit diesen Substanzen sehr begrenzen. Außerdem existieren Hinweise, daß der nach einer Behandlung mit einem Fluorid gebildete neue Knochen dazu neigt, brüchiger als ein normaler Knochen zu werden und daher leichter brechen könnte.

Injektionen mit Kalzitonin, einem Hormon, das die Schilddrüse produziert und das bewirkt, daß Kalzium in das Knochengewebe eingelagert wird, hat man experimentell angewandt, um Osteoporose zu behandeln. Anfangsergebnisse zeigten eine Erleichterung der Symptome und auch eine geringe Zunahme von Knochengewebe, aber diese Wirkungen waren meist nur vorübergehend. In Europa wird Kalzitonin immer noch angewandt, und manche amerikanische Forscher meinen, daß sich ein Versuch mit dieser Behandlung lohnen könnte.

Andere mit dem Kalziumstoffwechsel zusammenhängende Erkrankungen

Kalziumspiegel im Blut, die zu niedrig sind (Hypokalzämie) oder zu hoch (Hyperkalzämie) können ernste Probleme heraufbeschwören. Das häufigste Anzeichen der Hypokalzämie ist Tetanie, die sich in Muskelkrämpfen äußert. Es ist jedoch nicht ungewöhnlich, daß jemand einen niedrigen Kalziumspiegel im Blut hat, ohne deswegen auffallende Symptome zu zeigen. Von der Tetanie kann eine Reihe von Muskeln betroffen sein, aber am häufigsten diejenigen von Unterarmen, Händen und Handgelenken.

Hypokalzämie kann auch zu plötzlichen Anfällen führen, zu geistigen und emotionalen Störungen, zu Durchfall, Malabsorption, Bauchschmerzen und Verstopfung. Lange anhaltende Hypokalzämie kann einen abnormen Zustand der Haut, der Haare, Nägel, Zähne und Augenlinsen verursachen. Die Haut ist vielleicht trocken und schuppig, Ekzeme oder Psoriasis (Schuppenflechte) verschlechtern sich. Kopfhaare, Augenbrauen und Wimpern können schütter werden, ebenso Scham- und Achselhaare. Die Nägel werden dünn, brüchig und gefurcht. Die Zähne können gelbe Flecken und Furchen bekommen. Auch Katarakte, d. h. Trübungen der Augenlinse, auch grauer Star genannt, sind mögliche Begleiterscheinungen von Hypokalzämie.

Zu den Ursachen von Hypokalzämie gehören: Nierenkrankheiten, Lebercirrhose, bei der das Lebergewebe allmählich zerstört wird, Hormonmangel der Nebenschilddrüsen, Schädigung dieser Drüsen nach einer Operation, Mangel an Vitamin D, gewisse Krebsformen, Tumoren, die Kalzitonin abgeben, Pankreatitis (Entzündung der Bauchspeicheldrüse) und Mangel an Magnesium. Manchmal haben zu früh geborene Babys Hypokalzämie, aber für gewöhnlich verschwindet sie nach ein bis zwei Wochen.

Akute Tetanie läßt sich durch Kalziuminjektionen mildern. Anschließend gibt man Kalziumtabletten, oft zusammen mit Vitamin D in aktivierter Form. Auf die unmittelbare Behandlung sollten eine Diagnose und eine Beseitigung der zugrundeliegenden Ursache folgen.

Hyperkalzämie ist fast immer ein Anzeichen, daß eine ernste Krankheit dahinter steckt. Viele dieser Symptome sind ziemlich undeutlich und können von einer Vielzahl von Krankheiten verursacht worden sein. Zu den Symptomen zählen Müdigkeit, Lethargie, Muskelschwäche, Appetitlosigkeit, Übelkeit und Erbrechen, Gewichtsverlust, Verstopfung, Kopfschmerzen und psychische Veränderungen. Spezifische Symptome sind: Durst, übermäßiges Urinieren und Entwässerung. Läßt man die Hyperkalzämie bis zu ihrem höchst akuten Stadium fortschreiten, verursacht sie unkontrollierbares Erbrechen, starke Entwässerung der Gewebe, Geistesverwirrung oder Bewußtlosigkeit und schließlich Tod durch weitgehende Zerstörung und Verkalkung der Gewebe. Glücklicherweise ist diese progressive Form der Hyperkalzämie selten.

Ungefähr 80 Prozent der Fälle von Hyperkalzämie werden entweder von übermäßig starker Produktion des Nebenschilddrüsenhormons verursacht oder von Komplikationen, die bei Krebs vorkommen. Besonders sind dies: multiple Myelome (vom Knochenmark ausgehende Geschwülste), Lymphome (bösartige Tumore der Lymphdrüsen), Leukämie (im Volksmund Blutkrebs genannt) oder fortgeschrittener Brust-, Lungen- und Nierenkrebs. Zu weiteren Ursachen zählen eine Vergiftung mit Vitamin D, Erkrankungen der Schilddrüse, Sarkoidose (eine selten Krankheit, deren Symptome denen der Tuberkulose ähneln. Es handelt sich dabei um bösartige Tumoren, die aus Bindegewebe hervorgehen und schließlich ein Versagen der Nebennieren verursachen.) Wird eine Person, während ihr Skelett gerade in Umwandlung begriffen ist, zu extremer Unbeweglichkeit verurteilt, kann das zu Hyperkalzämie führen. Ein Beispiel dafür ist ein Kind oder ein Jugendlicher, der in einem Gipsverband stilliegen muß. Thiazid-Diuretika, die oft gebraucht werden, um zu hohen Blutdruck zu behandeln, können bei dafür anfälligen Menschen ebenfalls einen erhöhten Kalziumspiegel verursachen. (Diuretika sind Mittel, die für erhöhte Harnausscheidung sorgen.)

Patienten, die ein Magengeschwür haben und Unmengen Milch trinken, dazu noch Mittel einnehmen, die auf Kalzium-Basis die Magensäure neutralisieren sollen, können an einem sogenannten Milch-Alkali-Syndrom leiden, das durch übermäßigen Konsum von Kalzium verursacht wird. Die Gefahr dieser Form von Hyperkalzämie wird noch erhöht, wenn der betreffende Mensch schon vorher eine Nierenkrankheit gehabt hat.

Die Behandlung von Hyperkalzämie erfordert eine richtige Diagnose und eine Korrektur der zugrundeliegenden Erkrankung, die den erhöhten Kalziumspiegel verursacht. Wesentlich ist, ausreichend Flüssigkeit zu verabreichen, um die Entwässerung der Gewebe zu beheben, aber auch das infolge der Hyperkalzämie gestörte Gleichgewicht chemischer Stoffe im Körper wiederherzustellen. So ist etwa mit erhöhten Kalziumwerten für gewöhnlich eine starke Verringerung von Kalium verbunden, die ausgeglichen werden muß. Man kann auch Steroide geben, um den Kalziumspiegel zu senken. In Notsituationen kann man andere Medikamente anwenden, die schneller wirken.

Osteomalazie und Rachitis

Als Osteomalazie wird eine Erweichung der Knochen bezeichnet, die von einem Mangel an Mineralstoffen herrührt, die dem Knochengewebe seine Härte verleihen. Tritt die Osteomalazie während der Wachstumsperioden auf, wird auch die Knorpelsubstanz davon betroffen, und die Folge davon ist Rachitis, deren Kennzeichen O-Beine, verdickte Enden der langen Knochen, »Hühnerbrust« und andere Mißbildungen sind.

Traditionsgemäß werden Osteomalazie und Rachitis durch einen Mangel an Vitamin D verursacht, der den Körper daran hindert, Kalzium zu verwerten. In den USA kommt dies heute nur selten vor, weil Vitamin D der Milch, der Babynahrung und anderen Lebensmitteln zugesetzt wird. Heute sind in den USA die Ursachen meist Erkrankungen, die auf Malabsorption im Verdauungstrakt beruhen oder auf andere Schäden des Verdauungsapparats einschließlich von Operationen, wie etwa der Entfernung des Magens; ferner gehören zu den Ursachen die Anwendung von Medikamenten, die Kindern gegen Krämpfe verabreicht werden, oder bei Erwachsenen Gels, die übermäßig viel Aluminium enthalten. Auch Erbfehler, die den Körper hindern, Vitamin D und Phosphate zu nützen, und Nierenerkrankungen kommen als Ursachen in Frage.

Vor kurzem hat man festgestellt, daß jungen Ballerinen, bei denen infolge von Untergewicht die Menstruation verspätet eingesetzt hat, das Östrogen fehlt, das notwendig ist, um während des Wachstumsschubs in der Adoleszenz die Knochen aufzubauen. Diese jungen Mädchen haben öfter Skoliose, d. h. eine seitliche Verkrümmung der Wirbelsäule und Knochenbrüche.

Knochenerweichung und Mißbildungen lassen sich meist verhüten, wenn das Problem früh erkannt und die zugrundeliegende Ursache beseitigt wird. Rachitis bei Säuglingen ist jedoch nicht immer deutlich erkennbar, und manchmal offenbart sich das Problem erst, wenn Mißbildungen auftreten oder das Kind nicht wächst. Zur Behandlung gehört es für gewöhnlich, große Mengen von Vitamin D zu verabreichen, oft ergänzt durch Zusatz von Phosphor, um die Härtung der Knochen zu fördern. Man muß aber sorgfältig darauf achten, eine Vergiftung mit Vitamin D zu vermeiden. Die Behandlung ist komplizierter, wenn eine Nierenkrankheit diese Schwierigkeiten verursacht. In solchen Fällen kann es erforderlich sein, die Nebenschilddrüsen zu entfernen.

Nierensteine

Wer jemals versucht hat, einen Nierenstein loszuwerden, weiß, daß der Schmerz, der durch diese häufige Erkrankung verursacht wird, der heftigste ist, den die Menschheit kennt. Nierensteine sind mehr bei Männern als bei Frauen verbreitet, und in 90 Prozent der Fälle ist die Ursache unbekannt. Bei den restlichen 10 Prozent zählen zu den möglichen Ursachen ein »Baufehler« der Niere, ferner Gicht, übermäßig viel Hormon der Nebenschilddrüsen (Hyperparathyroidismus) oder Erkrankungen des Magen- und Darmtrakts.

Nierensteine können aus Kalzium oder aus Harnsäure bestehen. Die Blutspiegel dieser Substanzen sind gewöhnlich normal, aber je nach dem Typ der betreffenden Steine wird der

Harn zuviel Kalzium oder Harnsäure enthalten. Nachdem ein Nierenstein abgegangen ist, sollte er abgefangen werden, damit man seine Zusammensetzung analysieren kann.

Traditionsgemäß ist es üblich, Menschen, die Kalzium-Nierensteine haben, vorzuschreiben, an Kalzium reiche Nahrung aus der Kost wegzulassen, doch unter Ärzten ist die Wirksamkeit dieser Strategie umstritten. Das Problem ist nicht so sehr ein übermäßiger Konsum von Kalzium, sondern die Unfähigkeit des Körpers, dieses chemische Element im Stoffwechsel richtig zu verarbeiten. Neuere Forschungen haben auch ergeben, daß Reduzierung des Proteinkonsums – und damit die verringerte Ausscheidung von Kalzium, Harnsäure und Phosphor aus dem Harn – eine wirksamere Diät ist, als Kalzium aus der Kost zu entfernen. Wichtig ist es auch, mehr Flüssigkeit zu sich zu nehmen, um den Harn möglichst zu verdünnen.

Verhindert Diät in der Behandlung die Bildung von Steinen nicht, können Medikamente verschrieben werden. Allopurinol, ein Mittel, das oft von Gichtpatienten eingenommen wird, kann mithelfen, die Bildung von Harnsäuresteinen zu verhindern.

Oft bleiben Steine jahrelang in der Niere, ohne Schwierigkeiten zu machen. Andere Steine können so klein sein, daß sie unbemerkt abgehen. Die Hauptprobleme treten auf, wenn ein großer Stein im Harnleiter steckenbleibt. Das verursacht Schmerzen und bringt auch die Gefahr mit sich, die Arbeit der Nieren zu blockieren, wenn er mehr als ein bis zwei Tage nicht abgeht. Geschieht dies, sollte man versuchen, den Stein zu entfernen. Steine, die sich schon weit unten im Harnleiter befinden, können oft mit einem Zystoskop und mit einem Katheter, der eine korbähnliche Spitze hat, entfernt werden. Eine neuere Behandlungsmethode benützt unter Wasser ausgelöste Schockwellen, um den Stein zu zerkleinern. Der Patient befindet sich halb untergetaucht in einem Wasserbecken, und die Schockwellen werden genau auf den Stein gerichtet. Er läßt sich auch durch einen chirurgischen Eingriff herausholen, aber an die Stelle der Operation sind heute diese neueren Methoden getreten.

8. Kapitel
Hormone und die weibliche Brust

Kaum sind wir geboren, wenden wir uns, Nahrung suchend, der Brust unserer Mutter zu. Aber die Anziehungskraft (Attraktivität) der Brust endet nicht mit dem Entwöhnen des Säuglings. Von der Wiege bis zum Grabe kreisen die Gedanken von Männern wie die von Frauen um die weibliche Brust. Auf der ganzen Welt wird der Busen einer Frau als Symbol von Schönheit, Sexualität und lebensspendender Nahrung betrachtet. Er ist der Inbegriff der Weiblichkeit. Alles, was eine Brust bedroht, erhält eine eigene ganz besondere Bedeutung. Eine Mastektomie – eine Brustamputation – bei Krebs wird fast ebenso gefürchtet wie die Krankheit selbst. In der Vergangenheit hat diese Furcht, eine Brust zu verlieren, viele Frauen, die argwöhnten, daß sie Brustkrebs hatten, davon abgehalten, sich frühzeitig ärztlich behandeln zu lassen. Das ist ein Aufschub, der tragische Konsequenzen haben kann. Glücklicherweise ändert sich das jetzt, da Frauen an den Entscheidungen über die Art einer Behandlung teilhaben und besser über ihren Körper und Fragen der Gesundheit Bescheid wissen.

Die normale Anatomie und Funktion der Brust

Die Brüste sind Drüsenorgane, dazu bestimmt, Milch zu erzeugen. Bei Frauen enthält jede Brust ungefähr 20 Lappen, die um die Brustwarze angeordnet sind (siehe Abbildung 12). Jeder Lappen verzweigt sich in eine Anzahl von Läppchen, an denen sich winzige, Milch produzierende Bläschen, sogenannte Acini bilden. Ein Netzwerk von Gängen verbindet die Lappen und seine Milch erzeugenden Elemente mit der Brustwarze. Diese ist von einem dunkler gefärbten Bezirk, der sogenannten

Areole umgeben, die besondere Talgdrüsen, die Montgomery-Drüse enthält. Sie scheiden eine ölige, die Brustwarzen geschmeidig machende Substanz aus. Manchmal ähneln diese Drüsen kleinen Pickeln, und einige Frauen meinen irrtümlich, sie seien anomale Gebilde, doch in Wirklichkeit sind sie normale Bestandteile der Brust. Die Brustwarzen enthalten auch ein Gewebe, das sie aufrichten kann, wenn ein Berührungsreiz sie dazu anregt oder sie der Kälte ausgesetzt werden.

Brüste reagieren sehr empfindlich auf Hormone. Das zeigt sich oft bei der Geburt. Viele Babys werden mit vergrößerten Brüsten geboren wegen des hohen Spiegels von Östrogen, Progesteron und anderen Hormonen, die im Blut der Mutter während der Schwangerschaft zirkulieren. Werden diese Hormone aus dem Körper des Babys ausgeschieden, schrumpft dessen Brustgewebe und verhält sich bis zur Pubertät ruhig. Dann stimuliert der Anstieg der Geschlechtshormone, die Brüste zu »knospen«. Normalerweise entwickeln nur Frauen Brüste. Aber unter Umständen vergrößern sich auch die Brüste von Männern. Manchmal bekommen Knaben in der Pubertät vergrößerte Brüste. Für gewöhnlich werden sie in ein bis zwei Jahren wieder kleiner, aber sie können einen Jüngling sehr in Verlegenheit bringen. Männer mit deutlichem Übergewicht haben als Folge davon einen hohen Östrogenspiegel und können Brüste entwickeln. Auch bestimmte Medikamente vermögen die Bildung von Brüsten anzuregen. Fast alle jungen Mädchen machen sich Sorgen über ihren Busen: Entwickelt er sich ungleichmäßig? Ist er zu groß oder zu klein? Sehen die Brustwarzen nicht sonderbar aus? Und so weiter. Obwohl Anzeigen in Zeitschriften das Gegenteil verheißen, können wir, abgesehen von einer Operation, nicht viel unternehmen, um Größe und Form unserer Brüste zu ändern. Beides wird von Vererbung bestimmt sowie vom Körpergewicht und von der vorhandenen Menge Drüsengewebe. Durch plastische Chirurgie können sehr kleine Brüste vergrößert und sehr große verkleinert werden. Doch das sollte der letzte Ausweg sein, der nicht zu empfehlen ist, ehe ein Mädchen ganz erwachsen ist. Stärkeren Einfluß auf die Größe der Brust kann häufig die Geburt eines Kindes

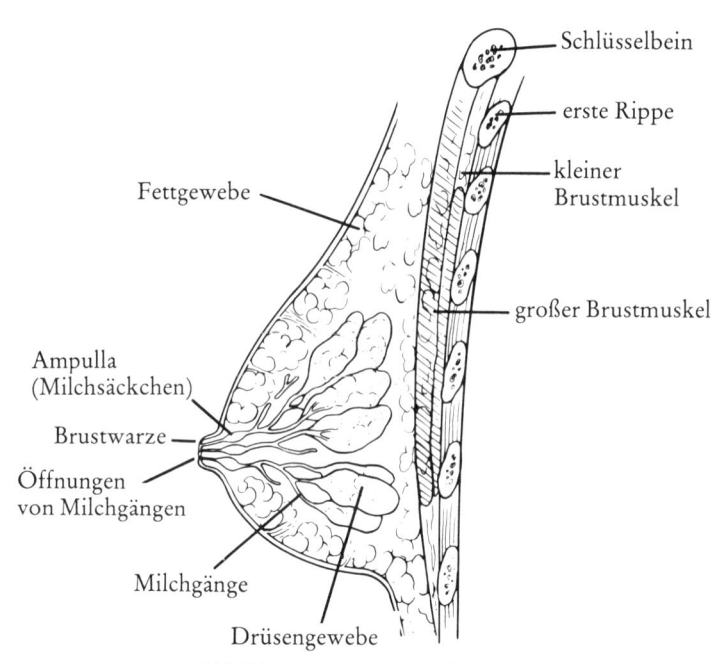

Abbildung 12: Die normale Brust
Diese Zeichnung zeigt die normale Anatomie der Brust.

haben oder einfach nur Ab- oder Zunahme des Körpergewichts.

Es existieren keine Salben, Übungen oder sonstigen Wundermittel, die imstande sind, die Brust zu vergrößern. »Body-Building« kann mit Übungen die unter den Brüsten liegenden Muskeln verstärken und die Brüste dadurch größer erscheinen lassen. Aber da die Brüste selber keine Muskeln besitzen, kann Gymnastik sie nicht umfangreicher machen. Hormone vermögen das Wachstum der Brüste anzuregen. Das wird dadurch bewiesen, daß Frauen, die zur Geburtenkontrolle die Pille einnehmen, manchmal größere Brüste bekommen. Aber Hormone sollten nicht speziell nur angewandt werden, um die Brüste zu vergrößern, weil das Risiko schädlicher Nebenwirkungen zu hoch ist.

Normalerweise verändern sich die Brüste mit zunehmendem

Alter. Eine Brust, die sich gerade erst entwickelt, ist fest und hat ein dichtes Gewebe. Während einer Schwangerschaft wachsen die Brüste beträchtlich und werden oft doppelt so groß. Werden die Frauen älter, fühlen sich die Brüste an, als enthielten sie Klumpen oder Knoten. Nach der Menopause werden sie dann weicher und weniger drüsenreich. Das Fettgewebe verringert sich, und die Ligamente, die sie stützen, sowie die Haut verlieren etwas von ihrer Elastizität. Infolgedessen werden sie bei älteren Frauen im allgemeinen schlaffer. Diese Veränderungen sind weniger ausgeprägt bei Frauen, bei denen fehlende Hormone ersetzt werden.

Außer in der Schwangerschaft sind Brüste für gewöhnlich am vollsten entwickelt bei jungen erwachsenen Frauen, aber es gibt da beträchtliche Unterschiede. Manche Frauen sind relativ flachbrüstig, bis sie ein Kind bekommen haben, und sie sind angenehm überrascht, wenn sie merken, daß etwas von dem Zuwachs während der Schwangerschaft erhalten geblieben ist. Andere haben nach der Schwangerschaft am Ende kleinere Brüste als vorher. Das gleiche gilt auch für das Stillen. Manche Frauen meinen irrtümlich, daß Stillen ihre Brüste »ruiniert«. In Wirklichkeit hat es sehr wenig Einfluß auf Größe und Gestalt der Brüste. Denn beides wird bestimmt durch die Menge des Drüsengewebes, von dem manche Frauen nach der Schwangerschaft mehr zurückbehalten, während es bei anderen nach der Geburt und dem Stillen weniger wird. In beiden Fällen sind sich die Experten darüber einig, daß Stillen für die Mutter wie auch für das Kind höchst bekömmlich ist. Es ist ein Erlebnis, auf das man nicht wegen der möglichen Auswirkungen auf das Aussehen des Busens verzichten sollte. Die klassischen Hängebrüste afrikanischer Eingeborenenfrauen sind mehr auf die mangelnde Unterstützung durch einen Büstenhalter als aufs Stillen zurückzuführen.

Wie der Menstruationszyklus auf die Brüste wirkt

Während eines jeden menstruellen Zyklus machen die Brüste eine Reihe von Veränderungen durch, die mit den steigenden und sinkenden Hormonspiegeln zusammenhängen. Diese Effekte sind besonders auffallend während der prämenstruellen Phase, in der die Brüste merklich anschwellen und sogar empfindlich werden. Dieses Anschwellen rührt daher, daß Östrogen und Progesteron während der lutealen oder prämenstruellen Phase zunehmen. Diese Hormone verursachen einen erhöhten Zufluß von Blut zu den Brüsten und begünstigen die Retention (das Zurückhalten) von Körperflüssigkeit. Sie regen auch die Schwellung und Wucherung der Milchdrüsen an. Viele Frauen stellen fest, daß sie während der prämenstruellen Phase einen größeren Büstenhalter brauchen und selbst die zarteste Berührung der Brüste schmerzhaft sein kann.

Frauen, die fibrozystische Brüste haben, können von der Schwellung und dem Unbehagen in der prämenstruellen Phase besonders geplagt werden. Die vermehrte Retention von Flüssigkeit in dieser Phase führt zu stärkerem Anschwellen der Zysten, die gutartigen, mit Flüssigkeit gefüllten Säckchen gleichen. Bis vor kurzem nahm man an, daß für Frauen, die fibrozystische Brüste haben, eine erhöhte Gefahr bestehe, Brustkrebs zu bekommen. Untersuchungen von Forschern, die mit der American Cancer Society (der amerikanischen Krebsgesellschaft) zusammenarbeiten, haben ergeben, daß solche Fibrozysten allein eine Frau nicht anfällig für Krebs machen. Zysten erschweren jedoch die Untersuchung der Brust, die eine Frau selbst vornimmt, und daher kann ein bösartiger Knoten sich hinter nomalen Zysten verbergen.

Mit Beginn der Menstruation und mit dem sinkenden Hormonspiegel läßt die Schwellung der Brüste nach, und zusätzliches Drüsengewebe beginnt resorbiert zu werden. Ungefähr sieben bis zehn Tage nach dem Beginn der Menstruation sind die Brüste am kleinsten. Dies ist im menstruellen Zyklus die günstigste Zeit für eine Frau, ihre Brüste sorgfältig zu untersuchen und zu prüfen, ob Knoten, verdickte Stellen, Grübchen in der Haut oder andere Veränderungen vielleicht einen Brustkrebs anzeigen. Selbst zu diesem Zeitpunkt im menstruellen Zyklus werden die meisten Frauen Knoten in der Brust spüren, die aus Drüsengewebe bestehen. Aber jede Frau, und besonders wenn sie fibrozystische Brüste hat, sollte wissen, wie sich ihre Brüste normalerweise anfühlen, damit sie einen neuen Knoten oder einen, der ihr irgendwie anders vorkommt, sogleich aufspürt. Ist sie vertraut mit normalen Knoten, wird es ihr leichterfallen, anomale zu entdecken.

Schwangerschaft und Stillen

Veränderungen der Brust gehören zu den ersten Anzeichen einer Empfängnis. Oft weiß eine Frau, daß sie schwanger ist, wenn sie einfach beobachtet, was zu der Zeit, in der sie normalerweise ihre Periode haben würde, mit ihren Brüsten geschieht. Sie schwellen stärker an und sind empfindlicher als üblich, und die Areole wird dunkler und größer. Die Brüste fühlen sich praller an, und wenn die Schwangerschaft fortschreitet, ist diese Fülle noch ausgeprägter, während die Empfindlichkeit nachläßt, die für die ersten paar Wochen charakteristisch ist. Dennoch fühlen sich die meisten Frauen wohler, wenn sie einen Büstenhalter tragen, einen größeren, als sie sonst brauchen, der festen Halt gibt. Manche Frauen ziehen es vor, dauernd, selbst beim Schlafen, einen Büstenhalter zu tragen.

Während der letzten Hälfte der Schwangerschaft kann es zu vermehrten Ausscheidungen aus der Brustwarze kommen. Meist geschieht dies in Form einer klaren oder milchigen Flüssigkeit, obwohl manchmal auch ein bis zwei Tropfen Blut dabei sein können. Das ist normal und sollte kein Anlaß zur Besorgnis sein. Es ist ein Anzeichen erhöhter Drüsentätigkeit als Folge hormonaler Veränderungen, von denen die Brüste darauf vorbereitet werden, Milch zu erzeugen.

Frauen sind oft besorgt darüber, wie Schwangerschaft und Stillen das Aussehen ihrer Brüste beeinträchtigen könnten. Das markante Wachstum der Brüste während der Schwangerschaft hinterläßt oft rötliche Dehnungsstreifen. Obwohl eine Vielfalt von Präparaten und Salben angepriesen wird, um das zu verhüten, bewirken sie, abgesehen von Glättung der Haut, wenig oder überhaupt nichts. Die Dehnungsstreifen verschwinden niemals wieder ganz, aber meist verblassen sie mit der Zeit und sind dann kaum noch zu sehen.

Naht der Zeitpunkt der Geburt, hat man noch stärker den Eindruck, daß die Brüste prall gefüllt sind, und die Ausscheidung aus den Brustwarzen kann ebenfalls reichlicher werden. Die Brüste beginnen, eine dickflüssige gelbliche Substanz, das sogenannte Colostrum, abzugeben. Das ist ein Vorläufer der Milch und wird bis ein oder zwei Tage nach der Geburt des Kindes abgesondert. Man nimmt an, daß es Antikörper enthält, die für das Neugeborene wichtig sind und es immun machen gegen Krankheiten. Aber Babys, die nicht gestillt werden, scheinen auch ohne Colostrum gut zu gedeihen.

Die Herstellung und Abgabe der Muttermilch wird durch ein fein abgestimmtes Rückkopplungssystem von Hormonen gesteuert. Kurz nachdem das Baby geboren ist, sollte man ihm erlauben, an der Brust zu saugen. Diese Stimulierung der Brust signalisiert der Hypophyse, Oxytocin abzusondern. Dieses Hormon hat mehrere Aufgaben: Es veranlaßt den Uterus, sich zusammenzuziehen, und wirkt so bei den Wehen mit, ebenso bei den Kontraktionen, die notwendig sind, um Blutungen zu stoppen und den Muskeltonus des Uterus nach der Entbindung wieder herzustellen. Es veranlaßt auch die Ausführgänge der Milchdrüsen, sich zusammenzuziehen und damit Milch in die Brustwarze zu pumpen. Während dies alles weitergeht, gibt die Hypophyse Prolactin ab, das Hormon, das benötigt wird, um Milch zu erzeugen.

Viele Frauen sind besorgt, daß sie nicht genug Milch für ihr Kind erzeugen können. Aber das ist sehr selten ein Problem. Am Ende der ersten Woche nach der Geburt produziert eine stillende Mutter ungefähr 500 Milliliter Milch. Diese Menge verdoppelt sich gegen Ende des dritten Monats und sie vermehrt sich, den Bedürfnissen des Säuglings entsprechend. In manchen Gesellschaften ist es üblich, daß eine Mutter zwei bis drei Jahre lang stillt, und bei gewissen isolierten Eskimostämmen stillen die Frauen ihre Kinder, bis sie fast schon erwachsen sind. Eben erst Mutter gewordene Frauen machen sich vielleicht auch Sorgen, daß ihr Kind nicht wächst, weil es nicht genug Milch bekommt. Nimmt das Baby normal zu, darf man sicher annehmen, daß es genug trinkt. Im Durchschnitt braucht ein Säugling ungefähr 50 Kalorien am Tag für jedes halbe Kilo seines Gewichts. Ein 5 Kilo schweres Baby wird also 500 Kalorien brauchen. Da rund 30 Gramm Muttermilch 20 Kalorien enthalten, sollte das Baby rund 750 Gramm Milch bekommen.

Viele Frauen fürchten, daß sie aus mancherlei Gründen nicht imstande sein werden zu stillen. So haben einige Frauen nach innen gestülpte Brustwarzen und sind besorgt, daß sie deshalb nicht stillen können. Gewöhnlich zieht das Saugen des Kindes jedoch die Brustwarzen heraus, und die Frau kann ohne Schwierigkeiten stillen. Ist das nicht der Fall, kann sie ein besonderes Gerät verwenden, das dem Baby ermöglicht zu trinken. Gelegentlich bekommt eine Frau wunde, rissige Brustwarzen. Wäscht man sie vor und nach der Fütterung mit warmem Wasser und einer milden Seife und salbt sie nach dem Stillen mit einem Hautöl, läßt sich dieses Problem meist lösen. Entzündet sich eine Brustwarze, sollte ein Arzt zu Rate gezogen werden, um sicherzugehen, daß es sich um keine Infektion handelt.

Wird die Brust auf irgendeine Weise stimuliert, kann das Milch ausfließen lassen. Oft genügt dafür schon, ein Baby schreien zu hören. Ein sauberes Tuch, das man in den Büstenhalter steckt, wird diese Milch aufsaugen und verhindern, daß die Kleidung Flecken bekommt.

Während des Stillens sollte eine Frau sorgfältig darauf achten, ausreichend Kalorien und Nährstoffe zu erhalten, besonders Kalzium, um ihren eigenen Bedarf und den des Kindes zu decken. Dies ist wahrscheinlich nicht die günstigste Zeit, um überzählige Pfunde loszuwerden, die man sich während der Schwangerschaft zugelegt hat. Die Appetit- und Hungerzentren von stillenden Frauen senden besonders eindringliche Botschaften aus, dazu bestimmt, sicherzustellen, daß die Mutter genug ißt, um die von ihrem Baby benötigte Milch liefern zu können. Das Stillen verbraucht an sich schon Kalorien. Eine Frau, die sechs Monate stillt, wird durchschnittlich rund 5 bis 7 Kilo verlieren. Da dies für die Mutter eine Zeit der Entspannung und Freude sein sollte, wäre es am besten, jeden Versuch,

»Diät zu halten«, aufzuschieben, bis der Säugling entwöhnt ist. Sonst würde es eine fast übermenschliche Willenskraft erfordern, Kalorien zu reduzieren.

Frauen, die stillen, sollten besonders vorsichtig mit der Einnahme von Medikamenten sein. Dazu gehören die Pillen zur Empfängnisverhütung, Antibiotika und sogar Aspirin, ferner verbotene Drogen, Alkohol und andere Substanzen, die möglicherweise dem Baby schaden könnten. Stillende Mütter sollten nicht rauchen, weil Nikotin und andere vielleicht schädliche Stoffe im Tabak in die Muttermilch übergehen. Der gleiche Rat gilt auch für Marihuana, Kokain und andere Drogen. Geringe Mengen Kaffee und Tee sind wahrscheinlich ungefährlich, aber Coffein taucht in der Muttermilch wieder auf, und manche Kinderärzte empfehlen daher, coffeinfreie Kaffeesorten zu verwenden.

Faktisch alle Kinderärzte empfehlen, wenn irgend möglich, zu stillen, da es die beste Ernährung für ein Baby ist und durch Antikörper Schutz vor den häufigsten Infektionen bietet, bis das Immunsystem des Kindes voll entwickelt ist. Aber nicht alle Frauen können oder wollen stillen. Beschließt eine Frau, es nicht zu tun, kann sie sicher sein, daß es viele ausgezeichnete Produkte gibt, die für eine vollkommene Ernährung eines Babys sorgen. Eine Frau, die von Anfang an weiß, daß sie nicht stillen möchte, wird gewöhnlich eine Hormoninjektion erhalten, um die Milchproduktion zu stoppen. Wenn sie einen engen Büstenhalter trägt oder den Busen fest einwickelt, um die Stimulierung der Brustwarzen zu verhindern, ist das eine weitere Hilfe. Wenn es Zeit ist, einen Säugling zu entwöhnen, finden die meisten Frauen, daß es keinen weiteren Ärger mit der Milchproduktion gibt, wenn sie einfach die Anzahl der Stillzeiten am Tag verringern und schließlich ganz weglassen. Während dieser Periode der Entwöhnung sollte eine Frau auf die sexuelle Stimulierung der Brüste verzichten, da dies die Milch anregen könnte, erneut zu fließen.

Gutartige Befunde der Brust

Die Entdeckung eines Knotens in der Brust ist verständlicherweise für jede Frau ein traumatisches Ereignis, selbst wenn die überwiegende Mehrzahl solcher Knoten sich als harmlos erweist. Obwohl 70 Prozent aller Knoten in der Brust gutartig sind, müssen sie doch alle von einem Arzt untersucht werden, um sicherzugehen, daß sie nicht von Krebs oder von einem anderen Zustand, der Behandlung braucht, verursacht worden sind.

Fibrozystische Knotenbildung ist die am weitesten verbreitete Kondition der Brust. Häufig wird sie fibrozystische Brustkrankheit genannt, aber viele Spezialisten lehnen diese Bezeichnung ab. Sie betonen, daß solche Knoten an sich keine Krankheit sind, sondern eine Variation des Normalzustandes. Im Alter von 30 Jahren haben die meisten Frauen fibrozystische Knoten in den Brüsten. Die Knotenbildung schreitet fort, bis eine Frau die Menopause erreicht, und beginnt dann geringer zu werden.

Verursacht wird die Entstehung dieser Knoten durch die zyklische hormonale Stimulierung der Brust in jedem menstruellen Zyklus. Genauso wie die weiblichen Hormone das Endometrium – die Schleimhaut des Uterus – veranlassen, zu wuchern und jeden Monat zu wachsen, um sich auf eine mögliche Schwangerschaft vorzubereiten, haben die gleichen Hormone eine ähnliche Wirkung auf die Zellen, von denen die Ausführgänge der Brüste eingesäumt werden. Findet keine Empfängnis statt, veranlaßt das Sinken der Hormonspiegel das Endometrium, sich zu zersetzen und dann mit dem menstruellen Blutfluß abzugehen. Auf ähnliche Weise verlangsamt sich das Zellwachstum in den Milchgängen, und ebenso vermindern sich übermäßig vorhandenes Blut und Wasser, die während der prämenstruellen Phase die Brüste voller werden lassen. Aber bevor die Brüste wieder vollkommen in ihren früheren Zustand zurückkehren können, ist der nächste menstruelle Zyklus schon wieder im Gange, und die zunehmenden Hormone stimulieren erneut eine Wucherung von Drüsengewebe. Nach jahrelanger wiederholter wechselnder hormonaler Stimulation und Reduktion entwickeln fast alle Brüste bis zu einem gewissen Grad fibrozystische Knoten.

Manche Frauen sind sich dieser Veränderung kaum bewußt, aber viele erleben besonders in der prämenstruellen Phase eine beträchtliche Schwellung und Empfindlichkeit. (Siehe Abbildung 13.) Die Symptome scheinen sich mit dem Alter zu verschlimmern, und manche Frauen, die sich der Menopause nähern, stellen fest, daß ihre Brüste fast ständig geschwollen und empfindlich sind. Nach der Menopause, wenn die Brüste nicht mehr wiederholten Veränderungen ausgesetzt sind, läßt das nach. (Frauen, die man nach der Menopause mit Hormonen behandelt, die fehlende ersetzen, können jedoch auch weiterhin fibrozystische Brüste haben.)

Frauen, die jahrelang die alltägliche durch Fibrozysten bedingte Empfindlichkeit hingenommen haben, werden oft alarmiert, wenn dieser Zustand chronisch wird. Viele bekommen Angst, daß die Knotenbildung in der Brust sich in Krebs verwandelt. Nun stimmt es zwar, daß zu dieser Zeit im Leben einer Frau Krebs häufiger vorkommt. Aber sie kann sicher sein, daß fibrozystische Knotenbildung nichts mit dieser Krankheit zu tun hat. Obwohl es für eine Frau Ende der vierziger und Anfang der fünfziger Jahre wichtig ist, die Brüste sorgfältig selbst zu untersuchen und sie von Zeit zu Zeit auch von ihrem Arzt überprüfen zu lassen (einschließlich einer Mammographie), brauchen Frauen mit einem fibrozystischen Busen nicht anzunehmen, daß für sie ein größeres Krebsrisiko besteht. Für gewöhnlich erfordern solche Brüste keine spezielle Behandlung. Ein mildes Schmerzmittel wie etwa Aspirin genügt meist, um das Unbehagen erträglich zu machen. Ein gut passender Büstenhalter, der den Busen gut stützt, hilft ebenfalls. Für die prämenstruelle Phase ist vielleicht ein größerer nötig. Weniger Salz zu konsumieren, könnte die Retention von Flüssigkeit und die Schwellungen verringern. Genügt das nicht, kann ein Diuretikum verschrieben werden. Aber eine Frau sollte diese Mittel nicht anwenden, wenn sie nicht von einem Arzt empfohlen sind.

Manche Frauen finden, daß es der prämenstruellen Empfind-

Multiple
Zysten

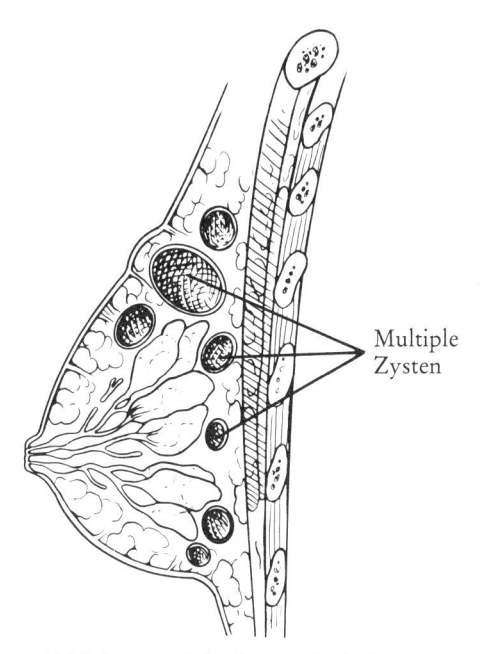

Abbildung 13: Die fibrozystische Brust
Die typischen Zysten einer fibrozystischen Brust während der prämenstruellen Phase, in der die Hormone ihren höchsten Einfluß erreichen.

lichkeit der Brüste abhilft, wenn sie auf Produkte verzichten, die Methylxanthine enthalten. Diese Stoffe findet man in Kaffee, Schokolade, Tee, in einigen alkoholfreien Getränken und in Medikamenten. Es ist weder bewiesen worden, daß Methylxanthine die Brust empfindlich machen, noch hilft ein Verzicht darauf allen Frauen. Doch bringt es immer wieder Frauen Erleichterung, daß manche Ärzte empfehlen, versuchsweise einige Zeit Methylxanthine zu meiden.

Große Dosen von Vitamin E nützen ebenfalls manchen Frauen. Da Vitamin E fettlöslich ist, wird es im Körper gespeichert. Deshalb können ständige hohe Dosen giftig wirken, obwohl das nicht bewiesen ist. Jedenfalls sollte eine Frau sich mit ihrem Arzt beraten, ehe sie sich mit diesem oder einem anderen Vitamin selbst behandelt.

Reichen diese vorsichtigen Maßnahmen nicht aus, die Symptome der Brust zu lindern, könnte für eine Frau eine Hormonbehandlung in Frage kommen. Frauen, die die Anti-Baby-Pille einnehmen, entdecken oft, daß die Symptome der Brust leichter werden oder verschwinden. Tamoxifen, ein antiöstrogenes Mittel, kann die Knotenbildung verringern sowie Schwellung und Schmerzen mildern. Bromocriptin, das die Sekretion von Prolactin hemmt und damit auch die normale Stimulation der Brust durch dieses Hormon, könnte vielleicht verschrieben werden, obwohl zumindest in den USA die Anwendung für diesen Zweck von der Food and Drug Administration (der Behörde für Nahrungsmittel- und Medikamentenkontrolle) noch nicht gebilligt worden ist und daher als Experiment betrachtet wird.

Ein weiteres Medikament hormonaler Art ist Danazol. Es kann ebenfalls Symptome der Brust mildern, aber es bringt eine Anzahl von Nebenwirkungen mit sich, die den Gebrauch für diesen Zweck einschränken. Da Danazol ein synthetisches Androgen ist, das wirkt, indem es die Freisetzung von Gonadotropinen unterdrückt und daher die Ovarien daran hindert, ihre Hormone zu erzeugen, gleicht die Anwendung einer mit chemischen Mitteln herbeigeführten Menopause. Frauen, die Danazol einnehmen, werden Hitzewallungen und andere Symptome erleben. Und weil es ein Androgen ist, führt es zu Akne, Behaarung, verstärkter Muskelbildung, einer tieferen Stimme und zu anderen Anzeichen einer »Vermännlichung«.

In extremen Fällen mit Knotenbildung und mit großen Brüsten, die schwierig zu untersuchen sind, muß eine Frau sich vielleicht wiederholten Biopsien unterziehen. Unter diesen Umständen haben manche Frauen schreckliche Angst, Krebs zu bekommen. Das kann zur Besessenheit werden, die alle normale Aktivität ausschaltet. Es sind Fälle vorgekommen, in denen Frauen in dieser Situation sich zur Vorbeugung einer Mastektomie unterzogen haben und anschließend eine »Rekonstruktion« des Busens vornehmen ließen. Offensichtlich ist das ein gewagtes Unternehmen, das nur als letzter Ausweg in Betracht kommen sollte. Der überwiegenden Mehrzahl der Frauen, die unter extremen Fibrozysten und unter einer

»Krebsphobie« leiden, kann durch gute Beratung geholfen werden, und das sollte geschehen, ehe man irgendeinen chirurgischen Eingriff vornimmt.

Brustzysten

Häufig entwickelt sich bei einer Frau eine Zyste, die nicht unbedingt etwas mit fibrozystischen Brüsten zu tun hat. Zysten erscheinen oft plötzlich: An einem Tag ist nichts zu spüren und am nächsten Tag ist eine Frau vielleicht alarmiert, weil sie einen großen Knoten entdeckt. Im typischen Fall ist eine Zyste rund, glatt und fest, läßt sich jedoch zusammendrücken. Zysten sind am häufigsten in den Jahren vor der Menopause, sie können sich aber in jedem Alter bilden. Für gewöhnlich kann eine Zyste mit einer Hohlnadel ausgetrocknet werden. Verschwindet sie danach nicht oder taucht sie nach wenigen Tagen erneut auf, sollte man eine Biopsie vornehmen, um einen eventuell vorhandenen Krebs festzustellen.

Fibroadenome

Fibroadenome sind ein weiterer, relativ verbreiteter gutartiger Zustand der Brust, der sich in einem Knoten offenbart. Ein solcher Knoten ist rundlich, fest und verursacht keine Schmerzen. Untersucht man ihn mit den Fingern, läßt er sich frei bewegen. Normalerweise treten diese Knoten einzeln auf, aber manchmal entstehen auch mehrere, und in seltenen Fällen können über zwanzig in der Brust verstreute Fibroadenome vorhanden sein. Im typischen Fall erscheint ein Fibroadenom zuerst im Alter von zwanzig oder kurz zuvor, aber es gibt viele Ausnahmen, da sie sich auch erst später im Leben entwickeln können. Es existieren Berichte, denen zufolge Frauen, die die Anti-Baby-Pille nehmen, mehr dazu neigen, Fibroadenome zu bekommen, aber bewiesen ist das nicht.

Die meisten Spezialisten für die Brust empfehlen, Fibroadenome in einem frühen Stadium zu entfernen. Das gilt auch, wenn eine sogenannte Nadelbiopsie gezeigt hat, daß dieser Knoten gutartig ist. (Eine Nadelbiopsie ist ein Verfahren, bei dem eine dünne, hohle Nadel in den Knoten der Brust eingeführt wird und man damit eine kleine Menge Gewebe herausholt, um es unter dem Mikroskop zu untersuchen.) Die Entfernung eines Fibroadenoms ist gerechtfertigt, weil es im Laufe der Zeit sehr groß werden kann, die Brust dadurch deformiert wird und das Gewächs dann schwieriger zu operieren ist. Auch ist es nicht immer möglich, allein auf Grund einer Nadelbiopsie ein Fibroadenom definitiv zu diagnostizieren. Besteht überhaupt irgendein Zweifel, muß eine chirurgische Biopsie vorgenommen werden, bei der man den Knoten und dazu noch eine geringe Menge des umgebenden Gewebes herausholt und untersucht, um die Möglichkeit auszuschließen, daß es sich um Krebs handelt.

Ein seltener Brusttumor, Zystosarkoma phyllodes genannt, ist mit dem Fibroadenom nahe verwandt. Er neigt dazu, sehr schnell zu wachsen, und kann die ganze Brust ausfüllen. Da es manchmal schwerfällt, ein Zystosarkom von einem Fibroadenom zu unterscheiden, ist das um so mehr ein Grund, diese Tumoren zu entfernen.

Ausscheidungen der Brustwarze

Eine kleine Menge Ausscheidungen aus der Brustwarze erleben alle Frauen, aber die meisten merken nichts von diesen Sekreten, von denen die Gänge in der Brustwarze offengehalten werden. Nehmen Frauen die Pille oder erhalten sie nach der Menopause Östrogen, um dieses Hormon zu ersetzen, erleben sie oft vermehrte Ausscheidungen der Brustwarze, aber das ist normal. Oft bemerkt eine Frau eine gelbliche Kruste, die bei ihrer Brustwarze die Öffnungen zu verstopfen scheint. Das ist hartgewordene Ausscheidung und läßt sich bei einem Bad leicht entfernen.

Abnorme Ausscheidungen der Brustwarze sollten stets von einem Arzt überprüft werden. Manchmal beginnen Frauen, Muttermilch zu erzeugen, obwohl sie nicht schwanger sind oder erst kürzlich gestillt haben. Dies wird für gewöhnlich von einem mangelnden hormonalen Gleichgewicht verursacht oder von einer Milchzyste.

Jede Ausscheidung, die Blut, Eiter oder gelbliche Flüssigkeit enthält, sollte von einem Arzt untersucht werden. Blutige Ausscheidungen werden meist durch ein Papillom (eine Zottengeschwulst) verursacht. Sie ist ein warzenähnliches Gewächs auf der Innenwand eines Milchgangs – aber sie könnte auch ein Anzeichen von Krebs sein.

Mastitis

Mastitis wird eine Entzündung der Brust genannt. Sie kommt am häufigsten bei stillenden Frauen vor, kann aber auch andere Ursachen haben wie etwa einen verstopften Milchgang. Manchmal bilden sich Abszesse, die ausgetrocknet werden müssen. Die Haut wird wegen ihres Aussehens als »Orangenhaut« bezeichnet. Die Lymphdrüsenknoten unter der Achsel auf der betroffenen Seite können vergrößert sein. Da diese Symptome auch charakteristisch für den seltenen, aber in hohem Maße tödlich entzündlichen Brustkrebs sind, sollte eine Mastitis möglichst bald untersucht werden.

Fibrose

Fibrose ist gekennzeichnet durch einen allmählichen Ersatz des Drüsengewebes der Brust durch inaktives Bindegewebe. Im typischen Fall wird eine Frau Bezirke ertasten, die sich fest anfühlen und verdickt sind. Die Fibrose kann sich an der Stelle einer früheren Infektion oder Operationsnarbe entwickeln, aber häufig ist keine erkennbare Ursache zu finden. Eine Biopsie sollte vorgenommen werden, um sich zu vergewissern, daß der verdickte Bezirk in der Tat eine Fibrose ist. Hat man das einmal festgestellt, ist keine weitere Behandlung erforderlich.

Sklerotische Adenose

Unter einer sklerotischen Adenose versteht man eine Wucherung von Drüsengewebe, das schließlich etwas von dem normalen verbindenden Gewebe der Brust verdrängt. In einem Versuch, eine weitere Erzeugung des Drüsengewebes zu blockieren, kann der Körper Bindegewebszellen produzieren. In manchen Fällen bildet sich eine deutlich erkennbare Masse, die sich wie eine Krebsgeschwulst anfühlt, in anderen Fällen wird sich die Wucherung durch die ganze Brust ausbreiten. Eine Biopsie kann bestätigen, daß das Gewebe nicht Krebs ist. Dann ist keine weitere Behandlung nötig.

Fettnekrose

Wie der Name Fettnekrose andeutet, handelt es sich um einen Zustand, der durch den Tod von Fettzellen gekennzeichnet ist. Gewöhnlich wird er durch eine Verletzung oder Entzündung verursacht, aber manchmal entwickelt sich eine Fettnekrose auch nach einem rapiden Gewichtsverlust. Sie kann auch mit natürlichen altersbedingten Veränderungen der Brust zusammenhängen. Die abgestorbenen Zellen verkalken schließlich, und um sie kann Fasergewebe wachsen und einen harten unregelmäßigen Klumpen bilden, der sich wie eine Krebsgeschwulst anfühlt. Eine Mammographie kann meist zwischen Verkalkung bei Fettnekrose und den Kalziumablagerungen unterscheiden, die Krebs begleiten, aber es ist anzuraten, mit einer Biopsie die Diagnose zu bestätigen.

Papillome und Polypen der Brustwarzen

Papillome sind warzenähnliche Gewächse auf der Innenwand eines Milchgangs nahe der Brustwarze. Gewöhnlich erzeugen sie eine blutige Ausscheidung und sind vielleicht als kleiner Knoten in der Nähe der Brustwarze zu fühlen. Diese Gewächse sind ganz selten und treten gewöhnlich vor der Menopause bei

Frauen auf. Meist kann ein Papillom diagnostiziert werden, wenn man die blutige Ausscheidung unter dem Mikroskop untersucht, aber man sollte auch eine chirurgische Biopsie vornehmen. Manche Formen von Papillomen hat man in Verbindung mit einem geringfügig erhöhten Vorkommen von Krebs gebracht, aber man weiß nicht, ob sie wirklich an der Verursachung von Krebs beteiligt sind.

Brustwarzenpolypen sind kleine Gewächse, die sich auf der Haut bilden. Oft ähneln sie winzigen Pilzen mit einem dünnen Stiel und einem rundlichen Hut. Sie sind ungefährlich, aber wegen ihres Aussehens oder weil sie sich an Kleidungsstücken reiben und dadurch irritiert werden, möchten die Frauen sie oft entfernen lassen.

Brustkrebs

Natürlich ist Brustkrebs – das Mammakarzinom – die ernsteste Krankheit, von der die Brust betroffen werden kann. Leider ist sie unter den Frauen der USA und anderen Industrienationen auch eine der häufigsten. Unter amerikanischen Frauen ist die Brust die am meisten von Krebs befallene Körperpartie. Bis 1985 war Brustkrebs, der pro Jahr etwa 40 000 Todesopfer fordert, auch bei Krebs der führende Frauenmörder. Heute gebührt dem Lungenkrebs diese zweifelhafte Auszeichnung, »dank« der erhöhten Zunahme des Rauchens unter den Frauen, und »dank« der Tatsache, daß diese Krankheit in 95 Prozent der Fälle zum Tode führt.

Irgendwann im Leben wird eine von je elf amerikanischen Frauen Brustkrebs bekommen. Obwohl in der Diagnose wie auch in der Behandlung von Brustkrebs bemerkenswerte Fortschritte erzielt worden sind, hat sich in den letzten 50 Jahren die Sterblichkeit insgesamt nicht merklich verändert. Man schreibt dies der Tatsache zu, daß die Krankheit meistens ältere Frauen befällt, und die USA wie auch europäische Staaten eine alternde Bevölkerung haben.

Obwohl Hormone eine deutliche Rolle bei vielen Fällen von Brustkrebs spielen, kennt man die Ursache dieser Krankheit nicht. Man hat mehrere Faktoren identifiziert, die das Risiko, Brustkrebs zu bekommen, erhöhen, darunter auch früherer Brustkrebs, ferner eine Familienchronik dieser Krankheit, eine lange Krankengeschichte der Menstruation mit einer frühen Menarche und späten Menopause und eine fett- und kalorienreiche Kost. Bei Frauen, die ausgesprochenes Übergewicht haben (d. h. 20 Prozent mehr als ihr Idealgewicht), tritt die Krankheit etwas häufiger auf, ebenso bei Frauen, die ihre erste voll ausgetragene Schwangerschaft erst nach einem Alter von 30 Jahren erleben.

Diese Risikofaktoren lassen keineswegs Krebs voraussagen oder sind einheitlich gültig. Wie von vielen Spezialisten für Brustkrebs festgestellt worden ist, müssen alle Frauen als hochgefährdet betrachtet werden. Daher müssen sie sehr sorgfältig auf eine Selbstuntersuchung bedacht sein und sich regelmäßig von einem Arzt überwachen lassen, selbst wenn in ihrer Familiengeschichte die Krankheit nicht vorkommt. Frühzeitige Diagnose und Behandlung bieten die beste Aussicht, Brustkrebs zu überleben. Bis zu 90 Prozent oder mehr aller Frauen, deren Krebs früh entdeckt oder behandelt worden ist, solange er noch klein und auf die Brust beschränkt ist, können geheilt werden. Das bedeutet, daß sie fünf Jahre nach der Behandlung noch am Leben sind und frei von jedem nachweisbaren Krebs. Diese Heilungsrate sinkt unter 50 Prozent, wenn der Krebs bereits bis zu den Lymphdrüsen vorgedrungen ist. Das ist ein Anzeichen, daß bösartige Zellen schon in andere Teile des Körpers gewandert sind.

Ungefähr 90 Prozent aller Fälle von Brustkrebs sind anfänglich von der betroffenen Frau selbst entdeckt worden. Deshalb ist eine regelmäßige Selbstuntersuchung der Brust so wichtig. Alle Frauen, die über 20 Jahre alt sind, sollten jeden Monat ihre Brüste systematisch untersuchen. Bei Frauen, die noch menstruieren, sollte das eine Woche oder zehn Tage nach Beginn einer Periode geschehen, wenn die Brüste am kleinsten und am leichtesten zu untersuchen sind. Haben Frauen die Menopause hinter sich, sollte eine Notiz in ihrem Kalender sie daran erinnern, an jedem ersten Tag eines Monats ihre Brüste zu untersuchen. Trotz der verbreiteten Propaganda für die Notwendigkeit einer regelmäßigen Selbstuntersuchung der Brust hat eine kürzlich vorgenommene Befragung ergeben, daß nur 27 Prozent der Frauen, die darauf antworteten, erklärten, daß sie monatlich diesen Rat befolgten. Eine von fünf Frauen gab zu, daß sie ihre Brüste noch nie untersucht hatte, und eine ähnliche Anzahl sagte, sie mache das nur zwei- bis dreimal im Jahr.

Zum Teil ist dieser Widerwille, eine Selbstuntersuchung vorzunehmen, auf kulturelle oder ethische Tabus zurückzuführen. So glauben etwa viele italienische Frauen irrtümlich, daß eine Selbstuntersuchung der Brüste gegen die Gebote der katholischen Kirche verstoße. Ähnlich verhalten sich schwarze Frauen. Sie scheuen eine Selbstuntersuchung der Brust, ebenso eine Kontrolle durch einen Arzt, weil er ein Mann ist, und sie es daher für unmoralisch halten. Kirchenführer und prominente Schwarze versuchen mühsam, diese Tabus zu überwinden. Zusätzlich zur eigenen Untersuchung der Brüste sollten alle Frauen sie einmal im Jahr von einem Arzt überprüfen lassen. Die American Cancer Society (die Krebsgesellschaft der USA) empfiehlt auch, daß alle Frauen sich einer grundlegenden Mammographie unterziehen sollten, einer speziellen Röntgenuntersuchung der Brust. Dies sollte im Alter von 35 bis 40 Jahren geschehen, dann zwischen 40 und 50 Jahre alle ein bis zwei Jahre und nachher alljährlich.

Zahlreiche Forschungsarbeiten haben bestätigt, daß man dabei viele Krebsgeschwülste entdeckt hat, die so klein waren, daß selbst der erfahrenste Untersuchende sie nicht fühlte. In der Vergangenheit hat man sich auch gefragt, ob möglicherweise eine Gefahr von der Strahlung droht, die bei der Mammographie angewandt wird. Experten sind sich nun darüber einig, daß die niedrigen Strahlendosen, die von modernen Geräten für Mammographie benützt werden, kein wesentliches Risiko bedeuten, und die erhöhte Möglichkeit, Brustkrebs früh zu entdecken, reichlich jede damit verbundene Gefahr aufwiegt. Wie jede Frau bezeugen wird, die einen Knoten in der Brust gefunden hat, ist eine solche Entdeckung erschreckend. Selbst wenn sich bei den meisten Knoten herausstellt, daß sie gutartig sind, fürchtet jede Frau sofort: »Ich habe Brustkrebs.« Es ist eine Ironie, daß diese Furcht als Grund dafür angegeben wird, aus dem viele Frauen durchschnittlich bis zu sechs Monate nach der Entdeckung eines Knotens in der Brust den Besuch bei einem Arzt aufschieben. Viele meinen, wenn sie nicht wissen, wie schlimm es um sie steht, könnte der Knoten vielleicht von selbst verschwinden. Als Folge davon erdulden sie monatelang unnötige Sorge, wenn der Knoten gutartig ist. Andere, die tatsächlich einen schnell wachsenden Krebs haben, schweben in Todesgefahr, wenn sie abwarten, bis er ein fortgeschrittenes Stadium erreicht hat, ehe sie ihn behandeln lassen. Jede Frau, die einen Knoten entdeckt oder irgendein anderes verdächtiges Anzeichen wie etwa Grübchen in der Haut, eine verzerrte oder zu volle Form sowie andere Veränderungen der Brust, sollte *sobald als möglich ihren Arzt aufsuchen.*

Zu dem Verfahren der Diagnose gehört eine einfache Untersuchung. Oft kann ein Arzt an einem charakteristischen Gefühl beim Abtasten erkennen, ob ein Knoten eine harmlose Zyste ist oder weiter untersucht werden sollte. Manchmal gehören auch eine Mammographie und eine Biopsie dazu, die entweder mit einer Hohlnadel oder operativ ausgeführt werden kann. Eine Biopsie, bei der auch eine kleine Gewebsmenge entnommen und mikroskopisch untersucht wird, ist immer nötig, um eine endgültige Diagnose über einen verdächtigen Knoten stellen zu können. Eine Biopsie ist nicht erforderlich, wenn kein Zweifel darüber besteht, daß ein Knoten ein normaler Bestandteil der Anatomie der Brust ist oder eine ungefährliche Zyste. (Dies läßt sich bestätigen, wenn man ihr Flüssigkeit entnimmt.) Die meisten Biopsien können ambulant mit örtlicher Betäubung durchgeführt werden. Zu den Ausnahmen zählen Fälle, in denen die betreffende Masse tief in der Brust steckt oder an der Wand des Brustkorbs sitzt, oder wenn in einer Mammographie ein verdächtiges Gebiet auftaucht, aber nicht ertastet werden kann. Dann ist es am besten, eine Mammographie anzuwenden, bei der das verdächtige Gebiet mit besonderen Farben markiert wird, ehe man die Patientin in den Operationsraum bringt, um bei einer Biopsie Gewebe zu entnehmen.

Es existiert für eine Diagnose noch ein weiterer lebenswichtiger Test, der gleichzeitig mit einer Biopsie vorgenommen werden sollte. Es ist eine Hormon-Rezeptor-Analyse. Sie bedeutet, daß man mißt, wie empfindlich der Krebs auf Östrogen und in geringerem Grad auf Progesteron reagiert. Dabei muß frisches Gewebe aus der Biopsie getestet werden. Die Resultate verändern vielleicht nicht unbedingt die Art der anfänglichen Behandlung, sie sind jedoch wichtig, wenn der Krebs erneut auftritt oder Beweise vorliegen, daß er sich ausgebreitet hat. Kommt es beim Krebs zu einem Rückfall, sollten Hormon-Rezeptor-Tests wiederholt werden, weil die neuen Krebsherde nicht immer aus dem gleichen Typ von Krebszellen wie die ursprünglichen bestehen.

Hormone und Brustkrebs

Die genaue Rolle von Hormonen bei Brustkrebs versteht man noch nicht ganz, aber es hat den Anschein, als werde das Wachstum mancher Krebsformen von weiblichen Geschlechtshormonen angeregt. Forscher meinen, daß dies vielleicht erklären könnte, warum dicke Frauen öfter Brustkrebs bekommen als andere mit normalem Gewicht. Die Ursache könnte sein, daß die Fettzellen Nebennierenhormone in Östrogen umwandeln, und dieser höhere Östrogenspiegel stimuliert, wie man annimmt, das Wachstum von Krebs, der von Hormonen abhängt. Ebenso haben Frauen mit Übergewicht wahrscheinlich einen höheren Cholesterinspiegel, von dem manche Forscher glauben, daß er auch die Gefahr des Brustkrebses erhöht. Die Anwendung von Hormonen bei der Behandlung von Brustkrebs ist fast ein Jahrhundert alt, aber erst in den letzten Jahren haben wir genügend Erkenntnisse gewonnen, um diese Behandlung gezielter bei jenen Frauen einzusetzen, bei denen sie höchstwahrscheinlich nützt. Heute schätzt man, daß einem Drittel aller Frauen, die einen bereits fortgeschrittenen Brustkrebs haben, mit einer Hormontherapie geholfen werden kann.

Der Gedanke, der hinter der Hormontherapie steckt, tauchte Ende der achtziger Jahre des letzten Jahrhunderts auf, als man beobachtete, daß die Entfernung der Ovarien einer Frau, die Brustkrebs hatte, den Tumor schrumpfen lassen konnte. Ein halbes Jahrhundert später gingen die Wissenschaftler daran, diese Methode zu verfeinern. In einer Forschungsarbeit, die 1948 begann, willigten mehrere hundert Frauen, die vor der Menopause Brustkrebs hatten, ein, sich einer radikalen Mastektomie zu unterziehen. Anschließend wurden ihre Ovarien bestrahlt, damit sie aufhörten, Hormone zu produzieren. Die Frauen, bei denen so eine künstliche Menopause herbeigeführt wurde, lebten länger ohne einen Rückfall als Frauen, die nur mit einer Mastektomie allein behandelt worden waren.

Ungefähr zu gleicher Zeit beobachteten andere Forscher, daß manche Frauen, die Östrogen bekamen, ebenfalls erlebten, daß ihr Brustkrebs schrumpfte. Das stand scheinbar im Widerspruch zu den anderen Befunden. Diese frühen Untersuchungen deuteten darauf hin, daß jüngere Frauen, die noch menstruierten, am wahrscheinlichsten Nutzen daraus zogen, wenn man eine künstliche Menopause einleitete. Dagegen reagierten ältere Frauen, die ihre Menopause hinter sich hatten, mit größter Wahrscheinlichkeit auf eine Therapie, bei der sie zusätzliche Hormone erhielten. Aber in keiner der beiden Gruppen profitierten alle Frauen von diesen Strategien. Mit der Entwicklung von Medikamenten, die in den sechziger Jahren Krebs bekämpften, gab man der Chemotherapie gegenüber der Manipulation von Hormonen in der Behandlung von fortgeschrittenem Brustkrebs immer mehr den Vorzug.

Dank den Hormon-Rezeptor-Tests, mit deren Hilfe man feststellen kann, für welche Frauen diese Therapie günstig ist, gehört die Anwendung von Hormonen erneut zu einer Hauptstütze der Behandlung von Brustkrebs. Forscher haben entdeckt, daß etwa zwei von drei Frauen positive Hormonrezeptoren haben, die anzeigen, daß ihr Krebs von Östrogen, Progesteron oder von beiden Stoffen stimuliert wird.

Weniger wahrscheinlich ist, daß Frauen vor der Menopause eher von Östrogen abhängige Krebsgeschwülste haben als ältere Frauen nach der Menopause. Von den Frauen, bei denen der Krebs erneut auftritt oder Metastasen – »Tochtergeschwülste« – in andere Körperbezirke ausgesandt hat, wird etwa die Hälfte positive Hormon-Rezeptor-Tests haben, und bei 60 Prozent von ihnen wird irgendeine Form der Hormonmanipulation Besserung bringen. Je höher der Gehalt an Rezeptoren ist, desto eher kann einer Frau eine Hormontherapie nützen. Die größte Besserung ist bei Frauen zu beobachten, bei denen Tests für Östrogen – wie auch für Progesteron – positiv sind. Aus dem gleichen Grund werden Frauen, deren Tests negativ für beide Hormone sind, kaum durch eine Hormonbehandlung eine Besserung erreichen.

Die Form der Hormontherapie hängt vom Alter der Frau und davon ab, ob sie die Menopause schon überstanden hat. Frauen, die sie noch vor sich haben, brauchen irgendeine Art Behandlung, die das im Blut zirkulierende Östrogen vermindert. Früher einmal bedeutete das gewöhnlich, die Ovarien mit einer Operation zu entfernen oder sie durch Bestrahlung zu schädigen, um die Hormonproduktion zu stoppen. Heute wird eine Frau ein antiöstrogenes Medikament einnehmen, meist Tamoxifen, das eine chemisch erzielte Menopause herbeiführt.

Zu anderen möglichen hormonalen Behandlungsarten gehört auch ein Aminoglutethimid genanntes Mittel, das man einnimmt, um die Nebennieren davon abzuhalten, Steroid-Hormone zu erzeugen. Ziel ist es, den Körper von Androstenedion zu befreien, das von den Nebennieren abgegeben und von Fettzellen in eine Form von Östrogen umgewandelt wird. Als Alternative kann man die Nebennieren durch eine Operation entfernen. Nach diesem Eingriff muß die Frau aber Cortison einnehmen, um die normalerweise in den Nebennieren hergestellte Menge zu ersetzen.

In manchen Fällen kann vielleicht auch die Hypophyse entfernt werden, damit der Körper das Prolactin loswird, das bei manchen Brustkrebsformen das Wachstum anregt. Die Frau muß dann Hormone ersetzen, um das richtige Gleichgewicht von Flüssigkeiten und Salz im Körper aufrechtzuerhalten.

In der Vergangenheit hat man Frauen mit fortgeschrittenem Brustkrebs männliche Geschlechtshormone gegeben. Diese Methode brachte 15 Prozent der Frauen, denen die Menopause noch bevorstand oder die sie erst kürzlich überstanden hatten, eine Besserung. Diese Hormone hatten jedoch ernste Nebenwirkungen, unter anderem anomalen Haarwuchs und sonstige »Vermännlichung«, und man verwendet nun statt dessen Tamoxifen.

Manchmal führt die Anwendung von Progesteron bei Frauen mit fortgeschrittenem Brustkrebs zu einer Besserung. Man weiß nicht, wie dieses Hormon gegen Krebs hilft. Gewöhnlich wird es zusammen mit Östrogen verabreicht, nachdem antiöstrogene Medikamente versagt haben. Man gibt auch Steroide, meist zusammen mit Antikrebsmedikamenten, um die Symptome bei einem fortgeschrittenen metastasierenden Krebs zu mildern. Diese Hormone scheinen den Krebs selbst nicht zu verändern, aber sie können Erleichterung von Symptomen bringen, die mit Metastasen in Lunge, Gehirn und Knochen zusammenhängen.

Gelegentlich wird die Anwendung von Hormonen mit einer Chemotherapie für Krebs kombiniert, besonders wenn man es mit einem schnell wachsenden Tumor zu tun hat, wie etwa mit einem Krebs, der mit einer Entzündung verbunden ist. Mit Manipulation von Hormonen eine Rückbildung zu erreichen, dauert ungefähr vier Monate, während die spezielle Chemotherapie für Krebs viel schneller Resultate erzielt. Daher werden drei oder mehr Chemotherapiemittel meist sofort gegeben, um eine Remission – einen Rückgang – der Krankheit einzuleiten.

Die Mastektomie

Die gut kombinierte Anwendung von Hormonen ist ein wichtiger Aspekt der Behandlung von Brustkrebs, aber sie ist keineswegs die ursprüngliche oder hauptsächliche Therapie für diese Krankheit. Die häufigste und wirksamste Behandlung bleibt die Mastektomie, die Amputation der Brust. Doch im letzten Jahrzehnt hat die Ärzteschaft ihre Ansichten darüber sehr stark revidiert. Es ging dabei um das Ausmaß des chirurgischen Eingriffs, der nötig war, um einer Frau die beste Chance für einen Sieg über den Brustkrebs zu verschaffen. Früher war die bevorzugte Operation eine radikale Halstedt-Mastektomie, benannt nach dem Chirurgen, der bahnbrechend war und 1882 zuerst diese Operation ausführte. Bei diesem Verfahren wird die gesamte Brust entfernt, dazu noch die darunter liegenden Brustmuskeln und die Lymphknoten unter der Achsel. Die Operation entstellt den

Oberkörper beträchtlich, aber sie verhindert auch die sehr hohe Sterbeziffer, die vor diesem Unterfangen bestand.

Im Jahr 1948 hat Dr. D. H. Patey, ein britischer Chirurg, die modifizierte radikale Mastektomie entwickelt, bei der er die Brust und die Lymphknoten entfernte, aber die darunter liegende Muskulatur an ihrem Platz beließ. Untersuchungen bewiesen, daß diese Operation die Gefahr eines Rückfalls und die Sterblichkeit genauso verringerte wie das Halstedt-Verfahren, aber die Brustpartie nicht so sehr deformierte. Trotzdem zögerten amerikanische Chirurgen, sich umzustellen. Eine Studie des American College of Surgeons (des amerikanischen Chirurgenverbands) stellte 1972 fest, daß nur 27 Prozent der Operationen von Brustkrebs modifizierte Radikaloperationen waren. Eine Ausnahme war Dr. George W. Crile, ein berühmter Chirurg und Leiter der Cleveland Clinic. Er wurde ein Meister der weniger radikalen Chirurgie und behauptete sogar, daß in Fällen, in denen der Tumor klein und örtlich begrenzt ist, die Entfernung des Knotens und eine darauffolgende Bestrahlungstherapie genauso wirkungsvoll sind wie eine Mastektomie.

Diese Kontroverse in der Ärzteschaft fiel zeitlich zusammen mit der wachsenden Erkenntnis der Frauen, mehr Mitspracherecht zu fordern, wenn es um Entscheidungen über Gesundheitsfragen ging. Bis zu diesem Zeitpunkt zögerten viele, wenn nicht die meisten Frauen, über Brustkrebs auch nur zu sprechen oder zuzugeben, daß sie eine Mastektomie gehabt haben. Es ist fast so, als sei eine Mastektomie mitgemacht zu haben ein Schandmal und eine Bürde, die Frauen schweigend erdulden müßten. Dies änderte sich, als eine Anzahl hochgeachteter und prominenter Frauen wie etwa Happy Rockefeller und Betty Ford »aus dem stillen Kämmerlein heraustraten« und offen über ihren Kampf mit dem Brustkrebs sprachen.

Das ermutigte andere Frauen, es ihnen nachzumachen, und gleichzeitig forderten sie, mehr mitreden zu dürfen, wenn es um die Art der Behandlung von Brustkrebs ging. Damals war es meist üblich, zu einer Biopsie in ein Krankenhaus zu gehen, mit dem Einverständnis, daß sofort eine Mastektomie vorgenommen wurde, wenn die Untersuchung der Probe ergab, daß es Krebs war. Im typischen Fall wurde die Biopsie unter Narkose ausgeführt, und während die Frau noch schlief, wurde die Gewebeprobe in die Pathologische Abteilung des Krankenhauses geschickt. Dort wurde sie sofort eingefroren, und man untersuchte einen Schnitt davon unter dem Mikroskop. Entdeckte man Krebszellen, wurde der Chirurg benachrichtigt, der dann weiter operierte. Gelangte also eine Frau in den Operationsraum, weil eine Biopsie vorgenommen werden sollte, konnte sie nicht wissen, ob sie aufwachen und entdecken würde, daß sie ihre Brust verloren hatte.

Verständlicherweise war dies für jede Frau eine geradezu traumatische Aussicht. Man hielt dies auch für einen Hauptgrund, aus dem so viele Frauen es aufschoben, sich wegen eines verdächtigen Knotens in der Brust behandeln zu lassen. Von vielen wurde die Behandlung ebenso gefürchtet wie die Krankheit selbst. Das Anliegen des Chirurgen war es in erster Linie, das Leben der Frau zu retten, und man schenkte den emotionalen Konsequenzen wenig Beachtung. Es bildeten sich freiwillige Gruppen wie etwa »Reach to Recovery« (Wege zur Gesundung) der amerikanischen Krebsgesellschaft oder die Krebshilfe in der BRD, und das war eine gewisse Hilfe. Aber es blieb immer noch den Frauen überlassen, so gut sie es vermochten, mit den nichtmedizinischen Aspekten fertig zu werden wie etwa mit der Deformierung, mit emotionalen Problemen, mit Ängsten und anderen Schwierigkeiten.

Zum Glück hat sich das in den letzten Jahren dramatisch geändert. Die Frauen haben nun mehr Mitspracherecht, wenn es um Entscheidungen über die Behandlung geht, und die meisten Ärzte sind feinfühliger geworden für die emotionalen Probleme, die der Brustkrebs für die Frau und deren Familie mit sich bringt. Die häufigste Operation ist nun die modifizierte radikale Mastektomie, zunehmend gefolgt von einer Rekonstruktion der Brust, um die Deformierung nach deren Verlust möglichst auszugleichen. Für kleine Tumoren, mit weniger als 4 Zentimeter Durchmesser, die auf die Brust beschränkt sind, kann eine teilweise Mastektomie mit anschließender Bestrahlungstherapie ebenso wirksam sein wie eine umfangreiche Operation. Bei diesem Verfahren werden die Krebsgeschwulst und eine geringe Menge des umgebenden Gewebes entnommen, und die Lymphknoten unter der Achsel werden aufgeschnitten, um eine eventuelle Ausbreitung des Krebses festzustellen. Sobald die Wunde genügend verheilt ist, beginnt für die Frau eine Bestrahlungstherapie mit dem Ziel, alle Krebszellen zu töten, die bei der Operation vielleicht übersehen worden sind.

Viele Spezialisten für Brustkrebskrankheiten sind noch skeptisch, ob diese Methode eine ebenso große Chance einer Heilung bietet wie die modifizierte radikale Mastektomie. Aber mehrere größere Forschungsarbeiten legen den Gedanken nahe, daß die Methode ebenso effektiv sein könnte. Die größte dieser Arbeiten ist das »National Surgical Adjuvant Breast Project« (das nationale Projekt zur Unterstützung der Brustchirurgie). Sie wertet den Krankheitsverlauf von 1843 Frauen aus, die an über 30 Institutionen in den USA und in Kanada behandelt wurden. Die Frauen wurden in drei Behandlungsgruppen eingeteilt: in teilweise Mastektomie, in teilweise Mastektomie mit nachfolgender Bestrahlungstherapie und in eine einfache Mastektomie. Frühe Ergebnisse dieser Untersuchungen wurden 1985 veröffentlicht und zeigten für alle drei Gruppen eine ähnliche Überlebenschance. Doch bei Frauen, bei denen nur eine teilweise Mastektomie ausgeführt worden war, kam es häufiger zu einem örtlich begrenzten Rückfall. Das veranlaßte Dr. Bernhard Fischer, einen Chirurgen an der Universität von Pittsburgh und Leiter des Projekts sowie seine Mitarbeiter zu der Schlußfolgerung, daß Frauen, die mit einer teilweisen Mastektomie behandelt worden waren, anschließend noch eine Bestrahlungstherapie erhalten sollten.

Wenn auch viele Chirurgen, die Brustoperationen durchführen, eine teilweise Mastektomie nicht befürworten, sind sich die meisten heute darüber einig, daß eine Frau besser informiert werden und man ihr gestatten sollte, an einer Entscheidung beteiligt zu sein. Die frühere Prozedur, Biopsie und Behandlung in einem Schritt zu vereinen, ist heute selten geworden, und wird sie gewählt, wird zuvor eine vorsichtige Krebsdiagnose gestellt, und eine Frau wird Gelegenheit erhalten, vor einer Operation eine zweite Meinung zu hören und sich über andere Möglichkeiten der Behandlung zu erkundigen. Manche Frauen wünschen vielleicht gar nicht mitzuentscheiden, aber das ist die

Ausnahme, nicht die Norm. Eine Frau sollte ermuntert werden, noch andere Meinungen von Experten anzuhören, und sie kann sich auch vor einer Mastektomie mit einem Spezialisten treffen, um eine Rekonstruktion der Brust zu planen.

Offensichtlich ist Brustkrebs immer noch eine sehr gefürchtete und schwierige Krankheit, aber die Art, wie man heute an sie herangeht, macht es für die Frau und ihre Familie leichter, mit den Konsequenzen fertigzuwerden. Verbesserte Techniken einer Rekonstruktion lassen eine Frau den Verlust einer Brust leichter aktzeptieren. Obwohl für einen Brustkrebs keine Heilung mehr möglich ist, wenn er sich im Körper weiter ausgebreitet hat, erfreut sich eine zunehmende Anzahl von Frauen noch viele Jahre lang eines angenehmen, produktiven Lebens. Das verdanken sie einer Kombination von Behandlungsmethoden, die bei vielen Frauen zu Remissionen (d. h. zum Rückgang) des Krebses führen kann. Und auch die eindringliche Betonung der Notwendigkeit einer frühen Diagnose lohnt sich bereits und bietet verbesserte Heilungschancen.

Zusammenfassung

Die Brüste einer Frau sind mehr als nur Milch erzeugende Drüsen, sie üben eine sexuelle Anziehungskraft aus, und sie sind auch für viele die Verkörperung der Weiblichkeit und der mütterlichen Nahrungsspenderin. Die Brüste reagieren besonders empfindlich auf hormonale Veränderungen, und viele ihrer Erkrankungen hängen mit Hormonen zusammen. Brustkrebs bleibt eine der am weitesten verbreiteten und ernstesten Krankheiten. Alle Frauen müssen darauf bedacht sein, die ersten warnenden Anzeichen von Brustkrebs zu erkennen und sich umgehend behandeln zu lassen. Damit verschaffen sie sich die beste Chance, diesen von den Frauen am meisten gefürchteten Krebs zu besiegen.

9. Kapitel

Erkrankungen der Ovarien

In einem sehr realen Sinn sind die Ovarien – die Eierstöcke – die »Meisterdrüsen« einer Frau. Diese kleinen eiförmigen Drüsen stecken beiderseits vom Uterus und in unmittelbarer Nähe der Eileiter tief in der Bauchhöhle. Sie werden im embryonalen Stadium – etwa vier Wochen nach der Empfängnis – gebildet. Im fünften Monat der Schwangerschaft enthalten die Ovarien des Fetus sechs bis sieben Millionen noch unreife Eifollikel. Neue Follikel werden nie mehr gebildet, vielmehr sinkt diese Zahl zur Zeit der Geburt auf rund zwei Millionen. Während der Jahre, in denen eine Frau fortpflanzungsfähig ist, entwickeln sich nur in drei- bis vierhundert dieser Follikel reife Eier, die übrigen vertrocknen und sterben ab.

Bis zur Pubertät ruhen die Ovarien und erzeugen nur eine sehr geringe Menge von Hormonen. Doch sobald die Pubertät näherrückt, »erwachen« die Ovarien dank der Stimulierung durch die gonadotropinen Hormone der Hypophyse. Sondern die Ovarien dann mehr Östrogen ab, entwickelt das Mädchen die sekundären weiblichen Geschlechtsmerkmale – Brüste, Schamhaar, Haar unter den Achseln und die rundlichen Kurven des Frauenkörpers. Der Höhepunkt dieses Entwicklungsprozesses ist der Beginn der Menstruation.

Theoretisch reift einer der Eifollikel – es können auch mehrere sein –, und das Ei wird, bereit zur Befruchtung, freigesetzt. Dieser Vorgang, den man Ovulation oder Eisprung nennt, wird von dem komplexen, fein abgestimmten hormonalen Rückkopplungssystem gesteuert, das im 1. und 3. Kapitel geschildert worden ist.

Eine ganze Reihe von Faktoren kann die einwandfreie Funktion der Ovarien stören. Die Ovarien reagieren hochempfindlich auf alles, was anderswo im Körper vorgeht, und alle Organsysteme müssen ganz in Ordnung sein, damit die Ovarien richtig funktionieren. Sie können »abschalten«, wenn eine Frau zuwenig oder zuviel wiegt, wenn ihre Schilddrüse nicht die angemessene Menge Hormone erzeugt, wenn sie krank ist oder unter starkem Streß steht. Diese Empfindlichkeit ist in Wirklichkeit ein Schutz, dazu bestimmt, falls eine Befruchtung stattgefunden hat, dem Fetus, der sich entwickelt, eine optimale Umwelt zu bieten. Natürlich ist das System nicht narrensicher. Es gibt Zeiten, in denen es auch unter äußerst ungünstigen Bedingungen zu einer Empfängnis kommt, und andere Situationen, in denen die Ovarien ohne ersichtlichen Grund nicht funktionieren.

Die hormonalen Rückkopplungssysteme, die den menstruellen Zyklus und die Ovulation steuern, sind im 4. Kapitel im einzelnen beschrieben worden und sollen hier nur kurz zusammengefaßt werden. Nachdem eine regelmäßige Ovulation gewöhnlich ein bis zwei Jahre nach der Menarche eingesetzt hat, kann eine Frau erwarten, daß sie durchschnittlich im Jahr 13 Zyklen von je 28 bis 29 Tagen erlebt. Manche Frauen haben mehr Zyklen von 21 bis 22 Tagen, andere weniger mit bis zu je 35 Tagen. Menstruationszyklen von 21 bis 35 Tagen werden als normal angesehen. Außerdem haben manche Frauen Zyklen, in denen Blut abgeht, aber keine Ovulation stattfindet. Unter jungen Frauen geschieht das möglicherweise nur ein- bis zweimal im Jahr, aber wenn eine Frau älter wird, vermehrt sich die Anzahl der Zyklen, die ohne Ovulation verlaufen.

In der ersten sogenannten follikulären Phase des menstruellen Zyklus nehmen die Hormone, von denen die Follikel stimuliert werden, stetig zu. Das veranlaßt die Ovarien, die Reifung eines Follikels vorzubereiten. Und das führt wiederum in der follikulären Phase zu einem stetigen Ansteigen von Östrogen, das rapid zunimmt, wenn der Follikel nahezu reif ist. Diese Zunahme von Östrogen läßt kurzzeitig nach, und das signalisiert dem Hypothalamus, daß er der Hypophyse auftragen soll, die Produktion von LH und FSH zu erhöhen. Die Welle dieser Gonadotropine läßt den Östrogenspiegel wieder steigen. Bis zu diesem Punkt war der Spiegel des zirkulierenden Progesterons sehr niedrig. Unmittelbar vor der Ovulation beginnt der Follikel die Erzeugung von Progesteron zu verstärken, und der Blutspiegel dieses Hormons steigt jäh an. Andere Hormone einschließlich von Prolactin, Wachstumshormon, ACTH-Cortisol, Nebenschilddrüsenhormon, Kalzitonin und Androgen nehmen ebenfalls während dieser in der Mitte des Zyklus liegenden Zeit zu.

Die Welle von FSH und LH veranlaßt die Ausstoßung des Eies aus dem Follikel, der dann zum Corpus luteum, zum Gelbkörper wird. Man nennt ihn so wegen des gelblichen Fetts, aus dem er besteht. Das Corpus luteum erzeugt große Mengen von Progesteron, von jenem Hormon, das nun das Endometrium (Gebärmutterschleimhaut) für das befruchtete Ei vorbereitet und das – falls es zu einer Empfängnis gekommen ist – für die Erhaltung der Schwangerschaft sorgt. Ist das Ei zu dem Zeitpunkt, zu dem es nach vier bis sechs Tagen den Uterus erreicht, nicht befruchtet worden, sinkt der Gehalt an Progesteron und Östrogen jäh ab, und das Endometrium beginnt zu zerfallen. Vierzehn Tage nach der Ovulation setzt die Menstruation ein, bei der das Endometrium abgestoßen wird. Wie man annimmt, tragen Prostaglandine, die vom Uterus sezerniert werden, dazu bei, die Menstruation zu erleichtern, indem sie Kontraktionen der Uterusmuskeln verursachen.

Ein Übermaß an Prostaglandinen verursacht, wie man glaubt, die schmerzhaften Krämpfe, unter denen viele Frauen während der ersten ein bis zwei Tage ihrer Perioden leiden.

Die hormonalen Veränderungen, die an verschiedenen Punkten des menstruellen Zyklus vor sich gehen, sind für mannigfaltige physische und emotionale Veränderungen verantwortlich. Die vielen Symptome des prämenstruellen Syndroms sind heute wohlbekannt (siehe 4. Kapitel). Viele Frauen stellen fest, daß sie ungefähr um die Mitte des Zyklus ein stärkeres sexuelles Verlangen verspüren. Das kommt um diese Zeit, wie man meint, von einer Zunahme der Androgene. Diese männlichen Hormone, die von den Nebennieren der Frau produziert werden, sind für die weibliche Libido (den Geschlechtstrieb) verantwortlich. (Androgene kontrollieren auch die Libido des Mannes, aber bei den Männern sind die Hauptquellen dieser Hormone die Hoden.) Die Rolle von Östrogen beim sexuellen Verlangen ist unklar. Zusätzliches Östrogen einzunehmen, verstärkt bei einer normalen, gesunden Frau die Libido nicht.

Werden jedoch die Ovarien entfernt, wird der Geschlechtstrieb schwächer. Ersetzt man dann das fehlende Östrogen, macht er sich wieder bemerkbar.

Während der prämenstruellen Phase erleben viele Frauen, daß ihr Interesse an »Sex« geringer wird. Wie man annimmt, ist dies auf vermehrtes Progesteron, vielleicht auch auf Aldosteron zurückzuführen. Im Gegensatz zur Volksmeinung werden der Orgasmus und die Fähigkeit, ihn zu erreichen, nicht von Hormonen gesteuert. Es handelt sich vielmehr um einen unwillkürlichen Reflex. Während er abläuft, kommt es zu einem Nachlassen der Muskelspannung, gleichzeitig zu überfüllten Blutgefäßen, ausgelöst durch sexuelle Erregung. Frauen jeden Alters sind ohne Rücksicht auf ihren »Hormonhaushalt« imstande, einen Orgasmus zu erleben. In der Tat entdecken viele ältere Frauen, daß sie in Wirklichkeit sexuell eher ansprechbar sind und leichter einen Orgasmus erreichen als in jüngeren Jahren. Die Gründe dafür sind wahrscheinlich ebenso psychisch wie physisch bedingt.

Amenorrhoe

Amenorrhoe, wie der Mediziner das Ausbleiben der Menstruation nennt, ist eines der häufigsten Anzeichen, daß die Ovarien versagen. Wie früher schon erwähnt, reagieren die Ovarien auf die Tätigkeit fast aller endokriner Drüsen, und jedes mangelnde Gleichgewicht der Hormone kann zur Folge haben, daß die Menstruation ausfällt. Sehr oft hängt jedoch die Amenorrhoe nicht mit irgendeiner Erkrankung zusammen. Eine der häufigsten Ursachen für eine Amenorrhoe ist eine nicht diagnostizierte Schwangerschaft, eine weitere ist die Menopause, sowohl die natürliche als auch die künstlich herbeigeführte. Zu den anderen Ursachen zählen: emotionaler Streß; der Gebrauch der Pille oder gewisser anderer Medikamente; Gewichtsverlust, oft infolge von Anorexia nervosa oder von strengem sportlichen Training; Diabetes und andere Krankheiten; Tumoren; Infektionen; Zysten in den Ovarien; Bestrahlung der Fortpflanzungsorgane; und angeborene Abnormitäten, einschließlich eines fehlenden Zugangs zum Zervix oder zur Vagina. Viele dieser Ursachen sind im 4. Kapitel erörtert worden. In diesem Kapitel wollen wir uns auf spezifische Erkrankungen der Ovarien konzentrieren.

Sind keine anderen Anzeichen von Abnormitäten vorhanden, wie etwa das Unvermögen zu wachsen oder sekundäre Geschlechtsmerkmale zu entwickeln, sollte man sich bei Mädchen bis zum Alter von 16 Jahren keine Sorgen wegen einer primären Amenorrhoe machen, die darin besteht, daß die Menstruation nicht einsetzt. Die primäre Amenorrhoe ist relativ selten. Liegt sie doch vor, können ungefähr 60 Prozent der Fälle auf angeborene Fehler zurückgeführt werden, von denen die Entwicklung der Ovarien oder der Geschlechtsorgane beeinträchtigt worden ist. Die restlichen 40 Prozent rühren von hormonalen Störungen her, von Zysten oder von anderen Erkrankungen der Ovarien und des Uterus.

Bei dem Versuch, die Ursache einer primären Amenorrhoe aufzuspüren, wird ein Arzt damit beginnen, die vorangegangene Krankengeschichte zu überprüfen. Besondere Aufmerksamkeit wird er dabei dem Wachstum und der Entwicklung in der Pubertät schenken. Waren Beginn und Fortschritt der Pubertät normal, einschließlich der Entwicklung von Brüsten und von anderen Geschlechtsmerkmalen, ist das ein Anzeichen, daß die Ovarien normal funktionieren und das Problem wahrscheinlich in irgendeiner im Körperbau vorhandenen Abnormität liegt wie etwa in einer fehlenden Vagina. Hat eine junge Frau normale Brüste, aber wenig oder kein Achsel- und Schamhaar, könnte an der Schwierigkeit eine Abnormität der Chromosomen schuld sein, derzufolge eine Person charakteristische weibliche Merkmale entwickelt, aber männliche Erbanlagen hat.

Chromosomenbedingte Anomalien

Alle Zellen, die einen Kern besitzen, enthalten 46 Chromosomen – mit Ausnahme des Eies und des Spermiums, die jeweils 23 Chromosomen aufweisen und erst wieder 46 Chromosomen enthalten, nachdem sie sich vereint haben. Der weibliche Genotypus hat zwei (weibliche) X-Geschlechtschromosomen, während der männliche Genotypus ein X- und ein (männliches) Y-Chromosom besitzt. Daher enthält das weibliche Ei immer das X, das weibliche Geschlechtschromosom, während das Spermium Chromosomen besteuert, die entweder männliche oder weibliche Merkmale bedingen können. Wird ein Ei mit einem Y-Chromosom befruchtet, wird das Baby ein Junge sein. Aus einer Vereinigung mit einem X-Spermium wird dagegen ein Mädchen hervorgehen. Das Y-Chromosom enthält ein Gen, das bei dem Embryo die Bildung von Hoden bewirkt. Diese embryonalen Hoden geben Hormone ab, die dann die Entwicklung der weiteren männlichen Fortpflanzungsorgane bestimmen.

In seltenen Fällen geht im Augenblick der Empfängnis etwas schief. So kann etwa ein anomales Spermium, dem das X- oder Y-Chromosom fehlt, ein Ei befruchten. Statt des Genotyps XX wird das Baby einen mit XO haben. Auf ähnliche Weise kann ein Genotyp entstehen, wenn ein normales X-Spermium ein Ei befruchtet, dem ein X-Chromosom fehlt. Ein X-Chromosom ist nötig, um einen lebensfähigen Fetus zu produzieren. Es sind keine Nachweise für die Existenz eines YO-Fetus bekannt, der nur den männlichen Genotyp aufweisen würde und überlebte. Da ein XX-Genotyp erforderlich ist, damit sich normale Ovarien bilden, können Kinder, die mit der Kombination XO geboren werden, weibliche Geschlechtsmerkmale haben, doch richtig funktionierende Ovarien werden ihnen fehlen. Ein XO-Genotyp kommt ungefähr einmal unter 2500 Frauen vor und wird in der Medizin als Turner-Syndrom bezeichnet.

Im typischen Fall ist eine Frau mit dem Turner-Syndrom klein, sie hat einen dicken, faltigen Hals, unterentwickelte Brüste, nicht voll ausgebildete Genitalien, und die Ovarien fehlen ganz, an ihrer Stelle sind nur Gewebstreifen vorhanden. Das

Turner-Syndrom kann auch von einer anderen angeborenen Abnormität begleitet werden, etwa von auto-immunen Krankheiten und von Erkrankungen der Schilddrüse, von Diabetes, Taubheit, möglicherweise von erhöhter Anfälligkeit für Krebs, von Wachstumsstörungen, abnorm funktionierenden Nieren und von zu hohem Blutdruck.

Manchmal offenbart sich der Defekt schon im frühen Alter, aber für gewöhnlich erst in der Pubertät. Nicht selten entwikkelt ein Mädchen mit Turner-Syndrom Brüste, aber Scham- und Achselhaare sind spärlich oder fehlen ganz. Nachdem sich bestätigt hat, daß es sich um das Turner-Syndrom handelt, beginnt man zu einem bestimmten Zeitpunkt in der Adoleszenz mit einer Östrogentherapie. Man sollte aber darauf achten, Östrogen nicht zu früh zu geben, da es das Wachstum hemmen kann. Mit einer Östrogentherapie wird eine Frau, die das Turner-Syndrom hat, normale sekundäre weibliche Geschlechtsmerkmale entwickeln, und wenn sie einen intakten Uterus hat, wird sie auch menstruieren, wenn man ihr Progesteron gibt.

In der Vergangenheit waren Frauen mit dem Turner-Syndrom hoffnungslos unfruchtbar, wenn sie auch vielleicht einen normalen Uterus besaßen. Neuere Fortschritte in der künstlichen Befruchtung und der Transplantation von Embryonen ermöglichen es heute manchen dieser Frauen, Mutter zu werden. Sie erhält von einer Spenderin Eier, die dann in vitro (d. h. im Probeglas) mit den Spermien des Ehemannes befruchtet werden. Eines dieser Eier wird auf die Frau übertragen, die das Kind dann bis zur Geburt austrägt. Damit dieses Verfahren erfolgreich ist, muß die Frau, die am Turner-Syndrom leidet, mit den richtigen Hormonen behandelt werden, um die Schwangerschaft durchzuhalten.

Bei je einer von 500 Geburten wird ein Baby mit mangelhaft ausgebildeten Geschlechtsmerkmalen geboren. In sehr seltenen Fällen ist das Kind ein Hermaphrodit, der im Inneren sowohl Gewebe für Ovarien wie auch für Hoden hat. Die äußeren Genitalien können gemischt sein, aber meist herrschen die männlichen Merkmale vor. Gewöhnlich wird diese sexuelle Zwittrigkeit durch einen chirurgischen Eingriff beseitigt, bei dem man die weniger dominanten Geschlechtsmerkmale entfernt.

Häufiger wird das Baby ein Pseudohermaphrodit sein. Es hat dann äußere Genitalien, die den inneren Fortpflanzungsorganen nicht entsprechen. Damit der männliche Embryo die für sein Geschlecht richtigen Fortpflanzungsorgane entwickelt, müssen seine Hoden während des embryonalen Stadiums die richtigen Hormone erzeugen. Ungefähr bis zur achten Woche der Schwangerschaft sind die Gonaden von männlichen und weiblichen Embryonen nicht zu unterscheiden. Fehlen die männlichen Hormone, werden sie sich ohne Rücksicht auf den Genotyp zu weiblichen Fortpflanzungsorganen entwickeln. Erhält also ein männlicher Embryo in diesem Stadium nicht die notwendigen männlichen Hormone, kommt es zu einer sogenannten testikulären Feminisierung. Das Kind wird dann mit Hoden geboren (die oft im Körper verborgen sind) und mit äußeren weiblichen Genitalien (mit einer Vagina, aber ohne Uterus oder Eileiter). Im typischen Fall werden diese Menschen als Mädchen aufgezogen. Setzt die Pubertät ein, können sich Brüste entwickeln, aber es werden nur wenige der für Mädchen sonst üblichen Haare wachsen. Zum Glück ist diese Form einer Fehlentwicklung ganz selten.

Im typischen Fall wird man bei einem solchen Kind den Beginn der Pubertät abwarten und dann die Hoden mit einer Operation entfernen. Werden die Hoden früher beseitigt, gibt man zur Zeit der Pubertät Östrogen, um die Entwicklung der Brüste und den sexuell bedingten Haarwuchs anzuregen. Wie einleuchtet, sind Frauen mit diesen anomalen Chromosomen unfruchtbar, und es gibt keine Behandlung, die diesen Zustand korrigieren könnte. Gewöhnlich haben sie jedoch einen Vaginalgang, so daß normale sexuelle Beziehungen möglich sind.

Gelegentlich kann die Anwendung von Hormonpräparaten bei einer Frau im ersten Drittel der Schwangerschaft beim Fetus sexuelle Anomalien verursachen. Früher einmal hat man Frauen Progesteron gegeben, um eine Fehlgeburt zu verhüten. Fast drei Prozent der Mädchen, die von diesen Frauen geboren wurden, wiesen äußere Geschlechtsorgane auf, die bis zu diesem gewissen Grad »vermännlicht« waren.

Manchmal wurde auch Danazol von Frauen eingenommen, die nicht erkannt hatten, daß sie schwanger waren. Danazol ist ein Derivat von Testosteron, und das Resultat waren Mädchen, die mit männlichen Genitalien geboren wurden. Große Mengen von Stilböstrol, das man einst verabreicht hat, um eine Fehlgeburt zu verhindern, können ebenfalls eine »Maskulinisierung« verursachen.

In ungewöhnlichen Fällen kann eine Mutter vielleicht einen Tumor haben, der männliche Hormone erzeugt. Sollte der Tumor in der Frühzeit der Schwangerschaft vorhanden sein, können diese Hormone nicht nur bei der Frau vermännlichend wirken, sondern auch bei einem weiblichen Fetus. Obwohl solche Vorkommnisse für die Eltern sehr betrüblich sind, läßt sich das Problem meist leicht lösen. Die Auswirkungen beschränken sich gewöhnlich auf die äußeren Genitalien, und diese lassen sich zur rechten Zeit durch eine Operation korrigieren. Die Mädchen werden meist mit den richtigen inneren Fortpflanzungsorganen geboren, und sie werden sich, wenn die Pubertät einsetzt, zu normalen Frauen entwickeln. Das Vorkommen dieser Abnormitäten unterstreicht jedoch, wie wichtig es ist, Hormonpräparate zu vermeiden, wenn irgendeine Möglichkeit besteht, daß eine Frau schwanger ist.

Zysten der Ovarien

Polyzystische Ovarien sind eine der häufigeren Ursachen, wenn es zu Unregelmäßigkeiten bei der Menstruation kommt und die Ovulation ausbleibt. Wie der Name andeutet, wird diese Erkrankung charakterisiert durch die Bildung von vielen Östrogen erzeugenden Zysten in den Ovarien. Was dieses Syndrom auslöst, ist nicht bekannt, aber ist es einmal aufgetreten, bleibt es mit zunehmend stärkerer Gefährdung des hormonalen Gleichgewichts ein Dauerzustand.

Normalerweise signalisiert das Ansteigen von Östrogen in der ersten Phase des menstruellen Zyklus der Hypophyse, die Absonderung von FSH und LH zu erhöhen. Als Reaktion auf diese Hormone, die nun die Gonaden stimulieren, beginnt ein Follikel in den Ovarien zu reifen, oder es können auch mehrere sein. Einer oder zwei davon beginnen die anderen sozusagen zu überholen, sie wachsen bis zu einem Durchmesser von etwa 1,2 bis 1,8 Zentimeter heran. Ist das Ei reif, springt es aus seinem Säckchen heraus, und der große Follikel, in dem es herangewachsen ist, wird zum Corpus luteum. Dieser »Gelbkörper« beginnt große Mengen Progesteron auszuschütten, um eine üppige Uterusschleimhaut, die schon von der frühen Östrogenwelle vorbereitet worden ist, aufzubauen und zu erhalten.

Bei kranken, polyzystischen Ovarien wird das Ei jedoch nicht aus seinem Säckchen entlassen. Statt dessen wird der Follikel dicker und erzeugt weiter Östrogen. Dies hat Unregelmäßigkeiten bei der Menstruation zur Folge. So kann sich etwa die Periode verspäten oder ein bis zwei Zyklen lang alle zwei Wochen eintreten, während dann mehrere Zyklen ausbleiben. Die Blutungen können stärker als normal sein, was charakteristisch ist für eine Menstruation ohne Ovulation. Vielleicht kommen noch Schmerzen im Unterleib dazu, die durch den Druck der Zysten, die sich ausdehnen, verursacht werden.

Meist verschwinden die Zysten nach ein oder zwei Monaten, und es ist keine Behandlung erforderlich. Ja, vielleicht merkt eine Frau überhaupt nicht, daß sie Zysten in den Ovarien hat. Doch bei manchen Frauen wird der Zustand chronisch und wird dann als polyzystische Krankheit oder Stein-Leventhal-Syndrom bezeichnet. Die Ovarien werden größer durch weiße Zysten und verdickte Hüllzellen, die große Mengen Östrogen und Androgene abgeben. Das Ei kann diesen verdickten Hüllwänden nicht entrinnen, und so findet keine Ovulation statt. Wegen der großen Menge Androgene, die erzeugt werden, wird eine Frau, die an polyzystischen Ovarien leidet, stärker als normal behaart und häufig von Akne geplagt sein (siehe Abbildung 14).

Die polyzystische Erkrankung der Ovarien kann mit Hormonen behandelt werden, um die Ovulation anzuregen. Als Alternative kann ein Teil der Ovarien, die verdickte Zysten enthalten, entfernt werden. Das war einst die häufigste Behandlung. Heute ist diese Methode gewöhnlich für Frauen reserviert, die sich ein Kind wünschen und bei denen eine ausgeklügelte Anwendung von Hormonen nicht ausreicht, um eine spontane Ovulation zu erzielen.

Tumoren

Eine Vielfalt von Tumoren kann ebenfalls dazu führen, daß die Ovarien versagen. Viele dieser Tumoren erzeugen Hormone, die eine normale Ovulation stören und auch noch vielerlei andere Symptome bedingen. Zu den häufigsten Tumoren, die Hormone abgeben, gehören wie folgt:

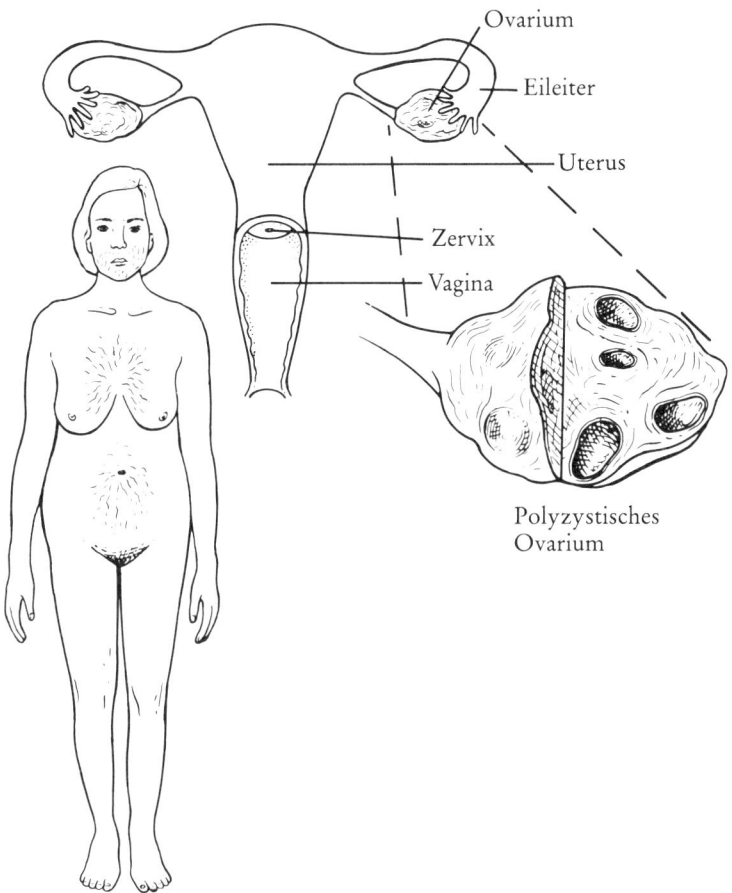

Abbildung 14: Veränderungen in Verbindung mit polyzystischen Ovarien
Frauen mit polyzystischen Ovarien erleben oft eine »Vermännlichung«. Zu den auffallendsten Veränderungen gehört eine stärkere Behaarung des Gesichts, der Brust und des Unterleibs.

Der Granulosazelltumor
Der häufigste unter den Tumoren der Ovarien, die Hormone produzieren, ist der Granulosazelltumor der Wandzellen. Er leitet seinen Namen von dem Zelltyp her, der bei ihm vorherrscht. Dieser Tumor produziert Östrogen, Androgene und Progesteron. Die am meisten auftretenden Symptome hängen mit dem übermäßig vorhandenen Östrogen zusammen, aber bei manchen Frauen lassen sich auch Anzeichen von Vermännlichung feststellen, die von exzessiven Androgenen herrühren. Diese Tumoren können in jedem Alter vorkommen, sind jedoch am häufigsten in einem Alter über 30 Jahren. Ungefähr 10 bis 20 Prozent davon sind bösartig.

Androblastome
Androblastome haben ihren Ursprung gewöhnlich in den Sertoli-Leydig-Zellen und gehören zu den häufigsten der Androgene absondernden Ovarialtumoren. Sie sind jedoch ganz selten und bilden nur ein Prozent der festen Ovarialtumoren. Auch sie können in jedem Alter auftreten, aber 70 Prozent finden sich bei Frauen von 20 bis 40 Jahren. Etwa 20 Prozent sind bösartig. Das vorherrschende Symptom von Androblastomen ist die Vermännlichung, die durch ein Übermaß an Androgenen verursacht wird.

Lipoidzellentumoren
Lipoidzellentumoren sind ebenfalls Geschwülste, die vermännlichend wirken. Sie lassen sich in eine von zwei Kategorien einordnen: in Tumoren, die Nebennieren ähnlich sind und Östrogen abgeben, und in Hilar- oder Leydigzellentumoren, die Androgene erzeugen. Von den Tumoren, die Nebennieren ähneln, sind 20 Prozent bösartig und zeigen oft Symptome, die denen der Cushing-Krankheit ähnlich sind. So sammelt sich etwa auf Gesicht und Schultern Fett an, so daß die Patientin ein »Mondgesicht« bekommt und aussieht, als habe sie einen Bukkel. Dazu kommen unter anderem noch blaue Flecken infolge von Prellungen und Muskelschwäche. Aber es fehlen die erhöhten Cortisolspiegel des echten Cushing-Syndroms. Diese Tumoren sind besonders häufig bei 20 bis 50 Jahre alten Frauen und sind oft verbunden mit Diabetes.

Die Hilarzellentumoren sind selten bösartig; sie kommen am häufigsten in einem Alter über 50 Jahren vor.

Keimzellentumoren

Keimzellentumoren sondern Hormone ab, die keine Steroide sind. Zwei davon, die chorionische Gonadotropine (hCG) abgeben – die Dysgerminome und die Chorionkarzinome – sind Krebsgeschwülste, die am häufigsten bei Kindern oder jungen Erwachsenen zu beobachten sind. Krebsartige Formen erzeugen Serotonin, Kropfarten sondern Thyroxin ab. Kommen beide zusammen vor, produzieren sie auch beide Hormone. Diese Fälle sind selten bösartig und treten meist bei Frauen mittleren Alters oder nach der Menopause auf.

Alle diese Ovarialtumoren sind relativ selten. Einige der bösartigen Formen sind Metastasen von Karzinomen in anderen Bezirken des Körpers. Die wichtigste Behandlung ist die operative Entfernung. Krebsgeschwülste können aber auch Bestrahlungstherapie erfordern oder spezielle Medikamente, die Krebs bekämpfen. Fast immer wachsen jedoch diese Karzinome trotz der Behandlung weiter.

Ovarialkarzinom

Karzinome der Ovarien stehen hinsichtlich der Häufigkeit von Krebstypen der weiblichen Fortpflanzungsorgane an dritter Stelle. Vor ihnen rangieren Krebs an Zervix und Uterus einschließlich des Endometriums. Jedes Jahr werden ungefähr 18 000 Fälle diagostiziert, von denen über 11 000 zum Tode führen. Die hohe Sterbeziffer schreibt man der Tatsache zu, daß der Krebs meist erst festgestellt wird, wenn er ein fortgeschrittenes Stadium erreicht hat. Anders als der Zervixkrebs, der durch die Untersuchung eines einfachen und billigen Abstrichs entdeckt werden kann, existiert keine einfache vorbeugende Untersuchungsmethode für Ovarialkrebs. Und wahrscheinlich sind in den Frühstadien auch keine verräterischen Symptome zu erkennen. Manchmal zeigen Röntgenaufnahmen ein Gewächs in der Bauchhöhle, aber das ist in den Frühstadien relativ selten.

Die häufigsten Symptome sind Anschwellen des Unterleibs und ein Gefühl des Unbehagens. Sehr oft ist die Schwellung so extrem, daß die Frau aussieht, als sei sie hochschwanger. Zu anderen Symptomen gehören Gewichtsverlust – abgesehen von dem aufgeblähten Unterleib –, ferner Übelkeit, Erbrechen, Harndrang oder Rentention des Harns, Verstopfung und andere Probleme des Magen- oder Darmtrakts. Verursacht werden sie von dem rapid zunehmenden Wachstum des Krebses und der Ansammlung von Körperflüssigkeit.

Wann immer ein Arzt bei einer Untersuchung der Bauchhöhle ein Wachstum der Ovarien aufspürt, sollte besonders wenn die Frau die Menopause hinter sich hat, eine Biopsie vorgenommen werden. Denn das ist die Zeit, in der der Ovarialkrebs am häufigsten vorkommt. Obwohl sich vier von fünf Ovarialgeschwülsten als gutartig herausstellen, besteht keine Möglichkeit, das ohne eine Biopsie mit Sicherheit nachzuweisen. Man kann dazu ein Laparoskop verwenden, ein Instrument, mit dem man in die Bauchhöhle sehen kann. Es wird durch einen kleinen Schnitt unterhalb des Nabels eingeführt.

Ungefähr 85 Prozent von Ovarialkrebs entstehen im Epithelgewebe, das die Ovarien bedeckt. Die übrigen gehen aus anderen Zelltypen hervor. Außerdem sind die Ovarien Organe, in denen sich gerne Metastasen festsetzen, die von Krebsherden in anderen Körperpartien stammen.

Welche Rolle Hormone als mögliche Ursache von Ovarialkrebs spielen, weiß man nicht, obwohl aus den Berichten einiger Forschungsarbeiten hervorgeht, daß die Krankheit unter Frauen, die nach der Menopause Östrogen einnehmen, etwas öfter auftritt. Ein Ovarium hat Östrogen-Rezeptoren, die sich aber nicht im Epithel befinden, wo der Ovarialkrebs meistens entsteht. Wie sich herausgestellt hat, enthalten die Krebsgeschwülste selbst Rezeptoren sowohl für Östrogen als auch für Progesteron, und die Anwendung von Progesteron hat bei manchen Untersuchungen Reaktionsquoten bis zu 38 Prozent ergeben. Aber diese Ergebnisse sind noch nicht weltweit bestätigt worden.

Neuere epidemiologische Forschungsarbeiten haben entdeckt, daß bei Frauen, die mehrere Kinder hatten, die Wahrscheinlichkeit, Ovarialkrebs zu bekommen, geringer ist als bei Frauen, die kinderlos waren oder kleinere Familien hatten. Dr. Valerie Beral, eine britische Forscherin, und ihre Kollegen haben festgestellt, daß bei katholischen Frauen mit großen Familien Fälle von Ovarialkrebs seltener sind als bei protestantischen oder jüdischen Frauen mit kleineren Familien. Die Gründe dafür kennt man nicht, aber Dr. Beral meint, daß Schwangerschaft oder ein damit verbundener Umstand eine Frau vielleicht vor dieser Krebsform schützt. Zur Behandlung gehört die Entfernung der Ovarien und anderer Fortpflanzungsorgane. Hat sich der Krebs in das umliegende Gewebe ausgebreitet, muß auch dieses, wenn möglich, entfernt werden. Auf die Operation kann eine Bestrahlungstherapie folgen und je nach Krebstyp auch eine Chemotherapie. Doch diese Behandlungsarten halten den Krebs nicht wirksam genug davon ab, wiederzukommen.

Hysterektomie

Wie einleuchtet, ist keine Erörterung der Funktion der Ovarien vollständig, ohne die Hysterektomie zu erwähnen. Im 6. Kapitel wurde bereits festgestellt, daß Millionen amerikanischer Frauen – und sehr viele europäische – sich einer Hysterektomie unterzogen haben. Bei einer sehr großen Anzahl von Frauen, die über 40 Jahre alt sind, ist die Operation mit der Entfernung der Ovarien verbunden. Dies führt zu einer abrupten Menopause, die unabänderlich von Hitzewallungen, schwankenden Stimmungen und anderen Symptomen dieses »Wechsels« begleitet wird. Da keine Gelegenheit bestanden hat, die Hormone allmählich abnehmen zu lassen, sind die Symptome häufig schlimmer als diejenigen, die man in einer natürlichen Menopause erlebt.

In zunehmendem Maße verlangen daher Frauen, die sich einer Hysterektomie unterziehen müssen, daß ihre Ovarien intakt bleiben, wenn kein guter medizinischer Grund dafür vorhanden ist, sie zu entfernen. Oft breitet sich Krebs, der anderswo in den Fortpflanzungsorganen sitzt, zu den Ovarien aus, und das rechtfertigt ihre Entfernung. Aber es ist kein Grund vorhanden, die Ovarien einer Frau zu operieren, bei der wegen eines Myoms oder anderer gutartiger Geschwülste eine Hysterektomie vorgenommen wird. Untersuchungen haben ergeben, daß Frauen, deren Ovarien man in einem frühen Alter entfernt hat, viel wahrscheinlicher unter einer schweren Osteoporose leiden als Frauen, die später eine natürliche Menopause erleben. Bevor eine Frau in eine Entfernung der Ovarien wegen einer gutartigen Geschwulst einwilligt, sollte sie noch einen zweiten Arzt zu Rate ziehen.

Zusammenfassung

Die Ovarien dienen einer Frau als Hauptquelle der Geschlechtshormone, und sie sind auch wesentlich für eine normale Fortpflanzung. Diese Drüsen sind ihrer Umwelt gegenüber außerordentlich sensitiv. Daher können sehr viele Umstände zu einem Versagen der Ovarien führen. Einige davon sind relativ leicht zu entdecken und zu korrigieren; andere erfordern beträchtliche medizinische Detektivarbeit, um die genaue Ursache zu finden. Zum Glück sind unkorrigierbare Abnormitäten, die ihren Ursprung in den Chromosomen oder in anderen Umständen haben, nicht verbreitet. Neuere Fortschritte bei der Befruchtung »in vitro« (in der Retorte) und Verpflanzung des Embryos in den Mutterleib ermöglichen nun manchen Frauen ohne Ovarien aber mit einem normalen Uterus eine Schwangerschaft und die Geburt eines Kindes.

10. Kapitel
Diabetes und Hypoglykämie

Diabetes ist eine chronische Krankheit, deren Kennzeichen die Unfähigkeit des Körpers ist, Kohlenhydrate und andere Nährstoffe richtig zu verarbeiten. Das hat ihr den deutschen Namen Zuckerkrankheit eingetragen, und sie ist die am weitesten verbreitete Erkrankung endokriner Drüsen auf der ganzen Welt. In den USA haben über 10 Millionen Menschen Diabetes (in der BRD sind es 2,5 Millionen), und aus Gründen, die man noch nicht klar erkennt, steigt deren Zahl im Jahr um etwa sechs Prozent. Die Krankheit ist die unmittelbare Ursache von 40 000 Todesfällen im Jahr, doch zählt man Komplikationen von Diabetes dazu, wie etwa Versagen der Nieren und Erkrankungen der Herzkranzgefäße, steigt die Gesamtzahl der mit Diabetes zusammenhängenden Todesfälle auf über 300 000 an und läßt sie unter den führenden Todesursachen in den USA an die dritte Stelle vorrücken. Außerdem ist es eine sehr kostspielige Krankheit. Diabetes trägt jedes Jahr über 10 Milliarden Dollar zu den Gesamtausgaben für medizinische Zwecke bei. Nicht gezählt werden dabei die indirekten Kosten durch den Ausfall an Arbeitszeit und andere derartige Ausgaben. Natürlich kann man unmöglich sozusagen mit einem »Preisschild« das durch Diabetes verursachte menschliche Leid von Patienten und Familien erfassen.

Obwohl diese Statistiken grausam sind, hat Diabetes auch eine optimistischere Seite. Im Laufe des letzten Jahrzehnts haben wir in unserem Wissen, wie wir Diabetes in den Griff bekommen, bemerkenswerte Fortschritte gemacht. Richtig angeleitet, kann der Diabetespatient heute ein normales, produktives Leben führen. Dies erfordert jedoch eine gründliche Erkenntnis der Krankheit und sorgfältige Beachtung von faktisch jeder Einzelheit des Lebens. Wer Diabetes hat, muß auf Aktivitäten des Alltags achten, um die sich die meisten von uns nie kümmern.

Diät, körperliche Bewegung, Infektionen, Streß, der Menstruationszyklus und Myriaden anderer Faktoren können den Blutzucker verändern und Diabetes verschlimmern.

Es gibt zwei verschiedene Formen von Diabetes. Die eine ist bekannt als Typ 1, der Typ, der im jugendlichen Alter ausbricht, oder der von Insulin abhängige Diabetes. Bei diesem Typ hört das Pankreas (die Bauchspeicheldrüse) auf, Insulin zu erzeugen – jenes Hormon, das der Körper für eine Anzahl von Funktionen braucht, besonders für die Verwertung des Blutzuckers, der Glukose, die ihm hauptsächlich als »Treibstoff« dient. Diese Form des Diabetes erfordert eine tägliche Injektion von Insulin und große Aufmerksamkeit, um bei Fett, Eiweiß (Protein) und Kohlenhydraten, die man verzehrt, das richtige Gleichgewicht zu halten.

Bei der anderen Form, die als Typ 2 bekannt ist, der Typ, der bei Erwachsenen auftritt oder als nicht von Insulin abhängige Form, kann das Pankreas vielleicht auch Insulin erzeugen, aber der Körper ist unfähig, es richtig zu gebrauchen. Typ 2 des Diabetes kann oft durch Gewichtsabnahme und körperliche Bewegung behandelt werden, und obwohl er eine ernste Krankheit ist, gilt er nicht als so lebensbedrohend wie ein nicht streng überwachter Diabetes vom Typ 1. Das Insulin wurde 1921 von zwei kanadischen Wissenschaftlern – von Frederick G. Banting, einem Medizinstudenten, und von Dr. Charles H. Best entdeckt. Vorher ist eine Person, die Diabetes vom Typ 1 hatte, meist binnen weniger Monate oder auch erst nach ein bis zwei Jahren dieser Krankheit erlegen.

Die Funktion von Insulin

Insulin wird benötigt, um die Menge von Glukose zu regulieren, die im Blut zirkuliert. Fast alle Kohlenhydrate und 50 bis 60 Prozent des Proteins werden in Glukose umgewandelt. Was davon nicht unmittelbar gebraucht wird, speichert hauptsächlich die Leber als Glykogen, das nach Bedarf des Körpers wieder in Glukose umgewandelt wird. Jedes Ansteigen des Glukosespiegels im Blut wird vom Pankreas schnell bemerkt, und diese Drüse erzeugt zusätzliches Insulin, um das auszugleichen (siehe Abbildung 15). Ist nicht genügend Insulin vorhanden oder ist der Körper außerstande, es zu nützen, wird das Blut mit Glukose überladen. Diesen Zustand bezeichnet man als Hyperglykämie. Etwas von dieser überschüssigen Glukose geht in den Harn über und macht ihn süß. Das hat man schon im Altertum als Kennzeichen von Diabetes erkannt.

Insulin wird weiterhin für den richtigen Fettstoffwechsel benötigt. Exzessives Fett wird als Triglycerid im Fettgewebe gespeichert. Auch überschüssige Kohlenhydrat-Kalorien werden dazu verwendet, Triglycerid-Moleküle zu bilden. Insulin trägt dazu bei, den Zerfall von Triglyceriden zu verhüten. Fehlt jedoch dieses Hormon, verarbeitet die Leber die Triglyceride und bildet stark saure, Ketone genannte Substanzen. Eine gewisse Menge Ketone können die Muskeln nützen, aber wenn

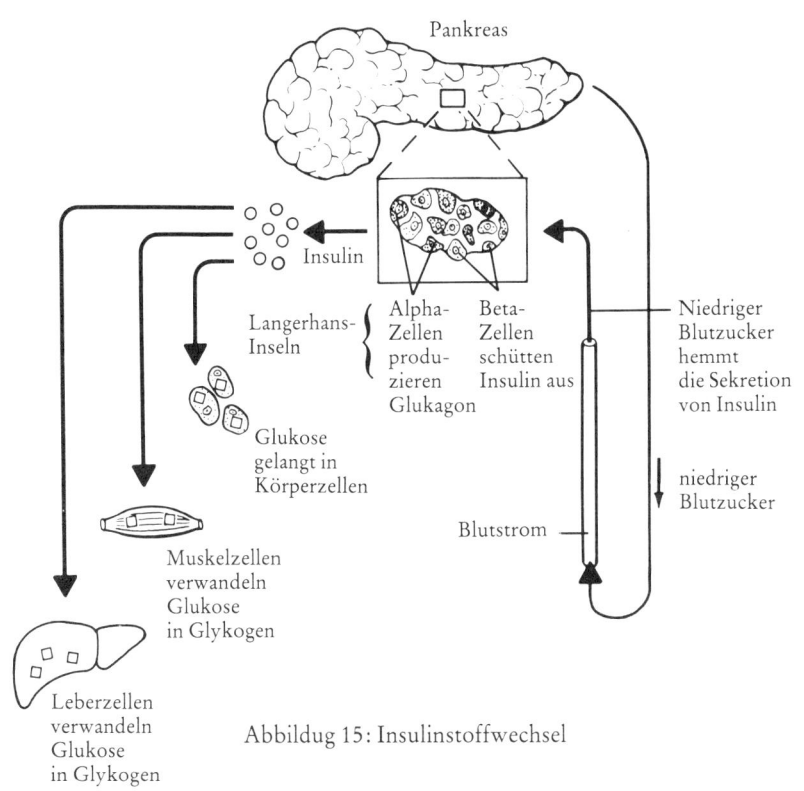

Abbildug 15: Insulinstoffwechsel

sie im Übermaß erzeugt werden, sammeln sie sich im Körper an und stören dessen chemisches Gleichgewicht.

Die Ursachen von Diabetes sind nicht bekannt, obwohl man einige Risikofaktoren festgestellt hat, die einen Menschen anfälliger für diese Krankheit zu machen scheinen. Bei Diabetes Typ 1 scheint Vererbung eine Rolle zu spielen. Eine Familiengeschichte der Krankheit erhöht die Gefahr, sie zu bekommen. Wie man annimmt, wirkt auch das Immunsystem dabei mit. Bei Menschen, die dafür anfällig sind, entwickelt sich die Krankheit oft erst nach einer Virusinfektion. Diese Beobachtung hat Forscher zu der Vermutung veranlaßt, daß das Immunsystem irgendwie die Insulin produzierenden Zellen des Pankreas (die Lagerhans-Inseln) in einer Reaktion auf die Virusinfektion zerstört. Diabetes Typ 1 beginnt gewöhnlich in der Kindheit oder bei jungen Erwachsenen, doch in Ausnahmefällen wird er auch bei älteren Menschen festgestellt.

Bei Diabetes Typ 2 kann das Pankreas (die Bauchspeicheldrüse) wechselnde Mengen von Insulin erzeugen. Manche Patienten haben sogar Insulinspiegel, die höher als normal sind, während bei anderen die Insulinproduktion stark reduziert ist. Die meisten Menschen, die an dieser Krankheitsform leiden, sind im mittleren Alter oder älter, und die Mehrzahl hat Übergewicht. Man nimmt an, daß das zusätzliche Gewicht einen Menschen resistenter, d. h. widerstandsfähiger gegen Insulin machen kann oder vielleicht den Bedarf des Körpers an diesem Hormon erhöht.

Schwangerschaft ist ein weiterer Faktor, der Diabetes heraufbeschwören kann. Ungefähr zwei bis sechs Prozent aller schwangeren Frauen bekommen Schwangerschaftsdiabetes, eine Form der Krankheit, die während der Schwangerschaft auftritt und mit der Geburt des Kindes wieder verschwindet. Wie in dem Kapitel über Schwangerschaft und Geburt erwähnt, ist diese Diabetesform besonders gefährlich für den Fetus, und sie ist eine entscheidende Ursache von Totgeburten oder vom Tod des Säuglings kurz nach der Geburt. Frauen, die Schwangerschaftsdiabetes gehabt haben, können auch später im Leben mit größerer Wahrscheinlichkeit Diabetes bekommen.

Anzeichen von Diabetes

Schon um 1500 v. Chr. kannten die Ärzte die klassischen Symptome von Diabetes. Griechische Ärzte nannten die Krankheit Diabetes mellitus. Diabetes bedeutet »Brunnen« oder »Kanal« und bezieht sich auf die übermäßig starke Harnausscheidung, die ein allgemeines Anzeichen der Krankheit ist; mellitus heißt »honigartig« und weist auf den süßen Geruch und Geschmack des Harns hin, die durch den hohen Glukosegehalt verursacht werden. Die häufigsten frühen Symptome sind unstillbarer Durst, begleitet von reichlicher Harnausscheidung, Hunger, Gewichtsverlust und Schwäche. Verbreitet sind auch wechselnde Stimmungen. Diabetiker sind zudem anfälliger für Infektionen. Bei vielen Frauen ist eines der ersten Anzeichen eine erhöhte Anfälligkeit für Infektionen der Vagina. Männer, die an Diabetes leiden, werden oft impotent.

Diabetes greift faktisch jedes Organsystem des Körpers an. Krämpfe in den Beinen oder Kribbeln, das von Nervenschädigungen verursacht wird, können vorkommen. Die Krankheit kann auch Probleme mit den Augen und Nierenschäden verursachen. Hoher Blutdruck, erhöhter Cholesterinspiegel und Atherosklerose (Verhärtung der Arterien durch fettreiche Ablagerungen) werden allesamt schlimmer durch Diabetes, aber meist sind sie dann Spätfolgen der Krankheit.

Das Konzept der Selbstbetreuung

Im Lauf des letzten Jahrzehnts hat sich das Konzept der Selbstkontrolle und Selbstbetreuung von Diabetikern entwickelt. Das bedeutet für viele Typ 1-Patienten neue Freiheit und größere Kontrolle nicht nur der Krankheit, sondern der ganzen Lebensführung. Natürlich ist Selbstversorgung schon immer ein wichtiger Teil der Behandlung von Diabetes gewesen. Denn es ist der Patient, der lernen muß, sich Insulin zu injizieren und auf Symptome zu achten, die anzeigen, ob der Blutzuckerspiegel zu niedrig oder zu hoch ist. In der Vergangenheit bedeutete dies, den Harn mindestens täglich auf den Zuckergehalt (Glykosurie) zu prüfen. Obwohl Urintests brauchbare Informationen über die Kontrolle von Diabetes liefern, geben sie nicht unbedingt das augenblickliche Krankheitsbild wieder und verraten infolgedessen dem Patienten oder der Patientin nicht, was er oder sie im Moment tun sollen, um ein gestörtes Gleichgewicht zu korrigieren. Diesem Mangel hat man abgeholfen, indem man neue Bluttests entwickelt hat, die Diabetiker befähigen, binnen einer oder zwei Minuten den Blutzucker zu messen und geeignete Maßnahmen zu unternehmen, um den Zuckerspiegel normal zu halten. Führt ein Diabetiker genau Tagebuch über seinen Zuckerspiegel im Blut, über Ernährung und die aufgenommene Insulinmenge, über körperliche Bewegung und andere Faktoren, die sich auf den Stoffwechsel des Körpers auswirken, kann er gefährliche Schwankungen des Blutzuckers vermeiden und, wie die meisten Experten übereinstimmend erklären, viele der Komplikationen von Diabetes verhüten.

Eine erfolgreiche Selbstbetreuung bei Diabetes verlangt, daß man das richtige Gleichgewicht zwischen der injizierten Insulinmenge und der aufgenommenen Nahrung herstellt. Berücksichtigt werden müssen auch sportliche Betätigung und andere Umstände, die den Insulinbedarf beeinflussen. Wer etwa regelmäßig Sport betreibt, wird nicht soviele Insulineinheiten benötigen wie ein anderer mit sitzender Lebensweise. Eine Frau, die Diabetikerin ist, wird während der prämenstruellen Phase ihres monatlichen Zyklus zusätzliches Insulin brauchen, um die gegen das Insulin gerichteten Wirkungen der weiblichen Hormone zu überwinden, die zu dieser Zeit sehr stark sind. Streß und Infektionen erschweren ebenfalls die Kontrolle der Blutglukose.

Diagnostiziert man mit Bluttests bei einem Patienten Diabetes, nachdem man ihm Zuckerwasser zu trinken gegeben hat, ist es wichtig, daß er lernt, wie er seinen Blutzucker messen kann und wie er das Insulin dosieren muß, damit es im Einklang steht mit der Nahrungsaufnahme, mit sportlicher Tätigkeit und mit anderen Faktoren. Dazu gehört auch eine intensive Schulung in Zusammenkünften mit einem Arzt, einer Krankenschwester, einer Diätassistentin oder einem anderen medizinischen Sachverständigen für dieses Gebiet. Zuerst haben manche Menschen Schwierigkeiten, wenn sie sich selbst Insulin injizieren oder sich in den Finger stechen sollen, um ein bis zwei Tropfen Blut zu erhalten, das nötig ist, um den Zuckerspiegel zu messen. Aber die überwiegende Mehrzahl der Patienten stellt fest, daß sie nach ein bis zwei Wochen nicht nur die Routine der Injektion beherrschen, sondern auch in wenigen Minuten die Glukose messen können. Statt der früheren Methode, bei der man Farbstreifen vergleichen mußte, um den Spiegel des Blutzuckers zu bestimmen, kann man ihn von neueren Meßgeräten, die viel leichter zu handhaben sind, einfach ablesen.

Typ-2-Diabetes läßt sich am besten mit einem Diät- und Gymnastikprogramm meistern, oder mit einem Medikament, das man einnimmt, um die Insulinsekretion anzuregen. Injektionen können verschrieben werden, wenn diese konservativen Maßnahmen wirkungslos sind. Die Medikamente helfen der Glukose, im Stoffwechsel aufgenommen zu werden und so die »Schranke« oder die Insulin-Resistenz zu überwinden, die den Typ-2-Diabetes charakterisiert.

Menschen, die Diabetes haben, müssen besonders darauf achten, die Zehennägel stets zu pflegen und zu schneiden, um zu vermeiden, daß sie einwachsen. Sonst kann dies besonders bei schlechter Durchblutung zu ernsten Infektionen der Füße führen.

Die schwangere Diabetikerin

Besonders wichtig ist die Selbstbetreuung für eine Frau, die Diabetes hat und sich ein Kind wünscht. Noch vor wenigen Jahren waren für eine Frau, die Diabetes hatte, die Chancen für sie selbst wie auch für ihr Baby sehr entmutigend. Bei Forschungsarbeiten in den sechziger und den frühen siebziger Jahren ergab sich, daß von 5 Kindern, die von einer Diabetikern geboren wurden, eines starb. Von denen, die überlebten, wiesen bis zu 18 Prozent angeborene Mißbildungen auf. 20 bis 36 Prozent hatten Hirnschäden und 2 bis 9 Prozent litten an Erkrankung der Atmungsorgane. Das Syndrom des »großen, kranken Babys« war besonders verbreitet. 16 bis 40 Prozent der Babys wogen über 4 Kilo – ein Faktor, der für Mutter und Kind Komplikationen wahrscheinlicher macht.

Ende der siebziger Jahre begann sich dies zu ändern. Man erkannte klar, daß die Chancen einer Frau, ein gesundes Baby zu bekommen, stiegen, wenn sie die ganze Schwangerschaft hindurch den Blutzucker im normalen Bereich halten konnte. Um das zu schaffen, mußte eine Frau ungewöhnlich stark motiviert und mit ihrem Körper vertraut sein. Sie mußte auch wissen, wie sie ihre Insulindosis anzupassen hatte, um dem wechselnden Bedarf zu genügen.

Im Idealfall wird eine Frau die erfolgreiche Selbstkontrolle für Diabetes bereits gemeistert haben, ehe sie versucht, schwanger zu werden. Sie sollte ihre Pläne mit dem Arzt besprechen, der ihren Diabetes behandelt, aber auch mit ihrem Geburtshelfer, der möglichst Erfahrung in der Betreuung von Diabetikerinnen in der Schwangerschaft haben sollte. Da eine Schwangerschaft oft eine der häufigeren Komplikationen verstärkt, besonders Probleme, die Augen und Nieren betreffen, sowie hohen Blutdruck und Herzkrankheiten, muß eine Frau, die bereits darunter leidet, äußerst vorsichtig sein.

Selbst wenn sich vorher keine Komplikationen gezeigt haben, sollte sich eine Frau klar darüber sein, daß die Schwangerschaft an sich tiefgreifende Wirkungen auf Diabetes ausübt und auf den Bedarf an Insulin und dessen Verwertung. Die Plazenta stellt »anti-insuline« Hormone und Enzyme her, und der hohe Östrogen- und Progesteronspiegel in der Schwangerschaft verändert den Kohlenhydrat-Stoffwechsel. Ist der Blutzuckerspiegel bei einer Frau zu hoch, wird der Fetus darauf reagieren, indem er seine eigene Insulinproduktion steigert. Da Insulin als ein fetales Wachstumshormon wirkt, kann das ein übergroßes Baby zur Folge haben. Hin und wieder berichten die Medien begeistert von einem 7 bis 9 Kilo schweren Baby, als wäre das ein wundervolles Ereignis. In Wirklichkeit kommen diese Kinder meistens sehr krank zur Welt, und diejenigen, die überleben, haben schwere Geburtsfehler. Bleibt die ganze Schwangerschaft hindurch ein normaler Blutzuckerspiegel erhalten, kann dies ein übermäßiges Wachstum des Fetus und die anderen angeborenen Abnormitäten verhüten, die mit Diabetes zusammenhängen.

Ein hoher Insulinspiegel senkt auch den Kaliumspiegel des Fetus. Das kann zur Entwicklung von schwachen, schlappen Muskeln führen und tödliche Arhythmien, d. h. Unregelmäßigkeit der Herztätigkeit zur Folge haben – eine Hauptursache für den Tod des Fetus in der späteren Schwangerschaftsphase.

Mehrere Monate, ehe eine Diabetikerin versucht, schwanger zu werden, sollte sie sich vergewissern, daß ihr Blutzuckerspiegel normal ist und daß andere mögliche Komplikationen wie etwa hoher Blutdruck gut unter Kontrolle stehen. Führt sie nicht bereits eine Tabelle über die tägliche Messung des Blutzuckers, sollte sie es nun tun. Obwohl diese Art einer peinlich genauen Buchführung zuerst wie eine lästige Mühe erscheinen mag, ist sie für die Frau und ihren Arzt wichtig. Denn sie liefert Tag für Tag einen Überblick über den Stand des Diabetes und dient gleichzeitig als Basis für Maßnahmen, mit denen Fehler korrigiert werden können.

Während der Schwangerschaft sollte eine Frau planen, ihren Blutzucker sechs- bis achtmal am Tag zu messen: beim Aufstehen, vor und nach Mahlzeiten und ehe sie schlafen geht. Es wird auch geraten, tägliche Harntests vorzunehmen, um sicher zu sein, daß die chemischen Prozesse im Körper normal verlaufen. Der Blutzucker kann selbst dann normal sein, wenn der Körper Fettgewebe abbaut und Ketone produziert, die in das Blut übergehen, mit dem der Fetus versorgt wird.

Die Diabetikerin sollte wissen, wie sie ihr Essen und die Insulindosierung aufeinander abstimmen muß, um ihren Blutzucker normal zu halten. Besonders wichtig ist, daß eine schwangere Diabetikerin regelmäßig nach einem Zeitplan ißt. Im typischen Fall bedeutet das am Tag drei Mahlzeiten und drei- bis viermal einen kleinen Imbiß, aber manche Frauen müssen vielleicht noch öfter etwas essen. Weist zum Beispiel ein Harntest am Morgen Ketone auf, muß eine Frau vielleicht mitten in der Nacht aufstehen und eine Kleinigkeit essen.

Weil sorgfältige Selbstkontrolle und ständige Anpassung von Insulin, Nahrung und körperlicher Bewegung während der Schwangerschaft so wichtig sind, ist es ratsam, sich mit jemandem, der Diabetiker schult, oder mit einem Arzt zusammenzusetzen, der etwas von Diabetes in der Schwangerschaft versteht. Frauen, die nicht zuckerkrank sind, bewundern oft die Hingabe und große Mühe, die eine Diabetikerin darauf verwendet, ihre Schwangerschaft bis zum Ende durchzuhalten. Dinge des Alltagslebens, die von den meisten von uns als selbstverständlich hingenommen werden, müssen sorgfältig berechnet und überwacht werden. Doch zuckerkranke Mütter sind sich allgemein darüber einig, daß das Ergebnis – ein normales, gesundes Baby – der beträchtlichen Mühe wert ist.

Schwangerschaftsdiabetes

Bei zwei bis sechs Prozent schwangerer Frauen tritt ein Typ von vorübergehendem Diabetes auf, der fast unmittelbar nach der Entbindung wieder verschwindet. Daher blieb dieser Schwangerschaftsdiabetes oft unentdeckt und war die Hauptursache, wenn ein Fetus im späten Stadium starb oder tot geboren wurde. Heute stellen die meisten Geburtshelfer mit Tests fest, ob Schwangerschaftsdiabetes vorliegt. Ist er diagnostiziert, muß die betreffende Frau ihren Blutzucker kontrollieren und Insulin anwenden, als ob sie den regulären Typ-1-Diabetes hätte.

Die Routinetests zum Nachweis der Schwangerschaftsdiabetes werden gewöhnlich in der 26. Woche der Schwangerschaft gemacht. Dabei wird von einer Frau verlangt, eine Flüssigkeit zu trinken, die 50 Gramm Glukose enthält, und eine Stunde später wird ihr Blutzucker bestimmt. Ist er erhöht (über 140 Gramm im Deziliter), wird ein dreistündiger Glukose-Toleranztest durchgeführt. Dabei wird eine Flüssigkeit mit 100 Gramm Glukose getrunken und dann der Blutzucker nach jeder der nächsten drei Stunden gemessen. Frauen, bei denen das Risiko, Schwangerschaftsdiabetes zu bekommen, sehr groß ist, sollten öfter, etwa in der 12., 18. und 32. Woche der Schwangerschaft getestet werden. Zu den Faktoren, die das Risiko erhöhen, zählen Fettleibigkeit, eine Familiengeschichte, in der Diabetes vorkommt, eine Krankengeschichte, die von Zucker im Harn berichtet, ferner Intoleranz von Glukose oder ein früherer Schwangerschaftsdiabetes, ein höheres, über 4 Kilo liegendes eigenes Geburtsgewicht und wiederholte Infektionen der Harnwege in der Schwangerschaft. Auf eine größere Gefahr, Schwangerschaftsdiabetes zu bekommen, deuten auch schlimme Krankengeschichten früherer Entbindungen hin wie etwa ehemalige Fehl- und Totgeburten, zu große Babys, Toxhämie, übermäßig viel Fruchtwasser und Geburtsfehler. (Genauere Einzelheiten siehe 5. Kapitel.)

Nähert sich die Schwangerschaft einer Diabetikerin dem Ende, ist eine besonders sorgfältige Kontrolle nötig, um sicherzugehen, daß das Kind nicht in Not gerät. Früher einmal zögerten die Ärzte, eine Diabetikerin die volle Zeit der Schwangerschaft sowie eine natürliche Entbindung mit Wehen durchmachen zu lassen. Das war eine verständliche Vorsicht, bedenkt man die großen Feten, die im späten Stadium starben oder tot geboren wurden. Mit der Entwicklung der Selbstbetreuung und der verbesserten Kontrolle der Blutglukose sind heute mehr Geburtshelfer gewillt, eine schwangere Diabetikerin die ganzen neun Monate und eine normale Entbindung durchhalten zu lassen. Doch von der 34. Woche an wird man die Frau bitten, besonders auf die Bewegung des Fetus zu achten. Jedes Nachlassen des üblichen Strampelns und anderer Aktivitäten ist ein Warnsignal, sofort den Geburtshelfer zu holen. Ein Absinken des Insulinbedarfs oder andere Veränderungen erfordern ebenfalls eine umgehende Untersuchung. Während dieser letzten paar Wochen vor der Entbindung sollte der Arzt auch den Herzschlag des Babys öfter prüfen.

Wenn irgendein Anzeichen verrät, daß der Fetus in Not ist, sollten Tests durchgeführt werden, um festzustellen, in welchem Zustand sich das Baby befindet und wie weit es bereits entwickelt ist. Ist die Lunge voll ausgebildet, werden viele Ärzte handeln und die Wehen einleiten oder einen Kaiserschnitt ausführen – gemäß der Theorie, daß sich das Kind wahrscheinlich außerhalb des Körpers der Mutter wohler fühlt. Sobald das Baby voll »ausgetragen« ist, würden die meisten Geburtshelfer es vorziehen, die Wehen einzuleiten, wenn sie sich nicht von selbst einstellen. Hat eine Frau es jedoch fertiggebracht, ihren Diabetes die ganze Schwangerschaft hindurch unter Kontrolle zu halten, werden wahrscheinlich die Wehen und die Entbindung häufiger normal verlaufen.

Reaktive Hypoglykämie

Immer wieder »entdecken« Frauenzeitschriften und andere populäre Medien eine neue Krankheit, oft mit unklaren, beunruhigenden Symptomen, die von Zeit zu Zeit von den meisten Menschen erlebt werden. Typisch dafür ist, daß die Ärzte keine Ursache der Symptome finden können. Der frustrierte Patient, überzeugt, daß wirklich etwas nicht in Ordnung ist, geht auf der Suche nach einer Diagnose und einer Behandlung von Arzt zu Arzt. Dann erscheint ein Artikel, in dem die Symptome beschrieben werden, und die schleichende Krankheit erhält einen Namen. Fast über Nacht stellen sich Tausende Menschen selbst eine Diagnose und eilen, den Artikel der Zeitschrift in der Hand, zu ihrem Arzt, um ihm zu verkünden, daß sie endlich die richtige Antwort gefunden haben. Hypoglykämie ist ein klassisches Beispiel für Symptome, die auf der Suche nach einer Krankheit sind.

Hypoglykämie ist der medizinische Fachausdruck für niedrigen Blutzucker, d.h. Traubenzucker oder chemisch Glukose genannt, im Blut. Dieser zu geringe Blutzucker kann bei Diabetes oder unter anderen Bedingungen auftreten, wenn die Menge des im Blut zirkulierenden Insulins größer als notwendig ist, um den verfügbaren Zucker im Stoffwechsel zu verwenden. Bei Diabetespatienten kommt das am häufigsten vor, wenn zuviel Insulin injiziert worden ist, was zu einer rapiden Abnahme der verfügbaren Blutglukose führt. Zu derartigen Anzeichen einer Reaktion auf Insulin gehören ein Prickeln besonders im Mund und in den Fingern, Ohrensausen, ein feucht-kaltes Empfinden, Blässe, übermäßiges Schwitzen, Schwächegefühl, Schwindelanfälle und Ohnmacht, Kopfschmerzen, Hunger, Schmerzen im Unterleib, Reizbarkeit und wechselnde Stimmungen, Herzklopfen, Zittern, beeinträchtigtes Sehvermögen und plötzliche Schläfrigkeit oder jähes Erwachen aus dem Schlaf in Verbindung mit den anderen Symptomen. Bei jemandem, der Diabetes hat, sollte eine solche Reaktion auf Insulin damit behandelt werden, daß man ihm Traubenzucker in einer Form verabreicht, die ganz schnell absorbiert werden kann – etwa ein Stück Würfelzucker, das ein Diabetiker meist vorsorglich bei sich trägt. Wird eine Reaktion auf Insulin nicht beachtet, kann sie bis zum Koma (einem Zustand tiefster Bewußtseinsstörung) und sogar zum Tod führen. Zur Selbstkontrolle des Diabetes gehört es auch, daß der Patient sorgfältig darüber belehrt wird, wie er eine Hypoglykämie erkennt und damit umgeht.

Unter Nichtdiabetikern tritt eine klinische Hypoglykämie selten auf, weil die hormonalen Rückkopplungssysteme, von denen die Insulinabgabe gesteuert wird, sehr zuverlässig arbeiten. Spürt der Körper, daß der Blutzuckerspiegel niedrig ist, reagiert das Pankreas (die Bauchspeicheldrüse) darauf, indem sie die Sekretion von Insulin hemmt und andere Systeme ins Spiel kommen, deren Ziel es ist, für einen ausreichenden Nachschub von Glukose zu sorgen. Aber durch eine Manipulation der Nahrungsaufnahme ist es möglich, den Körper mit einem Trick zur Produktion von zuviel Insulin zu verleiten und als Folge davon einige der Symptome zu erleben, die bei Hypoglykämie auftreten. Das kommt am häufigsten bei Frauen vor, die sich an eine kalorienarme, aber an Kohlenhydraten reiche Diät halten.

Im typischen Fall wird eine solche Frau ein kohlenhydratreiches Frühstück zu sich nehmen – etwa Orangensaft, Kaffee und ein süßes Brötchen. Das Pankreas sezerniert daraufhin eine große Menge Insulin, um die große Menge Glukose zu verwerten, die durch diese Mahlzeit erzeugt wird. Da jedoch das Frühstück sehr wenig Protein und Fett enthielt, die länger als einfache Kohlenhydrate brauchen, bis sie im Stoffwechsel umgesetzt werden, ist bis zur Mittagszeit die Glukose vom Frühstück »verbrannt«. Daher ist es gut möglich, daß die Frau manche der Symptome der Hypoglykämie erlebt, am häufigsten Kopfschmerzen, Hunger, Zittrigkeit, Benommenheit, Reizbarkeit und Herzklopfen. Stillt sie ihren Hunger mit einem Kuchenstück oder mit einem einfacheren Kohlenhydrat, wird das

Pankreas erneut darauf reagieren, indem es Insulin ins Blut pumpt. Am Spätnachmittag kann der Blutzucker dann wiederum unter dem normalen Wert liegen, und die Symptome treten erneut auf.

Diese Frau hat an sich keine Krankheit, vielmehr reagiert ihr Körper normal auf schlechte Eßgewohnheiten. Obwohl ihr Blutzucker wesentlich sinkt, ist diese Form einer reaktiven Hypoglykämie eher eine normale Variante als eine Erkrankung. Die Symptome lassen sich vermeiden, wenn sie das Frühstück noch mit Protein und Fett ergänzt oder am Vormittag einen Imbiß zu sich nimmt, um die große Menge Insulin zu verwerten, die durch das stark zuckerhaltige Frühstück produziert worden ist. Aber statt sich auf die richtige Ernährung umzustellen, laufen viele Frauen am Ende von Arzt zu Arzt, um eine Diagnose für ihre Symptome zu erhalten. Schließlich unterziehen sich viele einem fünf Stunden dauernden Glukose-Toleranztest. Bei diesem wird der niedrige Blutzuckerspiegel festgestellt, der das Ergebnis einer unausgeglichenen, an Kohlenhydraten zu reichen Kost ist. Und die Diagnose lautet dann: Hypoglykämie.

Andere Ursachen von Hypoglykämie

Hypoglykämie ist eine Komponente einer Anzahl von Krankheiten, doch anders als bei der reaktiven Hypoglykämie treten die Symptome nicht auf, weil zuviel Kohlenhydrate verzehrt worden sind. Vielmehr läßt sich der Zeitpunkt, an dem sie erscheinen, nicht voraussagen; sie können sogar während einer Fastenkur auftreten. Die häufigste Ursache von Hypoglykämie sind Medikamente. Außer durch Insulin kann niedriger Blutzucker noch durch Sulfonylharnstoffe verursacht werden. Diese chemischen Substanzen sind Medikamente, die man gegen Diabetes einnimmt. Sie erhöhen die Insulinabsonderung und senken den Blutzuckerspiegel.

Auch Alkohol führt zu Hypoglykämie, indem er die Fähigkeit der Leber beeinträchtigt, Glukose herzustellen. Eine durch Alkoholgenuß bedingte Hypoglykämie ist besonders unter

Menschen verbreitet, die stundenlang trinken, ohne etwas zu essen. Zu anderen Medikamenten, die Blutzucker verringern, zählen große Mengen Aspirin, Acetaminophen, Colchicin (zur Behandlung von Gicht verwendet), Monosaminoxidase (MAO), Beta-Blocker und einige der sogenannten Psychopharmaka, mit denen man Psychosen bekämpft.

Ebenso können Tumoren, die Insulin erzeugen, durch ihre anomale Hormonproduktion Hypoglykämie hervorrufen. Die meisten dieser Tumoren sind Insulome, kleine, gewöhnlich gutartige Gewächse, die aus Inselzellen des Pankreas bestehen. Manche Krebsformen verursachen Hypoglykämie, besonders Leber- und Nebennierenkrebs, krebsartige Tumoren, Lymphome, Sarkome und andere, relativ seltene Krankheiten. Auch Leber- und Nierenkrankheiten, schwere Infektionen und Versagen des Herzens, das den Blutandrang nicht bewältigt, können zu Hypoglykämie führen.

Manchmal ist an übermäßig hoher Insulinproduktion eine fehlerhafte Regulierung schuld. Der Körper spürt nicht mehr, daß genügend Insulin vorhanden ist, statt dessen werden die Signale konfus, und das Pankreas fährt fort, Hormone zu bilden. Ein gestörtes Gleichgewicht der Hormone wie etwa Mangel an Wachstumshormon oder Cortison können ebenfalls Hypoglykämie verursachen.

Auch zu langes Fasten, besonders bei Kindern, führt in manchen Fällen zu Hypoglykämie. Neugeborene sind besonders anfällig, vor allem in der ersten Stunde ihres Lebens, ehe die Systeme, die den Glukosegehalt regulieren, voll arbeitsfähig sind. Säuglinge, die von Frauen mit schlecht kontrolliertem Diabetes geboren werden, können ebenfalls Probleme mit der Regulierung des Blutzuckers haben, weil ihr Pankreas große Mengen Insulin erzeugt hat, um den hohen Blutzuckerspiegel im Blutkreislauf der Mutter zu kompensieren. Hypoglykämie bei Kleinkindern kann weiterhin durch einen angeborenen Mangel an Enzymen verursacht werden, die für den Glukosestoffwechsel nötig sind.

Doch sollte betont werden, daß Hypoglykämie, die mit diesen vielerlei Ursachen zusammenhängt, nicht mit der reaktiven Hypoglykämie verwechselt werden darf, die am häufigsten mit einer an Kohlenhydraten reichen, an Protein und Fett armen Kost verbunden ist. Da eine Hypoglykämie, die nichts mit der Nahrungsaufnahme zu tun hat, möglicherweise lebensbedrohend sein kann, sollte deren Ursache sobald als möglich festgestellt und behandelt werden. Zum Glück sind diese Erkrankungen recht selten.

Zusammenfassung

Diabetes ist von allen Erkrankungen der endokrinen Drüsen am weitesten verbreitet, und er ist auch eine der ernstesten. Zunehmendes Verständnis dafür, wie man Insulin der Ernährung und dem Lebensstil anpassen kann, dazu die einfachen Tests, die eine Selbstkontrolle ermöglichen, haben die Behandlungsmethoden von Diabetes verbessert. Die meisten Experten glauben, daß eine bessere langfristige Kontrolle von Diabetes dazu beitragen wird, viele der verbreiteten Komplikationen der Krankheit zu verhüten. Hypoglykämie, die nicht mit der Behandlung von Diabetes zusammenhängt, ist seltener als viele Menschen annehmen. Die meisten Fälle werden nicht durch eine klinische Erkrankung verursacht, sie lassen sich vielmehr auf schlechte Eßgewohnheiten zurückführen.

11. Kapitel
Erkrankungen der Schilddrüse

Die Schilddrüse (Glandula thyreoidea) ähnelt in der Form einem Schmetterling. Sie liegt auf der Luftröhre und gleicht in ihrer Funktion dem Gashebel eines Autos, der den Motor beschleunigt. Die Hormone der Schilddrüse regeln die Geschwindigkeit des Stoffwechsels. Ist ihr Spiegel zu hoch, werden die Vorgänge im Körper beschleunigt und geben dem Menschen das Gefühl, daß er oder sie ständig auf »Hochtouren« läuft. Ist der Spiegel der Schilddrüsenhormone zu niedrig, verlangsamen sich die Körperfunktionen auf ein Schneckentempo.

Normalerweise wiegt die Schilddrüse rund 20 Gramm, doch wenn sie erkrankt, kann sie ein Vielfaches dieser Größe erreichen. Viele Menschen nehmen irrtümlicherweise an, daß eine starke Vergrößerung der Schilddrüse, ein Kropf (Struma) entweder der Vergangenheit angehört oder auf bestimmte Weltgegenden beschränkt ist wie etwa auf die Alpengebiete, wo der Boden kein Jod enthält, das der Körper braucht, um die Schilddrüsenhormone zu bilden. In Wirklichkeit sind Erkrankungen der Schilddrüse sehr verbreitet. Über zehn Millionen Amerikaner leiden in irgendeiner Form an einer gestörten Funktion der Schilddrüse, obwohl bei zwei Millionen von ihnen keine Diagnose dafür vorliegt.

Dennoch waren Erkrankungen der Schilddrüse häufiger in früherer Zeit, ehe man die Ursachen verstand und wußte, wie man sie behandeln konnte. Im alten China beobachteten Ärzte, daß Algen einen Kropf schrumpfen ließen, aber sie wußten noch nicht, daß dies dem Jod zuzuschreiben war. Im Altertum betrachteten die Römer die Entwicklung eines Kropfes bei einer jungen Frau als ein Anzeichen, daß sie schwanger war. Sie bestätigten damit, daß Erkrankungen der Schilddrüse oft in der Schwangerschaft auftreten.

Im Mittelalter war eine vergrößerte Schilddrüse besonders

unter Frauen so häufig, daß sie als Merkmal weiblicher Schönheit galt und man meinte, daß ein Kropf dem Hals einer Frau eine anmutigere Form gäbe. Rubens und andere Künstler jener Periode wählten häufig weibliche Modelle, die einen Kropf hatten oder andere Anzeichen einer Erkrankung der Schilddrüse aufwiesen. Natürlich sind die häßlichen Mißbildungen, von denen Erkrankungen der Schilddrüse im fortgeschrittenen Stadium begleitet werden, alles andere als schön, und noch veheerender sind die Folgen für den Körper.

Die Schilddrüsenhormone

Man kennt zwei aktive Schilddrüsenhormone: Trijodthyronin oder T3 und Thyroxin oder T4. Die Zahlen beziehen sich auf die Anzahl der Jodatome in jedem Molekül. Aber man weiß nicht, wie sich die beiden Hormone in ihrer Wirkung im Körper unterscheiden. Man nimmt an, daß T3 das aktivere Hormon ist, und daß ein Großteil von T4 in T3 umgewandelt wird. Doch wie die Hormone auf die Zellen einwirken, ist nicht bekannt. Es ist nicht klar, ob T3 noch einen zweiten oder dritten »Boten« braucht, um das Endergebnis zu erzielen.

Die Hormone werden in der Schilddrüse gespeichert, bis der Körper sie benötigt. Sinkt der Blutspiegel der Schilddrüsenhormone zu sehr, gibt die Hypophyse ein »thyroidstimulating hormone« ab, abgekürzt TSH, ein Hormon, das die Schilddrüse stimuliert und ihr signalisiert, die Sekretion und Produktion von Hormonen zu erhöhen (siehe Abbildung 16).

Schilddrüsenhormone wirken bei fast allen Stoffwechselvorgängen mit. Sie kontrollieren die Geschwindigkeit des Stoffwechsels, ebenso den Energieverbrauch des Körpers (die Kalorien). Schilddrüsenhormone regen auch das Wachstum an, senken den Cholesterinspiegel und sind lebenswichtig für die normale Entwicklung des Zentralnervensystems. Sie verstärken die Wirkung der Streßhormone der Nebennieren und beschleunigen die Wirkung von Insulin.

Es existieren mehrere Typen von Schilddrüsenkrankheiten, und alle sind unter Frauen mehr verbreitet als unter Männern.

Hypothalamus gibt TRH ab

Negative Rückkopplung von T3 und T4, um TRH und dann TSH abzuschalten

Hypophyse sondert TSH ab

Normale Schilddrüsenhormone T3 und T4

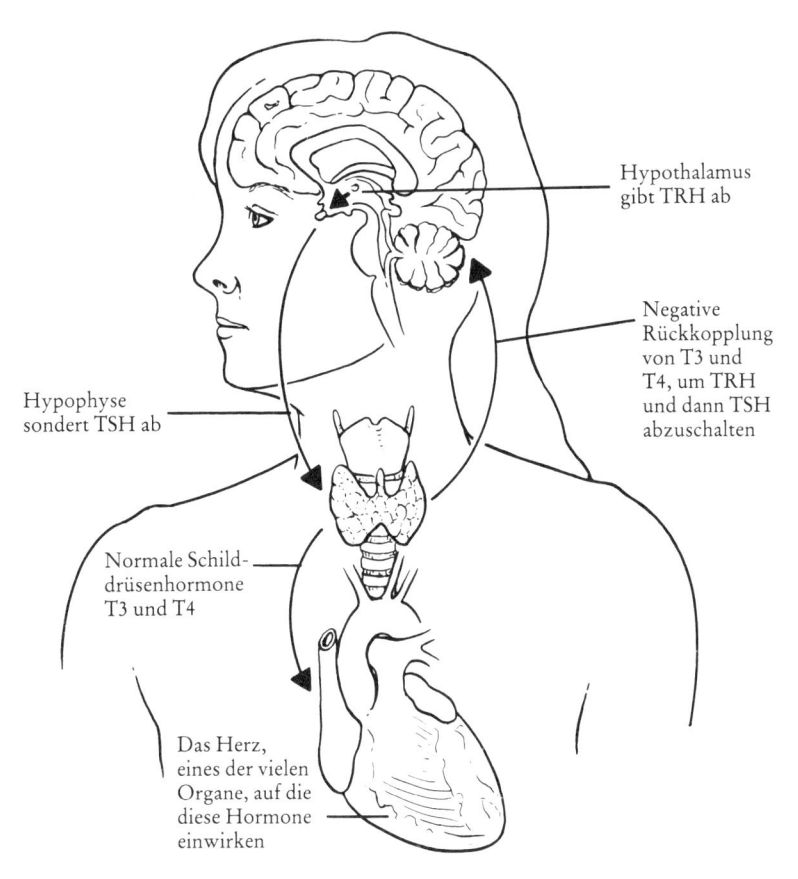

Das Herz, eines der vielen Organe, auf die diese Hormone einwirken

Abbildung 16: Die normale Schilddrüse und ihre Funktion

Hyperthyreoidismus wird charakterisiert durch einen hohen Spiegel von Schilddrüsenhormonen, während Hypothyroidismus durch einen Mangel an Schilddrüsenhormonen bedingt ist. Beides kann zur Entwicklung eines Kropfs führen. Allein schon das Vorhandensein eines Kropfs bedeutet jedoch nicht unbedingt, daß der Körper zuviel oder zuwenig Hormone erhält. Da die Schilddrüse durch das TSH der Hypophyse gesteuert wird, kann ein hoher Spiegel dieses Hormons auch ein zu starkes Wachstum der Schilddrüse fördern. Wenn etwa die Hypophyse spürt, daß die Schilddrüse nicht genug Hormone erzeugt, wird sie die TSH-Produktion erhöhen, um die Schilddrüse zur »Arbeit« anzuspornen. Die Schilddrüse kann darauf reagieren, indem sie größer wird und mehr Hormone liefert. Selbst wenn sie außerstande ist, ihre Hormonerzeugung zu steigern, wird die Drüse weiter wachsen, weil sie in verstärktem Maße von der Hypophyse dazu angeregt wird. Handelt es sich um Hyperthyreoidismus, wird die Drüse größer und erzeugt zunehmende Mengen von Hormonen, selbst wenn sie dazu nicht mehr von der Hypophyse stimuliert wird.

Für eine Erkrankung der Schilddrüse gibt es zahlreiche Ursachen. Historisch betrachtet, war Jodmangel eine Hauptursache. Sie ist heute weniger wichtig wegen der weit verbreiteten Gepflogenheit, dem Salz und anderen Lebensmitteln Jod zuzusetzen, und weil auch mehr Nahrung aus dem Meer und weitere gute Quellen für diesen chemischen Stoff zur Verfügung stehen. Viele Menschen scheinen eine Anfälligkeit für Erkrankungen der Schilddrüse zu erben. Sie können solche Krankheiten bekommen, wenn sie übermäßig große Mengen Jod zu sich nehmen müssen oder einem unerträglichen Streß ausgesetzt sind. Man nimmt an, das weibliche Geschlechtshormone Schilddrüsenleiden hervorrufen. Das würde erklären, warum solche Erkrankungen neunmal mehr bei Frauen als bei Männern verbreitet sind und auch, warum die Schwangerschaft so oft latente Erkrankungen der Schilddrüse offenkundig macht. Bei solchen Krankheiten spielt auch das Immunsystem eine wichtige Rolle. Man nimmt an, daß bestimmte Antikörper ähnlich wie TSH auf die Schilddrüse wirken und sie veranlassen, zuviele Hormone zu erzeugen.

Besonders anfällig ist die Schilddrüse für Strahlen. Wird sie Röntgenstrahlen oder anderen Quellen ionisierender Strahlung ausgesetzt, kann dies die Fähigkeit der Schilddrüse verringern, Hormone zu produzieren. Es erhöht auch das Risiko, später Schilddrüsenkrebs zu bekommen.

Die überaktive Schilddrüse

Hyperthyroidismus wird auch Graves-Krankheit, in Deutschland öfter Basedow-Krankheit genannt. Dr. Robert J. Graves hat sie 1835 entdeckt, K. A. von Basedow hat sie 1840 eingehend beschrieben. Sie ist gekennzeichnet durch einen beschleunigten Stoffwechsel, der verschiedene Folgen hat. In seiner klassischen Schilderung einer Frau, die unter Hyperthyreoidismus leidet, schrieb Dr. Graves:

Eine 20 Jahre alte Dame litt unter einigen Symptomen, von denen man glaubte, daß sie hysterisch seien, und nachdem sie ungefähr drei Monate lang in dieser nervösen Verfassung gewesen war... wurde ihr Puls einzigartig schnell... sie klagte über Schwäche... und sie begann, blaß und mager auszusehen... Die Augäpfel waren offensichtlich vergrößert, und in wenigen Monaten trat ein Tumor von ähnlicher Form wie ein Pferdehuf auf... und zwar genau dort, wo die Schilddrüse lag...

Die von Dr. Graves bei der jungen Frau aus Dublin festgestellten Symptome sind für den häufigsten Typ von Hyperthyreoidismus charakteristisch, für einen Zustand, der von Ärzten als Graves oder Basedow-Krankheit bezeichnet wird. Mehrere Merkmale unterscheiden die Graves-Krankheit von anderen Formen des Hyperthyroidismus (siehe Abbildung 17). Es scheint eine starke, erblich bedingte Neigung zu bestehen, die Graves-Krankheit zu bekommen. Die meisten Patienten können sich an andere Familienmitglieder erinnern, die an Erkrankungen der Schilddrüse litten. Patienten mit der Graves-Krankheit besitzen Antikörper, die anregend auf die Schilddrüse wirken. Im Lauf der Jahre scheint der Hyperthyreoidismus nachzulassen, und bei vielen Patienten, die von der Graves-Krankheit geplagt waren, konnte man in höherem Alter tatsächlich Hypothyroidismus, d. h. eine Unterfunktion der Schilddrüse feststellen.

Im typischen Fall klagt eine Person, die an der Graves-Krankheit leidet, daß sie sich zappelig oder nervös fühlt und reizbar ist. Häufig sind auch Gewichtsverlust, Muskelschwäche und Reizbarkeit damit verbunden. Hyperthyreoidismus ist ebenso die Ursache, daß Hitze nicht vertragen wird. Viele Frauen

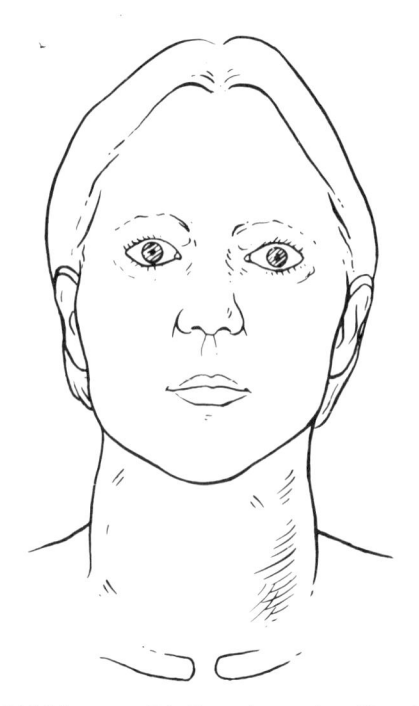

Abbildung 17: Die Entstehung eines Kropfs

Diese Skizze zeigt das charakteristische Anschwellen des Halses und die leicht vorquellenden Augen, beides Merkmale der Graves-Krankheit (Basedow).

erinnern sich, daß sie sich, noch ehe sie andere Symptome bemerkten, bei warmem Wetter unbehaglich fühlten und ständig die Heizung herunterstellten, selbst wenn andere behaupteten, ein Raum sei zu kühl. Hyperthyreoidismus ist auch die Ursache, daß der Patient übermäßig stark schwitzt.

Die Beschleunigung des Stoffwechsels und anderer Vorgänge im Körper spiegeln sich auch in der Verdauung wider. Der Stuhlgang wird weicher und erfolgt häufiger. Patienten beklagen sich darüber, daß sie hungriger als sonst sind, und obwohl sie ebensoviel oder mehr als je essen, verlieren sie üblicherweise an Gewicht. Ein hoher Schilddrüsenhormonspiegel läßt das Herz schneller schlagen. Viele Frauen konsultieren den

Arzt wegen ihres starken Herzklopfens. Ein Gefühl der Unsicherheit oder Zittern können ebenfalls vorkommen.

Der beschleunigte Stoffwechsel kann auch zu einem beschleunigten Haarwechsel führen – einschließlich der Phasen des Haarausfalls und des ruhenden Wachstums. Die Frauen werden feststellen, daß ihr Kopfhaar schütter wird, sie sogar Glatze bekommen. Die Haut wird sehr weich, dünner und durchsichtiger. Die Fingernägel wachsen schneller, ihr Rand wird rauher, und das macht eine Reinigung schwieriger. Die Haut an der Vorderseite der Schienbeine kann dicker werden und sich röten, ein Zustand, der prätibiales Myxödem genannt wird. (Als Myxödem bezeichnet man eine Wucherung schleimhaltigen Bindegewebes, »prätibial« bedeutet vorne am Schienbein.)

Die »vergrößerten Augäpfel«, die Dr. Graves erwähnt, sind in Wirklichkeit nicht entstanden, weil die Augen gewachsen sind, sondern weil das Gewebe hinter ihnen angeschwollen ist. Die oberen Augenlider werden hochgeschoben, und das trägt noch dazu bei, daß die Augen vorzuquellen scheinen. Das hat dem Hyperthyreoidismus auch den volkstümlichen Namen Glotzaugenkrankheit eingetragen. Manchmal entzünden sich die vortretenden Augen, sie können dann auch den Sehnerv schädigen und das Sehvermögen beeinträchtigen.

Bei Frauen verläuft häufig die Menstruation anomal. Die Intervalle zwischen den Blutungen können länger oder kürzer werden als normal üblich, und es können Probleme mit der Fruchtbarkeit auftreten. Manchmal hört die Ovulation auf, obwohl die menstruellen periodischen Blutungen noch weitergehen.

Ein einfacher Bluttest wird feststellen, ob ein hoher Spiegel von Schilddrüsenhormonen vorhanden ist, aber damit läßt sich noch nicht entscheiden, ob das Problem von der Schilddrüse selbst herrührt oder von übermäßigen Mengen TSH aus der Hypophyse. Daher ist auch ein Bluttest für den TSH nötig. Heute verfügen wir über einen Test mit monoklonalen Antikörpern, der den Gehalt an TSH bis zum Nullwert messen kann. Liegen die Ursachen von Hyperthyreoidismus in der Schilddrüse, ist der TSH-Wert gleich Null, sind sie jedoch in der Hypophyse zu suchen, steigt der TSH-Spiegel »himmelhoch«. Eine Untersuchung der Schilddrüse mit radioaktivem Jod kann aufklären, ob die ganze Schilddrüse überaktiv ist oder ob das Problem in den Knötchen steckt, die die Hormone produzieren. Das Jod konzentriert sich jeweils in den Bezirken der Hormonproduktion, die auf einem Bildschirm sichtbar werden.

Einem jungen Patienten, der nur leichte Symptome zeigt, kann man zusätzliche Schilddrüsenhormone geben, um zu bestimmen, ob dadurch weniger TSH erzeugt wird und sich daher auch die Hormonabsonderung der Schilddrüse verringert. Ein neuerer Test, der immer beliebter wird, macht sich die Tatsache zunutze, daß die Hypophyse und indirekt die Schilddrüse vom Hypothalamus gesteuert werden, der TRH (TSH releasing hormone), ein TSH freisetzendes Hormon, erzeugt. Verabreicht man synthetisch hergestelltes TRH und kontrolliert die Wirkung auf die Hypophyse und die Schilddrüse, kann ein Arzt erkennen, ob das Problem in der Hypophyse oder in der Schilddrüse liegt.

Andere Formen von Hyperthyreoidismus

Obwohl die Graves-Krankheit (Basedow) die am weitesten verbreitete Ursache für exzessive Hormonproduktion der Schilddrüse ist, existieren noch mehrere andere Formen von Hyperthyreoidismus. Manchmal entwickeln sich in der Schilddrüse einer oder mehrere »heiße Knoten«, in denen die Drüse überaktiv wird. Ungefähr 30 Prozent des Hyperthyreoidismus zählen zu dieser Kategorie. In etwa 5 Prozent der Fälle wird der Hyperthyreoidismus durch einen einzelnen Knoten verursacht, bei den restlichen 25 Prozent bilden sich viele Knoten. Sie erscheinen für gewöhnlich auf dem Bildschirm bei einer Schilddrüsenuntersuchung. Da sie zunehmende Mengen von Hormonen produzieren, hört die restliche Drüse allmählich auf zu funktionieren. Untersucht ein Arzt die Schilddrüse, wird ein Teil vergrößert erscheinen, der Rest kleiner als normal. Oder wenn mehrere Knoten vorhanden sind, ist sie spürbar vergrößert und von Klumpen durchsetzt.

Eine Entzündung der Schilddrüse kann ebenfalls Hyperthyreoidismus verursachen. Im typischen Fall zeigt der Patient Symptome wie die einer Influenza mit sehr starken Halsschmerzen. Die Schilddrüse wird druckempfindlich, und es kann ein Übermaß von Hormonen ins Blut abgegeben werden. Bluttests zeigen einen hohen Spiegel von Schilddrüsenhormonen an, und die Schilddrüse ist vergrößert, aber sie wird wenig Jod aufnehmen und scheint auf dem Bildschirm normal zu sein. Andere Tests, wie etwa die Senkung der roten Blutkörperchen, werden jedoch eine Entzündung anzeigen und zu einer richtigen Diagnose beitragen.

Dieser mit einer Entzündung verbundene Hyperthyreoidismus vergeht in wenigen Wochen von selbst, obwohl die Überfunktion eine Weile andauern kann, während sich die Drüse allmählich erholt und wieder normal arbeitet.

Tumoren sind eine weitere relativ seltene Ursache von Hyperthyreoidismus. Auch übermäßiges TSH kann die Schilddrüse zu übermäßig großer Aktivität stimulieren. Man kennt außerdem seltene, Hormone erzeugende Krebsformen der Fortpflanzungsorgane, die zu Hyperthyreoidismus führen können. Wird diese Form der Erkrankung behandelt, gilt es zuerst, die Quelle der abnormen Hormonproduktion zu entdecken und zu beseitigen.

Bei manchen dafür anfälligen Menschen, die Knoten in der Schilddrüse haben, kann der Verzehr von zuviel Jod mit der Nahrung zu Hyperthyreoidismus führen. Anfänglich meinten einige Forscher, dieses Phänomen beschränke sich auf die Menschen, deren Kost es zuvor an Jod mangelte und die dann plötzlich große Mengen davon zu konsumieren begannen. In neuerer Zeit hat man entdeckt, daß manche Menschen, die gewöhnlich normale Mengen Jod verzehren, Hyperthyreoidismus bekommen, wenn sie plötzlich große Mengen Kelp zu sich nehmen – eine Algenart, die in der Kost von Vegetariern beliebt ist – oder wenn sie sich einer Röntgenuntersuchung unterzogen haben, bei der ein jodhaltiges Kontrastmittel benutzt wurde. Oft verschwindet der Hyperthyreoidismus, wenn das allzu reichliche Jod aus der Kost entfernt wird.

Übermäßige Anwendung von Schilddrüsenpillen kann ebenfalls Hyperthyreoidismus verursachen. Das ist am häufigsten bei Menschen der Fall, die an einer Unterfunktion der Schilddrüse leiden und die Ersatzhormone falsch dosieren. Derlei kann auch bei Menschen mit Übergewicht vorkommen, die sich zu der Annahme verleiten lassen, daß »Schilddrüsentabletten« ihnen helfen werden, abzunehmen. Diese falsche Anwendung der Tabletten war früher häufiger als heute, aber es gibt immer noch Menschen – meist Frauen mit Übergewicht –, die Medikamente für die Schilddrüse schon einnahmen, als sie noch Teenager waren und die Schilddrüsenpillen mißbrauchten, um ihr Gewicht zu halten.

Die Behandlung von Hyperthyreoidismus

Nachdem festgestellt worden ist, daß die Quelle des Hyperthyreoidismus tatsächlich in der Schilddrüse zu finden ist, kann man dieses Leiden mit Medikamenten, mit radioaktivem Jod oder mit einer Operation bekämpfen. Welche Behandlung man wählt, hängt von der Natur und Schwere der Krankheit und vom Alter des Patienten ab.

Sogenannte antithyreoide Medikamente, die wirken, indem sie die Schilddrüse an der Hormonerzeugung hindern, wählt man gewöhnlich für die Behandlung von Kindern. Im typischen Fall werden die Medikamente – entweder Propylthiouracil (PTU) oder Methimazol – ein Jahr lang gegeben und dann abgesetzt, um zu sehen, ob die Schilddrüse des jungen Menschen fähig ist, normal zu funktionieren. Diese Taktik kann auch bei einem Erwachsenen mit nur leichter Graves-Krankheit versucht werden. Doch die Aussichten auf eine Besserung sind nicht so groß wie bei Kindern, und viele Ärzte haben das Gefühl, daß es Zeitverschwendung ist, einen Erwachsenen ein Jahr lang probeweise mit antithyreoiden Medikamenten zu plagen.

Beliebt ist in den letzten Jahren die Behandlung einer überaktiven Schilddrüse mit radioaktivem Jod geworden. Man beabsichtigt damit, die Schilddrüse durch Strahlenwirkung zu zerstören. Der Patient nimmt ein Getränk zu sich, das radioaktives Jod enthält. Das Jod gibt die Strahlen direkt an die Schilddrüse ab, und in wenigen Tagen verschwinden die radioaktiven Isotypen aus dem Körper. Sie werden entweder mit dem Harn ausgeschieden oder zerfallen auf natürliche Weise in Substanzen, die nicht radioaktiv sind. Obwohl man besorgt war, daß die Isotypen selbst Krebs verursachen könnten, hat sich bei anschließenden Untersuchungen herausgestellt, daß dies nicht der Fall ist. Bei einer angemessenen Dosierung wird die Schilddrüse durch die Strahlung zerstört, und es bleibt kein Gewebe zurück, in dem Krebs entstehen könnte. Jod ist so spezifisch für die Schilddrüse, daß die Strahlung andere Bezirke des Körpers nicht ernstlich bedroht. Man sollte jedoch dieses Jod schwangeren Frauen nicht geben, weil es möglicherweise dem Fetus schadet. Das gleiche Verbot gilt auch für stillende Mütter, da die radioaktiven Substanzen in die Muttermilch übergehen könnten. Sonst scheint das eine sichere und wirksame Behandlung ohne eine langfristige Gefährdung zu sein. Für gewöhnlich ist nur eine einmalige Behandlung nötig, aber wenn die anfängliche Dosierung zu niedrig war, um die Schilddrüse zu zerstören, kann eine zweite Behandlung erforderlich werden.

Natürlich wird der Patient, nachdem die Schilddrüse zerstört worden ist, deren Hormone als Ersatz einnehmen müssen, um einem Hypothyreoidismus vorzubeugen. Diese Therapie muß ein Leben lang fortgesetzt werden.

Bei einer chirurgischen Behandlung von Hyperthyreoidismus wird ein Teil der Schilddrüse entfernt. Man beabsichtigt damit, genügend Drüsengewebe zu entfernen, um den Hyperthyreoidismus zu heilen, aber soviel Gewebe übrigzulassen, daß es noch ausreichende Mengen Schilddrüsenhormone erzeugen kann. Sehr kranken Patienten ist eine Operation nicht zu empfehlen, da sie für einen Menschen mit unkontrolliertem Hyperthyreoidismus tödlich ausgehen kann. Im typischen Fall wird man einer Person, die operiert werden soll, mehrere Wochen lang antithyreoide Medikamente geben, um die Symptome zu bekämpfen. Der Chirurg sollte Erfahrung auf dem Gebiet der Schilddrüsenoperation haben, weil dabei die Nebenschilddrüsen verschont werden müssen. Denn deren Hormone werden für den Kalziumstoffwechsel gebraucht. Verschont werden müssen auch die naheliegenden Nerven, die für richtiges Sprechen wichtig sind. Werden die Nebenschilddrüsen beschädigt oder zerstört, müssen für den einwandfreien Kalziumstoffwechsel Hormone dieser Drüsen als Ersatz verabreicht werden.

Während der Behandlung von Hyperthyreoidismus sollte ein Beta-Blocker wie Propanolol gegeben werden, um einige der Symptome bekämpfen zu helfen, besonders Herzklopfen und Nervosität. Beta-Blocker verändern die Funktion der Schilddrüse selbst zwar nicht, aber sie blockieren zum Teil die Wirkung der vermehrten Hormone.

Die Probleme mit den Augen, die oft die Graves-Krankheit begleiten, lassen sich am besten mit Steroiden behandeln, mit Medikamenten, die eine Schwellung des Gewebes hinter den Augäpfeln mildern und sie weniger stark vorquellen lassen. Steroide bekämpfen auch eine Entzündung der Augen.

Jeder Patient, der wegen Hyperthyreoidismus behandelt wird, sollte alljährlich gründlich untersucht werden, um sich zu vergewissern, daß der Schilddrüsenhormonspiegel die richtige Höhe beibehält. Patienten, die eine Besserung der Graves-Krankheit mit Antithyreoid-Medikamenten erlebt haben, leiden später häufig an Hypothyreoidismus und brauchen dann entsprechende Ersatzhormone.

Unterfunktion der Schilddrüse

Hypothyreoidismus oder ein Mangel an Schilddrüsenhormonen kann eine tückische Krankheit sein, die vielleicht Jahre braucht, um sich zu entwickeln und dabei zunehmend beängstigendere Symptome mit sich bringt. Ist sie einmal diagnostiziert, läßt sie sich leicht mit Ersatzhormonen behandeln.

Sehr ernst zu nehmen ist Hypothyreoidismus bei Säuglingen und Kleinkindern. Wird er nicht früh im Leben entdeckt und behandelt, führt er bei Babys, die ohne genügend Schilddrüsengewebe geboren werden und nicht die angemessene Menge von Schilddrüsenhormonen erzeugen können, zu einer nicht mehr umkehrbaren geistigen Behinderung, zu Kretinismus.

Schilddrüsenhormon ist notwendig für ein normales Wachstum und eine normale Entwicklung. Kinder, bei denen Hypothyreoidismus auftritt, können nur kümmerlich wachsen und eine verspätete sexuelle Entwicklung durchmachen. Weil angeborener Hypothyreoidismus eine so tiefgreifende geistige Behinderung und anomale Entwicklung verursacht, sollte grundsätzlich bei der Geburt Blut aus der Nabelschnur entnommen und darauf untersucht werden, ob es Schilddrüsenhormone enthält.

Die Symptome des Hypothyreoidismus sind genau das Gegenteil von denen des Hyperthyreoidismus. Alle Vorgänge im Körper werden langsamer, das Resultat ist Müdigkeit und Teilnahmslosigkeit. Oft ist das erste Anzeichen die Entwicklung eines Kropfs, der entsteht, weil die Hypophyse in dem Bemühen, die Schilddrüse zur Tätigkeit anzuregen, große Mengen TSH erzeugt.

Zunehmende Schwäche, Lethargie und Schläfrigkeit sind fast allgemein vorhandene, frühe Anzeichen von Hypothyreoidismus. Die Patienten klagen auch darüber, daß sie sich erschöpft fühlen, wenn sie eine Treppe hochsteigen, oder daß sie zu schwach sind, eine Tasche mit Lebensmitteln zu tragen. Kälte wird ausgesprochen schlecht ertragen. Oft merkt eine Frau, daß sie in einem Raum die einzige Person ist, die einen Pullover trägt, und daß sie nachts noch eine Decke mehr braucht.

Erkrankte Personen stellen fest, daß ihre Haut derber, sehr trocken und schuppig wird. Berührt man die Haut, fühlt sie sich feuchtkalt an. Zum Schwitzen kommen die Patienten nur noch selten. Das Haar wird schütter und strohig. Die Haut am Ellbogen und auf den Beinen wird besonders dick und schuppig. Unter den Erkrankten ist frühzeitiges Ergrauen des Kopfhaars verbreitet (vor dem Alter von 30 Jahren), ebenso Vitiligo oder Scheckhaut mit weißen, farblosen Flecken auf der Haut. Ein weiteres Symptom ist Verstopfung.

Viele Patienten klagen über Appetitlosigkeit, nehmen aber häufig zu, obwohl sie wenig essen. Die Augenlider und das Gesicht werden oft aufgedunsen, ein frühes Anzeichen von Hypothyreoidismus oder Myxödem. Einer Frau fällt vielleicht auf, daß ihre Stimme tiefer und heiser wird, ein Symptom, das oft irrtümlich für Laryngitis, d. h. Kehlkopfentzündung, gehalten wird. Starke menstruelle Blutungen oder Unfruchtbarkeit, beides durch das Ausbleiben der Ovulation verursacht, kommen häufig vor. Frauen wie auch Männer können das Interesse an Sex, aber auch an anderen Aktivitäten verlieren.

Schwerhörigkeit oder Störung des Gleichgewichts können ebenfalls eintreten. Manche Patienten klagen über Herzklopfen, doch verbreiteter ist ein zu langsamer Herzschlag. Steife Gelenke, besonders am Morgen, sind auch üblich und können fälschlich für Symptome von Arthritis oder Rheumatismus gehalten werden. Schreitet der Hypothyreoidismus fort, können voll ausgeprägte Myxödeme entstehen. Kennzeichnend dafür sind plumper werdende Gesichtszüge, übertriebenes Wachstum der Zunge, allgemeine Schwellungen oder Ödeme sowie extreme Lethargie oder Verblödung. Verbreitet ist auch Vergeßlichkeit. Wird die Krankheit nicht behandelt, kann sie zu einem Koma infolge von Myxödemen und sogar zum Tode führen.

Einst war Jodmangel die häufigste Ursache von Hypothyreoidismus. Das trifft besonders für die USA und auch für die westlichen Industriestaaten nicht mehr zu. Denn dieser Mangel ist dort praktisch beseitigt, weil man Jod dem Kochsalz und bestimmten anderen Nahrungsmitteln zusetzt. Manchmal kann der Verzehr von zuviel Jod Probleme verursachen. Es kommen Fälle vor, in denen eine schwangere Frau, die zuviel Jod zu sich nimmt, ein Baby bekommt, das an einem Kropf und an Hypothyreoidismus leidet. Lithium, ein Medikament, das zur Behandlung manisch-depressiver Patienten verwendet wird, kann Hypothyreoidismus hervorrufen. Menschen, deren Schilddrüse besonders empfindlich auf Jod reagiert, können nach einer Untersuchung mit Röntgenstrahlen, bei der man jodhaltiges Färbemittel benützt, Hypothyreoidismus bekommen.

Heutzutage wird eine der häufigsten Ursachen von Hypothyreoidismus absichtlich herbeigeführt, indem man zur Behandlung von Hyperthyreoidismus die Schilddrüse entfernt oder zerstört. Das läßt sich leicht ausgleichen, wenn man Schilddrüsenhormone als Ersatz verabreicht, aber manchmal kann die Dosierung nicht angemessen sein oder der Zustand bleibt vielleicht unbemerkt, bis Symptome auftreten.

Eine der häufigsten Ursachen von Hypothyreoidismus bei älteren Kindern und Erwachsenen ist die Hashimoto-Krankheit, so benannt nach dem japanischen Arzt, der sie zuerst beschrieben hat. Sie wird charakterisiert durch eine chronische Entzündung der Schilddrüse, ohne daß sich eine Infektion als Grund dafür nachweisen läßt. Die Schilddrüse vergrößert sich, und bei vielen Patienten ist dies das einzige Anzeichen der Krankheit. Viele Frauen bemerken zuerst, daß sie einen Kropf bekommen, wenn eine Lieblingshalskette plötzlich zu eng wird. Die Krankheit scheint erblich zu sein und ist unter Frauen weiter verbreitet als unter Männern. Die Hashimoto-Krankheit ist eine Autoimmunerkrankung. Dabei erzeugt der Körper Antikörper, die das Gewebe der Schilddrüse angreifen. Von anderen Formen des Hypothyreoidismus unterscheidet sich die Hashimoto-Krankheit durch diese Antikörper.

Die Behandlung des Hypothyreoidismus

Die bevorzugte Behandlung von Hypothyreoidismus besteht darin, daß man Schilddrüsenmedikamente gibt, die T4, d. h. Thyroxin enthalten. Es stehen Tabletten zur Verfügung, die aus getrocknetem Schilddrüsengewebe von Tieren hergestellt werden. Diese Medikamente enthalten T3 und T4 und verursachen eine Welle von T3. Dies kann für Menschen, die auch an einer Herzkrankheit leiden, gefährlich sein. Das T3 wirkt viel schneller als T4 (das der Körper je nach Bedarf in T3 umwandelt), und T3-Wellen können Herzklopfen und andere Herzbeschwerden verursachen. Eine individuelle Dosierung ist bei Schilddrüsenmedikamenten äußerst wichtig. Patienten sollten sich darum sehr genau an die Anweisungen des Arztes halten.

Schilddrüsenkrebs

Schilddrüsenkrebs ist relativ selten, aber er hat in den letzten Jahren zugenommen. Er ist auf die große Anzahl von Kindern und Jugendlichen zurückzuführen, die zwischen den zwanziger und Anfang der sechziger Jahre wegen der verschiedensten Krankheiten mit Röntgenstrahlen behandelt wurden, darunter auch wegen Mandelentzündung, Akne, Scherpilzflechte und wegen anderer Hals- und Hauterkrankungen. Auch bei Menschen, die dem Fallout von Atombomben, Atomtests oder anderen nuklearen Gefahren ausgesetzt werden, ist die Krebsrate für die Schilddrüse höher.

Man bemüht sich nun, Menschen ausfindig zu machen, die früher mit Röntgenstrahlen behandelt worden sind und für die deshalb ein größeres Risiko besteht, Schilddrüsenkrebs zu bekommen.

Viele Krankenhäuser haben frühere Krankengeschichten durchforscht und Kontakt zu ehemaligen Patienten aufgenommen, um ihnen mitzuteilen, daß sie regelmäßig die Schilddrüse von Zeit zu Zeit untersuchen lassen sollten. Wenn jemand sich erinnert, daß er oder sie solche Röntgenbehandlungen mitgemacht hat, ist es ein guter Gedanke, entweder mit dem Krankenhaus oder mit dem Arzt Verbindung aufzunehmen, um sich das Datum und die Art der Röntgenbehandlung bestätigen zu lassen. Manche Ärzte empfehlen, daß jeder, in dessen Krankengeschichte eine Röntgenbehandlung von Kopf und Kehle verzeichnet ist, die Schilddrüse periodisch untersuchen und an verdächtigen Knoten eine Biopsie vornehmen lassen sollte, um einen Schilddrüsenkrebs auszuschließen.

Zusammenfassung

Krankheiten der Schilddrüse, die entweder die Folge von zuviel oder zuwenig Schilddrüsenhormonen sind, beeinflussen faktisch jedes Organsystem und jeden Vorgang im Körper. Oft bleibt das Problem lange Zeit unerkannt, weil die Symptome undeutlich sind oder fälschlich für Anzeichen anderer Krankheiten gehalten werden. Da viele dieser Schilddrüsenerkrankungen erblich sind, sollte jeder, in dessen Familiengeschichte Schilddrüsenkrankheiten vorkommen, besonders aufmerksam und frühzeitig auf Warnsignale achten.

12. Kapitel
Erkrankungen der Nebennieren

Die paarigen Nebennieren sind dreieckige Drüsen, die auf dem oberen Pol der Nieren liegen. Der äußere gelbliche Abschnitt, die Nebennierenrinde (Kortex), stellt Cortison und andere Steroid-Hormone her. Der innere, rötlich-braune Teil wird Nebennierenmark (Medulla) genannt. Er produziert Katecholamine, Andrenalin und Noradrenalin, die sogenannten Streßhormone. Die Funktionen beider, der Rinde und des Marks, werden von komplizierten Rückkopplungssystemen reguliert, die zahlreiche Körperfunktionen steuern.

Die Steroid-Hormone

Drei verschiedene Gruppen von Steroid-Hormonen werden von der Nebennierenrinde abgegeben: die Kortikosteroide, zu denen Hydrocortison zählt, die Mineralkortikoide, vor allem Aldosteron, und die Sexualsteroide, nämlich Androgen, Östrogen und Progesteron. (Diese letztgenannten Sexualhormone werden in größeren Mengen von den männlichen Hoden und den weiblichen Ovarien erzeugt.)

Alle Steroid-Hormone werden aus Cholesterin gebildet. In den letzten Jahren sind die Menschen allgemein zu der Überzeugung gelangt, daß Cholesterin eine schädliche Substanz sei, die man um jeden Preis meiden sollte. Die Wahrheit ist, daß Cholesterin unentbehrlich für das Leben von Säugetieren ist – in der Tat so sehr, daß deren Leber und daher auch die des Menschen imstande ist, alles, was der Körper braucht, aus den essentiellen Fettsäuren herzustellen. Cholesterin wird nur zu einem Problem, wenn der Körper zuviel davon produziert oder wenn eine übermäßig große Menge in der Kost konsumiert wird. In beiden Fällen kann der Körper unfähig werden, das überflüssige Cholesterin zu verwerten. Es häuft sich dann im Blut an und bildet die fetten Ablagerungen, die zu einer Verhärtung der Arterien führen und die Herzkranzgefäße verstopfen.

Das richtige Funktionieren der Nebennierenrinde hängt von äußerst fein abgestimmten Wechselwirkungen mit anderen Drüsen in einem Rückkopplungssystem ab. So wird etwa die Sekretion der Glukokortikoide und Sexualhormone aus den Nebennieren von ACTH gesteuert, das die Hypophyse erzeugt. Die Produktion der Nebennierenrinde von Aldosteron, das mithilft, das Gleichgewicht von Salz und Wasser im Körper zu kontrollieren, wird dagegen vom Renin-Angiotensin-System reguliert.

Die Sekretion von Kortikosteroid hängt eng zusammen mit unseren persönlichen Biorhythmen, mit den »inneren Uhren«. Diese Steroide werden den ganzen Tag über in Schüben, sozusagen pulsierend, abgegeben. Die Sekretion ist am geringsten in den vier Stunden vor dem Schlafengehen und in den ersten zwei Stunden des Schlafs. Während der restlichen Stunden Schlaf mehren sich die Schübe der Hormonabsonderung und erreichen ihren Höhepunkt ungefähr zur Zeit des Erwachens. Der Blutspiegel der Kortikosteroide ist am höchsten früh morgens. Im Lauf des Tages sinkt er in periodischen Schüben, die zeitlich mit unseren Gefühlen von neuer Energie zusammenfallen. Diese »innere Uhr« ist eng verbunden mit Zyklen von Helligkeit und Dunkelheit, von Schlafen und Wachsein sowie von gewohnten Mahlzeiten. Unsere biologischen Uhren, unserer Tagesrhythmen, werden wir uns vielleicht am schärfsten bewußt, wenn wir von einem Kontinent zum anderen oder durch mehrere Zeitzonen fliegen. Der »Jet lag« nach einem längeren Flug hängt mit unserem Tagesrhythmus zusammen, und es dauert gewöhnlich mehrere Tage, unsere innere biologische Uhr nun so einzustellen, daß sie mit der neuen Zeitzone übereinstimmt.

Viele Faktoren können die Sekretion von Steroiden der Nebennieren verändern. Dazu gehören Krankheit, Infektionen, Fieber, Einfluß von Kälte oder Hitze, erhöhte körperliche Tätigkeit, gewisse Medikamente und jede Art Trauma, um nur ein paar der Faktoren zu nennen, die auf die Nebennieren und ihre

Steuerung durch die Hypophyse einwirken. Wann immer der Körper irgendeiner Form von Streß ausgesetzt ist, reagieren die Nebennieren mit einer vermehrten Abgabe von Kortikosteroiden wie auch von Streßhormonen. Sind die Nebennieren außerstande, die benötigten Hormone zu erzeugen, um den Streß zu bekämpfen, wird der Blutdruck gefährlich sinken, es kommt zu einem Kollaps des Herzens und dessen Gefäße, d. h. zu einem Schwächeanfall und zum Versagen des Kreislaufs oder zu einem Schock.

Das ist eine Situation, die schnell zum Tode führen kann. Deshalb darf jemand, der eine langfristige Steroid-Therapie mitgemacht hat, wie etwa eine dauernde Behandlung mit Prednison bei Asthma, nicht abrupt aufhören, diese Medikamente einzunehmen.

Steroide, die örtlich auf die Haut gebracht werden, können in genügenden Mengen absorbiert werden, um die normale Funktion der Nebennieren zu beeinträchtigen. Wann immer steroide Medikamente eine Zeitlang verabreicht werden, gewöhnt sich die Hypophyse an den hohen Steroidspiegel und hört auf, ACTH zu produzieren, das den Nebennieren signalisiert, Kortikosteroide zu erzeugen. Angenommen, das Medikament wird abgesetzt und der betreffende Mensch erfährt einen Streß, den er für gewöhnlich ganz gut meistert, wie etwa eine Infektion, Verbrennung oder Operation. Aber nun reagieren die träge gewordenen Nebennieren nicht mehr, die aus Mangel an Stimulierung durch ACTH »eingeschlafen« sind. Sie produzieren die benötigten Hormone nicht mehr, und der Patient erleidet einen Schock. Forschungsarbeiten haben ergeben, daß diese Komplikationen der Steroid-Therapie vermieden werden können, wenn man ein kurz wirkendes Medikament anwendet, wie etwa Prednison, und es statt täglich nur jeden zweiten Tag um acht Uhr morgens verabreicht. Diese Methode richtet sich nach dem normalen Höhepunkt der pulsierenden Sekretion von Hydrocortison am frühen Morgen, und die Verabreichung an jedem zweiten Tag wird wahrscheinlich das normale Rückkopplungssystem nicht ausschalten.

Die normalen hormonalen Schwankungen, die bei einer Frau den menstruellen Zyklus begleiten, spiegeln sich in der Tätigkeit der Nebennieren. In der prämenstruellen Phase ist der hohe Progesteronspiegel verbunden mit vermehrter Sekretion von Aldosteron, die ihrerseits für die Retention (die Verhaltung) von Natrium und Körperflüssigkeit sorgt. Das führt zu der Aufgedunsenheit, die viele Frauen vor ihrer Periode erleben.

Anti-Baby-Pillen, die einen hohen Östrogengehalt haben, lassen den Steroidspiegel ansteigen. Auch dies kann, durch das Übermaß an Natrium und Flüssigkeit, zu Aufgedunsenheit und zu erhöhtem Blutdruck führen. Diese Nebenwirkungen traten häufiger bei den früheren Pillen auf, die mehr Östrogen als die heutigen enthielten. Die hormonalen Veränderungen in der Schwangerschaft ähneln jenen, die die Pille mit sich bringt. Sie sind nur wegen der höheren Hormonspiegel stärker ausgeprägt.

Bei manchen Frauen produzieren die Nebennieren einen sehr hohen Kortikosteroidspiegel. Dieser kann zu ähnlichen Symptomen führen, die auch beim Cushing-Syndrom auftreten: zu rötlichen Dehnungsstreifen, zu einem runden Gesicht, zu Verhaltung von Flüssigkeit und leichter Unverträglichkeit von Glukose. (Siehe den folgenden Abschnitt über das Cushing-Syndrom.) Eine Überproduktion von Nebennierenhormonen ist vielleicht auch der Toxhämie in der Schwangerschaft verwandt, doch das ist nicht bewiesen.

Ein gestörtes Gleichgewicht von jedem der Steroide der Nebennieren kann auch tiefgreifende Wirkungen auf viele andere Körperfunktionen ausüben. So kennt man etwa mehrere angeborene Fehler, die eine zu reichliche oder zu geringe Produktion von Nebennierenhormonen zur Folge haben. Einer der häufigsten Fehler ist ein Mangel an Enzymen, der ein übermäßiges Wachstum der Nebennierenrinde verursacht sowie eine exzessive Erzeugung von Androgen. Sie bedingt eine Vermännlichung bei weiblichen Betroffenen, und bei männlichen eine verfrühte Pubertät. Ein anderer angeborener Fehler im Stoffwechsel hat zur Folge, daß ungenügend Aldosteron vorhanden ist. Menschen mit diesem Defekt können übermäßig viel Salz und Wasser verlieren und einen niedrigen Blutdruck haben. Fehlerhafte Produktion von Glukokortikoid, besonders von Hydrocortison, stört den Stoffwechsel der Verdauung und zahlreiche andere Körperfunktionen.

Die Sekretion von Kortikosteroiden steht in enger Beziehung zur Produktion von Wachstumshormonen. Bei Menschen mit chronisch hohem Steroidspiegel wird das Wachstumshormon unterdrückt. Man glaubt, dies erkläre das verkümmerte Wachstum von Kindern, die wegen Asthma, jugendlicher Arthritis oder wegen anderer chronischer Erkrankungen langfristig mit Steroiden behandelt worden sind. Es gibt noch eine andere Erklärung für verkümmertes Wachstum von Kindern, die Steroide einnehmen: Der Körper betrachtet das Cortison als ein steroides Sexualhormon und wird dadurch zu der Annahme verleitet, das Kind sei ein Erwachsener und solle daher zu wachsen aufhören. Das Steroid bewirkt, daß sich die Wachstumszonen der langen Knochen schließen.

Das Cushing-Syndrom

Das Cushing-Syndrom ist 1932 nach Dr. Harvey Cushing benannt worden, einem berühmten Neurochirurgen, der eine Gruppe von Patienten mit dieser Krankheit beschrieben hat. Sie wird verursacht von exzessivem Hydrocortison, das entweder aus Medikamenten stammt oder durch eine Erkrankung der Nebennieren bedingt ist. Es handelt sich um eine der häufigsten Erkrankungen der Nebennierenrinde, die öfter bei Frauen als bei Männern vorkommt. Die Krankheit kann in jedem Alter auftreten, aber am häufigsten im Alter von 20 bis 40 Jahren und sehr oft während oder umittelbar nach einer Schwangerschaft.

Übermäßig starke Behaarung, unerklärliche Gewichtszunahme und Veränderungen in der Verteilung von Körperfett sind die Symptome, die gewöhnlich eine Frau, die an der Cushing-Krankheit leidet, veranlassen, ihren Arzt aufzusuchen. Im typischen Fall bekommt sie ein »Mondgesicht«, das Körperfett häuft sich am Rumpf an, besonders auf dem Unterleib und auf dem oberen Rückenabschnitt in Form des charakteristischen »Büffelbuckels« der Cushing-Krankheit. Die Haut wird sehr dünn, bekommt bei Prellungen leicht blaue Flecke und wird entstellt durch purpurrote Dehnungsstreifen. Muskelschwäche, unregelmäßige Menstruation und Unfruchtbarkeit sind ebenfalls allgemeine Symptome dieser Krankheit.

Labortests weisen meist einen anomalen Glukose-Stoffwechsel nach, und viele Menschen, die unter dem Cushing-Syndrom leiden, bekommen Diabetes. Das chemische Gleichgewicht im Körper ist gestört: Zuviel Natrium wird zurückgehalten und verursacht Aufgedunsenheit sowie Bluthochdruck, während ein Verlust von Kalium die Muskelschwäche erklärt. Patienten, die an dieser Krankheit leiden, bemerken auch, daß Schnitte und andere Wunden sehr langsam heilen. Abnormer Kalziumstoffwechsel führt dazu, daß Knochen dünner und schwächer werden, und das erklärt, warum bei Cushing-Patienten Knochenbrüche infolge von Streß üblich sind.

Für diese Krankheit gibt es zahlreiche Ursachen, und eine erfolgreiche Behandlung erfordert, daß man die Quelle für das exzessiv vorhandene Hydrocortison aufspürt. Zu einer verbreiteten Ursache zählt übermäßige Anwendung von Steroiden als Medikament, um Asthma, Arthritis (Gelenkentzündung) oder andere chronische Krankheiten zu behandeln. In solchen Fällen gehört zur Behandlung, daß man die Patienten allmählich von den Steroiden »entwöhnt«.

Ein Tumor, der Hormone produziert, oder ein übermäßig starkes Wachstum der Nebennieren können ebenfalls zur Überproduktion von Hydrocortison führen. Die Behandlung bringt oft auch eine operative Entfernung der Quelle der abnormen Hormonproduktion mit sich. Das kann bedeuten, daß man eine erkrankte Nebenniere entfernt und darauf eine Hormonbehandlung folgen läßt, um wieder eine normale ACTH-Produktion der Hypophyse zu erreichen. Das wird schließlich die übriggebliebene Nebenniere »aufwecken« und sie anregen, Hydrocortison zu erzeugen. Manchmal steckt das Problem in der Hypophyse und im Hypothalamus. Es kommt zu einer Überproduktion von ACTH, das seinerseits die Nebennieren anregt, zuviel Hydrocortison abzugeben. Man behandelt das, indem man die Art der Erkrankung von Hypophyse und Hypothalamus feststellt und korrigiert. Nachdem der Hormonspiegel wieder normal ist, verschwinden bei Patienten, die unter dem Cushing-Syndrom gelitten haben, viele Folgen der

Symptome, doch manche der Veränderungen, die durch langdauernde Krankheit verursacht worden sind, bleiben vielleicht für immer bestehen. Mit der Zeit werden etwa das Mondgesicht, der durch Fett entstellte Rumpf, Akne, die Neigung, blaue Flecken zu bekommen und menstruelle Unregelmäßigkeiten, geringer werden oder verschwinden. Der Hirsutismus – die Behaarung – wird sich auch bessern, aber die Haare, die bereits vorhanden sind, müssen elektrolytisch entfernt werden. Ein weiteres Dünnerwerden der Knochen kann vielleicht verhindert werden, aber eine bereits entstandene Osteoporose wieder gutzumachen, ist schwierig oder unmöglich.

Die Addison-Krankheit

Die Addison-Krankheit ist das Gegenstück des Cushing-Syndroms, da sie durch einen chronischen Mangel an Nebennierenhormonen verursacht wird. Bei über der Hälfte der Addison-Patienten ist die Nebennierenrinde verkümmert und hat aufgehört, ihre Hormone zu erzeugen. Am häufigsten wird das durch eine autoimmune Erkrankung verursacht, bei der aus unbekannten Gründen der Körper Antikörper erzeugt, die eines oder mehrere Organe angreifen und am Ende zerstören. Die zweithäufigste Ursache ist eine Infektion, gewöhnlich Tuberkulose, die das Absterben und die Verkalkung des Nebennierengewebes verursacht. Bei den meisten dieser Patienten hat man nie Tuberkulose diagnostiziert, aber eine sorgfältige medizinische Untersuchung wird oft Anzeichen einer nicht mehr akuten Infektion, meist in der Lunge, entdecken. Zu anderen möglichen Ursachen für ein Versagen der Nebennieren gehören Pilzinfektionen wie etwa Histoplasmose, Coccidioidomycose, Blastomycose oder Krebs. Manchmal kann Meningitis (Hirnhautentzündung, durch Meningokokken hervorgerufen) zu einem Versagen der Nebennieren führen. Anlaß dafür ist Erschöpfung als Folge des Stresses, den eine überwältigend schlimme Infektion mit sich bringt. Ist die Hypophyse unfähig, ACTH zu erzeugen, kann das ebenfalls die Nebennieren lahmlegen. Ungefähr 95 Prozent der Drüse müssen zerstört sein, ehe Symptome auftreten. Zu diesen zählen zunehmende Schwäche, Müdigkeit, schwere Muskelkrämpfe, Gewichtsverlust, dunkle Verfärbung der Haut, niedriger Blutdruck, Appetitlosigkeit, geringer Blutzucker, Schmerzen im Unterleib, Übelkeit und Erbrechen. Die Symptome, die eine Person meist veranlassen, einen Arzt aufzusuchen, sind extreme Müdigkeit, Schwindelgefühl im Stehen und unerklärlicher Gewichtsverlust. Zu weiteren frühen Anzeichen gehört eine dunkler werdende Hautfarbe. (Eine im Sommer erworbene Bräune verblaßt vielleicht nicht mehr, sondern bleibt bis in den Winter hinein bestehen.) Frauen bemerken oft, daß die pigmentierte Schleimhaut im Genitalbereich eine dunkle blaugraue Farbe annimmt. Diese Frauen können auch dunkle Falten auf den Handflächen bekommen und auf dem Oberkörper eine zunehmende Anzahl von Flecken, die Sommersprossen ähneln. Manchmal wird die dunkle Verfärbung der Haut noch auffallender durch Flecken weißer, unpigmentierter Haut. Diese Bezirke einer Vitiligo – wie der medizinische Fachausdruck einen Mangel an Pigmenten, d.h. färbenden Substanzen nennt – entstehen gewöhnlich an Stellen, die der Sonne ausgesetzt worden sind.

Die Addison-Krankheit beeinträchtigt auch das sexuelle Verlangen, und manche Männer werden impotent. Frauen stellen oft fest, daß Achsel- und Schamhaare schütter werden, weil sich die Produktion der Androgene verringert. Verbreitet kommt es auch zu Unregelmäßigkeiten in der Menstruation und zu Unfruchtbarkeit.

Nachdem die Addison-Krankheit richtig diagnostiziert worden ist, dürfen die Patienten erwarten, ein normales Leben zu führen, wenn sie täglich Ersatzhormone erhalten. Das am öftesten angewandte Medikament ist Prednison. Wird es verabreicht, um die fehlenden Nebennierenhormone zu ersetzen, sind mit diesem Medikament wenig Nebenwirkungen verbunden. Die häufigsten sind Gewichtszunahme, Aufgedunsenheit, weil Körperflüssigkeit zurückgehalten wird, und Sodbrennen. Vielleicht muß auch Aldosteron ersetzt werden, um einen normalen Blutdruck und ein normales Gleichgewicht der Körperflüssigkeit aufrechtzuerhalten.

Das Conn-Syndrom

Das Conn-Syndrom wird auch primärer Aldosteronismus genannt, weil das Kennzeichen dafür eine zu hohe Produktion von Aldosteron ist. Schuld daran ist ein gutartiger Tumor der Nebennieren. Charakteristische Symptome sind ein hoher Blutdruck, übermäßige Harnausscheidung und ein Mangel an Kalium. Der Blutdruck ist meist nur geringfügig erhöht und verursacht keine Herzerweiterung und andere mit dem Herzen und den Gefäßen verbundene Probleme, die ein hoher Blutdruck mit sich bringt. Die meisten Schwierigkeiten hängen mit dem Verlust von Kalium zusammen, der Empfindungslosigkeit, Muskelschwäche und manchmal Lähmungen oder schlimme Muskelkrämpfe (Tetanie) verursacht.

Obwohl nur wenige Menschen unter dem Conn-Syndrom leiden, sollte es in Fällen von hohem Blutdruck und niedrigen Kaliumwerten in Betracht gezogen werden, wenn diese Symptome nicht auf Thiazide, auf die Anti-Baby-Pille oder andere Medikamente zurückzuführen sind. Um eine richtige Diagnose zu stellen, muß ein Arzt ergründen, ob das Problem auf einen Nebennierentumor oder auf eine Nierenerkrankung zurückzuführen ist. Verengt sich zum Beispiel die Nierenarterie, verringert sich der Blutzufluß zur Niere. Das aktiviert das fein abgestimmte Renin-Angiotensin-System der Nebenarterie, mehr Aldosteron zu erzeugen, das den Blutdruck erhöhen wird. Daher gehören zur Diagnose der Conn-Krankheit auch Untersuchungen der Nierenfunktion. Sind die Nieren und deren Arterien im normalen Zustand, werden sich weitere Untersuchungen darauf konzentrieren, einen Nebennierentumor zu entdecken, der das Aldosteron produziert. Die Behandlung erfordert dann eine Operation, um den Tumor zu entfernen, der oft sehr klein ist und den nur ein sehr geschickter Chirurg finden und beseitigen kann.

Maskulinisierungssyndrome

Normalerweise erzeugen die Nebennieren bei beiden Geschlechtern kleine Mengen Androgen, das der Körper in Testosteron umwandelt. Selbst eine geringe Überproduktion von Testosteron kann eine Vermännlichung zur Folge haben. Mädchen entwickeln dann männliche Merkmale, und Knaben erleben eine verfrühte sexuelle Entwicklung und andere Anomalien.

Die meisten dieser Maskulinisierungssyndrome werden durch angeborene Defekte verursacht, sie verhindern eine normale Erzeugung der Enzyme, die für den Aufbau bestimmter Hormone unerläßlich sind. Der häufigste dieser Geburtsfehler stört die Bildung von Hydrocortison. Die Hypophyse reagiert darauf, indem sie in einem Versuch, die Nebennieren zu erhöhter Produktion von Hydrocortison zu veranlassen, mehr ACTH abgibt. Trotz des hohen ACTH-Spiegels, mit dem versucht wird, mehr Cortison herzustellen, gelingt es nur, die Vorstufe des Hormons aufzubauen, weil dem Patienten das Enzym fehlt, das die Vorstufe in Cortison verwandeln kann. Diese »Vorläufer« haben ähnliche Eigenschaften wie die Androgene. Der hohe ACTH-Spiegel fördert ebenfalls eine übermäßige Produktion von Androgenen, die dann in Testosteron umgewandelt werden. Jungen, die mit diesem angeborenen Enzymmangel zur Welt gekommen sind, werden Anzeichen einer falschen verfrühten Pubertät erkennen lassen, in der sich der Penis vergrößert, sich das Schamhaar entwickelt und andere derartige Merkmale einer frühen sexuellen Entwicklung auftreten. Da das Testosteron aus den Nebennieren stammt, aber nicht aus den Hoden, kommt es nicht zu einer echten Pubertät, in der die Hoden wachsen und Hormone zu erzeugen beginnen. Mädchen, die mit diesem Syndrom geboren werden, haben vermännlichte Genitalien. Ungefähr ein Drittel dieser jungen Menschen wird auch nicht über genügend Mineralkortikoide verfügen, sie werden unter zu niedrigem Blutdruck und unter Entwässerung des Gewebes leiden. Der Grund dafür ist die exzessive Ausscheidung von Salz und Wasser.

Manchmal zeigt sich die Überproduktion von Androgenen

erst bei Jugendlichen oder Erwachsenen. Eine Periode von Streß kann Symptome bei einer Person hervorrufen, bei der nur ein teilweiser Enzymmangel besteht. Auch Hormone erzeugende Tumoren können für das mangelhafte Gleichgewicht verantwortlich sein, das wegen der abnormen Maskulinisierung – auch Virilisierung genannt – mehr bei Frauen als bei Männern auffällt. In anderen Fällen ist keine Ursache zu entdecken, und man nimmt an, daß die exzessive Androgenproduktion auf einen leichten Enzymmangel zurückzuführen ist, der nicht so total gewesen ist, daß er im Säuglingsalter oder in der frühen Kindheit bereits eine Maskulinisierung verursachen kann. Ein mangelndes Gleichgewicht dieser Art läßt sich regeln, wenn Prednison eingenommen wird, um die übermäßige Aktivität der Nebennieren zu unterdrücken.

Erkrankungen des Nebennierenmarks

Die wichtigsten Hormone, die vom Mark – der Medulla – der Nebennieren produziert werden, sind Adrenalin und Noradrenalin. Sie sind verantwortlich für unsere »Kampf- und Fluchtreaktionen«. Jedesmal, wenn der Körper wahrnimmt, daß er sich in Gefahr befindet, sei es, daß er von außen bedroht wird oder von einem unerträglichen inneren Streß, reagiert das Mark der Nebennieren darauf, indem es Katecholamine ausschüttet. Diese Hormone liefern die zusätzliche Energiewelle, die benötigt wird, um entweder der Gefahr zu entrinnen oder sie abzuwehren. Sie lassen das Herz kräftiger und schneller schlagen, sie sorgen dafür, daß die kleinsten Arterien sich zusammenziehen und damit den Blutdruck erhöhen. Ein Teil des Blutzuflusses wird vom Magen- und Darmtrakt und von anderen Organen zu den Muskeln umgelenkt. Mehr Sauerstoff wird aufgenommen, und die Leber sowie die Muskeln wandeln gespeichertes Glykogen in Glukose um, und gewinnen dadurch sofort verfügbare Energie. Gleichzeitig wird die Erzeugung von Insulin gebremst, und das hilft mit, einen hohen Glukosespiegel im Blut zu gewährleisten.

Forschungsarbeiten haben ergeben, daß Menschen, die übertrieben reagieren – z.B. Persönlichkeiten vom sogenannten Typ A, die stets »gehetzt« und zu ehrgeizigem Wettstreit bereit sind –, als Reaktion auf sehr geringen Streß große Mengen Katecholamine bilden. Einige Wissenschaftler haben die Theorie aufgestellt, daß diese chronische Überreaktion und die darauf folgende Welle von Streßhormonen vielleicht schuld am vermehrten Auftreten von Herzanfällen unter Persönlichkeiten dieses Typs sein könnten. Das kardiovaskuläre System, das heißt die das Herz und dessen Gefäße betreffenden Organe dieser Menschen, ist häufig einem jäh ansteigenden Blutdruck und anderen Veränderungen unterworfen, die auf irgendeine Weise die Blutgefäße schädigen und eine Ansammlung von fetthaltigen Ablagerungen an den Wänden der Arterien entstehen lassen können. Obwohl man, wenn man von Katecholaminen redet, meist an sie als Streßhormone denkt, haben sie zahlreiche andere Funktionen, die fast alle übrigen Gewebe des Körpers beeinflussen. Diese Hormone spielen eine Rolle bei der Regulierung des Gleichgewichts der Körperflüssigkeiten und der Elektrolyte, d.h. der Substanzen, die in wäßriger Lösung in Ionen zerfallen, ferner bei Teilung und Wachstum von Zellen, bei der geregelten Arbeit des Nervensystems und der Muskeln, auch bei Abgabe verschiedener Proteine und beim Fettstoffwechsel. Katecholamine wirken auch bei der Erzeugung von Körperwärme mit. Wenn wir zum Beispiel frieren, lassen Katecholamine uns vor Kälte zittern. Diese unwillkürliche Aktivität der Muskeln erzeugt Wärme und hilft dem Körper, seine normale Temperatur aufrechtzuerhalten. Bei sportlicher Betätigung tragen Katecholamine dazu bei, gespeicherten »Treibstoff« für die Arbeit der Muskeln zu mobilisieren.

Orthostatische Hypotonie

Stehen wir nach dem Sitzen oder Liegen auf, paßt sich der Körper normalerweise sofort an, indem er den Blutdruck ausreichend erhöht, um eine stetige Sauerstoffzufuhr zum Gehirn zu sichern. Diese automatische Reaktion wird von Katecholaminen reguliert, die auf das Nervensystem einwirken. Geht etwas schief und wird dieses Rückkopplungssystem gestört, können wir, wenn wir eine aufrechte Stellung einnehmen, ein Absinken des Blutdrucks erleben. Diesen Zustand nennt man orthostatische Hypotonie – oder Blutunterdruck bei aufrechter Körperstellung. Sie kann bei einer Anzahl von Erkrankungen der Nerven vorkommen, unter anderem bei einer Degeneration der Nerven, die manchmal Diabetes begleitet. Auch Medikamente, die man anwendet, um hohen Blutdruck zu behandeln, verursachen in manchen Fällen eine orthostatische Hypotonie.

Gewöhnlich kann man die dafür charakteristischen Schwindel- und Ohnmachtgefühle unterdrücken, wenn man es vermeidet, abrupt die Stellung zu ändern. Die gelegentlichen Schwindelanfälle, die viele Menschen beim Aufstehen am Morgen erleben, lassen sich vermeiden, wenn man nach und nach aus dem Bett steigt, sich zuvor aufsetzt und dann eine Minute wartet, ehe man sich langsam erhebt. Mit hochgelagertem Kopf, ja sogar halb sitzend zu schlafen, ist eine weitere Möglichkeit, Schwindelanfälle zu vermeiden. Langsam aufstehen, nachdem man eine gute Weile gesessen hat, kann ebenfalls helfen. Hängt das Problem mit der Einnahme von Medikamenten zusammen, ist es vielleicht nötig, sich auf eine andere Arznei umzustellen oder die Dosierung zu verringern.

Wenn in sehr ernsten Fällen das Absinken des Blutdrucks nicht kontrolliert werden kann oder lähmend wirkt, kann man andere Behandlungsstrategien versuchen. In leichten Fällen hilft es vielleicht schon, Stützstrümpfe zu tragen, um der Ansammlung von Blut in den Beinen vorzubeugen und es mit der Zirkulation wieder in den Oberkörper zurückzuführen. Zu empfehlen ist auch, ein Mineralkortikoid (Fludrocortison) zugleich mit viel Salz einzunehmen, um das Blutvolumen zu vergrößern. Um übermäßig hohen Blutdruck zu vermeiden, während man liegt, kann man Patienten, die ihre Hypotonie behandeln, raten, in einer halb sitzenden Stellung zu schlafen.

Das Phaeochromozytom

Ein Phaeochromozytom ist ein meist gutartiger Tumor, der Katecholamine erzeugt und hohen Blutdruck zur Folge hat. Diese Tumoren sind ganz selten, sie sind nur für ein Prozent aller Fälle von Hypertonie – zu hohem Blutdruck – verantwortlich. Dennoch ist es wichtig, sie zu entdecken, weil dies eine Form von Hypertonie ist, die ohne weiteres durch die Entfernung des Tumors geheilt werden kann. Manchmal ist die Hypertonie, die durch diese Geschwülste verursacht wird, sehr schlimm und schreitet rapid fort (man spricht dann von bösartiger Hypertonie). Sie führt zu ernster Schädigung der Augen und Nieren, häufig läßt sich der hohe Blutdruck mit den konventionellen Medikamenten nicht senken. Das sollte ein Signal für den Arzt sein, als mögliche Ursache ein Phaeochromozytom in Betracht zu ziehen. Unregelmäßig hoher Blutdruck, oft begleitet von orthostatischem Blutunterdruck, ist ebenfalls charakteristisch für ein Phaeochromotozytom. In manchen Fällen machen die Katecholamine einen Menschen anfälliger für einen Schock, etwa während einer Operation oder als Reaktion auf ernste Verletzung.

Das Übermaß an Katecholaminen, die von einem Phaeochromozytom produziert werden, kann auch zu einer Anzahl anderer Symptome führen, zu Angina pectoris oder sogar zu einem Herzanfall, ohne daß andere Beweise für eine Erkrankung der Herzkranzgefäße zu finden sind. Zu anderen beunruhigenden Symptomen, die mit einem Phaeochromozytom zusammenhängen, gehören: starke Kopfschmerzen, übermäßiges Schwitzen, Herzklopfen, Übelkeit und Erbrechen, Zittern, Schwäche, Müdigkeit, Nervosität oder Angstgefühle, schlechte Verdauung, Hitzewallungen, Unempfindlichkeit für Reize oder ein prickelndes Gefühl, verschwommenes Sehen, Schwindligkeit oder Ohnmacht und vielerlei Schmerzen. Manchmal ist diese Qual mit leichtem Diabetes verbunden, weil Katecholamine die Wirkung von Insulin hemmen.

Das Übermaß von Katecholaminen kann auch üble, sogar tödliche Reaktionen auf Medikamente hervorrufen, besonders auf Opiate wie Kodein und andere Schmerz- oder Narkosemittel. Zu weiteren Medikamenten, die schlimme Reaktionen heraufbeschwören, gehören auch Histamine, ACTH, Saralasin und Glukagon. Die als Kontrastmittel bei manchen Röntgenuntersuchungen verwendeten Substanzen können ebenfalls eine durch Katecholamine bedingte Krise herbeiführen. Über den Ladentisch verkaufte Medikamente gegen Erkältungskrankheiten sowie Beruhigungsmittel und bestimmte verschreibungspflichtige Arzneien wie etwa Guanethidin und trizyklische Antidepressiva (gegen Depressionen wirkende Stoffe) können den Blutdruck stark ansteigen lassen und sollten von jedem gemieden werden, bei dem man ein Phaeochromozytom vermutet. Manchmal treten diese Geschwülste zusammen mit anderen Erkrankungen auf, besonders mit einer seltenen erblichen Form eines Tumors, der die Schilddrüse und andere endokrine Drüsen befällt, wie auch mit Neurofibromen, d. h. mit knotenförmigen Geschwülsten aus Bindegewebe auf den Nervenscheiden. Häufiger entsteht der Tumor jedoch im Nebennierenmark selbst und unabhängig von anderen Tumoren. Die große Mehrzahl, nämlich 95 Prozent, sind gutartig, doch die restlichen 5 Prozent sind häufig mit Metastasen in den Knochen und in der Leber verbunden.

Gelegentlich ist der Tumor bereits zu fühlen oder kann mit einer Röntgenaufnahme entdeckt werden. Häufiger stellt man die Diagnose, indem man den Tumor mit Glukagon oder anderen Substanzen, die eine Absonderung von Katecholaminen anregen, zur Reaktion »herausfordert« und dann beobachtet, ob dadurch der Blutdruck beeinflußt wird. Nachdem ein Phaeochromozytom diagnostiziert worden ist, besteht die bevorzugte Behandlung in einer Operation, die es entfernt. Diese ist gelegentlich mit Schwierigkeiten verbunden, weil übermäßige Mengen von Katecholaminen den Patienten anfälliger für einen Schock oder andere Komplikationen machen. Während und nach einer Operation muß der Blutdruck sehr sorgfältig überwacht werden. Ist der Tumor einmal entfernt, erholen sich die meisten Patienten wieder vollkommen und haben dann einen normalen Blutdruck.

Zusammenfassung

Die Nebennieren erzeugen eine Anzahl von Hormonen, die faktisch jede Körperfunktion, jedes Organsystem beeinflussen. Die Absonderung dieser Hormone wird von komplizierten Rückkopplungssystemen gesteuert, doch sie kann auch durch von außen oder von innen kommenden Streß und von vielen anderen Umständen beeinflußt werden.

Die Diagnose einer Erkrankung der Nebennieren zu stellen, verlangt oft beträchtliche medizinische Detektivarbeit. Doch ist die Diagnose einmal gesichert, können die meisten Krankheiten erfolgreich behandelt werden.

13. Kapitel
Ernährungsprobleme

Zuviel oder zuwenig Gewicht ist eines unserer häufigsten Gesundheitsprobleme. Über 30 Millionen Amerikaner sind zu dick, und das bedeutet im allgemeinen, daß sie ihr Idealgewicht um mehr als 20 Prozent überschreiten. Extreme Magerkeit ist weit weniger verbreitet, aber man schätzt, daß bis zu 5 Prozent der jungen Mädchen und Frauen an Anorexia und Bulimia leiden. Anorexia ist eine ernste Erkrankung, bei der die Verweigerung der Nahrungsaufnahme so weit gehen kann, daß sie lebensbedrohend wird. Bulimia ist verbunden mit ungezügeltem, gierigen Verschlingen von Essen, auf das die Entleerung folgt – entweder durch Erbrechen oder mit Abführmitteln –, um eine Gewichtszunahme zu vermeiden. Von Anorexia nervosa, die eine der schwersten Erkrankungen ist, nimmt man an, daß sie psychosomatisch, d.h. seelisch bedingt ist, aber die wahre Ursache hat man noch nicht eindeutig ergründen können.

Die meisten Fälle von Fettleibigkeit und Anorexia oder Bulimia werden nicht direkt durch mangelndes hormonales Gleichgewicht verursacht, doch wenn andere offenkundige Ursachen nicht vorhanden sind, darf man berechtigterweise eine endokrine Erkrankung vermuten. Außerdem kann beides – exzessives Über- oder Untergewicht – tiefgreifende Wirkungen auf das endokrine System einer Frau haben und zu menstruellen Unregelmäßigkeiten, Unfruchtbarkeit und zu anderen hormonalen Problemen führen.

Fettleibigkeit

Medizinische Lehrbücher beschreiben vielerlei Methoden, mit denen sich bestimmen läßt, ob eine Person zu dick ist. Dazu gehören Tests, die Hautfalten feststellen, oder man wiegt jemanden unter Wasser, um den Prozentsatz von Körperfett zu bestimmen, oder man berechnet mit komplizierten Formeln den Massen-Index, unter anderem auch die Aufnahme von inaktiven Gasen, und den gesamten Natrium- und Wassergehalt des Körpers. Diese Tests mögen bei Forschungsarbeiten oder unter anderen ungewöhnlichen Umständen wichtig sein, aber für die überwiegende Mehrzahl der Menschen sind sie überflüssig. Die meisten von uns können sagen, ob wir Übergewicht haben, wenn wir uns einfach im Spiegel betrachten oder uns auf die Waage im Badezimmer stellen und unser Gewicht mit dem einer Körpergröße/Normalgewicht-Tabelle vergleichen.

Obwohl es eine einfache Rechenaufgabe ist, die Gewichtszunahme an sich zu definieren – nämlich daß man mehr verzehrt, als man für Leistungen verbraucht –, hat die Fettleibigkeit viele rätselhafte Aspekte. Unter Ernährungsfachleuten wird ein beträchtlicher Streit darüber ausgetragen, ob Fettleibigkeit genetisch bedingt oder das Ergebnis von Umwelteinflüssen ist. Zweifellos ist beides daran beteiligt, aber neue Untersuchungen von eineiigen wie zweieiigen Zwillingen scheinen darauf hinzudeuten, daß manche Menschen tatsächlich eine ererbte Neigung haben, dick zu werden. Wissenschaftler an der Universität von Pennsylvania studierten die beim Militär angelegten Berichte über 2000 Zwillingspaare und sandten ihnen dann Fragebogen, um etwa 20 Jahre später ihr Gewicht zu erfahren. Sie fanden, daß das Gewicht von den eineiigen, genetisch identischen Zwillingen meist ziemlich übereinstimmte, und das sogar bis ins mittlere Alter, in dem die Umwelt der beiden wahrscheinlich verschiedenartig war. Das Gewicht der zweieiigen Zwillinge, die vermutlich als Kinder die gleiche Umwelt hatten, aber genetisch verschieden waren, variierte häufig.

Natürlich haben Millionen »schwergewichtiger« Menschen lange behauptet, daß ihre Gewichtsprobleme durch »fettmachende« Gene verursacht werden. Dies beruht auf Beobachtungen, daß Menschen faktisch genau die gleichen Mengen essen können, aber manche nehmen dabei zu, andere bleiben schlank. Untersuchungen haben belegt, daß viele Menschen mit Übergewicht einen hochwirksamen Stoffwechsel haben, der sehr gut ererbt sein kann. Doch wenn jemand eine Neigung zu Übergewicht geerbt hat, kommt das übermäßig große Gewicht dennoch davon, daß er mehr Kalorien zu sich nimmt, als er verbraucht. Menschen mit einer ererbten Tendenz zu Übergewicht brauchen vielleicht nicht so viele Kalorien wie diejenigen mit »Schlankheitsgenen«, aber das bedeutet nicht, daß sie unbedingt dazu verurteilt sind, dick zu sein. Hat jemand ein ernstes endokrines oder anderes medizinisches Problem, kann er oder sie das ideale Körpergewicht mit Kalorienzählen und körperlicher Aktivität bzw. einem ausgewogenen Verhältnis zwischen diesen beiden Faktoren bewahren.

Im Idealfall wird dieses Gleichgewicht früh im Leben erreicht. Man hat seit langem beobachtet, daß Kinder mit Übergewicht wahrscheinlich zu dicken Erwachsenen werden und ihr Leben lang Gewichtsprobleme haben. Sportliche Betätigung ist eine wichtige Komponente der erfolgreichen Gewichtskontrolle. Zahlreiche Forschungsarbeiten haben entdeckt, daß übergewichtige Menschen ein mehr vom Sitzen bestimmtes Leben führen als ihre normalgewichtigen Altersgenossen. In der Tat konsumieren viele Dicke weniger Kalorien als ihre schlanken Mitmenschen, aber sie sind körperlich nicht so aktiv.

Psychologische Faktoren können ebenfalls mitwirken. Übergewichtige Menschen neigen dazu, positiv auf verlockendes Essen zu reagieren, und ihre Eßgewohnheiten tragen oft zur Fettleibigkeit bei. So essen etwa zu schwere Menschen gern schnell und kauen die Nahrung kaum. Im Gegensatz dazu essen schlanke Menschen eher langsam und geben so dem Sättigungszentrum im Gehirn Zeit, auf die Nahrungsaufnahme zu reagieren und dem Körper zu signalisierern, daß der Hunger gestillt ist.

Psychologische Kurzbiographien von sehr dicken Menschen haben gezeigt, daß manche von ihnen ein verzerrtes Bild von sich haben. Sie glauben, sie müßten dick sein. Diese Menschen hätten wahrscheinlich Schwierigkeiten, sich an einen schlankeren Körper zu gewöhnen. Das ist ein Problem, das sich durch Beratung oder mit »Tricks« überwinden läßt, die eine Person darauf vorbereiten, ein neues Bild ihres Körpers zu akzeptieren. Dr. Herbert Spiegel, ein New Yorker Psychiater, der viele Patienten mit Übergewicht berät, bedient sich einer besonders genialen Methode. Er verwendet einen Spiegel, der sich so einstellen läßt, daß ein Patient erfährt, wie er mit verändertem Gewicht aussehen wird.

Wie viele Kalorien benötigen Sie?

Ernährungswissenschaftler haben seit langem erkannt, daß eine erfolgreiche Gewichtskontrolle sich darauf gründen muß, Kalorien zu zählen. Und jede Diät, die verspricht, man könne Kalorien »vergessen«, ist automatisch verdächtig. Eine Kalorie ist einfach eine Energieeinheit, genau gesagt die Menge, die nötig ist, die Temperatur von 1 Gramm Wasser um ein Grad Celsius zu erhöhen.

Jeder braucht am Tag eine gewisse Anzahl von Kalorien, die ihm die Energie liefert, die für die grundlegenden Körperfunktionen benötigt wird – für Atmung, Kreislauf, Erhaltung der Körpertemperatur, Verdauung, Stoffwechsel und so weiter. Um annähernd die Kalorienzahl für den eigenen Grundbedarf des Stoffwechsels zu errechnen, kann man folgende Formel verwenden: Man multipliziere sein Gewicht in kg mit 24. Für jedes Jahrzehnt über dreißig verringere man die Gesamtsumme um 2 Prozent. Für eine 40 Jahre alte Frau, die 60 Kilo wiegt, könnte man folgende Berechnung aufstellen:

$$60 \times 24 = 1440 - 4\%$$
$$1440 \times 0{,}04 = 58$$
$$1440 - 58 = 1382$$

Natürlich »verbrennt« jeder Mensch mehr Kalorien als die für seinen Grundbedarf erforderliche Menge, wenn er nicht ans Bett gefesselt ist und die meiste Zeit schläft. Wie viele Kalorien das sind, hängt vom Grad körperlicher Betätigung ab. (Siehe Tabelle 8 für die annähernd verbrauchten Energiemengen bei verschiedener körperlicher Betätigung.) Um ungefähr zu berechnen, wie viele Kalorien eine Person braucht, um sowohl den Grundbedarf des Stoffwechsels als auch den Bedarf für körperliche Tätigkeiten zu decken, kann man von folgenden Zahlen ausgehen.

Aktivitätsgrad	Kalorien, die man pro kg Körpergewicht benötigt
sehr ruhig	26
mäßig aktiv	33
sehr aktiv	44

Ist die oben geschilderte 40 Jahre alte Frau mäßig aktiv, wird sich daher ihr täglicher Kalorienbedarf erhöhen. Aber jeder Mensch reagiert anders. Manche Frauen, die ihrem Kalorienverbrauch entsprechend essen, werden geringfügig Gewicht verlieren, während andere allmählich zunehmen. Man darf auch nicht vergessen, daß mit zunehmendem Alter sich der Stoffwechsel nach und nach verlangsamt und sich daher, wenn wir älter werden, die Menge der täglich benötigten Kalorien verringert. (Tabelle 9 zeigt den durchschnittlichen Kalorienbedarf in Relation zu Alter und Geschlecht.)

Im allgemeinen ist das Gewicht nicht das einzige Kriterium dafür, ob eine Person zu dick ist. Auch die Menge des Körperfetts muß berücksichtigt werden. Essen wir mehr, als wir an Kalorien verbrauchen, wird der Überschuß als Fett gespeichert. Es gibt zwei Typen von Fettleibigkeit. Bei dem einen nimmt die Anzahl der Fettzellen zu, beim anderen vergrößern sich die Fettzellen selbst. Untersuchungen bei Tieren haben ergeben, daß bei manchen Arten das Verhaltensmuster für die Fütterung der Jungen die Zahl der Fettzellen bestimmt und vermutlich zu Fettleibigkeit durch Zellenvermehrung führt. So entwickeln etwa überfütterte Rattenbabys eine größere Zahl von Fettzellen als die normal ernährten Tiere. Manche Forscher haben nun angenommen, daß dies auch für die Menschen gilt, aber das ist nicht bewiesen worden.

Bei Untersuchungen hat sich herausgestellt, daß Babys mit Übergewicht Zellen haben, die größer als normale sind, und daß sehr dicke Erwachsene eine vermehrte Anzahl von Fettzel-

Tabelle 8: Der Aufwand an Kalorien bei körperlicher Betätigung

Tätigkeit	aufgewandte Kalorien pro Stunde
Schlendern bei 2 km/h	200
Gehen bei 3 km/h	270
Gehen bei 6 km/h	350
Wettgehen	500
Jogging	600
Laufen	800–1000
Ballettübungen, Gymnastik	300
Radfahren mit 8 km/h	250
Radfahren mit 16 km/h	450
Tennis (Doppel)	350–450
Tennis (Einzel)	400–500
Schwimmen (Brust und Rücken)	300–600
Aerobic-Tanzen	600–800
Schwimmen (Kraulstil)	700–900
Handball	650–800
Skitouren	700–1000

len haben, doch man weiß nicht, wann diese Vermehrung stattfindet. Hat sich einmal eine Fettzelle gebildet, bleibt sie ein Leben lang bestehen, wird aber bei einem Gewichtsverlust schrumpfen. Die »darbende« Fettzelle kann jedoch Hungersignale aussenden, und das würde erklären, warum die meisten Menschen nach einem Gewichtsverlust wiederum zuviel essen. Ihre geschrumpften Fettzellen regen auf irgendeine Weise den Appetit an, so daß sie erneut wachsen und so groß werden wie zuvor.

Das gesamte Körpergewicht läßt nicht unbedingt auf den Prozentsatz des Körperfetts schließen, weil Knochen und Muskeln mehr wiegen als Fett. Eine Person, die sehr muskulös und grobknochig ist, kann viel mehr wiegen, als auf einer Standardtabelle empfohlen wird, und dennoch nicht zu dick sein. Profi-Sportler, besonders Fußballspieler, sind das klassische Beispiel dafür. Das Gewicht eines Fußballspielers kann über 20 Prozent mehr betragen als das auf einer Tabelle für seine Größe angegebene, aber trotzdem kann die Gesamtmenge des Körperfetts unter dem Durchschnitt liegen.

Tabelle 9: Täglicher Kalorienbedarf

Alter	Kalorien pro Tag	Spielraum
Kinder (beiderlei Geschlechts)		
1–3 Jahre	1300	900–1800
4–6	1700	1300–2300
7–10	2400	1650–3300
Männer		
11–14	2700	2000–3700
15–18	2800	2100–3900
19–22	2900	2500–3300
23–50	2700	2300–3100
51–75	2400	2000–2800
über 75	2050	1650–2450
Frauen		
11–14	2200	1500–3000
15–18	2100	1200–3000
19–22	2100	1700–2500
23–50	2000	1600–2400
51–75	1800	1400–2200
über 75	1600	1200–2000
Schwangere	normal + 300	
Stillende	normal + 500	

Die Tabelle stützt sich auf die Empfehlungen der Abteilung für Lebensmittel und Ernährung der amerikanischen National Academy of Sciences und des National Research Council. Die Werte gelten für gesunde »Durchschnittsmenschen«. Individuelle Erfordernisse variieren je nach Gewicht, Größe und Aktivitätsgrad einer Person.

Durchschnittlich wird das Fett 5 bis 10 Prozent des Gewichts eines schlanken Mannes und 10 bis 20 Prozent des Gewichts einer schlanken Frau ausmachen. Ein Mann, der über 20 Prozent seines Gewichts an Fett mit sich schleppt, wird im allgemeinen als dick angesehen, während bei einer Frau diese Zahl auf 30 Prozent steigt.

Risiken der Fettleibigkeit für die Gesundheit

Statistiken der Versicherungsgesellschaften und langfristige Forschungsarbeiten wie etwa die Framingham Heart Study zeigen wiederholt, daß Menschen mit Übergewicht früher sterben als ihre Altersgenossen mit Idealgewicht. Korpulenz erhöht das Risiko von Herzinfarkten, Schlaganfällen, hohem Blutdruck, Diabetes, Erkrankungen der Atemwege, Gallensteinen und von bestimmten Krebsformen, vor allem von Brust- und Uteruskrebs. Forschungsarbeiten haben ergeben, daß Menschen mit Übergewicht mehr zu Unfällen neigen, vielleicht, weil sie meist unbeholfener sind und langsamer reagieren als andere mit normalem Gewicht.

Ein Übergewicht zu haben, bringt auch eine psychologische Belastung mit sich. Sie führt zu geringer Selbstachtung und nicht selten zu emotionalen Problemen. Die Meinung, daß dicke Menschen lustig und glücklich sind, ist falsch. Psychologische Tests haben gezeigt, daß beleibte Menschen eher unglücklich sind, sich willensschwach und unattraktiv finden. Diese Gefühle werden wahrscheinlich noch dadurch verstärkt, daß in unserer Gesellschaft schlank zu sein hoch im Kurs steht. Die Mode wird für grazile Figuren entworfen. Eine schlanke Person wird eher angestellt und befördert als eine ebenso qualifizierte, die dick ist. Statistiken haben auch ergeben, daß schlanke Menschen meist mehr bezahlt bekommen als diejenigen, die zuviel wiegen.

Besonders Frauen fühlen sich häufig miserabel, weil sie Übergewicht haben, und allzuoft verlegen sie sich auf eine radikale oder törichte Modediät, um unerwünschte Pfunde loszuwerden. Schätzungsweise unterziehen sich heute zu jedem beliebigen Zeitpunkt ca. 80 Millionen Amerikaner einer Schlankheitsdiät. In der Bundesrepublik sind es etwa 3 Millionen. Viele von ihnen haben damit kurzfristig Erfolg, aber Studien haben gezeigt, daß 95 Prozent oder mehr bald wieder soviel zunehmen, wie sie bei einer Diät verloren haben. Außerdem führt diese Gewichtszunahme nicht nur dazu, daß die Fettzellen wieder größer werden, sondern tatsächlich zu deren Vermehrung. Der Hauptgrund für eine mißlungene Diät ist wohlbekannt. Die meisten Vorhaben, einen Gewichtsverlust zu erzielen, beruhen auf einem an Kalorien armen Ernährungsplan, der nur schwer über längere Zeit einzuhalten ist. Er läßt zudem das Grundproblem – nämlich falsche Eßgewohnheiten – außer acht, die sich ein Leben lang herausgebildet haben. Überdies reagieren die Schutzeinrichtungen des Körpers auf eine Diät, die eine scharfe Reduzierung der Kalorien verlangt, sehr schnell mit verstärkten Hungersignalen sowie mit einer Anpassung des Grundbedarfs und der Geschwindigkeit des Stoffwechsels. Hunger ist ein mächtiger Instinkt, dazu bestimmt, den Nachschub an Energie für den Körper zu sichern, damit dieser seine lebenserhaltenden Funktionen übernehmen kann. Spürt das im Gehirn befindliche Zentrum, das Appetit und Hunger regelt, daß der Körper zuwenig »Treibstoff« erhält, wird es kraftvolle Hungersignale aussenden, die sich fast unmöglich ignorieren lassen, wenn Nahrung zur Verfügung steht. Im typischen Fall wird ein Mensch, der Diät hält, ein paar Tage mit sehr wenig Nahrung auskommen und mit ungeheuer starker Motivation und Willenskraft eine Diät durchhalten, bis er den gewünschten Gewichtsverlust erreicht hat. Aber die meisten Menschen werden schließlich dem Hungertrieb erliegen und wieder zu ihren früheren Eßgewohnheiten zurückkehren.

Während jedoch der Körper gezwungen wird, mit einer geringeren Menge Kalorien auszukommen, versucht er ebenso, sich vor dem Verhungern zu schützen, indem er seinen Energiebedarf drosselt. Für den Körper besteht kein Unterschied zwischen gewollter Verringerung der Kalorien und unfreiwilligem Verhungern, wie es bei einer Hungersnot vorkommen kann. In beiden Fällen wird der Körper seinen Stoffwechsel verlangsamen, um möglichst viel Energie zu bewahren. Er wird auch beginnen, mageres Körpergewebe abzubauen – meist Muskeln – und sie in Blutzucker umwandeln. Das ist ein weiterer Grund, aus dem man Fasten und extrem kalorienarme Diät vermeiden soll, wenn sie nicht unter sehr strenger ärztlicher Überwachung durchgeführt wird.

So wenig aufmunternd es klingen mag, ist eine maßvolle Reduktion von Kalorien, verbunden mit mehr körperlicher Betätigung, die sicherste und wirksamste Methode, exzessives Übergewicht loszuwerden. Das mag schwieriger sein als eine »knallharte« Diät, bei der man eine festgesetzte Zeit lang sich an festgesetzte Vorschriften halten muß. Beendet man die Diät, bedeutet das allzuoft, daß man zu den Eßgewohnheiten zurückkehrt, denen man die ursprüngliche Beleibtheit verdankt.

Die Experten sind sich darüber einig, daß jemand, der Diät hält, in einer Woche nicht mehr als etwa ein Kilogramm zu verlieren versuchen sollte. Um ein Kilo zu verlieren, muß der Mensch bis zu 3500 Kalorien mehr »verbrennen«, als er verzehrt. Ißt er also am Tag 700 Kalorien weniger und verbraucht er täglich weitere 300 Kalorien mit zusätzlicher körperlicher Bewegung, kann er ein Kilo abnehmen. Wer Diät hält, sollte aber planen, mindestens 1000 Kalorien am Tag mit der Nahrung aufzunehmen, die ausreichend Vitamine, Eiweiß, Mineral- und Ballaststoffe enthalten sollte, um eine ausgewogene Ernährung zu gewährleisten. Für gewöhnlich genügt es den meisten Menschen, die in bescheidenem Maße an Gewicht verlieren möchten, wenn sie die Portionen der Mahlzeiten verkleinern und die Fettmenge in der Kost reduzieren. (Ein Gramm Fett hat neun Kalorien, verglichen mit vier Kalorien pro Gramm bei Kohlenhydraten und Eiweiß Protein.) Erhöht man die Menge komplexer Kohlenhydrate und Faserstoffe als Ballast, ist es gleichzeitig möglich, das Hungerfühl besser in den Griff zu bekommen. Kalorientabellen, nach denen eine Frau sich selbst ihren täglichen Ernährungsplan zusammenstellen kann, sind im Buchhandel erhältlich.

Hormonbedingte Fettleibigkeit

Mehrere Hormone greifen in den Stoffwechsel ein und können zu einer Erhöhung des Gewichs führen. So fördern etwa Steroid-Hormone eine Gewichtszunahme und eine Neuverteilung von Fettablagerungen. Menschen, die unter dem Cushing-Syndrom leiden, und diejenigen, die langfristig Steroide als Medikamente anwenden, bekommen ein sogenanntes Mondgesicht, ferner eine Fettschicht auf dem oberen Rückenabschnitt, die oft als »Büffelhöcker« bezeichnet wird. Der Rumpf und der übrige Oberleib nehmen an Gewicht zu und bilden damit einen Kontrast zu den dünner werdenden Armen und Beinen. Menschen, die mit Steroiden behandelt werden, klagen über Heißhunger. Die Hormone fördern auch die Retention (Verhaltung) von Flüssigkeit, die noch zur Aufgedunsenheit und Gewichtszunahme beiträgt.

Erkrankungen der Schilddrüse beeinflussen häufig das Gewicht. Ein Mangel an Schilddrüsenhormonen kann eine geringe Gewichtszunahme verursachen, weil Flüssigkeit zurückgehalten wird. Der verlangsamte Stoffwechsel kann ebenfalls zu einer Gewichtszunahme führen, weil viele Kalorien nicht verbraucht, sondern als Fett gespeichert werden. Im Gegensatz dazu kann eine überaktive Schilddrüse einen Gewichtsverlust verursachen, selbst wenn relativ viel Nahrung verzehrt worden ist. (Manche Frauen nehmen dagegen tatsächlich zu, weil sie die ganze Zeit über hungrig sind und schließlich mehr Kalorien konsumieren, als ihr Körper verbrennen kann.)

Ausgeprägte Fettleibigkeit bei Kindern kann durch verschiedene Erbkrankheiten verursacht werden, die das endokrine System betreffen. Geistige Behinderung und andere Defekte begleiten oft viele dieser Syndrome, die sehr selten sind. Gehirntumore oder Infektionen, die den Hypothalamus und die Hypophyse befallen, können ebenfalls zu Fettleibigkeit bei Kindern führen, aber das ist dann meist mit anderen verräterischen Symptomen verbunden.

Wirkung von Fettleibigkeit auf das endokrine System

Fettleibigkeit kann eine deutliche Wirkung auf das hormonale Gleichgewicht ausüben und ernste endokrine Krankheiten zur Folge haben. Typ-2-Diabetes, der nicht auf Insulin anspricht, ist eine der am weitesten verbreiteten Krankheiten dieser Art. Man versteht noch nicht ganz, wie Fettleibigkeit Diabetes begünstigt, aber die meisten Experten meinen, daß das überreichliche Fettgewebe irgendwie eine erhöhte Insulin-Resistenz verursacht. Viele Menschen mit Typ-2-Diabetes erzeugen tatsächlich eine übermäßig große Menge Insulin, doch das Hormon wird nicht genutzt.

Frauen, die Übergewicht haben, leiden häufig an Unregelmäßigkeiten der Menstruation und werden unfruchtbar, weil im Fettgewebe zunehmend mehr Androgen in Östrogen umgewandelt wird. Diese Umwandlung führt auch zu der stärkeren Behaarung, die bei vielen Frauen mit Übergewicht zu beobachten ist. Nach der Menopause sind vermutlich das Übermaß an Androgenen und deren Umwandlung in Östrogen der Grund für eine erhöhte Gefahr, Uteruskrebs zu bekommen, der bei zu korpulenten Frauen auftritt.

Fettleibigkeit verringert auch die Erzeugung von Wachstumshormonen, aber sie scheint nicht die Produktion anderer Hormone der Hypophyse zu verändern. Bei Männern senkt Fettleibigkeit den Testosteronspiegel und vermehrt die Östrogene. Diese Veränderungen fallen für gewöhnlich nicht auf, aber man kennt Fälle, in denen sie zu einem Wachstum von Brüsten, zu Impotenz und zu Feminisierung führen.

Strategien gegen das Übergewicht

Relativ leicht ist Übergewicht zu behandeln, das die Folge eines gestörten Hormongleichgewichts ist. Bekämpft man die zugrundeliegende endokrine Krankheit, läßt sich gewöhnlich das Gewichtsproblem leicht lösen. Doch kann es notwendig sein, auch Diät zu halten, um das angesammelte Fett loszuwerden. Eine solche sekundäre Fettleibigkeit ist jedoch wenig verbreitet. Das meiste Übergewicht entsteht, weil man zuviel ißt und zuwenig Bewegung hat.

Es kann gar nicht genug betont werden, daß die bevorzugte Behandlung von Fettleibigkeit in einem Programm von verminderten Kalorien und vermehrter Bewegung besteht. Das ist oft lästig und geht langsam vor sich, und Menschen, die nach einer schnellen, bequemen Methode Ausschau halten, um Pfunde loszuwerden, fallen besonders leicht herein auf Modediäten, auf Mißbrauch von Diuretika, Appetitzüglern oder Abführmitteln. Nachweislich verringert gerade der Mißbrauch der sogenannten Laxative die Verwertung der Kalorien nicht. Daher hält ein Abführmittel, das man nach einem »Freßgelage« einnimmt, die Kalorien nicht davon ab, in den Körper aufgenommen zu werden und eine Gewichtszunahme zu verursachen.

Gelegentlich kommen neue Behandlungen in Mode und

scheinen vielversprechend zu sein, aber später erweist sich, daß sie ernste Komplikationen mit sich bringen. Vor wenigen Jahren war ein chirurgischer Eingriff populär, bei dem wechselnde Teile des Magens oder des Darms entfernt wurden. Doch dann stellte sich heraus, daß Patienten, die sich dieser Operation unterzogen, an ernstem Durchfall litten, an mangelhafter Ernährung und anderen Problemen. Erst vor kurzer Zeit hat man weniger drastische Operationen erarbeitet, die einen Abschnitt des Verdauungstraktes lahmlegen. Doch diese Eingriffe sind nicht für einen zu dicken Durchschnittsmenschen anzuraten. Sie sind vielmehr für Menschen bestimmt, deren massives Übergewicht wirklich lebensbedrohend ist und die zuvor nicht imstande waren, mit weniger drastischen Methoden abzunehmen.

Ein neues Verfahren besteht darin, einen Ballon in den Magen zu bringen. Wird er teilweise aufgeblasen, vermittelt er das Gefühl, voll gesättigt zu sein. Anfängliche Erfolge haben Menschen geholfen, Gewicht zu verlieren, aber der »Magenballon« kann ernste Probleme verursachen, wenn er plötzlich zusammensackt. Außerdem warnt der Hersteller davor, den Ballon mehr als drei Monate an seinem Platz zu lassen. Auch diese Strategie soll von einem Programm begleitet werden, das das Eßverhalten verändert, damit eine neuerliche Gewichtszunahme vermieden wird, wenn der Ballon zusammenfällt und entfernt wird.

Manchmal werden auch Fettschichten chirurgisch entfernt. Aber das sind komplizierte Operationen, die Nerven und Blutgefäße dauernd schädigen können. Eine zunehmend beliebtere Operation ist der sogenannte »tummy tuck«, bei dem Schönheitschirurgen eine gewisse Menge Fett aus dem Unterleib entfernen und schlaffe Muskeln straffen. Doch einen solchen Eingriff sollte man nicht als eine wirksame Behandlung von Fettleibigkeit betrachten. Gleiches gilt für Operationen, bei denen Fett abgesaugt wird. Dabei injiziert man eine Salzlösung in eine Fettschicht, die dann herausgesaugt wird. Diese Technik der plastischen Chirurgie ist in den USA und in Frankreich, wo man sie entwickelt hat, sehr verbreitet. Das Verfahren scheint nicht so viele möglicherweise ernste Komplikationen mit sich zu bringen, wie eine operative Entfernung von Fett, aber es ist nur in relativ kleinem Rahmen wirksam, es kann für ältere Menschen weniger effektiv sein und ist nicht für jene zu empfehlen, die mehr als ein paar Pfunde Übergewicht haben.

Im Lauf der letzten Jahre hat sich eine Anzahl von Gruppen gebildet, die Programme für eine Gewichtsabnahme anbieten. Sie haben oft eine erfreulich hohe Erfolgsquote. Viele von ihnen wenden ähnliche Methoden an wie die Anonymen Alkoholiker. Sie suchen, unterstützt von Leidensgefährten, ihr eigenes Problem zu bewältigen. Eines der ältesten und erfolgreichsten Programme ist das der Weight Watchers. Sie unterhalten Gruppen in zahlreichen deutschen Städten.

Erhöhte physische Aktivität ist fast so wichtig wie verminderte Nahrungsaufnahme, und wiederum sind Programme aktiver Gruppen erfolgreicher als Bemühungen von Einzelpersonen. Betrüblicherweise scheuen viele Frauen mit Übergewicht davor zurück, bei Gymnastikkursen mitzumachen, weil sie sich inmitten ihrer schlanken Gefährtinnen tolpatschig und fehl am Platz fühlen. Um diese Scheu zu überwinden, bieten verschiedene Organisationen Gymnastikkurse speziell für Frauen mit Übergewicht an. Einfach die Erkenntnis, daß sie nicht allein sind in dem Bestreben abzunehmen und ein gesünderes aktives Leben in einer Gemeinschaft mit anderen zu führen, kann sie einen großen Schritt voran bringen.

Anorexia und Bulimia

Anorexia nervosa und Bulimia sind erschreckend häufige Erkrankungen, die mit der Ernährung zusammenhängen und erst in jüngster Zeit weitgehend die öffentliche Aufmerksamkeit auf sich gezogen haben. Die meisten Opfer sind junge Frauen – gewöhnlich von überdurchschnittlicher Intelligenz und aus Famizlien mit gesellschaftlichem Prestige. Ihr bizarres Eßverhalten führt oft zum selbst verschuldeten Hungertod.

Obwohl die meisten Menschen Anorexia für eine moderne Krankheit halten, wurde sie in Wirklichkeit von Dr. Richard Morton bereits 1689 in der medizinischen Literatur beschrieben. Er erzählte von einem 17 Jahre alten Mädchen, das an »nervöser Auszehrung« litt und wie ein »mit Haut umkleidetes Skelett war«. In den dreißiger Jahren berichtete Dr. J. M. Berkman von seinen Erfahrungen bei der Behandlung von 117 Frauen, die Anorexia nervosa hatten, und er kam zu dem Schluß, daß sie an einer Geisteskrankheit litten.

Heute sind sich die Ärzte nicht sicher, was Anorexia verursacht, aber die meisten Experten sind sich darüber einig, daß ernste emotionale Probleme mit der äußerst lebensbedrohenden Natur der Krankheit zusammenhängen. Einige Wissenschaftler haben die Theorie aufgestellt, daß eine Erkrankung, an der auch der Hypothalamus beteiligt ist, Anorexia nervosa verursachen könnte, aber das ist nicht bewiesen. In manchen Fällen entdeckte man, daß der Patient schizophren war oder seinem Verhalten nach an einer ernsten Paranoia oder fixen Ideen litt. Aber beide Erscheinungen sind nicht auf einen gemeinsamen Nenner zu bringen.

Man hat tiefreichende Familienprobleme in Zusammenhang gebracht mit verschiedenen mit der Ernährung verbundenen Erkrankungen wie etwa Anorexia, Bulimia und Fettleibigkeit. Dr. Daniel Foster schreibt in *Williams Textbook of Endocrinology*, daß diese Erkrankungen von gestörten Verhaltensmustern in den Familien herzuführen scheinen, bei denen Eltern und Kinder dauernd in die gegenseitigen Probleme verwickelt sind. »Ein lähmendes Empfinden der Unfähigkeit« scheint das Leben vieler Opfer einer solchen Ernährungskrankheit zu beherrschen. Verweigerung oder Mißbrauch von Nahrung wird zu einem Mittel, seine Persönlichkeit auszudrücken und eine gewisse Kontrolle zu behalten.

Einfacher ausgedrückt, sind beide – Anorexia und Bulimia – wahrscheinlich erlernte Verhaltensweisen, die gewöhnlich bei Teenagern auftreten. Anorexia wird immer häufiger, besonders bei jungen Frauen der oberen Klasse in hochentwickelten Ländern. Man schätzt, daß bis zu 5 Prozent junger Frauen nach der Pubertät an Anorexia und/oder Bulimia leiden. Zunehmend bekommen auch junge Männer Anorexia, doch tritt dies seltener auf. Ihr Anteil an den Anorexia-Patienten beträgt noch unter 10 Prozent.

Anorexia und Bulimia können unabhängig voneinander und zusammen vorkommen. Da unsere Gesellschaft Schlankheit so hochschätzt und viele Menschen ständig bemüht zu sein scheinen, Gewicht zu verlieren, ist es manchmal schwierig, zwischen einer von diesem Wunsch besessenen Diät und einer echten Anorexia nervosa zu unterscheiden. Häufig bleiben die Frühstadien von der Familie und Freunden unbemerkt. Man stellt fest, daß die junge Frau/der junge Mann abnimmt, aber man bringt das oft nicht mit einer Krankheit in Verbindung. Oft scheinen die Betreffenden übertrieben besorgt um ihre Gesundheit und sportliche Tüchtigkeit zu sein. Viele Anorexia-Patienten neigen zu exzessiver, zwanghafter körperlicher Betätigung, um noch mehr Gewicht zu verlieren. Ein Vorgehen, das fälschlich als gesund gedeutet werden kann.

Im typischen Fall kommt es bei jungen Frauen zu einem ersten Besuch beim Arzt, weil die Menstruation ausbleibt. Das wird von den hormonalen Veränderungen verursacht, die mit dem Gewichtsverlust verbunden sind. Zu den klassischen Symptomen, die von Ärzten für die Diagnose von Anorexia verwendet werden, gehören:
1. Der Verlust von einem Viertel oder mehr des ursprünglichen Körpergewichts. Keine körperliche Krankheit ist zu entdecken, um den Gewichtsverlust zu erklären.
2. Ein verzerrtes Bild des eigenen Körpers und eine besessene Furcht, »fett« zu sein. Die junge Frau wird darauf bestehen, daß sie sich dick fühlt oder so aussieht, selbst wenn sie sehr abgemagert ist.
3. Eine absonderliche Einstellung zum Essen. Anorexia-Patienten verbringen oft Stunden damit, raffinierte Speisen zu bereiten oder wie Besessene Rezepte zu sammeln. Aber sie werden sich dann weigern, das zu essen, was sie zubereitet haben, oder sie werden nur eine Kostprobe davon zu sich nehmen und steif und fest behaupten, satt zu sein.
4. Anzeichen von Verhungern: Ärzte verwenden häufig Redensarten wie »Sie sah aus, als sei sie in einem Konzentrationslager gewesen«. Oder: »Ich dachte, ich untersuche eines der Opfer der Hungersnot in Äthiopien.« Damit beschreiben sie treffend das Aussehen einer Anorexia-Patien-

tin. Die extreme Magerkeit ist oft nicht sichtbar, wenn die jungen Frauen angezogen sind. Denn paradoxerweise neigen viele dazu, Kleider zu tragen, die sie dicker aussehen lassen, wie etwa langärmelige, weitgeschnittene Modelle, die ihren ausgemergelten Körper verbergen.

Zu weiteren verbreiteten Symptomen, die alle mit extremer Unterernährung verbunden sind, zählen: eine niedrige Körpertemperatur (Hypothermie), langsamer Herzschlag (Bradycardie) und niedriger Blutdruck (Hypotonie). Überempfindlichkeit für Kälte kommt häufig vor. Werden die Frauen niedrigen Temperaturen ausgesetzt, haben sie in Händen und Füßen ein Gefühl von Taubheit oder Prickeln.

Die Ursache dafür kann sein, daß sich die oberflächlichen Blutgefäße zusammenziehen, wenn der Körper versucht, soviel Wärme und Energie wie möglich zu bewahren. Schwellungen, die infolge einer Ansammlung von Flüssigkeit entstehen, sind ein weiteres Anzeichen, daß ein Mensch zu verhungern droht. Erforschen Ärzte die Familiengeschichte von Anorexia-Patienten, entdecken sie häufig, daß die Mütter, gelegentlich auch die Schwestern, deutlich Untergewicht haben. Das widerspricht der volkstümlichen Meinung, daß eine Frau hungert, weil ihre Mutter oder andere Familienmitglieder dick sind und sie vermeiden möchte, ebenso korpulent zu werden. Eine Untersuchung von 102 Anorexia-Patientinnen ergab, daß nur zehn von ihnen Familienmitglieder mit Übergewicht hatten.

In einigen Fällen zwingen Mütter, in deren Krankengeschichte Anorexia zu finden ist, ihren Kindern seltsame Eßgewohnheiten auf. So kann etwa eine Mutter ein Baby unzureichend ernähren oder älteren Kindern viele Speisen vorenthalten, in der irrigen Annahme, daß sie ihnen damit helfe, schlank zu bleiben.

Die Folgen von Anorexia

Anorexia sollte als das anerkannt werden, was sie ist – eine ernste chronische Krankheit mit einer hohen Sterbeziffer. Diese unglücklichen Frauen haben ein so verzerrtes Bild von ihrem Körper, daß sie lieber sterben wollen, als zunehmen, selbst wenn sie kaum mehr als wandelnde Gerippe sind. Viele sterben an tödlichen Herz-Arrhythmien, die durch Degeneration des Herzmuskels verursacht werden. Das Atmen kann ebenfalls schwierig werden, weil die daran beteiligten Muskeln geschwächt sind.

Extreme Unterernährung wirkt in vielerlei Weise auf das endokrine System, und dazu kommt als auffallendste Folge das Ausbleiben der Menstruation. In dem Versuch, möglichst viel Energie zu sparen, läuft alles langsamer ab. Die Produktion der Hormone der Hypophyse, von denen die Gonaden stimuliert werden, verringert sich ebenso wie die Produktion der Geschlechtshormone. Auch die Schilddrüse drosselt die Erzeugung ihrer Hormone in dem Bemühen, den Stoffwechsel zu bremsen.

Zur Behandlung gehören Einlieferung ins Krankenhaus und oft Zwangsernährung. Nachdem die unmittelbare Gefahr zu verhungern vorüber ist, kann eine intensive psychiatrische Behandlung beginnen. Diese Behandlung ist langwierig, manchmal muß sie jahrelang fortgesetzt werden. Auch die Rückfallquote ist bei dieser Krankheit hoch, und viele Frauen, die von einer Anorexia nervosa genesen sind, erklären, daß sie immer noch ungern essen und das Bild, das sie sich von ihrem Körper machen, unerfreulich finden.

Folge-Untersuchungen von Anorexia-Patienten haben ergeben, daß innerhalb von zwei Jahren etwa die Hälfte ein normales Gewicht erreichte, 20 Prozent nahmen zu, hatten jedoch immer noch Untergewicht, 20 Prozent blieben unverändert, 6 Prozent starben, und 5 Prozent wurden dick. Die Hälfte bis zu drei Vierteln menstruieren wieder und nehmen zu, aber es kommt häufig zu Unregelmäßigkeiten. Die Hälfte hat weiterhin psychische und emotionale Probleme, die so ernst sind, daß sie behandelt werden müssen.

Bulimia

Bulimia bedeutet »Heißhunger«, und die Krankheit ist gekennzeichnet durch einen gierigen, unbeherrschten Appetit. Sie tritt oft zusammen mit Anorexia auf oder folgt auf sie. Nach Perioden der Nahrungsverweigerung werden die Betroffenen so hungrig, daß sie eine riesige Menge Nahrung verschlingen. Wegen ihrer außergewöhnlichen Entschlossenheit, schlank zu bleiben und weil die »Freßsucht« im Gegensatz zu ihrer zwanghaften Nahrungsverweigerung steht, haben sie dann das Gefühl, etwas unternehmen zu müssen, um sich vom Essen zu »reinigen«. Dazu gehört gewöhnlich, daß sie ein Erbrechen erzwingen – entweder mit einem Würgreiz oder indem sie den Körper darauf trainieren, sich nach Belieben zu übergeben. Bei manchen Patienten wird das Erbrechen fast zu einem Ritual.

Manche Bulimia-Patienten versuchen, ein »Freßgelage« auszugleichen, indem sie riesige Mengen Abführmittel einnehmen. Auch Diuretika kommen bei diesen Kranken vor und manche, besonders junge Leute mit schlecht kontrolliertem Diabetes können ihr Gewicht durch Mißbrauch von Insulin regulieren. Sie verringern ihre Dosis und lassen den verdauten Zucker in den Harn übergehen. Alle diese Praktiken sind sehr riskant und können ernste medizinische Probleme verursachen. Und es ist eine Ironie, daß Mißbrauch von Abführmitteln und Diuretika eine Gewichtszunahme nicht verhindern, wenn massive Mengen Essen verzehrt werden.

Anders als Anorexia nervosa ist Bulimia eine neue Krankheit. Sie ist besonders unter Studentinnen und jungen Karrierefrauen verbreitet, die unter Erfolgsdruck stehen. Wie bei Anorexia sind auch von Bulimia betroffene besessen von der Furcht, dick zu werden, zugleich haben sie aber einen unwiderstehlichen Drang, übermäßig viel zu essen. Manche können auch zu »Hungerkünstlern« werden, aber schließlich werden sie doch der Gier nach Essen erliegen, meist, wenn sie allein sind, damit niemand ihre zwanghafte Gefräßigkeit beobachten kann. Manche Bulimia-Kranke können fast unglaubliche Nahrungsmengen verzehren – bis zu 50 000 Kalorien am Tag.

Über eine kürzliche Forschungsarbeit wird im American

Journal of Psychiatry berichtet. Geschildert werden die bizarren Eßgewohnheiten von 40 Bulimia-Patientinnen, die stets allein aßen. Die Frauen stopften sich durchschnittlich zwölfmal pro Woche mit Essen voll, aber eine von ihnen gestand, daß sie das sechsundvierzigmal in einer einzigen Woche tat. Die geringste Anzahl von Kalorien, die bei einer »Sitzung« verzehrt wurden, die von einer bis acht Stunden dauerte, waren 3415 Kalorien, aber manche konnten jedesmal über 11 000 Kalorien konsumieren. Das Lieblingsessen war Speiseeis, von dem manche über 3,7 Liter verschlingen konnten, und dazu kamen noch Kekse, Bonbons, Krapfen, Soft Drinks und andere kalorienreiche Speisen.

Wie man feststellte, waren Bulimia-Patienten gesellschaftsfeindlicher als an Anorexia Erkrankte. Eine Untersuchung ergab, daß 12 bis 14 Prozent zugaben, gestohlen zu haben, meist Nahrungsmittel, aber die wirkliche Prozentzahl wird vermutlich höher sein. Bei den Bulimia-Patienten ist auch Drogen- und Alkoholmißbrauch relativ häufig, genauso wie Selbstverstümmelung und Selbstmord. Im Gegensatz dazu haben Frauen, die an Anorexia – ohne Bulimia – leiden, ein musterhaft gutes Betragen, und abgesehen davon, daß sie das Verhungern riskieren, ist Selbstmord bei ihnen selten.

Die Folgen von Bulimia

Abgesehen von emotionalen und mit dem Essen verbundenen Problemen hat Bulimia nicht so viele Konsequenzen für den Körper wie Anorexia. Die Patienten sind gewöhnlich mager, aber einige haben auch Übergewicht, und nur selten sieht man so ausgemergelte Gestalten wie bei Anorexia. Das wiederholte Erbrechen und der von Abführmitteln verursachte Durchfall führt zu Störungen in den chemischen Prozessen des Körpers, besonders zu Kaliummangel. Das kann Krämpfe und Schwäche der Muskeln verursachen, aber meist nicht in ernstem Ausmaß.

Ausbleiben der Menstruation kommt auch vor, aber nicht so häufig wie bei Anorexia. Bei einer Untersuchung von 28 Bulimia-Kranken traten bei elf Unregelmäßigkeiten in der Menstruation auf. Ein gestörter Geschmackssinn und schlechte Zähne sind bei Bulimia-Kranken verbreitet. Wie man annimmt, rührt das davon her, daß beim Erbrechen Zähne und Geschmacksknospen der Magensäure ausgesetzt sind. Manchmal sind die Speicheldrüsen vergrößert.

Depressionen und andere emotionale Erkrankungen sind bei Bulimia-Patienten besonders häufig. In den letzten Jahren ist eine Anzahl von Kliniken und Selbsthilfegruppen für Anorexia und Bulimia gegründet worden. Obwohl viele Frauen und Männer, die Bulimia haben, meist mit tiefsitzenden emotionalen Problemen kämpfen müssen, hat ihnen eine Gruppentherapie gemeinsam mit Patienten helfen können, die ähnliche mit der Ernährung verbundene Erkrankungen haben.

Zusammenfassung

Fettleibigkeit, Anorexia und Bulimia wurzeln alle drei in schlecht verstandenen, mit Eßgewohnheiten zusammenhängenden Erkrankungen, und sie können alle ernste Folgen für die körperliche und seelische Gesundheit haben. Viele Experten glauben, daß sich diese Erkrankungen auf die Kindheit zurückführen lassen, und obwohl das nicht bewiesen ist, kann man klugerweise dazu raten, Kindern in frühem Alter vernünftige Eßgewohnheiten beizubringen. Man sollte vermeiden, Essen als Belohnung oder Bestrafung zu verwenden, und Eltern mit Töchtern im Teenageralter sollten bei ihnen besonders auf einen Gewichtsverlust achten, auf zu intensive Beschäftigung mit Ernährung und Schlankheit und auf andere warnende Anzeichen.

14. Kapitel

Die Wirkung von Hormonen auf Haut und Haare

Jede Frau, wie alt sie auch sein mag, kümmert sich um das Aussehen ihrer Haut und ihrer Haare. Die meisten Menschen achten, wenn sie an Haut denken, eher darauf, wie sie aussieht als auf ihre Bedeutung für die Gesundheit. Doch in Wirklichkeit ist die Haut ein lebenswichtiges Organ, das nicht nur den Körper mit einer unentbehrlichen Schutzhülle versieht, sondern auch als Sinnesorgan dient und vielerlei Funktionen im Stoffwechsel und anderswo übernimmt. In der Tat ist die Haut unser einziges gut sichtbares lebenswichtiges Organ, und seit prähistorischen Zeiten haben Ärzte Hautkrankheiten beobachtet und darüber berichtet. Die Haare, die oft als »schönster Schmuck« einer Frau bezeichnet werden, bestehen hauptsächlich aus totem Gewebe, das aus der Haut stammt, aber sie können ein wichtiger Hinweis auf endokrine und andere Krankheiten sein.

Es existiert eine Fülle falscher Vorstellungen darüber, was die Haut bewirken kann und wozu sie nicht imstande ist. Viele dieser irrigen Ansichten haben ihre Wurzeln in Bräuchen und »Altweibergeschichten«, die sich jahrhundertelang erhalten haben. Andere werden von der Kosmetikindustrie verkündet, die alljährlich Milliarden Dollar einheimst, indem sie Frauen überzeugt, daß eine schöne Haut eine verwirrende Anzahl von »Nährmitteln«, Reinigern, Feuchtigkeitsspendern, Hormonen und chemischen Mixturen braucht. Natürlich ist das kaum etwas Neues, jahrhundertelang haben Frauen (und auch Männer) alles benützt, von Milch und Honig bis zu aufgelösten Perlen und Lehm, um ihre Haut schöner zu machen.

Die große Bedeutung, die man der Schönheit von Haut und Haar beimißt, bezeugt deren sexuelle Attraktivität. Primitive Frauen und Männer schmücken ihren Körper mit Farben, aber sie benützen sie nicht nur, um sich für das andere Geschlecht anziehend zu machen, sondern auch, um böse Geister zu vertreiben und Feinden Angst einzujagen. Von Archäologen ist in Ägypten ein zehntausend Jahre altes »Make-up« ausgegraben worden. Noch älter ist der Gebrauch von Parfüms, um die natürlichen Gerüche zu verändern oder zu verbergen.

Unsere Beschäftigung mit der Verschönerung von Haut und Haar beginnt in einem frühen Alter. Sobald sich ein kleines Mädchen einmal im Spiegel betrachtet, beginnt es meist das Make-up seiner Mutter auszuprobieren und wird es möglicherweise ihr ganzes Leben hindurch anwenden. Wichtig ist jedoch, daß Frauen ihre Kosmetika sorgfältig auswählen, ebenso Deodorantien, Haarwaschmittel, Hautreiniger und andere derartige Erzeugnisse, über die sie sich gründlich informiert und genau festgestellt haben, wozu diese Mittel wirklich taugen.

Anatomie und Funktion der Haut

Die Haut setzt sich aus zwei Schichten zusammen – aus der Epidermis (Oberhaut) und der darunterliegenden Derma oder Dermis (Unterhaut), die beide mehrere Unterabteilungen haben. Aus der Epidermis gehen die Nägel und Haare hervor, und sie enthält auch die Poren der Schweißdrüsen.

Außer auf den Innenflächen der Hand und auf den Fußsohlen ist die Epidermis papierdünn, wenn sie auch an den meisten Stellen aus fünf verschiedenen Zellschichten oder Geweben besteht. 95 Prozent der Zellen in der Epidermis sind Keratinozyten. Sie bilden die äußere Schutzschicht des Körpers, sie halten schädliche Substanzen fern und verhindern den Verlust lebenswichtiger Körperflüssigkeiten. Die übrigen 55 Prozent der Zellen bilden die Melanozyten, die Pigmentzellen, die der Haut ihre Farbe geben und das darunterliegende Gewebe vor den ultravioletten Sonnenstrahlen schützen.

Die äußere Schicht der Epidermis wird Stratum corneum oder Hornschicht genannt, und sie setzt sich hauptsächlich aus Keratin, einem festen, undurchsichtigen Protein, zusammen. Die äußeren Hautzellen enthalten weiches Keratin, während das Protein, das Nägel und Haare bildet, härter ist. Aber alle sind in Wirklichkeit abgestorbene Zellen, sie werden ständig abgestoßen und durch andere Zellen ersetzt, die durch die darunterliegenden Schichten nach oben wandern. Diese Zellen entstehen in der Grund- oder Keimschicht, im Stratum germinativum. Diese Grundschicht ist eine »Zellfabrik«, die dauernd neue Hautzellen produziert. Die sich rapid teilenden Keratinozyten werden in die Stachelzellenschicht hinaufbefördert. Sie wird so genannt, weil die Zellen aussehen, als hätten sie winzige stachlige Fortsätze. Nachdem die Zellen diese Schicht erreicht haben, hören sie auf, sich zu teilen, und beginnen, Keratin zu erzeugen. Werden die Zellen aus der Stachelzellenschicht ausgestoßen und gelangen sie in das Stratum granulosum, die Körnerschicht, sammeln sie sich zu einer körnigen Substanz an, die ein Vorläufer des Keratins ist. Die Zellen verlieren ihr verschiedenartiges Aussehen, sie werden undurchsichtiger, halbflüssig und bilden unmittelbar unter der äußersten Hautschicht das Stratum lucidum, die Glanzschicht. Mit der Zeit werden die Zellen an die Oberfläche geschoben. Dann sind auch sie flache, schuppenartige Zellen aus totem Keratin.

Der Vorgang endet nie. Die fünf Schichten, aus denen die Epidermis sich aufbaut, werden alle 15 bis 30 Tage vollkommen erneuert.

Die Derma – oder Dermis –, die viel dicker ist als die Epidermis, enthält zahlreiche Nervenenden, Blut- und Lymphgefäße, Talg-, Schweiß- und Haarbalgdrüsen sowie winzige Muskeln. Dies ist die lebende Schicht der Haut, in der die meisten Probleme einschließlich Akne entstehen. Es ist auch die Schicht, von der die vielen unterschiedlichen Funktionen der Haut im Stoffwechsel, bei Sinnesempfindungen und anderen Aufgaben übernommen werden. So sind etwa die exokrinen Schweißdrüsen und das Netzwerk winziger Blutgefäße in der Derma wesentlich für die Regelung der Temperatur. Es sind die gleichen Blutgefäße, die sich plötzlich erweitern und bei Frauen in der Menopause Hitzewallungen hervorrufen.

Unter der Derma liegt eine Gewebeschicht, die Fett und Fasern enthält, die unsere Haut mit den Muskeln verbinden. Die Fettschicht wirkt isolierend und zugleich als Energiereserve. Diese Randschicht von Fett hilft auch mit, Androgen, das von den Nebennieren hergestellt wird, in Östrogen umzuwandeln.

Das Haar

Für gewöhnlich halten wir die Menschen für relativ haarlos. In Wirklichkeit haben wir jedoch so viele Haarbälge wie unsere entferntesten Verwandten, die Gorillas und andere Affen. Die meisten menschlichen Haarbälge erzeugen nur Flaumhaare, die farblos und daunenweich sind und den ganzen Körper bedekken – mit Ausnahme der Fußsohlen, der Handflächen und der Haut rund um die verschiedenen Körperöffnungen sowie der Nägel. Die besser sichtbaren, dichteren Haare findet man auf der Kopfhaut, in Augenbrauen und Wimpern.

Stimuliert von den Hormonen der Pubertät, entwickelt sich an spezifischen Körperstellen wie etwa unter den Achseln und im Genitalbereich der Flaum zu kräftigen Haaren. Bei den Männern erscheinen solche Haare außerdem im Gesicht, auf der Brust und auf den Beinen. Frauen haben an den gleichen Stellen ebensoviele Haarbälge wie die Männer, und viele Frauen bekommen auch ein paar gröbere Haare auf der Oberlippe, am Kinn, um die Brustwarzen und an anderen Körperstellen. Das Ausmaß dieser Behaarung ist meist vererbt, aber extremer Haarwuchs (Hirsutismus) könnte das Anzeichen eines gestörten Hormongleichgewichts und einer ernsten Krankheit sein.

Haarbälge, auch Haarfollikel genannt, werden früh im Leben des Fetus am Ende des ersten Drittels der Schwangerschaft gebildet. Dann ist der Fetus soweit entwickelt, daß er über alle zur Haarbildung nötigen Komponenten verfügt. Auf dem zwiebelartigen Grund des Haarbalgs befindet sich die Keimsubstanz, die der Grundschicht der Epidermis entspricht. Diese »Matrix« erzeugt die sich schnell teilenden Zellen, die aufwärts zur äußeren Hautoberfläche geschoben werden. Wachsen sie weiter und entfernen sich dabei von den nährenden Blutgefäßen der Derma, produzieren diese Zellen Keratin und verhärten.

Die Zellen entwickeln sich verschiedenartig weiter, die einen gehen in die mittlere Rindenschicht über, die Pigmentzellen enthält, und in die äußere Oberhaut (Kutikula), die aus schuppigen, abgestorbenen Zellen besteht. Manche Haare haben im

Zentrum ein Mark. Es wird von weichem Keratin gebildet, das dem der äußeren Hautschicht ähnelt. Der sichtbare Teil des Haars, der Schaft, setzt sich aus toten Zellen zusammen. Die Wurzel, die im Haarbalg liegt, enthält die einzigen lebenden Haarzellen.

Das Haarwachstum ist mehr ein zyklischer als ein stetiger Prozeß. Während der Phase des Wachsens teilen sich die Zellen in der Keimsubstanz, der Matrix, und wenn die neuen Zellen durch den Haarschaft nach oben geschoben werden, wird das sichtbare Haar länger. Im allgemeinen wächst das Haar auf der Kopfhaut und im Gesicht am schnellsten und wird am längsten. Im »Guinness-Buch der Rekorde« wird behauptet, daß das längste Haar einer 1,50 Meter großen Frau 1,65 Meter gemessen hat.

Haar auf den Armen wächst langsam und hält sich kürzere Zeit. Die Phase des Wachsens dauert gewöhnlich zwei bis vier Jahre. Dann beginnt für das Haar die nächste Phase, die nur wenige Wochen währt. In dieser Phase des Zyklus werden die Zellen an der Basis der Haarwurzel keratinisiert und entwikkeln eine Keulenform. Die Folge davon ist eine verringerte Blutzufuhr zur Wurzel, die schließlich schrumpft und abstirbt. Das Haar tritt in das Ruhestadium ein, dessen Kennzeichen Haarausfall ist, während sich am Grunde des Haarbalgs eine neue zwiebelförmige Wurzel bildet. Zu jedem beliebigen Zeitpunkt befindet sich etwa ein Drittel der Haare in der Phase des Wachsens, ein weiteres Drittel ruht, und das letzte Drittel geht aus. Aber da die Haare in den verschiedenen Phasen gleichmäßig über den Körper verteilt sind, werden wir uns nicht bewußt, daß ein Teil von ihnen wächst, während andere ruhen oder ausfallen. Wie lange ein einzelnes Kopfhaar überlebt, variiert von Mensch zu Mensch und kann zwei bis sechs Jahre dauern. Da Haar vom Grund des Follikels aufwärts wächst, entspricht die Legende, daß neues Wachstum angeregt wird, wenn man die Haarspitzen abschneidet, nicht der Wahrheit. Auf ähnliche Weise wird Rasieren das Haar nicht schneller wachsen und kräftiger werden lassen. Ebensowenig wird das Rasieren aus Flaumhaar derbes Langhaar machen. (Wäre das wahr, könnten Männer, die ihre Kopfhaut rasieren, eine üppige Mähne bekommen.)

Werden Männer wie auch Frauen älter, wird ein gewisser Anteil des Kopfhaars dünner. Nach der Menopause bemerken die meisten Frauen, daß ihr Kopfhaar schütter wird, aber die bei den Männern verbreitete Glatze ist bei Frauen selten. Eine Hauptrolle bei der Haarverteilung spielen Hormone. Die Androgene, die dafür verantwortlich sind, das Wachstum von Scham- und Körperhaar bei Jungen anzuregen, sind auch verantwortlich für die erbliche Form von Kahlköpfigkeit bei Männern. Der niedrigere Östrogenspiegel wiederum ist verantwortlich für die Zunahme von Gesichtshaar, die viele Frauen nach der Menopause erleben.

Finger- und Zehennägel

Die Nägel werden ebenfalls früh im Leben des Fetus gebildet, und sie entwickeln sich aus einer Platte von hartem, durchsichtigen Keratin. Ihre rosa Färbung erhalten Nägel von Kapillaren, von haarfeinen Blutgefäßen in der darunterliegenden Derma. Aber wie beim Haar und bei der äußeren Epidermisschicht besteht der sichtbare Teil des Nagels aus toten Zellen. Durchschnittlich wachsen Nägel 0,5 Millimeter in der Woche. Am schnellsten wächst der Nagel auf dem Mittelfinger, am langsamsten der auf dem kleinen Finger. Aus bisher ungeklärten Gründen wachsen Nägel im Sommer schneller als im Winter.

Tatsachen und Mythen

Wir werden ständig dazu ermuntert, »unsere hungrige Haut zu nähren«, sie atmen, ruhen oder beliebig viele andere unmögliche Aufgaben übernehmen zu lassen. Da die sichtbare Haut aus toten Zellen besteht, wird offenkundig jede »Nahrung«, die wir ihrer Oberfläche zuführen, von ihr nicht aufgenommen. Öle, Feuchtigkeitsspender und andere Mittel mögen die Haut weicher machen und ihr wohltun, aber sie nähren sie nicht. Die gesamte Ernährung liefern ihr die winzigen Blutgefäße in der

Derma. Eine wichtige Rolle, will man die Haut gesund erhalten, spielt eine richtige Kost. Nahrung, die reich an Vitamin A und C ist, trägt dazu bei, und ein Mangel an beidem hat eine rauhe, trockene Haut zur Folge.

Manche Stoffe mit kleinen Molekülen können durch die Haut absorbiert werden. Ja, eine Anzahl von Medikamenten, darunter Östrogen, können angewandt werden, indem man sie auf die Haut bringt. Aber die Haut selbst konsumiert keines dieser Produkte. Ähnlich sind Behauptungen der Hersteller von Schönheitsmitteln falsch, daß Kollagen – eine Substanz, die in die Haut injiziert werden kann, um Runzeln, Narben und andere entstellende Veränderungen zu verschleiern – von der Haut absorbiert werden kann. Das Molekül ist einfach zu groß und kann nicht durch die dicht zusammengepackten Epidermiszellen dringen.

Wenn wir älter werden, verliert die Haut etwas von ihrer Elastizität und Feuchtigkeit. Das läßt sie schlaff und runzlig werden und ihre Spannkraft einbüßen. Eine Anzahl von Faktoren – unter anderem Vererbung, Klima, Sonnenbäder, das Gleichgewicht der Hormone und der allgemeine Gesundheitszustand – bestimmen, wie schnell die Haut altert. Frauen, deren Mütter eine weiche Haut und wenig Runzeln hatten, können erwarten, daß sie ähnlich vom Glück begünstigt sind. Die Briten und andere, die in einem feuchten Klima mit wenig Sonne leben, sind, soweit es die Haut betrifft, doppelt glücklich zu preisen. Denn beides – ein trockenes Klima und Sonne – kann die Haut lederartig und runzlig machen. Frauen, die rauchen, haben oft schon im frühen Alter stark ausgeprägte Falten. Den Grund dafür kennt man nicht, aber man nimmt an, daß es damit zusammenhängt, daß Rauchen den Östrogenspiegel senkt.

Während man einige dieser Faktoren in den Griff bekommen und auf ein Mindestmaß reduzieren kann, vermögen alle Feuchtigkeitsspender und Cremes der Welt Runzeln nicht zu beseitigen und können nicht verhüten, daß die Zeit ihren Tribut von der Haut fordert. Behauptungen, daß Hormoncremes, die gewöhnlich kleine Mengen Östrogen enthalten, die Haut wieder in »jugendlichem Schimmer« erstrahlen lassen, sind offenkundig falsch. Der Glanz in der Jugend stammt vom Talg. Ein Übermaß davon beim Erwachsenen beschert ihm einfach eine fettige Haut. Östrogen-Cremes wirken nicht auf die Talgproduktion ein, ebensowenig erhalten sie das Kollagen (das Gerüsteiweiß) und das Fasernetz, die der Haut die Elastizität verleihen.

Schönheitsoperationen, bei denen schlaff gewordene Haut entfernt wird, können Falten und Runzeln beseitigen und für ein jugendlicheres Aussehen sorgen, aber sie haben keine Dauerwirkung. Das gleiche gilt für Kollagen, das in die Falten injiziert wird.

Trockene, rissige Haut mit Ölen, Cremes und Lotions zu behandeln, kann deren normales Gleichgewicht nicht wiederherstellen, trotz der Behauptungen der Hersteller von kosmetischen Artikeln, daß die »hungrige Haut« diese Produkte »einsaugt«. Der Talg – das Hautöl – kommt aus dem Inneren der Haut. Öle, die auf die Oberfläche der Haut gebracht werden, können die von ihr verlorenen nicht ersetzen.

Nötig ist eine »Bewässerung«, bei der man den Wasser- und Feuchtigkeitsgehalt der Haut wiederherstellt. Das kann man erreichen, indem man die Haut mit Wasser durchtränkt und sie dann mit Vaseline oder einer anderen öligen Schicht abdeckt, um Verdunstung zu verhüten. Wendet man eine Hautcreme auf der feuchten Haut an, wird ihr das helfen, mehr Wasser zurückzuhalten.

Es existiert auch eine Fülle von phantasievollen Ratschlägen darüber, was man benützen sollte, um die Haut zu reinigen. Die Dermatologen sind sich darüber einig, daß eine milde Seife und Wasser alles ist, was die überwiegende Mehrheit der Frauen dafür braucht. Trotz der Behauptungen der Hersteller (und der hohen Preise) werden die meisten Seifen aus Fetten und Laugen so kombiniert, daß der richtige Säuregrad der Haut erhalten bleibt. Welche Seife man benützt, hängt weitgehend davon ab, welche man persönlich vorzieht. Sie alle säubern die Haut, da sie abgestorbene Zellen und andere Verunreinigungen sowie Bakterien entfernen, die Geruch verursachen können.

Die Haarpflege ist ebenso mit falschen Vorstellungen und irreführenden Behauptungen überfrachtet wie die Hautpflege.

Da das Haar wie die Haut aus toten Zellen besteht, braucht es nicht ernährt oder irgendeiner anderen heute so populären Behandlung unterworfen zu werden. Das Haar ist von Natur aus stark und dauerhaft, und Archäologen haben unversehrtes Haar in Jahrtausende alten Grabstätten gefunden.

Je weniger wir dem Haar »antun«, außer es sauber zu halten und nicht zerzaust zu lassen, desto besser bekommt es ihm. Aber in Anbetracht der heutigen Mode der dauergewellten und gefärbten Haare, die einer Vielfalt von Chemikalien, der Sonne und anderen Einflüssen ausgesetzt sind, können sie Schaden leiden.

Betrachtet man einen Haarschaft unter dem Mikroskop, sieht man die Struktur aus Kutikulazellen, die sich eng überlappen und deren Spitze nach oben gerichtet ist. Das Haar wird von einem dicken Ölmantel bedeckt. Gespaltene Enden werden verursacht von einer Trennung der Zellschichten. Toupieren, mit dem Fön trocknen, die Verwendung von chemischen Färbemitteln und Dauerwellen spreizt die sich überlappenden Kutikulazellen auseinander. Da die Haare ihren Glanz durch die gleichmäßige Reflektion des Lichts von den mit Öl umhüllten Zellen erhalten, kann eine Veränderung der Konturen des Schafts sie matt und trocken aussehen lassen. Mittel, von denen die Kutikulazellen wieder in die ursprüngliche Stellung zurückgebracht werden und die das Haar mit Öl umkleiden, lassen es glänzend aussehen, aber diese Mittel »nähren« das Haar weder, noch geben sie ihm sein natürliches Protein zurück.

Die meisten der heutigen Haarwaschmittel enthalten eher Detergentien als Seife, die sich schwer ausspülen läßt, wenn das Wasser einen hohen Gehalt an Mineralen hat. Obwohl die meisten Haarwaschmittel sich im Grunde gleichen, können sie unterschiedliche Folgen für verschiedene Menschen haben. Der eine stellt fest, daß ein Shampoo seine Haare strähnig macht, während mit dem gleichen Mittel die Haare eines anderen weich und locker werden. Menschen, die an Psoriasis (Schuppenflechte) oder an einer anderen Hautkrankheit leiden, brauchen vielleicht ein besonderes Haarwaschmittel, aber diejenigen, die gegen Kopfschuppen angeboten werden, haben wenig Wert, außer für Menschen, die ihr Haar nicht sehr oft waschen wollen. Die Kopfhaut eines jeden neigt in verschiedenem Grade zu Schuppen. Manche Menschen können nicht mehr als ein bis zwei Tage zwischen zwei Haarwäschen verstreichen lassen, ohne Schuppen zu bekommen, während es bei anderen länger dauert. Sind Kopfschuppen ein Problem, kann häufigeres Waschen und gründliches Spülen der Haare dem abhelfen, wenn die Ursache nicht Psoriasis oder ein seborrhoeisches Ekzematoid ist. Ein Zusatz von Bier, Eiern, Protein und anderen Substanzen zu einem Haarwaschmittel, um dem Haar Fülle zu geben, mag bei manchen Menschen wirken, aber diese Zutaten können auch die Reinigungskraft des Mittels verringern, die schließlich Hauptzweck ist.

Die Farbe erhält das Haar von Melanozyten – von Zellen, die ihr Pigment in der Haarrinde einlagern. Das Pigment Melanin, das dunkelbraun ist, herrscht in Haar vor, das dunkel oder aschfarben ist. Phaeomelanin, das gelbbraun ist, überwiegt in Haar, das rot, kastanienbraun oder goldschimmernd ist. Ergrauen wird durch eine allmählichere Verringerung der Pigmenterzeugung verursacht. Hört sie vollkommen auf, wird das Haar weiß. Obwohl eine Fülle von Berichten von Menschen darüber existiert, daß nach einer Krankheit oder einem schokkierenden Ereignis die Haare »über Nacht weiß geworden sind«, ist das unmöglich. Streß und Krankheit können die Pigmentproduktion verringern und das Ergrauen beschleunigen, aber es geschieht nicht über Nacht. Streß kann auch mehr Haare zu einer Ruhepause zwingen und dadurch einen schnelleren Verlust der älteren pigmentierten Haare verursachen. Dies mag den Anschein erwecken, als sei jemand über Nacht weiß geworden, aber wahrscheinlich ist diese »Nacht« in Wahrheit mehrere Monate lang.

Nichts kann die natürliche Haarfarbe zurückbringen. Fallen alle Haare aus, wie etwa infolge einer Chemotherapie bei Krebs, können sie manchmal, selbst wenn sie zuvor weiß waren, wieder farbig nachwachsen. Oft wird es eine andere Haarfarbe sein, als die betreffende Person ursprünglich hatte. Aber weder Vitamine noch lokal anwendbare Präparate können bewirken, daß wieder natürliche Pigmentzellen erzeugt werden.

Im Gegensatz zur volkstümlichen Meinung werden Nägel

nicht kräftiger oder geschmeidiger, wenn man Gelatine oder andere Proteinprodukte verzehrt. Ähnlich können Öle oder andere Stoffe, mit denen man die Oberfläche der Nägel traktiert, um sie zu »füttern«, nicht aufgenommen werden. Trockene, brüchige Nägel können dadurch verursacht werden, daß man älter wird, mit Chemikalien oder austrocknenden Mitteln umgeht, zu denen auch übermäßige Anwendung von Nagellackentfernern und künstliche Fingernägel gehören. Krankheiten können ebenfalls Probleme für die Nägel mit sich bringen, wie etwa Rillen, Veränderungen der Form, Brüchigkeit und Lockerung.

Hormonbedingte Erkrankungen von Haut und Haaren

Akne

Akne oder Finnenausschlag ist die bei weitem häufigste hormonale Erkrankung, von der die Haut angegriffen wird. Man schätzt, daß drei von vier Menschen zu irgendeinem Zeitpunkt im Leben an Akne leiden, und manche Dermatologen halten die Zahl für noch höher und behaupten, daß niemand die Pubertät mitmacht, ohne Akne zu bekommen. Manche Menschen haben ein paar Monate Akne, andere leiden daran ihr ganzes Leben, obwohl das relativ selten der Fall ist.

Akne ist in erster Linie eine Krankheit der Adoleszenz, aber sie kann auch Erwachsene befallen. Tatsächlich bekommen manche Frauen in der Jugend sehr wenig Akne und leiden dann als junge Erwachsene darunter. Manchmal beginnt sie in der Adoleszenz und taucht bis zur Menopause immer wieder auf. Obwohl Akne nicht als ernstes medizinisches Problem betrachtet wird, kann sie tiefgreifende psychologische Wirkungen haben, die noch dadurch verstärkt werden, daß sie gewöhnlich zu einer Zeit auftritt, in der ein junger Mensch besonders unsicher und auf sein Aussehen bedacht ist.

Obwohl Hormone bei Akne eine Rolle spielen, weiß man nicht genau, wie sie das Übel verursachen. Untersuchungen waren außerstande, ein spezifisches Übermaß oder ein mangelndes Gleichgewicht von Hormonen festzustellen, die Akne verursachen, obwohl man im allgemeinen glaubt, daß Androgene damit zusammenhängen. Bei Frauen, die besonders anfällig für Akne sind, scheint jede hormonale Veränderung, wie sie etwa in der Menstruation, bei Anwendung der Pille, bei Schwangerschaft, in der Menopause, ja sogar bei Streß vorliegt, einen Anfall heraufzubeschwören. Auch Vererbung scheint ein Faktor zu sein.

Selbst heute noch halten sich über Akne viele hartnäckige Legenden, die deren nachteilige emotionale Wirkung verstärken können. Junge Menschen, die Akne haben, werden oft ermahnt, sich häufiger das Gesicht zu waschen. Damit wird angedeutet, daß sie selbst schuld an ihrem Hauptproblem seien, weil sie die persönliche Hygiene vernachlässigen. Reinlichkeit oder ein Mangel daran haben jedoch nichts mit Akne zu tun. Die Entwicklung beginnt tief in der Derma.

Ähnlich meinen Eltern, die Akne ihrer Sprößlinge komme davon, daß die jungen Leute fette Speisen, Schokolade, zuckerhaltige Getränke und anderes »solches Zeug« konsumieren. Doch ist kein Beweis dafür zu finden, daß die Art der Kost Akne verursacht. Aber es existiert einiges Beweismaterial dafür, daß große Mengen Jod oder Bromide bei Leuten, die bereits Akne haben, ein »Aufflackern« provozieren. Fälschlich werden auch Masturbation und andere sexuelle Betätigung als Ursache von Akne genannt, zuviel oder zuwenig Schlaf, Verstopfung und noch vieles weitere. Es existiert kein Beweis dafür, daß irgend etwas davon Akne verursacht. Allerdings können der Streß und die daraus resultierenden Veränderungen, verbunden mit solchen Faktoren, bei dafür anfälligen Menschen zu heftigen Finnenausschlägen führen.

Akne entsteht in den Talgdrüsen (Glandulae sebaceae) in Verbindung mit den Haarbälgen, die man dann als Talg produzierende Einheit bezeichnet. Sie ist am häufigsten in den Hauptbezirken, die große derartige Einheiten und meist Flaumhaare aufweisen – besonders im Gesicht und auf dem oberen Abschnitt des Rückens. Die Talgdrüsen erzeugen Talg (Sebum), eine wachsartige Substanz, die aus Fettsäuren, Cholesterin und abgestorbenen Zellen besteht. Sie fördert die toten Zellen an die Oberfläche der Haut und »ölt« Haut und Haar.

E. Pustel mit aufgerissener Balgwand entläßt Bakterien

Flaumhaar

A. normaler Haarbalg

Talgdrüse

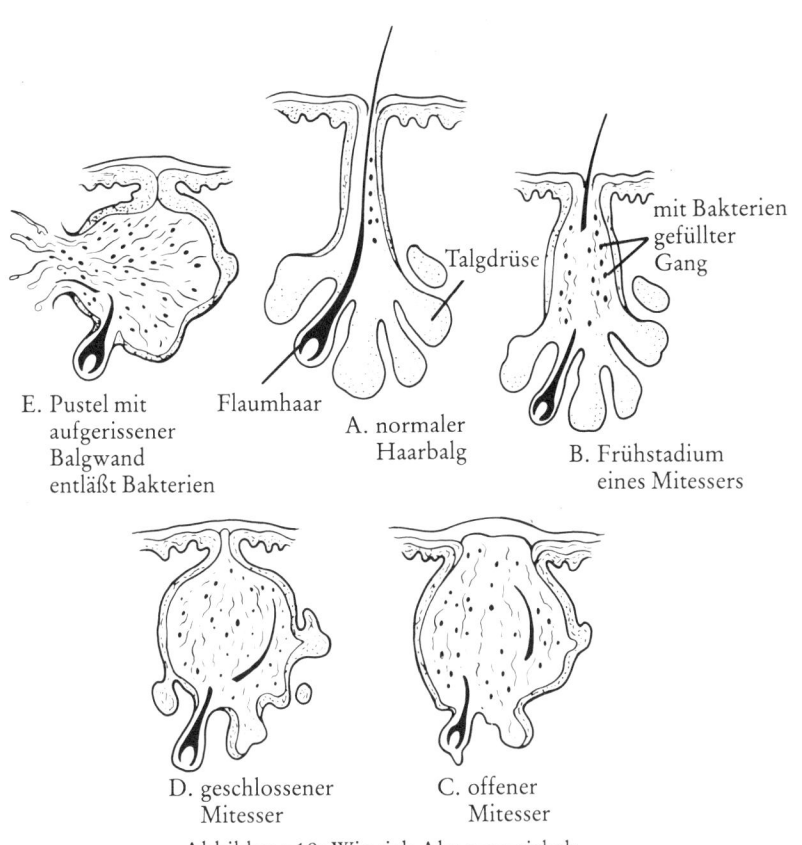

mit Bakterien gefüllter Gang

B. Frühstadium eines Mitessers

D. geschlossener Mitesser

C. offener Mitesser

Abbildung 18: Wie sich Akne entwickelt

Obwohl nicht bekannt ist, was Akne auslöst, wirken dabei zwei Faktoren – Hormone und Bakterien – mit. Die Ausscheidung von Talg erfolgt als Reaktion auf hormonale Stimulierung. (Akne tritt sehr selten auf, ehe die Pubertät einsetzt.) Die Talgdrüsen reagieren besonders empfindlich auf Androgene, und viele Experten meinen, daß deshalb Akne gewöhnlich während der Pubertät erscheint und bei Knaben häufiger ist als bei Mädchen. Menschen, deren Haare und Haut fettig sind, neigen mehr zu Akne, aber das gilt nicht absolut. Manche Menschen mit trockener Haut bekommen schwere Akne, während andere mit fettiger Haut frei davon sind. An dem Auftreten schwerer Formen von Akne ist Corynebacterium acnes beteiligt, ein Mikroorganismus, den man im Haarbalg findet.

In den Anfangsstadien der Akne (siehe Abbildung 18) werden die Poren, die dem Talg als Ausführgänge dienen, von ihm selbst, von toten Zellen, von Keratin und Bakterien verstopft, die normalerweise in den Haarbälgen leben. Dadurch bildet sich ein Komedo, ein Mitesser, so genannt, weil man früher meinte, es handele sich um einen lebenden Parasiten. Dieser Pfropf blockiert nun den Gang, durch den der Talg an die Hautoberfläche befördert wird. Es gibt zwei Typen Mitesser, geschlossene und offene. Bei einem geschlossenen Mitesser ist der Ausführgang an der Hautoberfläche versperrt, und der darunter liegende Mitesser ist weißlich und hautfarben. Dehnt sich der Mitesser aus, daß er durch die Gangöffnung hinausragt, bildet sich ein schwärzlicher Kopf. Dieser erhält seine dunkle Färbung von Pigmentzellen, nicht, wie viele Menschen gewöhnlich glauben, von Schmutz.

Akne kann auch mit einer Entzündung verbunden sein. Bei einer schweren Akne erhöht sich der Druck im Mitesser, der zerplatzt und seinen Inhalt unter die Haut entleert. Dies führt zu einer Infektion und mit Eiter gefüllten Pusteln und Pickeln. Eine schwere entzündliche Akne hat oft Narbenbildung zur Folge, aber das ist genetisch bedingt. Bei manchen Menschen heilt eine ernste Akne ohne Narben, während bei anderen von kleineren Pickeln tiefe und dauerhafte Verunstaltungen zurückbleiben.

In den letzten Jahren hat man wirksamere Mittel entwickelt und damit das Vorkommen von entstellender Akne reduziert. Manchmal kann ein leichter Fall durch häufiges Waschen mit Seife und Betupfen der Haut mit einem rauhen, sauberen Lappen behandelt werden. Damit läßt sich die Haut trocknen, und es trägt auch dazu bei, die äußere Zellschicht abzureiben. Man sollte vermeiden, Pusteln auszuquetschen und daran herumzukratzen, was das Problem nur verschlimmern kann.

Die am meisten verbreitete Behandlung von Akne besteht in der Anwendung von Reizstoffen, den sogenannten Schälmitteln. Diese rufen als Reaktion eine Entzündung in den oberen Hautschichten hervor, und als Folge davon schält sich die äußere Schicht. Fünf- bis zehnprozentiges Benzoylperoxid ist eines der wirksamsten Schälmittel. (Es ist unter einer Anzahl von Markennamen rezeptfrei zu erhalten.) Dermatologen empfehlen, mit der fünfprozentigen Lösung zu beginnen und, wenn diese zur Bekämpfung der Akne nicht stark genug ist, zu dem zehnprozentigen Präparat überzugehen.

Sind Haut und Haare fettig und verschlimmern das Problem, ist es ratsam, sie häufig zu waschen und so dazu beizutragen, daß die Haut trocken bleibt.

Genügt Benzoylperoxid allein nicht, können zusätzlich Antibiotika verordnet werden, die man entweder in einer Creme auf die Haut bringt oder einnimmt. Die am häufigsten verschriebenen Antibiotika sind Tetracyclin und Erythromycin. Sie können langfristig angewandt werden, aber während der Schwangerschaft, besonders in der zweiten Hälfte, sollte man Tetracyclin vermeiden, da das Baby davon einen fleckigen Zahnschmelz bekommt.

Die stärksten Mittel gegen Akne sind Derivate von Vitamin A, die nur auf Rezept zu haben sind. Das ältere Medikament ist Tretinoin, die Vitamin-A-Säure, die eine starke Reizung und Schälung der Haut verursacht. Sie wird oft in Verbindung mit Benzoylperoxid verwendet, wobei das eine Medikament am Morgen und das andere am Abend angewandt wird. Diese Strategie kann sehr wirkungsvoll sein, aber nicht jeder kann die Hautreizung ertragen, die durch den Gebrauch beider Medikamente verursacht wird.

Ein neueres Medikament ist Isoretinoin. Es ist das Derivat einer synthetisch hergestellten Form von Vitamin A und wirkt, indem es die Erzeugung von Talg hemmt. Es ist hochwirksam, sollte aber nur streng von einem Arzt überwacht angewandt werden, da es mit einer Anzahl von Nebenwirkungen verbunden ist. Zu den ersten gehören Geburtsfehler. Frauen wird geraten, sich einem Schwangerschaftstest zu unterziehen, ehe sie das Mittel gebrauchen. Wenn auch nur die geringste Chance besteht, daß sie schwanger sind, sollten sie noch mindestens einen Monat, nachdem sie das Isoretinoin abgesetzt haben, ein Empfängnis verhütendes Mittel benützen.

Patientinnen, die gegen Akne irgendein Vitamin-A-Präparat gebrauchen, sollten vermeiden, sich der Sonne auszusetzen. Laboruntersuchungen haben ergeben, daß Tiere, denen man Retinoin gegeben und sie dann der Sonne ausgesetzt hat, Hauttumoren bekamen, die noch weiterwuchsen, nachdem man das Medikament gestoppt hatte. Diese Untersuchungen haben Forscher veranlaßt, davor zu warnen, daß diese Mittel die krebserzeugende Wirkung der Sonne verstärken könnten.

Da Hormone bei Akne eine Rolle spielen, kann in manchen Fällen der richtige Einsatz von Hormonen vielleicht helfen. Viele Frauen, die die Anti-Baby-Pille nehmen, erleben, daß sich ihre Akne bessert. Eine Zeitlang hat man die Pille sogar verschrieben, um Akne zu behandeln. Das ist jetzt nicht mehr üblich, da man nun andere, wirksamere Medikamente gegen Akne hat. Aber wenn eine Frau diese Form der Empfängnisverhütung wählt, kann ein zusätzlicher Vorteil sein, daß ihre Akne beseitigt wird. Man kennt jedoch Frauen, bei denen die Pille die entgegengesetzte Wirkung hat und einen heftigen Akneanfall provoziert. Das ist am häufigsten bei der Mini-Pille zu beobachten, die nur Progesteron enthält. Wechselt man zu einer östrogenhaltigen Kombination über, hilft das für gewöhnlich, obwohl man es vielleicht mehrere Monate ausprobieren muß, um Resultate zu erzielen.

Viele Frauen werden von prämenstrueller Akne geplagt. Einige Forscher haben beobachtet, daß der hohe Progesteronspiegel in der prämenstruellen Phase die an der Oberfläche mündenden Öffnungen der Follikelgänge verkleinert. Das könnte zu deren Verstopfung und zu einem heftigen Ausbruch von Akne führen. Diese mit dem menstruellen Zyklus zusammenhängende Akne kann mit Benzoylperoxid behandelt werden oder, wenn die Frau diese Methode der Empfängnisverhütung wählt, durch die Anti-Baby-Pille.

Übermäßige Anwendung von Hautcremes, Lotions, Feuchtigkeitsspendern und ölhaltigen Kosmetika wird mit einer »Akne cosmeticus« in Verbindung gebracht. Mit diesem von zwei Dermatologen, von Dr. Arnold Kligman und Dr. O. Mills, geprägten Fachausdruck wird falsche Kosmetik als Ursache von Akne bezeichnet. Das trifft gewöhnlich auf Frauen zu, die seit der Jugend an Akne leiden. Aber manchmal tritt diese Form auch bei Frauen auf, die in ihrem ganzen Leben als Erwachsene sich einer reinen Haut erfreuten. Die Anwendung von Schälmitteln und von Mitteln, die auf Wasserbasis hergestellt werden oder frei von Ölen sind, können eine durch falsche Kosmetik verursachte Akne meist beseitigen. Es kann jedoch mit beträchtlichem Herumprobieren verbunden sein, Kosmetika zu finden, die keine Akne bei dafür anfälligen Frauen heraufbeschwören.

Andere hormonbedingte Hautprobleme
Der Zustand der Haut kann als ein früh erkennbares Warnsignal für mehrere hormonale Erkrankungen dienen. So beeinflussen Erkrankungen der Schilddrüse, die den Stoffwechsel des Körpers verändern, Haut, Haar und Nägel auf mehrfache Weise. Eine zu wenig aktive Schilddrüse läßt die Haut dicker, rauh und trocken werden, während eine zu aktive Schilddrüse die Haut dünner macht und zu stärkerem Schwitzen führt.

Vitiligo – die Bildung weißer Hautflecken, die ihr Pigment verloren haben – kommt manchmal in beiden Fällen vor, bei zu geringer oder bei zu großer Aktivität der Schilddrüse. Die nicht pigmentierten Bezirke sind im allgemeinen klein und kaum zu bemerken. Aber bei manchen Menschen sind sie recht umfangreich und müssen von einem Dermatologen behandelt werden. Psoraline genannte Medikamente, die auf die Haut gebracht und dann der Sonne oder ultravioletten Strahlen ausgesetzt werden, tragen dazu bei, die Haut wieder zu färben. Erkrankungen der Schilddrüse werden häufig von allgemeinem Jucken begleitet. Jede Art Reizung der Haut – sogar wenn sie nur von einer heißen Dusche verursacht wird – kann einen Nesselausschlag und Jucken verursachen.

Das prätibiale Myxödem ist ein selteneres Hautleiden, das mit dem Mangel an Schilddrüsenhormonen zusammenhängt. Es besteht aus einem rötlichen, geschwollenen Hautausschlag vorne auf den Schienbeinen und auf der Oberseite der Füße. Es ist nicht bekannt, warum nur diese Körperstellen von den Schwellungen befallen sind, die meist keine Schmerzen verursachen. Sie können mit Cortisonsalben beseitigt werden.

Verfrühtes Grauwerden der Haare vor dem Alter von 30 Jahren ist überwiegend unter Menschen mit Schilddrüsen-Krankheiten verbreitet. Werden die Haare schütter, kann das ebenso auf eine überaktive wie auf eine zu wenig aktive Schilddrüse zurückzuführen sein. Im typischen Fall ist der Haarverlust gleichmäßig verteilt, aber manchmal beschränkt er sich auf einzelne kahle Flecken. Man nennt das Alopecia areata (Kreishaarschwund), der meist nur vorübergehend ist. Nach ein paar Monaten wächst das Haar nach. In manchen Fällen bleiben jedoch die kahlen Flecken bestehen.

Eine überaktive Schilddrüse kann die Nägel rapide wachsen lassen, und da sie in diesem Fall keine glatten Ränder haben, sind sie schwer sauber zu halten. Eine zu wenig aktive Schilddrüse kann die Nägel trocken, brüchig und zerfurcht machen.

Erkrankungen der Nebennieren können sich ebenfalls auf die Haut auswirken. Menschen, die an der Addison-Krankheit leiden, für die eine mangelnde Produktion der Nebennierenhormone charakteristisch ist, haben oft eine kräftiger gefärbte Haut. In extremen Fällen kann die Haut bronzefarben werden, mit schwarzen Tupfen auf der Stirn und auf dem Oberkörper, und die pigmentierten Stellen, wie etwa der Hof um die Brustwarzen oder die Schleimhäute von Lippen, Mund und Vagina, können blauschwarz werden. Daneben treten auch weiße Flekken von nicht pigmentierter Haut auf.

Das Cushing-Syndrom, eine Erkrankung der Nebennieren, bei der es zu einer Überproduktion von Kortikosteroid-Hormonen kommt, läßt die Haut dünn werden und erhöht die Neigung zu Blutergüssen. Eines der frühen Anzeichen der Cushing-Krankheit ist oft das Auftreten von purpurroten Dehnungsstreifen auf dem Unterleib. (Ausführliche Erörterung der Addison- und der Cushing-Krankheit im 12. Kapitel.)

Hirsutismus

Jahrhunderte hindurch waren die Menschen ebenso fasziniert wie abgestoßen, wenn Frauen einen abnormen Haarwuchs hatten. Alte Zirkusplakate zeigen grundsätzlich das Bild einer bärtigen Frau, Hexen haben stets ein behaartes Kinn, und die Literatur ist voll von Horrorgeschichten über Frauen, die ganz bedeckt mit Haaren waren.

Wie bereits erwähnt, haben Männer und Frauen die gleiche Anzahl von Haarbälgen, ausgenommen Orientalinnen, bei denen es im Gesicht weniger sind. Androgen, genauer gesagt Testosteron, stimuliert vermutlich die Umwandlung von Flaumhaar in das gröbere Haar an den für jedes Geschlecht charakteristischen Stellen – im Gesicht, unter den Achseln, auf der Brust und um die Genitalien. Wenn daher in der Pubertät der Testosteronspiegel steigt, beginnen bei Jungen der Bart, die Haare auf der Brust und an anderen Körperstellen zu wachsen. (Es ist eine Ironie, daß später im Leben der hohe Androgenspiegel bei Männern für ihre Glatze verantwortlich ist.)

Da bei Frauen ein viel niedrigerer Testosteronspiegel vorhanden ist, bekommen sie besonders im Gesicht und auf der Brust nicht soviele kräftige Haare wie Männer. Die meisten Frauen haben ein paar derbe, dunkle Haare auf der Oberlippe, auf dem Kinn oder um die Brustwarzen, und manche haben vielleicht einen erkennbaren Schnurrbart. Gewöhnlich ist das ein ererbtes Merkmal. Oft kann eine Frau oder ihr Arzt sagen, ob ihre Behaarung normal ist, wenn sie einfach andere Frauen ihrer Familie betrachtet. Diese Form der Behaarung ist besonders unter Frauen der Mittelmeerregion verbreitet, deren Haut und Haar dunkel sind und die mehr Haare im Gesicht und auf dem Körper haben als ihre blonden, hellhäutigen Geschlechtsgenossinnen aus Nordeuropa.

Für die meisten Frauen ist es ein mehr kosmetisches als ein medizinisches Problem, wenn sie stark behaart sind. Ist das hormonale Gleichgewicht nicht gestört oder kein anderes medizinisches Problem vorhanden, das die Behaarung verursacht, kann man sie einfach entfernen. Elektrolyse wird sie für immer beseitigen, indem sie den Haarbalg zerstört. Rasieren, Enthaarungsmittel oder Einbetten in eine Wachsschicht, die dann zugleich mit den Haaren abgelöst wird, sind nur vorübergehend wirksame Maßnahmen. Hängt zu starker Haarwuchs mit einer Störung des hormonalen Gleichgewichts zusammen, ist eine ärztliche Untersuchung erforderlich, um die Ursache genau zu ergründen und zu entscheiden, wie man sie behandeln soll. Zu warnenden Anzeichen, die einer Frau verraten, daß sie ihren Arzt aufsuchen sollte, gehören zunehmende Behaarung, die von einem Ausbleiben der Menstruation begleitet ist, ferner irgendwelche Anzeichen einer Maskulinisierung wie etwa, daß die Stimme tiefer wird, sich die Muskeln kräftiger entwickeln, die Klitoris länger wird, ähnliche Glatzenbildung wie bei Männern auftritt usw. Dazu können noch eine plötzliche und extreme Schwellung des Unterleibs und Fruchtbarkeitsprobleme kommen.

Tests im Laboratorium, mit denen man die gesamte Testosteronmenge im Blut mißt, entdecken gewöhnlich keinen Unterschied zwischen normalen und von Hirsutismus befallenen Frauen. Aber bei denjenigen, die abnormen Haarwuchs aufweisen, wird fast zweimal soviel freies oder aktives Testosteron vorhanden sein, das vom Körper ohne weiteres genutzt werden kann. Testosteron zirkuliert im Blutstrom, gebunden an Proteine, sogenannte Globuline. Weniger als ein Prozent Testosteron zirkuliert »frei«. Nur dieses freie Hormon stimuliert den Haarwuchs, indem es Flaumhaar in derbes Haar an den Stellen umwandelt, die für das Geschlecht typisch sind. Östrogen erhöht die Menge Testosteron, die an Eiweiß gebunden ist. Daher hat ein niedriger Östrogenspiegel einen niedrigeren Spiegel des »Träger-Eiweißes«, des Globulins, zur Folge, und das bewirkt, daß mehr Hormon in der freien Form zirkuliert. Daher läßt der Spiegel des gesamten Testosterons nicht erkennen, wie groß die Menge des aktiven Hormons ist.

Zahlreiche Erkrankungen – die meisten von ihnen selten – können das Gleichgewicht des Testosterons einer Frau verändern. Zu den häufigsten gehören Veränderungen in der Funktion der Ovarien. Frauen, die sich die Beine oder die Achselhöhlen rasieren, werden bemerken, daß zu bestimmten Zeiten in ihrem Menstruationszyklus der Haarwuchs an diesen Stellen zunimmt. Das ist ein natürlicher Aspekt normaler hormonaler Schwankungen, wenn der Testosteronspiegel leicht steigt und wenig Östrogen vorhanden ist. Frauen, bei denen die Ovulation aufhört, werden eine stärkere Zunahme der Behaarung feststellen. Ein typisches Beispiel dafür könnte eine Frau sein, die energisch beginnt, Kraftsport zu trainieren und äußerst streng zu fasten. Verringert sich der prozentuale Anteil ihres Körperfetts so stark, daß die Ovulation bei ihr aufhört, wird sie merken, daß sie stärker behaart ist als zuvor, weil ihr Östrogenspiegel sinkt und der Spiegel von frei zirkulierendem Testosteron höher wird.

Frauen, die sehr viel Übergewicht haben, können ebenfalls stärker behaart sein, weil das Übermaß an Fettgewebe das hormonale Gleichgewicht verändern und dazu führen kann, daß keine Ovulation stattfindet. Ähnlich erleben Frauen in der Menopause oft, daß sie mehr Haare im Gesicht bekommen, weil bei ihnen die Ovulation ausfällt.

Zu anderen möglichen Ursachen mangelnder Ovulation gehören polyzystische Erkrankungen, Ovarialkrebs und vielerlei Tumoren. Auch Erkrankungen der Nebennieren können eine Zunahme von Testosteron mit sich bringen. Dazu zählen die Cushing-Krankheit, angeborene Erkrankungen, Krebs und andere Tumoren. Medikamente, die Androgene, Progesteron und Cortisol enthalten, können ebenfalls stärkeren Haarwuchs bewirken. Zu weiteren Medikamenten mit dieser Wirkung zählen Phenytoin, das bei plötzlichen Herzanfällen und Epilepsie verwendet wird, ferner Mittel gegen hohen Blutdruck und gewisse Psychopharmaka.

Beseitigt man die Ursache eines Übermaßes von Testosteron, wird dadurch das Problem des Hirsutismus nicht gelöst. Die Umwandlung eines Flaumhaares in ein kräftigeres Haar ist von Dauer, und es wird ein Leben lang dunkel und derb bleiben. Möchte eine Frau unerwünschtes Haar loswerden, ist die wirksamste Methode die Elektrolyse. Wenn aber das zugrundeliegende gestörte hormonale Gleichgewicht nicht korrigiert wird, wandelt das aktive Testosteron einfach mehr Haare um, und die Elektrolyse wird mit der Beseitigung der neu auftauchenden Haare nicht Schritt halten.

Abnormer Verlust oder Mangel an Haaren

Mit zunehmendem Alter erleben Frauen, daß ihr Haar schütter wird oder ganz ausgeht. Aber es gibt Situationen, in denen ein Mensch unabhängig von Alter und gestörtem hormonalem Gleichgewicht in ausgedehntem Maße Haare verliert. Wie früher erläutert, erfolgt das Wachstum zyklisch, und nicht alle Haare machen zur gleichen Zeit die gleichen Wachstumsphasen mit. Ein Zustand, der alles Haar in den gleichen Teil des Zyklus zwingt – ein hohes Fieber kann z. B. schockartig für alle Haare eine Ruhepause einsetzen lassen –, kann genauso zu einem völligen Haarausfall führen. Bestimmte Medikamente, besonders die in der Chemotherapie von Krebs verwendeten sowie Röntgenbestrahlung, Erfrierungen, Verbrennungen und andere Umstände, können für das Haar eine erzwungene Ruhephase und Haarausfall bedeuten.

Gelegentlich wird ein junges Mädchen das Pubertätsalter erreichen, ohne die charakteristischen Achsel- und Schamhaare zu bekommen, obwohl es vielleicht Brüste entwickelt. Das könnte das Anzeichen sein, daß abnorme Chromosomen im Spiel sind, die verhindern, daß die Frau normale Fortpflanzungsorgane entwickelt. Zum Glück kommen diese Abnormitäten selten vor, doch wenn man eine solche vermutet, sollte das sofort von einem Arzt überprüft werden, denn Hormonbehandlungen könnten einige der Probleme zu korrigieren helfen. Diese Erkrankungen werden genauer im 4. Kapitel beschrieben.

Zusammenfassung

Wir alle sind uns sehr unserer Haare und unserer Haut bewußt. Die meisten Probleme, die sie betreffen, sind mehr kosmetischer Art als ernste medizinische Erkrankungen. Aber es existieren eine Anzahl von Störungen des hormonalen Gleichgewichts und andere Erkrankungen, deren Wirkung sich im Haar und in der Haut widerspiegeln. Da Haut und Haare so ohne weiteres sichtbar sind, können Symptome, an denen sie beteiligt sind, uns oft veranlassen, bereitwilliger einen Arzt aufzusuchen, als vielleicht bei ernsteren, aber weniger auffallenden Anzeichen.

Medizinische Fachbegriffe

Abortus: Die Beendigung einer Schwangerschaft durch Ausstoßung des Fetus, ehe er selbständig überleben kann. Ein Abortus kann eingeleitet werden (therapeutischer Abortus oder Abtreibung), oder er erfolgt spontan (Fehlgeburt).

Addison-Krankheit: Eine relativ seltene Erkrankung, gekennzeichnet durch einen Mangel an Hormonen der Nebennieren. Diese Drüsen werden allmählich zerstört, gewöhnlich von einer autoimmunen Erkrankung oder von anderen Krankheiten wie etwa Tuberkulose. Zu den Symptomen zählen Müdigkeit, Schmerzen im Unterleib, Appetitlosigkeit, Übelkeit, Schwindelanfälle, dunkle Verfärbung der Haut und zunehmende Anfälligkeit für Infektionen.

Adrenalin: Eines der Streß- oder Katecholamin-Hormone, das vom Nebennierenmark (der Medulla) produziert wird. Es verengt die Blutgefäße und erhöht dadurch den Blutdruck, es stimuliert das Herz, schneller zu schlagen. Ebenso setzt es Glukose frei, die als Glykogen in der Leber gespeichert ist, um schnell für zusätzliche Energie zu sorgen. In einer Reaktion auf eine Gefahr schüttet der Körper mehr Adrenalin und andere Katecholamine aus. Diese Hormone wirken an der Flucht- oder Kampfreaktion mit, die von Streß oder einer drohenden Gefahr ausgelöst wird.

Adrenocorticotropes Hormon (ACTH): Ein Hormon, das von der Hypophyse produziert wird und die Kortikosteroid-Sekretion der Nebennieren steuert.

Akne: Eine mit Hormonen zusammenhängende Erkrankung der Haut, die durch eine Entzündung der Talgdrüsen und der Haarbälge charakterisiert wird. Im typischen Fall kommt sie während der Pubertät vor. Es bilden sich entweder geschlossene oder offene Mitesser (Komedonen). Sie treten am häufigsten im Gesicht, am Hals und auf dem oberen Abschnitt von Brust und Rücken auf.

Akromegalie: Eine chronische Krankheit, bei der sich noch beim erwachsenen Menschen bestimmte Knochen verbreitern oder verlängern. Am häufigsten davon betroffen sind Arme und Beine sowie die Stirnknochen des Schädels und die Kiefer. Auch Nase und Lippen können wachsen, und sehr oft verdicken sich auch die weichen Gewebe des Gesichts. Die Krankheit wird durch einen Überschuß an Wachstumshormonen verursacht. Man behandelt sie mit Röntgenstrahlen, um die Hypophyse schrumpfen zu lassen, oder man entfernt einen Teil der Hypophyse operativ.

Aldosteron: Das in den Nebennieren hauptsächlich produzierte Mineralkortikoid. Es trägt dazu bei, das Gleichgewicht der Körperflüssigkeiten aufrechtzuerhalten, indem es den Nieren hilft, Natrium zu bewahren. Ebenso überwacht es den Kaliumspiegel im Blut.

Aldosteronismus: Ein von exzessiver Aldosteronproduktion verursachter Zustand. Die Folge davon ist, daß der Körper zuviel Salz zurückhält und Kalium ausscheidet. Das führt zu hohem Blutdruck, zu verändertem Säuregehalt des Blutes, zu Schwäche und Kontraktionen der Muskeln sowie zu Empfindungslosigkeit. Wird dieser Zustand nicht behandelt, kann er zu einer Nierenkrankheit und zu Herzversagen führen. Man bezeichnet die Erscheinung auch als Hyperaldosteronismus.

Amenorrhoe: Ausbleiben der Menstruation. Von primärer Amenorrhoe spricht man, wenn überhaupt keine Menstruation stattfindet, während man es als sekundäre Amenorrhoe bezeichnet, wenn die Periode bei Frauen ausbleibt, die bereits menstruiert haben.

Aminosäuren: Die stickstoffhaltigen Bausteine von Proteinen. Sie werden vom Körper dafür verwendet, Muskeln und andere Gewebe zu bilden. Einige lebenswichtige Aminosäuren muß der Körper der Kost entnehmen, während andere im Körper selbst hergestellt werden.

Amniocentese: Eine Untersuchung, die meist im zweiten Drittel der Schwangerschaft durchgeführt wird. Eine geringe Menge des Fruchtwassers wird mit einer Hohlnadel herausgeholt und analysiert, um bestimmte genetische, die Chromosomen betreffende oder biochemische Schäden des Fetus zu entdecken.

Amnion: Der dünne, durchsichtige Sack, der während der Schwangerschaft das Fruchtwasser und den Fetus enthält.

Androgene: Sexualhormone, die von den Hoden und den Nebennieren abgegeben werden. Sie bedingen die sekundären Geschlechtsmerkmale wie etwa Bartwuchs, Entwicklung von Muskeln und eine tiefer werdende Stimme. Die hauptsächlich produzierten Hormone sind Testosteron und Androsteron. Auch Frauen erzeugen kleine Mengen Androgene.

Androstenedion: Ein Androgen, das von den Nebennieren produziert und von Fettzellen in eine Form von Östrogen umgewandelt wird.

Androsteron: Eines der männlichen Sexualhormone (Androgene). Siehe auch Testosteron und Androgene.

Angiotensin: Eine Substanz im Blut, die Blutgefäße verengt oder zusammenzieht und dadurch den Blutdruck erhöht. Angiotensin veranlaßt auch die Nebennieren, mehr Aldosteron abzugeben. Bei Frauen steigt der Angiotensinspiegel nach der Ovulation. Das erklärt möglicherweise die Ansammlung von Flüssigkeit, die in der prämenstruellen Phase des monatlichen Zyklus auftritt.

Anorexia nervosa: Eine ernste Erkrankung, bei der ein Mensch, meist ein junges Mädchen oder eine junge Frau, die Nahrungsaufnahme bis zum Verhungern verweigert. Die Opfer haben ein deutlich verzerrtes Bild des eigenen Körpers und eine morbide Furcht, dick zu werden. Läßt man der Erkrankung ihren Lauf, verursacht sie extremen Gewichtsverlust, bei Frauen Amenorrhoe, bei älteren Kindern gehemmtes Wachstum. Man nimmt an, daß Anorexia nervosa eine psychisch bedingte Krankheit ist, aber die wahre Ursache steht noch nicht fest.

Arrhythmie: Jede Veränderung im normalen Rhythmus des Herzschlags.

Beckenendlage bei der Geburt: Eine Entbindung, bei der statt des Kopfes zuerst das Gesäß (Steißlage), die Füße (Fußlage) oder die Knie (Knielage) austreten.

Beckenentzündung: Eine ernste Infektion der Fortpflanzungsorgane, die bei einer Frau Eileiter, Uterus und Ovarien schädigen kann. Zu den Ursachen zählen beim Sexualverkehr übertragene Krankheiten, besonders Gonorrhoe und Chlamydia-Infektion. Der Gebrauch von in den Uterus eingeführten Verhütungsmitteln (IUD) erhöht das Risiko, eine solche Entzündung zu bekommen.

Beckwith-Wiedemann-Syndrom: Eine Wachstumsstörung, die bei der Geburt auftritt und auf eine Überproduktion von Insulin zurückgeführt wird. Babys mit diesem Syndrom neigen dazu, sehr groß und dick zu werden. Sie haben sehr große Zungen und oft einen Nabelbruch.

Befruchtung: Die Vereinigung des männlichen Spermiums mit dem weiblichen Ei. Sie bilden eine Zygote, wie man die befruchtete Eizelle nennt. Aus ihr entwickelt sich der Embryo und schließlich der Fetus.

Beta-Zellen: Besondere Zellen in den Langerhans-Inseln des Pankreas (der Bauchspeicheldrüse). Ihre Hauptaufgabe ist es, Insulin zu erzeugen.

Biopsie: Die mikroskopische Untersuchung einer kleinen Gewebsprobe. Eine Biopsie wird gewöhnlich vorgenommen, um festzustellen, ob eine Geschwulst Krebs ist.

Bradykardie: Ein langsamer Herzschlag, gewöhnlich weniger als 60 Schläge in der Minute. Leichte Bradykardie muß nicht unbedingt Probleme verursachen, doch in extremen Fällen verlangsamt sich auch die Blutzirkulation, und das führt zu Schwindelanfällen, Ohnmacht und in extremen Fällen zu einem Kreislaufkollaps.

Braxton Hicks-Kontraktionen: Schmerzlose Kontraktionen des Uterus, bevor die Wehen einsetzen.

Bromokriptin: Ein Medikament, das die Produktion von Prolactin unterdrückt. Es wird im allgemeinen Frauen verschrieben, bei denen infolge einer Überproduktion von Prolactin die Ovulation ausbleibt. Das Medikament wird auch verwendet, um die Parkinsonsche Krankheit zu behandeln.

Brustwarzen-Papillom: Warzenähnliche Gewächse in der Innenwand eines Milchgangs nahe der Brustwarze. Gewöhnlich bluten sie, und man kann sie als kleine Knoten nahe der Brustwarze spüren. Sie kommen am häufigsten bei Frauen vor der Menopause vor.

Brustwarzen-Polypen: Kleine, gutartige Gewächse, die auf der Haut der Brustwarzen sitzen. Oft ähneln sie winzigen Pilzen mit dünnem Stiel und rundem Hut. Sie sind nicht krebsartig.

Bulimia: Eine Erkrankung, die durch unersättlichen Appetit gekennzeichnet ist, der oft unkontrollierte unaufhörliche »Eßorgien« zur Folge hat. Darauf folgen Perioden von Depression und Selbstverachtung und in manchen Fällen erzwungenes Erbrechen und Mißbrauch von Abführmitteln, um eine Gewichtszunahme zu vermeiden. Man nimmt an, daß Bulimia eine psychisch bedingte Erkrankung ist, aber die wahre Ursache hat man noch nicht sicher festgestellt. Die häufigsten Opfer sind junge Frauen, oft Studentinnen oder Berufstätige.

Candidiasis: Eine Infektion mit Sproßpilzen, mit verschiedenen Arten der Gattung Candida. Viele verbreitete Krankheiten wie etwa Vaginitis (Scheidenentzündung) und Soor (Mundfäule) werden von Infektionen mit diesen Pilzen verursacht. Eine warme, feuchte Umgebung fördert das Wachstum von Candida. (Die Krankheit wird auch Moniliose genannt.)

Chlamydia: Eine Familie von Mikroben, die als Parasiten im Innern von Zellen leben und Merkmale sowohl von Viren als auch von Bakterien haben. Zwei Arten von Chlamydia sind festgestellt worden. Beide verursachen beim Menschen Krankheiten. Am häufigsten ist Chlamydia trachomatis, die man in der Bindehaut (Conjunctiva) des Auges findet und auch in der Innenhaut von Harnleiter und Zervix. In schweren Fällen kann sie Entzündungen im Unterleib und Probleme mit der Fruchtbarkeit verursachen. Chlamydia psittaci infiziert Vögel und verursacht bei Menschen eine Form der Lungenentzündung.

Cholesterin: Eine kristalline, fettartige Substanz, die bei allen Tieren mitwirkt, die Zellmembranen zu bilden. Sie ist besonders reichlich enthalten im Gehirn, in den Nerven, in Leber, Blut und Galle. Cholesterin wird in der Leber aufgebaut und ist unentbehrlich für die Erzeugung von Sexualhormonen, für die Nervenfunktion und für eine Anzahl anderer lebenswichtiger Prozesse. Der Cholesterinspiegel im Blut steigt an, wenn mit der Nahrung übermäßig viel Cholesterin (man findet es in tierischen Produkten, besonders im Fleisch von inneren Organen, in Eidotter und so weiter) und / oder gesättigte Fette (d. h. diejenigen, die man in Fleisch, Kokosnüssen oder Palmkernöl findet) aufgenommen werden.

Chorion-Gonadotropin: Ein Hormon, das von den Zellen der Placenta abgegeben wird – von dem Gewebe, das die Mutter und den Fetus miteinander verbindet. Nach der Befruchtung veranlaßt dieses Hormon das Corpus luteum (den Gelbkörper), weiter Östrogen und Progesteron auszuschütten, um die Schwangerschaft einzuleiten und aufrechtzuerhalten. Eine Schwangerschaft kann früh entdeckt werden, wenn eine Messung die Zunahme dieses Hormons feststellt.

Chromosom: Ein mikroskopisch kleines stabförmiges Körperchen, das sich aus dem im Zellkern befindlichen Material entwickelt. Die Chromosomen enthalten die Gene, die unsere Erbmerkmale bestimmen.

Clomiphen (Clomid): Ein nicht zu den Steroiden zählendes Medikament, das verwendet wird, um die Ovulation bei Frauen anzuregen, deren Hypophyse und Ovarien fähig sind, normal zu funktionieren. Frauen, die während der Einnahme von Clomiphen schwanger werden, haben in erhöhtem Maße Aussicht, Mehrlinge zur Welt zu bringen.

Computer-Tomographie (CT): Eine schmerzlose, genaue Untersuchung, bei der man Röntgenaufnahmem mit einem Computer auswertet, um ein genaues Bild von inneren Organen und Strukturen zu erhalten. Man läßt den Röntgenstrahl um den zu untersuchenden Körperabschnitt kreisen, und der Computer verarbeitet die Aufnahmen zu einem vollkommenen Bild eines schmalen Ausschnitts des betreffenden Organs. Diese Technik wird angewandt, um Tumoren, Blutgerinnsel, Knochenverlagerung und Ansammlungen von Flüssigkeiten zu entdecken. Man benützt dieses

Verfahren hauptsächlich, um das Gehirn, den Brustkorb, den Magen und das Becken zu untersuchen.

Conn-Syndrom: Siehe Aldosteronismus.

Corpus luteum: Ein kleiner gelber Körper, der sich in einem geplatzten Eifollikel entwickelt. Er besteht aus endokrinem Gewebe und produziert Progesteron, ein Hormon, das für Veränderungen im Endometrium (der inneren Schleimhaut) des Uterus in der zweiten Hälfte des menstruellen Zyklus verantwortlich ist. Er ist auch wichtig für die Entwicklung der Placenta.

Cortisol: Es wird auch Hydrocortison genannt und ist das beim Menschen hauptsächlich wirkende Kortikosteroid-Hormon. Zu seinen vielen Aufgaben gehört es, die Wirkungen von Insulin zu »kontern«, indem es die Glukoseproduktion der Leber steigert, ebenso die Umwandlung von Aminosäuren in Glukose. Es reguliert den Blutdruck, indem es den Kreislauf in den kleinen Blutgefäßen überwacht, und es bekämpft Entzündungen. Ebenso stoppt es bei Kindern und Jugendlichen dadurch das Wachstum, daß es die Zuwachszonen der Knochen des Skeletts veranlaßt, sich zu schließen.

Cortison: Ein Hormon, das aus der Nebennierenrinde gewonnen, aber auch synthetisch hergestellt wird. Die Wirkung ist der von Cortisol ähnlich, in das es im Körper umgewandelt werden kann.

Crohn-Krankheit: Eine chronische Darmkrankheit, die charakterisiert wird durch Schwellungen und Entzündung der unteren Abschnitte von Dünn- und Dickdarm. Die Ursache ist nicht bekannt, aber man nimmt an, daß es eine autoimmune Erkrankung ist. Häufig können die betroffenen Darmabschnitte durch normale voneinander getrennt sein. Die Krankheit wird auch regionale Enteritis, d. h. Darmentzündung, genannt.

Cushing-Syndrom: Eine Überproduktion von Glukokortikoid, die oft von einem ACTH produzierenden Tumor verursacht wird, meist von einem der Hypophyse. Menschen, die am Cushing-Syndrom leiden, bekommen ein »Mondgesicht«, durch eine Umverteilung von Fettgewebe einen »Büffelhöcker« auf dem oberen Rückenabschnitt und einen gedrungenen Rumpf auf dünnen Beinen. Zu den Symptomen zählen Schwäche und Schwund der Muskeln, eine dünner werdende Haut, übermäßige Behaarung, Gewichtszunahme, hoher Blutdruck, erhöhte Anfälligkeit für Infektionen und in späteren Stadien Auftreten von Diabetes. Das Cushing-Syndrom kann auch hervorgerufen werden, wenn jemand über längere Zeit große Dosen von Steroid-Medikamenten einnimmt wie etwa bei schwerem Asthma.

Danazol: Ein Medikament, das die Tätigkeit der Hypophyse dadurch unterdrückt, daß es ähnlich wie ein Androgen wirkt.

Desoxyribonucleinsäure (DNA): Eine Nucleinsäure, die sich in den Chromosomen der Zellkerne befindet. Sie gilt als chemische Basis der Vererbung und Träger der genetischen Information.

Diabetes insipidus: Eine wenig verbreitete Krankheit, verursacht durch ungenügende Sekretion von Vasopressin, einem Hormon, das dem Körper hilft, Wasser zurückzuhalten. Sie ist gekennzeichnet durch übermäßigen

Durst und übertrieben starke Ausscheidung von Harn. Sie tritt häufiger bei jungen Menschen auf.

Diabetes mellitus: Eine komplexe Erkrankung, verursacht durch das Unvermögen der Beta-Zellen im Pankreas, ausreichend Insulin zu erzeugen, ein Hormon, das wesentlich für einen einwandfreien Kohlenhydrat-Stoffwechsel ist, aber auch für eine Anzahl wichtiger anderer Körperfunktionen. Charakteristisch für diese Krankheit sind ein hoher Blutzucker (Hyperglykämie) und Zucker im Harn (Glukosurie). Zu den frühen Symptomen gehören überaus großer Durst, unerklärbarer Gewichtsverlust, wechselnde Stimmungen und ein allgemeines Unwohlsein.

Diäthylstilböstrol: Ein synthetisches Östrogen-Hormon. Früher einmal gab man es Schwangeren, um eine Fehlgeburt zu verhüten. Man glaubt nun, daß die Anwendung zu einem erhöhten Risiko geführt habe, eine seltene Form von Vaginalkrebs und andere Schädigungen der Fortpflanzungsorgane zu erleiden. Dazu gehörte auch bei Töchtern von damit behandelten Frauen die Schwierigkeit, eine Schwangerschaft zu erreichen oder aufrechtzuerhalten. DES wird auch benützt, um eine Empfängnis zu verhüten, wenn es sofort nach einem ungeschützten Geschlechtsverkehr gegeben wird (es ist die »Pille danach«). DES verändert die Uterusschleimhaut und verhindert dadurch, daß sich ein befruchtetes Ei einnisten kann, falls eine Empfängnis stattgefunden hat. Das Mittel wird auch zur Behandlung bestimmter Krebsarten verwendet.

Dienzephalon (Zwischenhirn): Der Teil des Gehirns, der Thalamus, Metathalamus, Epithalamus und Hypothalamus umfaßt. Das Zwischenhirn ist der Sitz vieler Triebe oder Instinkte, die zum Überleben unbedingt nötig sind, wie etwa Hunger, Durst, das Schlaf- und Fortpflanzungsbedürfnis und der Instinkt, um sein Leben zu kämpfen.

Dilation und Kürettage (D & C): Ein Verfahren, bei dem die Öffnung des Zervix (Gebärmutterhals) erweitert und die Schleimhaut (das Endometrium) ausgeschabt wird. Eine D & C wird ausgeführt, um Krankheiten des Uterus festzustellen, Polypen und andere kleine Gewächse zu entfernen oder starke vaginale Blutungen zu bekämpfen. D & C kann auch als eine Abtreibungstechnik benützt werden oder um zurückgebliebene Überreste einer Schwangerschaft zu beseitigen, falls sie nach einem unvollständigen spontanen Abgang oder nach einer Fehlgeburt vorhanden sind.

Diuretika: Der volkstümliche Name ist Entwässerungstabletten. So bezeichnet man jedes Medikament oder anderes Mittel, das vermehrte Ausscheidung von Flüssigkeit aus dem Körper über verstärkte Harnerzeugung bewirkt. Diuretika werden auch benützt, um hohen Blutdruck zu behandeln, außerdem Herzversagen, Ödeme und andere Erkrankungen, die durch übermäßige Verhaltung (Retention) von Wasser gekennzeichnet sind.

Down-Syndrom: Ein angeborener Zustand, dessen Merkmale geistige Behinderung und körperliche Mißbildungen sind. Sie werden verursacht von einer Anomalie der Chromosomen, die man Trisomie 21 nennt. Das Down-Syndrom kommt häufiger bei Babys vor, die von über 35 Jahre alten Frauen geboren werden. Man nennt diese Erkrankung auch Mongolismus wegen der charakteristischen Gesichtszüge der Betroffenen.

Drüse: Jedes Organ, das eine chemische Substanz produziert und ausschüttet, die anderswo im Körper verwendet wird. Endokrine Drüsen ohne Ausführungsgang geben Hormone in die Blutbahn ab. Beispiele dafür sind die Schilddrüse und das Pankreas. Exokrine Drüsen liegen nahe den Organen, auf die sie einwirken, und sie haben Gänge, die ihnen erlauben, die Sekrete direkt ans Ziel zu bringen. Beispiele dafür sind die Schweiß- und die Speicheldrüsen.

Durchbruchblutung: Eine vaginale Blutung zwischen den menstruellen Perioden. Dies ist eine verbreitete Nebenwirkung bei Mini-Pillen oder solchen Anti-Baby-Pillen, die nur Progesteron enthalten.

Dysfunktionale Uterusblutungen: Die Bezeichnung bezieht sich auf Blutungen von Uterus oder Vagina, während keine Ovulation stattfindet. Manchmal kann die Blutung einer normalen Menstruation ähneln, öfter jedoch ist sie irregulär und kann stärker sein als bei einer normalen Menstruation. Zu den Ursachen zählen Tumoren, sowohl gutartige fibroide als auch Krebs, und ein gestörtes Hormongleichgewicht, bei dem keine Ovulation möglich ist. Zu diesen Blutungen zählen auch solche bei jungen Mädchen oder bei Frauen kurz vor der Menopause, während der Zeiten im Leben einer Frau, in denen die Ovulation unregelmäßig erfolgt oder ganz ausbleibt.

Dysmenorrhoe: Eine schmerzhafte oder schwierige Menstruation, auch verbunden mit Krämpfen. Bei rund 10 Prozent der Frauen ist die Dysmenorrhoe so schlimm, daß sie die normalen Aktivitäten behindert. Bei den meisten Frauen läßt sich keine spezifische organische Abnormität entdecken, und man nennt das dann eine primäre Dysmenorrhoe. Man nimmt heute an, daß eine übermäßig starke Prostaglandinwirkung die Schmerzen verursacht. Werden Mittel dagegen eingenommen (Ibuprofen und andere entzündungshemmende Medikamente, die gewöhnlich gegen Arthritis benützt werden), erleichtert das den meisten Frauen die Krämpfe. Sekundäre Dysmenorrhoe ist eine schmerzhafte Menstruation, die durch spezifische Anomalien des Beckens wie etwa Endometriose, lange dauernde Infektionen, chronischen Blutandrang im Becken oder durch Bindegewebstumoren verursacht werden.

Eileiter: Die zwei Röhren oder Gänge im weiblichen Fortpflanzungssystem, die beiderseits vom Uterus ausgehen und in der Nähe der Ovarien enden. Nach der Ovulation tritt das Ei in einen der Eileiter ein und wandert durch ihn zum Uterus.

Eklampsie: Ein ernster Komplex von Problemen, der nur in der Schwangerschaft zu beobachten ist. Dazu gehören hoher Blutdruck, Schwellungen oder Ödeme, Schädigung der Nieren, Proteinverlust und eine Neigung zu anfallsweise auftretenden Krämpfen. Als Folge des hohen Blutdrucks kann eine Toxämie der Schwangerschaft auftreten.

Ektopische Schwangerschaft: Das befruchtete Ei nistet sich außerhalb des Uterus ein, gewöhnlich in einem Eileiter. Bleibt dies im Frühstadium unentdeckt, kann eine solche Schwangerschaft den Eileiter zerreißen und ernste Blutungen verursachen.

Embryo: Das Frühstadium der Entwicklung eines Fetus, in dem bereits die verschiedenen Organsysteme gebildet werden. Bei den Menschen liegt dieses Stadium zwischen der zweiten und achten Woche nach der Empfängnis.

Endokrines System: Die Drüsen des Körpers, die keine Ausführgänge haben, sowie andere Gewebe, die Hormone in die Blutbahn abgeben, beeinflussen praktisch jedes Organsystem und jede Körperfunktion. Zu den endokrinen Drüsen zählen die Schilddrüse und die Nebenschilddrüsen, die Hypophyse, das Pankreas, die Nebennieren und die Gonaden. Eine Anzahl anderer Organe wie etwa die Nieren, der Dünndarm, die Lunge und das Herz erzeugen ebenfalls Hormone.

Endometriose: Eine verbreitete Erkrankung, bei der einige der Zellen des Endometriums, die normalerweise den Uterus auskleiden, sich in der Beckenhöhle festsetzen und Ansammlungen von Endometriumgewebe bilden. Diese können sich auf dem Uterus, den Ovarien, den Eileitern, dem Dickdarm und auf anderen Geweben im Unterleib ansiedeln. In seltenen Fällen können sie auch zur Lunge und zu anderen inneren Organen wandern. Die Zellen reagieren in jedem menstruellen Zyklus auf hormonale Reize, sie wachsen und füllen sich genauso mit Blut wie das normale Endometrium. Das Gewebe blutet, und es entstehen Narben, die Schmerzen und Fruchtbarkeitsprobleme verursachen.

Endometrium: Die innere Schleimhaut des Uterus, in die das befruchtete Ei eingebettet wird. Sie wird bei der Menstruation abgestoßen, wenn keine Empfängnis stattgefunden hat.

Episiotomie: Der sogenannte Scheidendammschnitt, der gegen Ende der Entbindung von der Scheide zum After geführt wird, um zu verhüten, daß die Haut zerreißt, und der dazu beiträgt, das zweite Stadium der Wehen abzukürzen.

Erythropoietin: Ein Hormon, das die Produktion der roten Blutkörperchen im Knochenmark steuert. Nach einem ernsten Blutverlust wird diese Produktion gesteigert. Das Hormon wird ebenfalls vermehrt abgesondert, wenn ein Mensch in große Höhen steigt und mehr rote Blutkörperchen braucht, um aus der dünnen Luft mehr Sauerstoff zu erhalten.

Erythropoietischer Faktor der Nieren: Ein Hormon, das von den Nieren erzeugt wird und mithilft, die Erzeugung roter Blutkörperchen im Knochenmark zu sichern.

Exokrine Drüsen: Diese Drüsen geben ihre Sekrete durch einen Ausführgang ab und bringen sie zu dem Organ oder Gewebe, für das sie bestimmt sind. Zu den Beispielen für exokrine Drüsen zählen die Schweißdrüsen der Haut oder die Speicheldrüsen. Die Nieren, der Verdauungstrakt und die Brüste enthalten allesamt exokrine Drüsen.

Fetales Alkohol-Syndrom: Eine Reihe von Geburtsfehlern, verursacht durch starken Alkoholgenuß, besonders während der frühen Schwangerschaft. Zu den Defekten gehören ein zu kleiner Kopf, Mißbildungen des Gesichts, geistige Behinderung, Herzfehler, schlecht koordinierte Bewegungen, Schielen und andere Probleme.

Fettnekrose: Der Tod von Fettzellen. Die abgestorbenen Zellen können am Ende verkalken, wobei Bindegewebe um sie wächst und einen unregelmäßigen harten Klumpen bildet.

Fetus: Das Kind im Uterus, vom dritten Monat der Schwangerschaft bis zur Geburt. Vor dieser Zeit nennt man es einen Embryo.

Fibroadenom: Ein relativ häufiger gutartiger Knoten in der Brust, der meist rund, fest und schmerzlos ist. Im typischen Fall läßt sich ein Fibroadenom mit den Fingern bei der Untersuchung frei bewegen. Obwohl Fibroadenome gutartig sind, ist es nicht immer möglich, sie von Krebs zu unterscheiden. Daher sollte mit einer Nadel oder Operation eine Biopsie durchgeführt werden, um auszuschließen, daß es sich um einen bösartigen Tumor handelt.

Fibroide: Uterustumoren, die aus glatten Muskelzellen bestehen. Diese Bindegewebsgeschwülste treten am häufigsten nach dem Alter von 30 bis 35 Jahren auf. Die meisten sind klein, wachsen langsam, und es entwickelt sich sehr selten Krebs daraus. Große, schnell wachsende Fibroide, von denen die Fruchtbarkeit oder die Funktion der Harnblase beeinträchtigt werden oder die sehr starke menstruelle Blutungen verursachen, müssen operiert werden. Man entfernt den Tumor oder nimmt, wenn angezeigt, auch eine Hysterectomie vor.

Fibrosis: Das Drüsengewebe wird allmählich durch Bindegewebe ersetzt. Gewöhnlich kommt dies in der Brust vor, hat aber nichts mit Brustkrebs zu tun.

Fluor, Fluoride: Ein Element und dessen Verbindungen, die mithelfen, die Knochen und Zähne zu bilden. In kleinen Mengen, wie etwa in fluorisiertem Trinkwasser, trägt Fluor dazu bei, Karies zu verhüten.

Follikel der Ovarien: Die Zellen, die in den Ovarien die Eier bilden.

Follikel stimulierendes Hormon (FSH): Ein vom Vorderlappen der Hypophyse abgegebenes Hormon, das die Ovarien veranlaßt, jeden Monat ein Ei reifen zu lassen. Es wirkt auch bei der Bildung des männlichen Spermas mit.

Gastrin: Ein im Magen- und Darmtrakt vorhandenes Hormon, das die Sekretion von Magensäuren stimuliert. Essen regt die Absonderung des Hormons an.

Gen: In den Chromosomen lokalisierter Erbfaktor. Jedes winzige, nicht einmal mit einem normalen Mikroskop erkennbare Gen nimmt im Chromosom einen spezifischen Platz ein. Die Gene bestimmen die körperlichen und seelischen Eigenschaften eines Individuums.

Glucagon: Ein von den Alpha-Zellen des Pankreas gebildetes Hormon. Es regt die Leber an, Glykogen in Glukose umzuwandeln. Dadurch wird der Blutzucker erhöht und liefert die benötigte Energie.

Glukokortikoid: Jedes der Steroid-Hormone, das die Umwandlung von Protein in Glukose und Glykogen fördert. Cortison ist ein Hauptbeispiel für ein Glykokortikoid. Als Medikamente behandeln Glukokortikoide Entzündungen und mildern die Immunreaktion des Körpers.

Glukose (Blutzucker): Der häufigste einfache Zucker (Monosaccharid) und die Hauptquelle der Energie für den Menschen. Glukose wird als Glykogen in der Leber gespeichert und kann schnell wieder in Glukose zurückverwandelt werden.

Glukosurie: Abnormer Glukosespiegel im Harn. Zu den häufigen Ursachen gehören Diabetes und Nierenkrankheiten.

Glykogen: Ein vor allem in tierischen Zellen gespeichertes Kohlenhydrat. Es wird aus Glukose hergestellt und hauptsächlich in der Leber gespeichert, bis zu einem gewissen Grad auch in Muskeln. Glykogen wird in Glukose umgewandelt und in den Blutkreislauf abgegeben, wenn der Körper Energie braucht.

Gonaden (Keimdrüsen): Bei den Frauen die Ovarien, bei den Männern die Hoden.

Gonadotropine: Hormone, die stimulierend auf die Gonaden wirken. Sie veranlassen die Ovarien oder die Hoden, ihre biologische Funktion zu erfüllen.

Graves-Krankheit: Eine Erkrankung, für die eine überaktive Schilddrüse und eine übermäßige Produktion von Schilddrüsenhormon charakteristisch sind. Zu den offenkundigen Anzeichen gehören ein Kropf, und wenn die Krankheit nicht behandelt wird, vortretende Augäpfel. Graves-Krankheit kommt fünfmal soft bei Frauen wie bei Männern vor und am häufigsten im Alter von 20 bis 40 Jahren. Sie folgt oft auf eine Infektion oder auf körperlichen wie auch emotionalen Streß.

Grundbedarf oder Grundumsatz des Stoffwechsels: Die Energiemenge oder die Kalorien, die erforderlich sind, um die grundlegenden Körperfunktionen zu übernehmen, wie etwa Atmung, Kreislauf, Aufrechterhaltung der Körpertemperatur, Verdauung, Stoffwechsel.

Hashimoto-Krankheit: Eine autoimmune Erkrankung, von der die Schilddrüse geschädigt oder in ihrem Wachstum gehemmt wird. Sie befällt Frauen häufiger als Männer.

Hermaphroditismus: Ein seltener Zustand, in dem eine Person männliche wie auch weibliche Geschlechtsorgane besitzt. Die Ursache ist eine Abnormität der Chromosomen.

Herpes simplex: Eine immer wiederkehrende Infektion durch das Herpes-Virus. Bei Typ 1 bilden sich gewöhnlich rund um den Mund wunde Stellen mit Bläschen, die man als »Fieberblasen« bezeichnet. Typ 2 befällt meist die Schleimhäute der Geschlechtsorgane und kann durch sexuellen Verkehr verbreitet werden. Unter ungewöhnlichen Bedingungen kann jeder der beiden Typen andere Körperpartien schädigen wie etwa die Augen oder das Gehirn. Der Unterschied zwischen Typ 1 und Typ 2 ist nicht so klar, wie man einst dachte. Jeder der beiden Viren kann die Mundpartie oder die Genitalien angreifen.

Hirsutismus: Übermäßig starke Behaarung von Körper und Gesicht. Bei Frauen tritt sie nach dem gleichen Muster wie bei Männern auf und fällt besonders im Gesicht, auf der Brust und auf dem Unterleib auf. Zu den Ursachen zählen gewöhnlich Vererbung, ferner durch Störung des hormonalen Gleichgewichts bedingte Krankheiten und Nebenwirkungen von Medikamenten.

Hoden (Testes, Testiculi): Die paarigen männlichen Geschlechtsdrüsen, die im Hodensack (Scrotum) eingeschlossen sind. Sie erzeugen die männlichen Geschlechtshormone und die Spermien.

Hormon: Ein chemischer Stoff, der von den endokrinen Drüsen oder von

Geweben erzeugt wird und der, wenn er in Körperflüssigkeiten gelangt, eine spezifische Wirkung auf andere Organe ausübt. Hormone werden oft als chemische Boten bezeichnet, und sie beeinflussen so verschiedene Aktivitäten wie Wachstum, sexuelle Entwicklung und Sexualtrieb, Stoffwechsel, Entwicklung von Muskeln, geistige Aktivität, Verhaltensweisen und Schlafzyklen. Hormone helfen auch mit, das innere Gleichgewicht von chemischen Stoffen und von Flüssigkeiten aufrechtzuerhalten.

Hormon-Rezeptor-Test: Ein Test, der die Sensibilität von Krebszellen für Hormone prüft. Er wird gewöhnlich in der Behandlung von Brustkrebs angewandt. Der Test mißt, wie empfindlich Krebszellen auf Östrogen und in geringerem Grad auf Progesteron reagieren. Der Test unterstützt die Behandlung bestimmter Brustkrebsformen mit der manipulierten Anwendung von Hormonen.

Hydrocortison: Siehe Cortisol.

25 Hydroxycholecalciferol: Der Vorläufer der aktiven Form von Vitamin D. Er übernimmt die Aufgabe eines Hormons, indem er die Aufnahme von Kalzium aus der Kost durch den Darm fördert und auch die Nieren veranlaßt, Kalzium zu resorbieren und zu bewahren.

Hyperaldosteronismus: Die Produktion von zuviel Aldosteron. Diese verursacht eine exzessive Verhaltung (Retention) von Natrium und zugleich einen Verlust an Kalium, der zu unregelmäßigem Herzschlag, zu Muskelschwäche und Krämpfen führt. Man bezeichnet das auch als Aldosteronismus.

Hyperkalzämie: Eine übergroße Menge Kalzium im Blut. Zu den Ursachen gehören Knochenkrebs und andere Erkrankungen der Knochen sowie ein Übermaß an Hormonen der Schilddrüse und der Nebenschilddrüsen oder eine Überdosis von Vitamin D.

Hyperplasie: Eine Wucherung von Geweben infolge einer Vermehrung normaler Zellen. Dazu gehört eine Zervix-Hyperplasie, bei der das Gewebe des Gebärmutterhalses (Zervix) zu stark wächst.

Hyperthyroidismus: Eine extreme Aktivität der Schilddrüse führt zu übermäßiger Produktion der Schilddrüsenhormone. Zu den Symptomen zählen Gewichtsverlust, Ruhelosigkeit, Anzeichen von Graves-Krankheit wie etwa heraustretende Augäpfel, dauernder Hunger, Ermüdung, sehr schneller und unregelmäßiger Herzschlag und manchmal ein Kropf.

Hypertrophie: Vergrößerung eines Organs, die unabhängig vom normalen Wachstum erfolgt. Verursacht wird das mehr durch Größenzunahme als durch Vermehrung der Zellen.

Hypoglykämie: Abnorm niedriger Blutzuckerspiegel als Ergebnis einer zu hohen Dosierung von Insulin oder weil das Pankreas eine zu große Menge Insulin abgesondert hat. Zu den Symptomen gehören Schwäche, Kopfschmerzen, Hunger, Probleme mit dem Sehvermögen, mangelnde Koordination der Muskeln, Angst, Veränderungen der Persönlichkeit. Wenn Hypoglykämie nicht behandelt wird, führt sie zu Delirium, Koma und Tod.

Hypokalzämie: Abnorm niedriger Kalziumgehalt des Blutes.

Hypophyse: Eine an der Basis des Gehirns liegende etwa erbsengroße

Drüse. Sie wird gesteuert vom Hypothalamus und steuert ihrerseits die Hormonproduktion vieler anderer endokriner Drüsen.

Hypophysenvorderlappen: Er liegt an der Basis des Gehirns und produziert Wachstumshormone wie auch Hormone, die Schilddrüse, die Gonaden, die Nebennierenrinde und andere Drüsen kontrollieren. Der Vorderlappen selbst wird von Hormonen des Hypothalamus gesteuert.

Hypospadie: Eine Fehlbildung, bei der die Öffnung im Penis eines Mannes an der Unterseite liegt und so verhindert, daß er das Sperma tief genug in die Vagina bringen kann. Das verursacht Fruchtbarkeitsprobleme.

Hypothalamus: Der Teil des Gehirns, der unmittelbar über der Hypophyse liegt. Er arbeitet harmonisch mit der Hypophyse in der Steuerung anderer endokriner Drüsen zusammen und wirkt an einer Anzahl von Körperfunktionen mit.

Hypothermie: Eine abnorm niedrige Körpertemperatur (unter 35 Grad Celsius). Das kann zum Versagen lebenswichtiger Organsysteme führen.

Hypothyreoidismus: Eine zu wenig aktive Schilddrüse, charakterisiert durch nicht ausreichende Produktion von Schilddrüsenhormonen. Die Folge davon ist eine Verlangsamung fast aller Körperfunktionen. Manchmal wird dies verursacht durch operative Entfernung der ganzen Schilddrüse oder eines Teils davon, durch eine Überdosis eines gegen die Sekretion der Schilddrüse wirkenden Medikaments oder durch Schrumpfung der Drüse selbst. Der Zustand kann auch daher stammen, daß die Hypophyse eine ungenügende Menge eines Hormons liefert, das die Schilddrüse stimuliert. Zu den üblichen Symptomen von Hypothyreoidismus gehören Gewichtszunahme, Trägheit, trockene Haut, Verstopfung, erhöhte Kälteempfindlichkeit und allgemein langsamer werdende Vorgänge im Körper.

Hypotonie: Ein Blutdruck, der für eine normale Funktion zu niedrig ist.

Hysterectomie: Operative Entfernung des Uterus.

Insulin: Ein Hormon, das von den Beta-Zellen der Langerhans-Inseln des Pankreas gebildet wird. Das Hormon ist lebenswichtig für den richtigen Stoffwechsel, besonders den der Kohlenhydrate, und für die Erhaltung des richtigen Blutzuckerspiegels.

Ischämie: Ein deutliches Absinken des Blutzuflusses zu einem Organ oder einem Körperteil. Es ist oft gekennzeichnet durch Schmerzen und Störungen in der Funktion. Ein Beispiel dafür ist ein ischämisches Herzleiden, bei dem ein Abschnitt des Herzmuskels nicht genug Blut erhält. Gewöhnlich ist das der Fall infolge von Atherosklerose in der Arterie, die diesen Bezirk versorgt. Das führt zu Schmerzen in der Brust und sogar zu einem Herzanfall. Länger dauernde Ischämie kann Gewebe absterben lassen.

Kaiserschnitt: Die chirurgische Entbindung des Fetus mit einem Einschnitt in die Bauchdecke bis in den Uterus. Diese Operation wird ausgeführt, wenn allem Anschein nach eine Geburt über die Vagina für die Mutter oder das Kind gefährlich wäre.

Kallmann-Syndrom: Eine Erkrankung, bei der die Hypophyse keine Hormone zu erzeugen vermag, die Produktion und Absonderung von Gonadotropinen stimulieren. Jungen, die an dieser Erkrankung leiden, können hochstehende Hoden haben und entwickeln häufig keine normalen Geschlechtsmerkmale. Mädchen bekommen keine Brüste und andere weibliche Merkmale. Dieses Syndrom ist auch verbunden mit dem Verlust des Geruchssinns.

Kalorie: Eine Energieeinheit. Es ist die Menge Energie oder Wärme, die erforderlich ist, um die Temperatur von einem Gramm Wasser um ein Grad Celsius zu erhöhen.

Kalzitonin: Ein Hormon, das von der Schilddrüse abgesondert wird, um den Kalzium-Spiegel zu regulieren.

Kalzium: Das silberweiße chemische Element ist lebenswichtig für die Bildung und Erhaltung von Knochen und Zähnen. Es wirkt auch bei der Blutgerinnung mit, sorgt für die richtige Funktion der Muskeln, Nerven und des Herzens. Es aktiviert bestimmte Enzyme und bewahrt die Permeabilität, d. h. die Durchlässigkeit von Membranen.

Katecholamine: Eine Gruppe von chemischen Stoffen, die sich als wichtige Überträger für Nervenimpulse betätigen und neben anderen Funktionen auch bei der Flucht- oder Kampf-Reaktion des Körpers mitwirken. Die vom Körper hauptsächlich gebildeten Katecholamine sind Dopamin, Adrenalin und Noradrenalin.

Ketone: Stark saure Substanzen, die im Körper als Ergebnis des normalen Stoffwechsels in der Leber entstehen. Ketone liefern Treibstoff für die Muskeln. Werden Ketone im Übermaß erzeugt, was bei schlecht überwachtem Diabetes geschehen kann, führt dies zu ihrem Ausscheiden im Harn und zu einer möglicherweise gefährlichen Ansammlung im Blut. Sie werden auch Azetone genannt.

Ketose: Die Ansammlung von stark sauren Ketonen im Körper. Dieser Zustand ist oft verbunden mit einer schlecht überwachten Diabetes und kann zu einem tödlichen Koma führen.

Klinefelter-Syndrom: Das häufigste der bei Männern auftretenden Abnormitäten der Gonaden (Keimdrüsen). Die Patienten haben kleine, harte Hoden und eine mangelhafte Produktion von Spermien. Manche entwickeln keine sekundären männlichen Geschlechtsmerkmale, sondern bekommen statt dessen Brüste, und sie haben wenig oder überhaupt keine Haare auf dem Körper. Ebenso leiden sie an geistiger Behinderung oder unter psychischen Problemen. Der zugrunde liegende Fehler ist, daß sie ein zusätzliches X-Chromosom besitzen.

Kollagen: Ein Protein (Eiweiß) aus Bündeln winziger Fasern, die das Bindegewebe bilden. Dazu gehören u. a. die weißen, unelastischen Fasern der Sehnen, der Ligamente (Bänder), der Knochen und Knorpel. Aus Kollagen bauen sich auch die meisten Schichten der Derma (Unterhaut) auf, und manchmal werden Injektionen von Kollagen dazu benützt, Falten, Runzeln und andere geringe Mißbildungen der Haut auszufüllen und zu korrigieren.

Kolostrum: Eine dicke, gelbliche Substanz, die von den Brustwarzen ausgeschieden wird, bevor zwei bis drei Tage nach der Entbindung die Milch austritt. Man glaubt, daß das Kolostrum wichtig ist, weil es die

Immunität der Mutter für bestimmte Krankheiten auf das neugeborene Kind überträgt.

Komedo, (Mitesser): Der fettige Pfropf, der die Öffnung der Talgdrüse blokkiert. Er verfärbt sich schwärzlich, weil der herausdrängende Talg eine dunkle Farbe annimmt, nicht weil er, wie man allgemein glaubt, schmutzig wird. Ein infizierter Mitesser kann zu einer Pustel werden.

Konzeption (Empfängnis): Die Vereinigung des männlichen Spermiums mit dem weiblichen Ovum (Ei), auch Befruchtung genannt.

Kortikosteroid: Eines der Hormone, die in der äußeren Schicht der Nebennieren (der Kortex oder Rinde) hergestellt werden. Sie wirken bei einer Anzahl wichtiger Körperfunktionen mit. Dazu gehören der geregelte Stoffwechsel der Kohlenhydrate und Proteine sowie die Funktionen von Herz, Lunge, Muskeln, Nieren und von anderen Organen. Die Produktion von Kortikosteroid nimmt bei Streß zu, besonders bei Angst und schweren Verletzungen. Ist zuviel von diesen Hormonen im Körper vorhanden, ist das mit verschiedenartigen Erkrankungen verbunden, wie etwa mit dem Cushing-Syndrom.

Kortikosteron: Ein Hormon, das von der Nebennierenrinde erzeugt wird. Es ist wichtig für den Stoffwechsel von Kohlenhydraten, von Kalium und Natrium. Wesentlich ist es auch für die normale Absorption und Speicherung von Glukose.

Krebs: Eine allgemeine Bezeichnung für die unkontrollierte Vermehrung und das wuchernde Wachstum von Zellen. Man kennt über hundert verschiedene Krebsformen.

Kretinismus: Ein angeborener Zustand. Er wird hervorgerufen, wenn während der Schwangerschaft bei der Mutter keine oder zu wenig Schilddrüsenhormone erzeugt werden und ein Mangel an Jod besteht. Zu den Anzeichen von Kretinismus gehören Zwergwuchs, zurückgebliebene geistige Entwicklung, ein aufgedunsenes Gesicht, eine große Zunge, Nabelbruch, mangelnde Spannkraft der Muskeln und unkoordinierte Bewegungen. Frühzeitige Behandlung mit Schilddrüsenhormonen kann das normale Wachstum des Körpers wiederherstellen, aber vielleicht nicht eine geistige Behinderung verhüten. Die Anwendung von jodiertem Salz verringert ganz entscheidend das Auftreten von Kretinismus in einer Bevölkerung, deren Nahrung kein Jod enthält.

Kropf: Gewöhnlich eine am Hals sichtbare Schwellung, die von einer stark vergrößerten Schilddrüse herrührt. Je nachdem, ob die Ursache zuviel oder zuwenig Schilddrüsenhormon ist, kann es zur Behandlung gehören, daß man ein Medikament gibt, das dieses Hormon verringert, oder man führt radioaktives Jod zu, operiert den Kropf oder verabreicht Schilddrüsenhormon.

Lactase: Ein Enzym im Darm, das für die Verdauung von Lactose (Milchzucker) wichtig ist.

Lactogen der Plazenta: Ein Hormon, das in der Plazenta erzeugt wird und die Brüste dazu anregt, mit der Produktion der Milch zu beginnen.

Lactose: Ein komplexer Zucker, den man in der Milch und in Milcherzeugnissen findet. Er wird von Lactase, einem Verdauungsenzym, in Glukose und Galactose umgewandelt.

Lactose-Intoleranz: Unverträglichkeit von Milch, verursacht durch einen Mangel an dem Enzym Lactase, das unbedingt für die Aufnahme von Lactose aus dem Verdauungstrakt erforderlich ist. Zu den Symptomen gehören Krämpfe im Unterleib, Blähungen und Unbehagen. Diese Intoleranz kommt häufiger bei Schwarzen und Orientalen vor als bei Weißen und entwickelt sich oft erst in höherem Alter, obwohl sie auch schon von Geburt an vorhanden sein kann.

Langerhans-Inseln: Eine Gruppe von Zellen (Alpha-, Beta- und Delta-Zellen) im Pankreas, die endokrine Hormone bilden. Die Alpha-Zellen erzeugen Glukagon, die Beta-Zellen produzieren Insulin, und die Deltazellen produzieren Somatostatin. Zerstörung oder verschlechterte Funktion der Langerhans-Inseln kann Diabetes zur Folge haben.

Laurence-Moon-Biedl-Syndrom: Eine Entwicklungsstörung, die mit dem niedrigen Spiegel von gonadotropinen Hormonen zusammenhängt. Sie wird gekennzeichnet durch eine Retinitis pigmentosa, eine fortschreitende Augenerkrankung, durch geistige Zurückgebliebenheit, Fettleibigkeit und die Ausbildung von zusätzlichen Fingern und Zehen sowie durch unterentwickelte Gonaden.

Luteinisierung: Die Entwicklung des Corpus luteum (des Gelbkörpers) in einem zerrissenen Follikel nach der Ovulation.

Luteinisierungshormon (LH): Ein Hormon, das vom Vorderlappen der Hypophyse abgegeben wird und bei der Fortpflanzung mitwirkt. Bei den Männern stimuliert es die Hoden, das männliche Geschlechtshormon Testosteron zu erzeugen, das zusammen mit dem die Follikel stimulierenden Hormon (FSH) die Hoden veranlaßt, Spermien zu produzieren. Bei den Frauen stimuliert das Luteinisierungshormon gemeinsam mit FSH das Ovarium, Östrogen abzugeben. Ein hoher Östrogenspiegel verursacht eine Welle von LH, das die Freisetzung eines Eies aus dem Ovarium anregt. Die Absonderung von LH wird von einem weiteren Hormon, dem LHRH, veranlaßt, das vom Hypothalamus erzeugt wird. Das LHRH steuert außerdem die Synthese von LH und dem Hormon, das die Follikel stimuliert.

McCune-Albright-Syndrom: Eine Erkrankung, die das Zentralnervensystem betrifft und eine verfrühte Pubertät zur Folge hat. Charakteristisch für das Syndrom ist die Entstehung von bräunlichen, an Milchkaffee erinnernde Flecken, ein unsymmetrisches Gesicht oder ein deformiertes Skelett.

Marfan-Syndrom: Ein ererbter Zustand des Bindegewebes, der Knochen und Muskeln, der Bänder und des Skelettbaus. Im typischen Fall sind Menschen mit diesem Syndrom größer als der Durchschnitt und haben sehr lange Gliedmaßen und sehr schmale spinnenähnliche Hände und Füße. Sie können auch schwache Stellen in der Aorta haben, die deshalb unerwartet platzen kann. Abraham Lincoln soll am Marfan-Syndrom gelitten haben.

Mastectomie: Die chirurgische Entfernung von Brustgewebe. Es kann ein Teil oder die ganze Brust mit Muskeln und Lymphgewebe entfernt werden.

Mastitis: Eine Entzündung der Brust, die am häufigsten bei Frauen vorkommt, die stillen, aber auch durch einen verstopften Milchkanal oder eine Infektion mit Bakterien verursacht werden kann.

Melanin: Ein schwarzes oder dunkelbraunes Pigment, das von Natur aus im Haar, in der Haut sowie in der Iris und der Aderhaut des Auges vorhanden ist.

Menarche: Der Beginn der Menstruation in der Pubertät.

Menopause: Das Ende der Fortpflanzungsfähigkeit einer Frau, gekennzeichnet durch das allmähliche Ausbleiben der Menstruation. Die Menopause tritt zwischen dem Alter von 40 und 58 Jahren ein. Das durchschnittliche Alter ist 51 Jahre. Im typischen Fall werden bei einer Frau, die sich der Menopause nähert, die menstruellen Perioden unregelmäßiger und können leichter oder schwerer sein. Die Ovulation erfolgt seltener, die Frau leidet vielleicht unter Hitzewallungen, Nachtschweiß, wechselnden Stimmungen und unter anderen Symptomen, von denen die meisten gemildert werden können, wenn die fehlenden Hormone ersetzt werden.

Menstruation: Eine Periode von durchschnittlich 4 bis 5 Tagen mit Blutungen aus dem Uterus und Abstoßung des Endometriums.

Menstrueller Zyklus: Ein monatlicher Zyklus, der mit der Menarche beginnt und mit der Menopause endet. Charakteristisch für jeden Zyklus sind die hormonalen Veränderungen, die das Endometrium, die innere Schleimhaut des Uterus, dicker werden lassen und die den Körper auf eine Schwangerschaft vorbereiten. Findet keine Empfängnis statt, wird das Endometrium in der Menstruation abgestoßen, und ein neuer Zyklus beginnt. Durchschnittlich dauert der Zyklus 28 Tage, aber das ist individuell verschieden und kann von 20 bis zu 35 Tagen oder sogar mehr schwanken.

Metabolismus (Stoffwechsel): Die Kombination von chemischen und physikalischen Veränderungen im Körper, die notwendig sind, um Nahrung in Energie und in andere Stoffe umzuwandeln, die erforderlich sind, um einen Menschen am Leben zu erhalten.

Metastase: Tochtergeschwulst, die sich bei Ausbreitung einer Krankheit – gewöhnlich Krebs – in einem vom Ursprungsherd entfernten Körperteil bildet. Die Verschleppung erfolgt meist über das Blut oder die Lymphe.

Mineralkortikoid: Eine Kategorie von Steroid-Hormonen, die von der Nebennierenrinde abgegeben werden und das Gleichgewicht von Natrium und Kalium beeinflussen. Das Hauptbeispiel dafür ist das Aldosteron.

Mittelschmerz: Schmerzen während der Ovulation. Sie können von einem leichten »Zwicken« bis zu starken Krämpfen reichen.

Myxödem: Entsteht bei ernstem Mangel an Schilddrüsenhormonen. Wird ein Myxödem nicht behandelt, kann es zum Koma und zum Tod führen.

Nebennieren: Endokrine Drüsen, die auf dem oberen Ende der Nieren ruhen und mehrere wichtige Hormone produzieren. Dazu gehören das Cortison und andere Steroid-Hormone, die im äußeren Teil dieser Drüsen gebildet werden. Die »Streß«-Hormone wie Adrenalin und Noradrenalin werden vom inneren Teil der Drüsen produziert.

Nebennierenmark: Der innere Teil der Nebenniere, das Mark (Medulla), erzeugt Adrenalin und Noradrenalin, die »Streß«-Hormone, die für die sogenannte Flucht- oder Kampf-Reaktion angesichts einer Gefahr verantwortlich sind.

Nebennierenrinde: Der äußere Abschnitt der Nebenniere. Die Rinde (Kortex) erzeugt dreierlei Steroid-Hormone, die lebenswichtig für den Körper sind: Kortikosteroide, Mineralkortikosteroide und die Sexualsteroide.

Nebenschilddrüsen: Kleine endokrine Drüsen, gewöhnlich vier Stück, die rückwärts und seitlich von den Schilddrüsenlappen liegen. Ihr Hormon wirkt mit bei der Regelung des Kalziumspiegels im Blut.

Nebenschilddrüsenhormon: Ein Hormon der Nebenschilddrüsen, das den Kalziumspiegel in den Körpergeweben konstant erhält. Es steuert die Verlagerung von Kalzium im Körper und kontrolliert dessen Ausscheidung im Harn. Ein Verlust der Nebenschilddrüsen hat einen niedrigen Kalziumgehalt im Blut zur Folge, er führt zu Muskelkrämpfen, zu plötzlichen Anfällen und zum Tod, wenn das fehlende Hormon nicht ersetzt wird.

Noradrenalin: Ein Streß-Hormon, das vom Nebennierenmark produziert wird und dem Adrenalin ähnlich ist. Es erhöht den Blutdruck, indem es die Blutgefäße verengt.

Ödem: Schwellung eines Körpergewebes, verursacht durch eine Ansammlung von Flüssigkeit.

Östradiol: Beim Menschen die wirksamste Form natürlichen Östrogens. Es wird hauptsächlich von den Follikeln der Ovarien erzeugt, auch von der Placenta und vielleicht auch von der Nebennierenrinde (Kortex). Dieses Hormon ist bei jungen Mädchen verantwortlich für die Entwicklung sekundärer Geschlechtsmerkmale. Es fördert auch im ersten Abschnitt des menstruellen Zyklus das Wachstum des Endometriums.

Östrogen: Eines aus einer Gruppe von Steroid-Hormonen, die für die Entwicklung der sekundären Geschlechtsorgane (etwa der Brüste) verantwortlich sind. Beim Menschen wird Östrogen in den Ovarien, in den Nebennieren, den Hoden, vom Fetus und von der Placenta erzeugt. Östrogen bereitet auch die innere Uteruswand auf die Befruchtung vor sowie auf die Einbettung und Ernährung des Embryos zu Beginn der Schwangerschaft.

Östrogen, gekoppeltes: Eine Östrogenform, natürlich oder künstlich hergestellt, die verschrieben werden kann, um Symptome der Menopause zu mildern, wie etwa Hitzewallungen oder Veränderungen der Vagina, aber auch Knochenschwund, der häufig bei älteren Frauen vorkommt. Gekoppeltes Östrogen läßt sich außerdem verwenden, um eine ausbleibende Ovulation zu behandeln. Es bringt auch Erleichterung bei fortgeschrittenen Stadien von Prostatakrebs und Brustkrebs.

Orthostatische Hypotonie: Ungewöhnlich niedriger Blutdruck, der sich einstellt, wenn ein Mensch aufsteht, nachdem er gesessen oder gelegen hat. Diese Hypotonie verursacht Schwindel und Benommenheit. Manche Menschen läßt das plötzliche Absinken des Blutdrucks ohnmächtig werden.

Osteomalacie: Knochenerweichung infolge eines Mangels an chemischen Stoffen. Kennzeichen der Krankheit ist zunehmende Biegsamkeit und

Deformierung der Knochen. Dies ist oft bei Leuten zu beobachten, die an Nierenversagen leiden.

Osteoporose: Ein Zustand, bei dem die Knochen infolge Kalziumverlusts dünn und porös werden. Am häufigsten kommt dies bei Frauen nach der Menopause vor, besonders bei kleinknochigen Nordeuropäerinnen und bei Raucherinnen. Für gewöhnlich kann der Knochenschwund verlangsamt werden, wenn man ihn mit Östrogen behandelt und zugleich genügend Kalzium einnimmt.

Ovarien (Eierstöcke): Die weiblichen Fortpflanzungsdrüsen, deren Aufgabe es ist, die Eier (Ova) sowie die Geschlechtshormone Östrogen und Progesteron zu erzeugen.

Ovulation: Die periodische Reifung und das Aufspringen des reifen Follikels sowie die Ausstoßung des Eies, das dann zur Befruchtung durch das männliche Spermium bereit ist.

Oxytocin: Ein Hormon der Hypophyse, das den Uterus anregt, sich zusammenzuziehen und damit die Wehen einzuleiten. Oxytocin wirkt auch auf die Brüste ein, um die Abgabe von Milch zu stimulieren.

Pankreas (Bauchspeicheldrüse): Diese Drüse, die hinter dem Magen liegt, hat sowohl endokrine als auch exokrine Funktionen. Die Enzyme und Pankreassäfte, die sie abgibt, spielen eine wichtige Rolle bei der Verdauung. Spezialisierte Gruppen endokriner Zellen (die Langerhans-Inseln) produzieren Insulin und Glukagon, Hormone, die unentbehrlich für die Regulierung des Kohlenhydrat-Stoffwechsels und des Blutzuckerspiegels sind, weiterhin Somatostatin, ein Hormon, das wichtig für ein geregeltes Wachstum ist.

Pergonal: Ein im Handel befindliches Medikament, hergestellt aus den Hormonen LH und FSH. Es wird manchmal dazu benützt, zu Fruchtbarkeit zu verhelfen, wenn andere Medikamente keine Wirkung gezeigt haben. Das Mittel wirkt direkt auf die Ovarien und regt sie an, Eier zu produzieren und reifen zu lassen.

Phäochromozytom: Ein relativ seltener gutartiger Tumor der Nebennieren oder in selteneren Fällen der Harnblase. Er produziert Adrenalin und Noradrenalin, zwei der hauptsächlichen Streß-Hormone. Er verursacht dauernde Hypertonie. Dazu können andere Symptome kommen wie Kopfschmerzen, Schwitzen, hoher Blutzucker, Übelkeit, Erbrechen, Ohnmachtsanfälle. Der Tumor wird entweder durch eine Operation entfernt, oder man behandelt ihn mit Medikamenten, durch die der Hormonspiegel gesenkt wird.

Placebo: Ein harmloser Stoff, der keine medizinisch wirksamen Eigenschaften hat, sondern aus psychologischen Gründen oder zur Kontrolle bei einer klinischen Forschungsarbeit verabreicht wird.

Plazenta: Das Gewebe, das sich auf der Uteruswand während der Schwangerschaft entwickelt und den Blutkreislauf der Mutter mit dem des heranwachsenden Fetus verbindet. Durch die Plazenta erhält der Fetus Nahrung und Sauerstoff und scheidet Abfallprodukte aus. Die Plazenta wird als sogenannte Nachgeburt nach der Entbindung von der Mutter ausgestoßen.

Placenta brevia: Eine Plazenta, die sich im unteren Abschnitt des Uterus bildet und die Zervixöffnung ganz oder teilweise bedeckt. Die Entbindung erfolgt meistens mit Kaiserschnitt, um während der Wehen zu starke Blutungen zu verhüten.

Polyzystische Ovarien: Eine Erkrankung, die durch ein komplexes gestörtes hormonales Gleichgewicht gekennzeichnet ist. Die Ergebnisse sind Ausfall der Ovulation und Unfruchtbarkeit. Während des monatlichen Zyklus schwellen einer oder mehrere Follikel an, aber es wird kein Ei freigesetzt. Frauen mit polyzystischen Ovarien leiden häufig an anomaler Körperbehaarung und Gewichtszunahme. Die Erkrankung wird auch Stein-Leventhal-Syndrom genannt.

Prämenstruelles Syndrom: Eine Vielfalt von Symptomen, ebenso körperlicher wie auch emotionaler, die mit dem menstruellen Zyklus zusammenhängen und gewöhnlich in der Woche vor der Menstruation auftreten.

Prätibiales Myxödem: Ein seltenes, mit der Schilddrüse zusammenhängendes Hautleiden, meist ein Teil der Graves-Krankheit. Es ist verbunden mit Schwellungen und rötlichem Hautausschlag oder Knötchen auf der Vorderseite der Beine und der Füße. Die Knötchen verursachen keine Schmerzen und lassen sich meist mit Cortisonsalbe beseitigen.

Progesteron: Ein Steroid-Hormon, das vom Corpus luteum, von den Nebennieren oder von der Placenta produziert wird. Es steigt während der zweiten Phase des menstruellen Zyklus an und ist dafür verantwortlich, das Endometrium auf eine Schwangerschaft vorzubereiten. Findet keine Empfängnis statt, sinkt die Progesteronproduktion ab, das Endometrium wird abgestoßen und mit der menstruellen Blutung ausgeschieden.

Progestin, Progestogen: Alle natürlichen oder synthetischen Hormone, die vom Corpus luteum, von der Placenta oder von der Nebennierenrinde abgegeben werden. Diese Hormone haben auf den Uterus eine ähnliche Wirkung wie Progesteron und werden heute zusammen mit Östrogen in der Zeit nach der Menopause benützt, um fehlende Hormone in der Therapie zu ersetzen.

Prolactin: Ein von der Hypophyse produziertes Hormon. Es ist dafür verantwortlich, die Erzeugung der Muttermilch einzuleiten und zu unterhalten. Es hat noch andere Funktionen im Stoffwechsel, die nicht gänzlich erforscht sind.

Prostaglandine: Eine Gruppe von Derivaten von Fettsäuren. Sie sind in vielen Geweben, einschließlich der Prostata, vorhanden, ebenso im menstruellen Ausfluß, im Gehirn, in der Lunge, in den Nieren, in der Thymusdrüse, in der Samenflüssigkeit und im Pankreas. Prostaglandine sind äußerst aktive Stoffe, die das Blutgefäßsystem des Herzens und die glatten Muskeln beeinflussen sowie neben vielen anderen Funktionen die Kontraktionen des Uterus stimulieren. Sie sind an zahlreichen weiteren von Hormonen gesteuerten Funktionen beteiligt.

Pseudohermaphroditismus: Ein Zustand, in dem ein Mensch die äußeren Merkmale beider Geschlechter aufweist, jedoch entweder männliche Hoden oder weibliche Ovarien, aber nicht beide zugleich.

Pubertät: Das Entwicklungsstadium, in dem die sekundären Geschlechtsmerkmale erscheinen und die Fortpflanzungsorgane funktionsfähig werden. Bei den Mädchen ist die Pubertät gekennzeichnet von der Entwicklung der Brüste, dem Beginn der Menstruation und der Ovulation. Bei Jungen wachsen Penis und Hoden, die Muskelmasse vermehrt sich und die Stimme wird tiefer. Beide Geschlechter erleben ein rapides Wachstum sowie Veränderungen der Körperformen und Wachstum von Achsel- und Schamhaar.

Pubertas präcox (Verfrühte Pubertät): Die Pubertät, die bei Jungen vor dem Alter von 9 Jahren, bei Mädchen von 8 Jahren einsetzt. Das hat eine Reihe von Ursachen, die häufigste ist ein Tumor, der den Hypothalamus befällt. Zu den übrigen Ursachen gehören vielerlei Störungen des hormonalen Gleichgewichts und Erkrankungen, die das Zentralnervensystem angreifen.

Relaxin: Ein Hormon, das während der Schwangerschaft ausgeschüttet wird. Es wirkt während der Wehen auf die Ligamente (Bänder) ein, wodurch sich der Geburtskanal so weit öffnet, daß ein Kind geboren werden kann.

Schilddrüse: Eine schmetterlingsförmige Drüse, die über der Luftröhre und dicht unter dem Kehlkopf liegt. Die Hormone der Schilddrüse sind unentbehrlich für zahlreiche Stoffwechselprozesse, und sie sind wesentlich für frühes Wachstum, Regulierung des Herzschlags, für Temperaturkontrolle und andere Funktionen.

Schwangerschaftsdiabetes: Hoher Blutzucker, der während der Schwangerschaft auftritt und verschwindet, sobald das Kind geboren ist. Diese Erkrankung ist die Folge einer erblichen Anfälligkeit für Diabetes, verbunden mit dem Streß der Schwangerschaft. Wegen des hohen Glukosespiegels im Blut der Mutter erzeugt der Fetus zusätzlich Insulin, das als Wachstumshormon wirkt. Viele dieser Babys sind bei der Geburt übermäßig groß und über 4 Kilo schwer. Nach der Geburt können sie außerstande sein, den eigenen Blutspiegel der Glukose stabil zu halten, und leiden unter einem lebensbedrohenden Absinken des Blutzuckers.

Sekundäre Geschlechtsmerkmale: Die sichtbaren körperlichen Merkmale der Geschlechtsreife. Sie entwickeln sich, wenn bei einem Kind die Pubertät beginnt. Beim weiblichen Geschlecht gehört dazu das Wachstum der Brüste, Vermehrung des Fettgewebes und Wachstum von Achsel- und Schamhaar.

Somatomedine: Dem Insulin ähnliche Wachstumsfaktoren, von denen man annimmt, daß sie die Wirkung der Wachstumshormone der Hypophyse kontrollieren. Welche Rolle sie genau spielen, ist noch nicht erforscht, aber vermutlich sind diese Wachstumsfaktoren für eine Anzahl von Krankheiten von Bedeutung.

Somatostatin: Ein Hormon, das Wachstum steuert und mithilft, die Abgabe bestimmter anderer Hormone zu überwachen.

Somatotropin: Siehe Wachstumshormon.

Soto-Syndrom: Wird auch als cerebraler Gigantismus bezeichnet. Diese seltene Erkrankung, deren Ursache nicht bekannt ist, tritt bei der Geburt auf. Kinder mit diesem Syndrom sind bei der Geburt größer als der Durchschnitt und wachsen in den ersten Lebensjahren sehr schnell. Die Pubertät tritt früh ein. Zu anderen Merkmalen dieser Erkrankung gehören ein großer, langer Kopf und Kiefer, große Ohren, hohe Stirn, Schlitzaugen, unterdurchschnittliche Intelligenz und schlecht koordinierte Bewegungen.

Spermium, Spermatozoon: Die reife männliche Keim- oder Samenzelle, die in den Samenkanälchen der Hoden gebildet wird. Vereint sich ein Spermium mit dem weiblichen Ovum (Ei), findet die Befruchtung statt.

Stein-Leventhal-Syndrom: Siehe Diäthylstilböstrol.

Tamoxifen: Ein Medikament, das die Wirkung von Östrogen aufhebt. Es wird dazu verwendet, fortgeschrittenen Brustkrebs bei Frauen vor der Menopause zu behandeln, da deren Tumoren mit Östrogen zusammenhängen. Das Mittel kann auch Frauen mit fibrozystischen Brüsten gegeben werden, um die Knoten zu vermindern und Schwellungen und Schmerzen zu lindern.

Testosteron: Das männliche Geschlechtshormon, das die sekundären Geschlechtsmerkmale hervorruft.

Thelarche: Der Beginn der Entwicklung des Busens in der Pubertät.

Thymus: Eine Drüse, die hinter dem Brustbein liegt. Sie wirkt während der frühen Jugend an der Funktion des Immunsystems mit. Welche Aufgabe sie dabei hat, ist noch unklar, doch wenn ein Kind zum Erwachsenen wird, schrumpft diese Drüse bis auf einen kleinen Rest zusammen.

Thyrotropin: Ein Hormon, das von der Hypophyse abgesondert wird und die Abgabe von Schilddrüsenhormonen steuert.

Thyrotropin freisetzendes Hormon: Eine Substanz des Hypothalamus. Sie stimuliert die Absonderung des Hormons von der Hypophyse, das seinerseits die Schilddrüse zur Hormonerzeugung anregt.

Trophische Hormone: Diese Hormone haben keine eigene, direkte Wirkung. Statt dessen stimulieren sie andere endokrine Drüsen, ihre Hormone abzugeben. Gonadotropine, die Ovarien oder Hoden zur Hormonproduktion anregen, sind Hauptbeispiele trophischer Hormone.

Turner-Syndrom: Eine Erkrankung, deren Ursache in den Chromosomen steckt. Sie tritt bei Frauen auf und ist gekennzeichnet durch eine kleine Statur und die Unfähigkeit, die sexuelle Reife zu erlangen. Sie kann je nach Chromosomenmuster vielerlei Geburtsfehler verursachen, zu denen auch geistige Behinderung zählt.

Uterus: Das weibliche Organ, auch Gebärmutter genannt, in der sich der Fetus vom Augenblick der Empfängnis bis zur Geburt entwickelt.

Varikozele: Ein Krampfaderbruch in den Hoden, der den Spermien den Weg versperren oder den Mann dadurch unfruchtbar machen kann, daß die Temperatur im Hodensack für die Spermien zu hoch ist.

Vasomotorische Instabilität: Hitzewallungen, verursacht durch Veränderungen im Hormonspiegel, durch die das für die Regelung der Temperatur zuständige Zentrum im Hypothalamus gestört wird. Während der Menopause ist dies ein häufig auftretendes Symptom. Es kommt auch bei Einnahme gewisser Medikamente vor, etwa bei hohen Dosen von Niacin, um den Cholesterinspiegel im Blut zu senken.

Vasopressin: Ein Hormon des Hinterlappens der Hypophyse, das den Muskeltonus der Blutgefäße regelt und so als antidiuretisches, also die Körperflüssigkeiten bewahrendes Hormon wirkt.

von Recklinghausen-Krankheit: Eine Erkrankung, die das Zentralnervensystem angreift. Charakteristisch für sie sind bräunliche, an Milchkaffee erinnernde Flecken, Wucherung der Nervenhüllen und anderen Bindegewebes, Anfälle, Sehschwäche und geistige Behinderung. Die Pubertät kann zu früh oder zu spät einsetzen.

Wachstumshormon: Ein Hormon, das an der Regelung des Wachstums mitwirkt. Es wird vom Vorderlappen der Hypophyse gebildet. Das geschieht in »Schüben« hauptsächlich während des Schlafs und wird vor allem vom Zentralnervensystem gesteuert. Ein Mangel an diesem Hormon verursacht Zwergwuchs, ein Übermaß führt zu Riesenwuchs und Akromegalie. Man bezeichnet es auch als Somatotropines Hormon.

Zellabstrich (oder Papanicolaou-Test): Die mikroskopische Untersuchung von Zellen oder Schleim, die von Organen wie Zervix oder Bronchien stammen, um Krebs und dessen Vorstadien zu entdecken. Das hat z. B. bei Zervixkrebs dazu beigetragen, die Sterbeziffer zu senken.

Zervix: Der Gebärmutterhals, der schmale Teil des Uterus, der sich bis zur Vagina erstreckt.

Zirbeldrüse (Epiphyse): Eine kleine kegelförmige Drüse auf der Rückseite des Mittelhirns. Sie wird oft zu den endokrinen Drüsen gezählt, aber man hat bisher keine mit ihr zusammenhängenden Hormone entdeckt.

Zöliakie: Eine Erkrankung des Magen- und Darmtrakts, charakterisiert durch die Unfähigkeit, verdaute Nahrung, besonders Speisen, die Gluten enthalten, zu absorbieren. Zu den Symptomen gehören Durchfall, Unterernährung, Neigung zu Blutungen und niedriger Kalziumgehalt des Blutes. Die Behandlung besteht darin, Essen zu meiden, das Gluten enthält. (Gluten ist Klebereiweiß, das besonders in Getreidekörnern enthalten ist.)

Zottenhaut-Test: Die Entfernung und Untersuchung von Zellen der Zottenhaut (Chorion), die in den Frühstadien der Schwangerschaft vom Fetus abgestoßen werden. Damit kann man genetische oder andere, von Chromosomen abhängige Anomalien feststellen. Dieser Test ist noch im experimentellen Stadium, aber er kann in den USA in einer Reihe von Forschungsinstituten und in größeren medizinischen Zentren vorgenommen werden.

Zyklisches Adenosin-Monophosphat: (Kurzform AMP nach der englischen Version) Eine chemische Verbindung, die wichtig ist für die Wirkung vieler Peptid-Hormone und für die Übermittlung von Nervenimpulsen.

Zyste: Eine Art geschlossene Gewebetasche, die mit flüssigen, halbflüssigen oder festen Substanzen gefüllt ist. Bei vielen Frauen bilden sich mit Flüssigkeit gefüllte Zysten in der Brust. Zysten können auch die Folge von verstopften Gängen oder von Infektionen sein, die von Parasiten verursacht worden sind.

Zystische Fibrose: Eine ererbte Krankheit der exokrinen Drüsen, die so genannt werden, weil sie ihre Sekrete über Gänge nach außen abgeben. Die Erkrankung veranlaßt die Drüsen, einen dicken Schleim abzusondern, der das Pankreas, die Lunge und die Schweißdrüsen blockiert oder schädigt. Der Schweiß hat einen extrem starken salzigen und bitteren Geschmack, der ein wichtiger Anhaltspunkt für die richtige Diagnose ist. Die Krankheit wird gewöhnlich im Säuglingsalter oder in der frühen Kindheit festgestellt. Sie ist am Ende tödlich, doch dank der verbesserten Behandlung in den letzten Jahren bleibt eine wachsende Anzahl von erkrankten Kindern am Leben, bis sie erwachsen sind, und einige davon überleben bis in ihre Dreißiger.

Zystosarkom der Brust: Ein seltener Tumor der Brust, der gewöhnlich gutartig, manchmal aber auch bösartig ist. Diese Tumoren neigen dazu, sehr schnell zu wachsen und können die ganze Brust befallen.

Anhang

Folgende Institutionen stellen Informationsmaterial oder individuelle Beratung zur Empfängnisverhütung zur Verfügung. Von den Zentralstellen können Sie die für Sie zuständige regionale Adresse erfahren.

Berufsverband der Frauenärzte e. V.
Postfach 20 03 63
80003 München
Aufklärungsinfos kostenlos beziehbar.
Identisch mit dem Informationsmaterial
bei Frauenärzten.

Bundeszentrale für gesundheitliche Aufklärung
Postfach 91 01 52
51071 Köln
Aufklärungsinfos kostenlos beziehbar.

Evangelisches Zentralinstitut
für Familienberatung GmbH
Matterhornstraße 82
14129 Berlin
Tel. 0 30/8 03 80 81

Pro Familia
Deutsche Gesellschaft f. Familienplanung
Sexualpädagogik und Sexualberatung e. V.
Stresemannallee 3
60596 Frankfurt/Main
Tel.: 0 69/63 90 02
Fax: 0 69/63 98 52
Aufklärungsinfos kostenlos beziehbar.

Register

Die Schreibweise der Begriffe im nachfolgenen Register richtet sich nach dem »Klinischen Wörterbuch« von Prof. Willibald Pschyrembel (Verlag Walter de Gruyter, Berlin).

Abstrich 198, 204, 206
Abtreibung 39, 121, 163
Acetaminophen 157, 287
Acini 228
ACTH 28 ff., 36, 57, 151, 259, 307 f., 311, 315, 320
Addison-Krankheit 30, 312 ff., 360
Adenylzyclase 37
Adoleszenz 63, 69 ff., 226, 353
Adrenalin 28, 31, 306, 316
AIDS 126
Akne 92, 122, 240, 266, 304, 312, 345, 353 ff.
Akromegalie 60
Aldosteron 28, 30, 35 f., 38, 151, 306 f., 309, 313 f.
Alkoholgenuß 70 f., 95, 112, 132, 140, 147, 170, 191, 214, 220, 236, 286 f., 341
Allergie 28, 157
Allopurinal 227
Amenorrhoe 104 ff., 260 f.
 primäre 104 f., 261
 sekundäre 104, 106 ff.
Aminoglutethimid 250
Aminosäure 50
Amnion 168
Amniocentesis 162 f.
Anämie 102, 134
Androblastom 268
Androgen 28, 30, 33 f., 67, 80, 195 f., 240, 259, 266, 268, 306, 309, 315, 333, 345, 348, 354 f., 361, 363
Androstenedion 251
Angina pectoris 95
Angiotensin I 35 f.
Angiotensin II 28, 35 f., 152
Angiotensinogen 35
Anorexia nervosa 23, 54 f., 77 f., 108, 260, 322, 335 ff., 340 ff.
 Tod infolge von 339
Anti-Baby-Pille 101, 110 ff., 120 ff., 126, 134, 196, 198, 231, 239, 241, 260, 309, 358
 Absetzen der 123, 134, 137, 140
 Krebsrisiko der 124
 Nebenwirkungen der 121 f., 195 f., 241 f., 314, 354
Antibiotika 167, 357
Antidiuretikum 21, 181
Antiprostaglandin-Mittel 38 f.
Appetit 67, 77, 93, 235, 330, 332, 340
Appetitlosigkeit 30, 224, 301, 313
Arthritis 29, 39, 50, 203, 214, 302, 310 f.
Aspirin 39, 100, 132, 158, 287
Asthma 28, 50, 57, 169, 214, 308, 310 f.
Atherosklerose 51, 277
Augen, Erkrankungen der 75, 132, 134, 223, 295, 300
Ausschabung 102, 198
Autoimmunerkrankung 30, 56, 263, 312

Bantin, Frederick G. 274
Basedow, K. Ad. von 293
Basedow-Krankheit s. Graves-Krankheit
Bauchspeicheldrüse s. Pankreas
Beckenentzündung 114, 125, 145
Beckwitz-Wiedemann-Syndrom 61
Befruchtung 43 f., 90, 258
Benzoylperoxid 357 f.
Beral, Valerie 271
Berkman, Dr. J. M. 336
Best, Dr. Charles H. 274
Beta-Blocker 95 f., 193, 287, 300
biologischer Rhythmus 29, 66, 307
Biopsie (s. a. Brust) 102, 270, 304
Blutdruck, hoher 30 f., 36, 95, 110, 166, 196, 211, 263, 280 ff., 309, 314, 317, 319 f., 329, 363
 niedriger 31, 152, 161, 166, 309, 313, 315, 318, 338

Regulierung des 27f., 31, 35, 38, 308, 316ff.
Schwangerschaft und 161, 166
Blutgerinnung 26, 38f., 206, 211
Blutkörperchen, rote 35f.
Blutzucker 58, 97, 277f., 280ff., 284ff., 330
Blutzuckerspiegel, niedriger s. Hypoglykämie
Braxton-Hicks-Kontraktionen 170f.
Bromid 354
Bromocriptin 96, 141f., 240
Bronzehautkrankheit 30
Brown-Sequard, Dr. Charles E. 200
Brust
　Anatomie und Funktion der 228ff.
　Biopsie der 240ff., 248, 253, 255
　Empfindlichkeit der 92, 95f., 121, 130, 238ff.
　Entwicklung der 69, 72, 261
　fibrozystische 236ff.
　bei Jungen 81
　bei Männern 76, 228, 333
　menstrueller Zyklus und 237f.
　Milchproduktion der 20, 23, 74, 77, 181f., 228, 234f., 242
　Schwangerschaft und 233f.
　Untersuchung der 206, 232, 238, 240, 243, 246ff.
　Vergrößerung der 81, 92, 152, 181, 229, 231
　Zysten in der 118, 232f., 241, 247
Brustkrebs 130, 204, 228, 232, 238, 240, 242ff.
　Behandlung von 249ff.
　Diagnose von 247f.
　Hormone und 245, 248ff.
　Übergewicht und 245, 249
Brustwarze 228f., 236, 244
　Ausscheidung der 233, 242, 244
Bulimia 23, 322, 335ff., 340ff.

Clomiphen 123, 140ff., 182
Chlamydia 125, 134, 145
Chlorpromazin 178
Cholesterin 191, 196, 203, 249, 277, 290, 306f., 354
Chorion 141
Chromosomen 45, 53, 76, 162, 272, 364

Anomalie der 163, 261ff.
Geschlechts- 53, 85, 262
Colchicin 287
Colostrum 234
Conn-Syndrom 314
Contergan 131
Corpora suprarenalia s. Nebennieren
Corpus luteum 90, 102, 137, 142, 259, 266
Cortisol 28ff., 50, 57, 164, 268, 363
Cortison 28, 212, 251, 287, 306, 310, 315, 361
Corynebacterium acnes 355
Crile, Dr. George W. 252
Crohn-Krankheit 58
Cushing, Dr. Harvey 310
Cushing-Syndrom 30, 268, 309ff., 331, 360, 363

Danazol 115, 240, 265
Darm 11, 18, 58, 92, 114, 144, 156f.
Darmblutungen 58
Decker, Albert 137
Depression 342
　nach einer Geburt 159, 178ff.
Dermis 345f., 348f., 354
Desoxyribonukleinsäure (DNA) 37
Diabetes 30, 32, 58, 131, 146, 207, 260, 263, 268, 273ff., 284f., 286, 311, 318, 329, 340
　Behandlung von 277
　Harntest bei 165
　mellitus 277
　Schwangerschaft und 276, 279ff.
　Typ I 274, 276f., 282
　Typ II 274, 276, 279, 332
Diabetes insipidus 23, 74
Diät 97, 150, 165, 227, 285, 329f., 333, 337
Diäthylstilböstrol (DES) 130
Diaphragma 126, 196
Diuretikum 157, 214, 224, 238, 333, 340
Down's Syndrom 163
Drogen 132, 140, 147
Durst als Symptom 224, 277
Dysfunktionale Blutung 101f., 104, 112f., 122, 198, 205f.
Dysmenorrhoe 98ff.

Ei s. Eizelle
Eierstöcke s. Ovarien
Eileiter 44, 113, 120, 125, 143 ff., 153, 197
Eisen 102
Eisprung s. Ovulation
Eizelle (Ovum) 44, 64 f., 127, 257
  befruchtete 87, 110, 137
  Reifung der 88, 111, 121, 128, 139
Eklampsie 152
Embryo 44 f., 90, 125, 262 ff.
Empfängnis 13, 84, 149, 259
Empfängnisverhütung 101, 107, 109 ff., 118 ff., 136, 357 f.
  vor der Menopause 196
Encephalitis 80
Endokrine Drüsen 11, 24, 31
Endokrines System 13, 17 ff.
Endokrinologie 13 f.
Endometriose 98, 112 ff., 118, 143 ff.
Endometrium 25, 34, 44, 87, 90, 92, 102, 110, 112 ff., 121, 134, 137, 142, 144, 205, 237, 259
Endometriumkrebs 200 ff.
Entwässerung 224 f., 315
Enzyme 211, 309, 315
  Verdauungs- 32, 54, 57
Epidermis 344 f., 348
Epilepsie 75, 363
Epiphyse 11
Episiotomie 173
Ernährungsfehler 52, 54 f., 306 f., 324, 330
Erythromycin 357
Erythropoietin 36
Eßgewohnheiten 14, 55, 288, 330 f., 336, 341 f.
Eßsucht s. Bulimia
Exokrine Drüsen 11

Feminisierung 81, 264, 333
Fett 331
  Körper- 64, 69, 194, 268, 313, 326 ff., 332, 345
Fettleibigkeit 75, 166, 282, 323 ff., 329 ff., 342
  Operativer Eingriff bei 334
Fettnekrose 244
Fettzellen 326, 329
Fetus 46, 65, 131, 152 ff., 162, 164 ff., 168, 174, 257, 265, 280, 283, 346, 348
  Entwicklung des 151 ff., 159, 162, 170, 346
  Risiko für den 131 ff., 164 f.
  Tod des 281 f.
Fibroadenom 241
Fibroid 98, 198 f.
Fibromatose 96
Fibrose 131, 243
Finger- und Zehennägel 25, 295, 344, 346, 348, 352 f., 359
Fischer, Dr. Bernhard 255
Flucht- und Kampfreaktion 31
Fluor 222
Fluorid 215, 222
Follikel (der Ovarien) 19, 23, 81, 90, 128, 137, 139 f., 185 f., 257 ff., 266
Foster, Dr. Daniel 336
Frisch, Dr. 64
Fruchtwasser 39, 162 f., 168, 172, 177, 181, 283
Fruchtwasseruntersuchung s. Amniocentesis
FSH 19, 33, 65 f., 88 f., 123, 137, 139 f., 187 f., 258 f., 265

Gastrin 35
Gebärmutter s. Uterus
Gebärmutterhals s. Zervix
Gebärmutterschleimhaut s. Endometrium
Geburt 99, 106, 152, 167 f., 282, 301
  Fehl- 124, 130 ff., 152, 160, 165, 168, 265, 283
  Früh- 168 f.
  Komplikationen bei der 132
  Mehrlings- (s. a. Zwillinge) 143
  natürliche 174
  Steiß- 176
  Tot- 130 f., 164 f., 276. 282 f.
Geburtsfehler 44 f., 53, 61, 76, 131 ff., 142, 260 f., 279, 315, 357
  Ursachen für 131 ff., 159
Geburtsgewicht 46, 131, 164, 166, 282
Gehirn 11, 19, 23, 31, 74, 97, 317
  geistige Behinderung 49, 53, 56, 59, 75 f., 80, 132, 300, 332
Gelbkörper s. Corpus luteum
Gelbkörperphase 90, 102, 142

Gen 37, 43, 262
genetische Beratung 131
genetische Information 37
Genitalien, äußere 67, 76, 79, 82, 198
　Erkrankungen der 76
　Schrumpfung der 23, 191
Geschlechtshormone 14, 30, 33, 65 ff., 87, 339
　männliche 33, 251, 315
Geschlechtsmerkmal, sekundäres 61, 64, 67, 73, 80, 257, 261 ff.
Geschlechtsverkehr 71, 84 f., 119, 125 ff., 130, 135 f., 177, 181, 192
　Schmerzen beim 112, 114, 192, 195
Gewichtsverlust 59, 78, 164, 224, 260, 270, 274, 277, 293, 312, 332, 337
Gewichtszunahme 13, 30, 156, 161, 180 f., 194 f., 310, 313, 329, 331 f., 334, 340
GIP 35
Glandula parathyreoidea s. Nebenschilddrüse
Glandula thyreoidea s. Schilddrüse
Glanzschicht 345
Glatze 348, 361 f.
Gleichgewichtsstörung 302
Glukokortikoid 27 ff., 307, 309
Glukose 27, 29, 31 f., 164 f., 194, 274, 277, 279, 282 f., 284 ff., 309, 316
　-Stoffwechsel 164, 287, 311
　-Toleranztest 165, 282
Gluten 57 f.
Glukagon 32, 320
Glykogen 31, 90, 164, 274, 316
Glykosurie 277 f.
Gonaden s. Keimdrüsen
Gonadotropin 13, 19, 23, 66 f., 75, 77, 79, 137, 141, 240, 258
Gonorrhoe 125, 145
Granulosazelltumor 268
Graves, Dr. Robert J. 293
Graves-Krankheit 293, 296, 298, 300
Guanethidin 320

Haar 25, 85, 155 f., 223, 264, 301, 310, 312, 343 f., 346 ff., 359
Haarausfall 156, 295, 347, 360, 364
Haarbalg 346 f., 354 ff., 361
Haarbalgdrüse 345
Haarschaft 351

Haarwuchs, fehlender 76
　im Gesicht 31, 140, 240, 346, 348, 361 f.
　am Körper 30 f., 33, 64, 67, 140, 240, 310, 313, 347, 361 f.
Haarwurzel 347
Haarzelle 347
Hämophilie 131
Hämorrhoiden 158
Harnausscheidung, schmerzhafte 114, 166
　übermäßige 114, 156, 164, 166, 224, 277, 314
Harnsäure 226
Harntrakt, Infektionen des 156 f., 166 f.
Hasenscharte 75
Hashimoto-Krankheit 56, 303
Haut 25, 30, 188, 223, 233, 295, 301, 304, 308, 313, 343 f., 348 ff., 359
　Anatomie und Funktion der 344 ff.
　Cushing-Syndrom und 360
　Schilddrüsenerkrankungen und 359 f.
　während der Schwangerschaft 154 f., 354
Hautzellen 344 f.
HCG 141 f., 148 f., 151, 153, 269
Hermaphrodit 263 f.
Herpes 167
Herz 11, 18, 31, 35, 59, 303, 307, 316
Herzanfall 317, 363
Herzinfarkt 39, 194, 203, 329
Herzkrankheit 59, 110
Herzschlag, beschleunigter 188, 192 f., 284 f., 294 f., 303
　verlangsamter 23, 25, 302, 338
Hirnanhangdrüse s. Hypophyse
Hirsutismus 312, 346, 361 ff.
Histamin 320
Hitzewallung 188 ff., 192, 201
Hoden 11, 13, 20, 28, 33, 80, 147, 262, 315
hormonales Gleichgewicht 14, 36, 79, 101
Hormone, Definition der 11, 37
　Ersatz von 24, 72 f., 199, 220, 242, 298 ff., 302, 313
　Funktion der 11 f., 37
　männliche 20, 115 f.
　Protein- 37

Transport der 18
throphische 13
Überproduktion der 30
Steroid- 37
Hormon-Rezeptor-Analyse 248, 250
Hormonspiegel, hoher 50
Hormontherapie 104, 111, 181, 195, 199 ff., 249 ff., 313
Nebenwirkungen der 204 ff., 251, 264, 298, 313
Hormonvermittler 37
Hornschicht 344
Hydrocortison 306, 308 ff., 315
Hyperaldosteronismus 28
Hyperglykämie 48, 61, 162 ff., 275
Hyperkalzämie 223
Hyperparathyreoidismus 226
Hyperthyreoidismus 293 ff.
Behandlung von 298 ff.
Hypoglykämie 97, 164, 273 ff., 284 ff., 313
Hypokalzämie 223
Hypophyse 11 f., 19, 22, 74 ff., 88, 109, 123, 128, 139, 141, 170, 181 f., 186 f., 234, 251, 257, 265, 290, 308, 311, 315, 332, 339
Defekte der 55 f., 75
Hormone der 12, 23, 25, 28 f., 33, 51, 55, 65, 74 f., 257, 290 f.
Hypohysenhinterlappen 19 f.
Hormone der 20 f., 48
Hypophysenvorderlappen 19 f.
Hormone der 19 f., 23
Hypospadie 147
Hypothalamus 12, 18 f., 22, 55, 65 ff., 74, 77, 88, 108, 137, 139 ff., 188, 258, 291, 311, 332
Eßstörungen und 23, 77, 332, 336
hormonähnliche Substanzen des 33
Hypothyreoidismus 76, 291, 293
Hysterectomie 109, 197, 271 ff.

ICSH 19 f.
Immunsystem 27, 38, 236, 276, 292
Implantation 110
Impotenz 23, 333
Infektion 23, 27, 88, 243, 260, 274, 276 f., 307, 312, 356
Insulin 29, 31 f., 35, 37, 48, 58, 61, 97, 164 ff., 169, 207, 274 ff., 283, 285 ff., 290, 316, 332 f., 340
Behandlung mit 277 ff., 280 f.
Funktion von 274 ff.
Mißbrauch von 340
Überdosis von 284
Insulom 287
in-vitro-Befruchtung 145 f., 263, 272
Inzest 130
Isoretinoin 357
IUD 119, 124 ff., 134, 136, 145, 196

Jod 287, 297 ff., 302, 354
-mangel 24 f., 302

Kälteempfindlichkeit 25
Kaiserschnitt 167, 174 ff., 177, 283
Kalium 27 f., 59, 95, 158, 169, 225, 281, 311, 314, 341
Kallmann-Syndrom 75
Kalorien 235, 324 ff., 334
Kalzitonin 24 ff., 212, 222 f., 259
Kalzium 25 f., 49, 59, 87, 151, 158, 202, 211 ff., 214 ff., 222 ff., 235, 244
Mangel an 43, 52
in Nahrungsmitteln 49, 212, 215
-Stoffwechsel 14, 24, 49, 212, 214, 223, 299 f., 311
Karzinom s. Krebs
Katarakt 223
Katecholamin 28 f., 31, 306, 316 f., 319 f.
Keimdrüsen 11, 33, 66, 80, 264, 339
Keimphase 44
Keimschicht 345
Keimzellentumor 269
Keratin 344 ff.
Keratinozyten 345
Keton 275, 281
Klebereiweiß s. Gluten
Kleinwuchs 52 ff.
Kligman, Dr. Arnold 358
Klinefelter-Syndrom 76
Klitoris 31, 116, 362
Knochen, Entwicklung der 72
Knochenbruch 216 ff., 226
Knochengewebe 216 ff.
Schwund von s. Osteoporose
Kohlenhydrat 97, 274, 285 f., 331
Umwandlung von 32
-Stoffwechsel 97, 280

Körnerschicht 345
Körperflüssigkeiten, Gleichgewicht der 21, 28, 36, 38, 74, 95, 156, 317
Retention (Verhaltung) von 25, 157, 193, 238, 270, 313, 332, 338
während der Schwangerschaft 156 f.
Koma 285, 302
Komedo 356
Kondom 126, 130, 196
Kopfschmerzen 95, 122, 284 f.
Kopfschuppen 352
Kortex s. Nebennierenrinde
Kortikosteroid 306 ff., 360
Kortikosteron 28
Krampf, in den Beinen 158 f., 277
Krampfadern 92, 147, 158
Krebs (s. a. einzelne Krebsformen) 110, 198, 224, 245, 269, 287, 299
Bestrahlungstherapie bei 74, 79, 250, 252, 254 f., 269
Chemotherapie bei 111, 250 ff., 271, 352, 364
Krebsrisiko 140, 197, 201, 245, 329
Kretinismus 24, 49, 56, 300
Kropf s. Struma
Kutikula s. Oberhaut
Kwashiorkor 54

Lactase 57
Lactogen 48
Lactose 57 f.
-Intoleranz 57
Langerhans-Inseln 32, 275 f.
Alpha-Zellen der 32, 275
Beta-Zellen der 32, 275
Delta-Zellen der 32
Laryngitis 301
Laurence-Moon-Biedl-Syndrom 75
Leber 28, 31, 35, 164, 306, 316
Lebercirrhose 223
Lethargie 23, 65, 66, 224, 301 f.
LH 19, 33, 65 ff., 72, 88 ff., 123, 129 f., 135, 137, 139 ff., 148, 187 f., 258 f., 265
LHRH 65 f., 72, 74, 148
Lipoidzelltumor 268 f.
Loebl, Suzanne 137
Lunge 11, 18, 35 f., 202, 218, 312
Lungenkrebs 36
Luteinisierung 90

Lymphdrüse 243, 246, 252
Lymphom 224, 287
Lymphozyten 27

McCune-Albright-Syndrom 80
Magersucht s. Anorexia nervosa
Magnesium 223
Malabsorption 57 f., 223, 225
Mammographie 206, 238, 244, 247 f.
Marasmus 54
Maskulinisierung 81, 116, 140, 240, 268, 309, 315 f., 362
Mastektomie 228, 252 ff.
Mastitis 243
Medulla s. Nebennierenmark
Melanin 154, 352
Melanozyten 344, 352
Menarche 64, 67, 245, 258
Meningitis 312
Menometrorrhagie 102
Menopause 14, 102, 106 f., 115, 142, 145, 178, 184 ff., 237, 240, 245, 249 f., 269 ff., 345, 348, 353
Körperliche Veränderungen in der 191 ff., 216
künstliche 197 ff., 216, 249
Menstruation 14, 64, 72, 78, 83 ff., 115, 148 f., 181, 226, 257, 259, 260, 266, 295, 354
Ausbleiben der (s. a. Amenorrhoe) 23, 80 f., 88, 104, 114, 181, 337, 339, 341, 362
Beginn der s. Menarche
Furcht vor der 78
Körpergewicht und 88, 108 f., 333, 337
Krämpfe während der 38, 86, 98
unregelmäßige 23, 88, 107, 111, 130, 266, 310, 322, 333, 341
Menstruationszyklus 33 f., 83 ff., 118, 126 f., 135, 137, 139, 144 f., 186, 232, 258 ff., 274, 308, 362
menstruelles Blut 83, 85 f., 112
Methimazol 298
Methylxanthin 238
Migräne 92, 96, 122
Milch-Alkali-Syndrom 225
Milchdrüse 12
Mills, Dr. O. 358
Mineralkortikoid 27 f., 306, 315, 318

Mitesser s. Komedo
Mondgesicht 30, 268, 310, 312
Mongolismus s. Down's Syndrom
Monosaminoxidase (MAO) 287
Morton, Dr. Richard 336
Muskelkrampf s. Tetanie
Muskeltonus 194, 234
Muttermilch 235, 299
Myelom 224
Myom 198 f., 272
Myomectomie 199
Myxödem 301 ff.

Nabelschnur 173
Nachgeburt s. Plazenta
Nahrungsverweigerung 54, 77 f., 108
Natrium 27 f., 151, 158, 309, 311, 323
Natriumkarbonat 160
Nebenhöhlen, Entzündung der 157
Nebennieren 27 ff., 80, 224, 251, 268, 306 ff., 314 f., 360, 363
 Hormone der 20, 65, 109, 139, 249, 290, 309, 360
Nebennierendrüsen 11
Nebennierenmark 28, 306, 316, 320
Nebennierenrinde 27 f., 306 ff., 312
 Hormone der 28, 306 ff.
Nebenschilddrüse 25 f., 151, 212, 226, 299
 Hormone der 26, 151, 212, 224, 259, 299
Nervensystem 12, 17, 31
Neurofibrom 320
Neurofibromatose 80
Niacin 191
Nieren 11, 21, 26, 35 ff., 59, 212, 227, 319
 Erkrankung der 59, 223, 225, 314
 Kalziumausscheidung der 26, 227
Nierensteine 26, 226 f.
Nisidioblastom 61
Noradrenalin 28, 31, 306, 316
NSAID 99 f.

Oberhaut 346
Östradiol 34
Östrogen 14, 28, 33 f., 50, 65 ff., 73, 80 f., 88 ff., 102, 109 f., 128, 130, 139 ff., 148 f., 170, 182, 191 f., 195 f., 199 ff., 204 ff., 212, 219, 226, 229, 248 ff., 258 ff., 263 ff., 268, 270, 280, 306, 309, 333, 345, 348 ff., 362 f.
 Anti-Baby-Pille und 121 ff.
 Mangel an 191 f., 195, 199 f.
 Schwangerschaft und 148 ff.
Östrogentherapie 14, 263
Ohnmacht 30, 166, 284
Organverpflanzung 50
Orgasmus 192, 260
Orthostatische Hypotonie 317 f.
Osteomalazie 225 f.
Osteoporose 14, 69, 197, 200 ff., 205, 211, 214 ff., 272
 Diagnose der 220
Ousted, C. und M. 46
Ovarien 11, 13, 19, 25, 28, 33 f., 64, 78, 81, 88 ff., 111, 113, 125, 139 ff., 151, 185 ff., 197, 200, 249 f., 257 ff., 362
 Hormone der 13, 34, 65
 polyzystische 109, 139 f., 265 ff., 363
 Zyste an den 81, 113, 116, 139, 162, 260 f., 265 ff.
Ovulation 23, 64 f., 67, 84, 88 ff., 101 ff., 106 f., 110, 115, 127 ff., 135 ff., 180, 182, 195, 257, 266 f., 363
 Ausbleiben der 137, 139 ff., 186, 265 f., 295, 302
Ovulationstest 135, 141
Ovarialkrebs 197, 269 ff., 363
Oxalat 215
Oxytocin 12, 21, 39, 170, 173, 177 f., 181, 234

Pankreas 11, 31 f., 61, 223, 274 ff., 285 ff.
 Hormone des 31 f.
Papillom 242, 244
Patey, Dr. D. H. 252
Peptid 50
Pergonal 142 f.
Phaeochromozytom 319 f.
Phaeomelanin 352
Phenytoin 363
Phosphor 215, 226 f.
Photo-Densitometrie 221
Photon-Absorptiometrie 221
Placebo 110, 121
Placenta previa 167
Plazenta 39, 149, 151, 173, 177 f., 181, 280

Lactogen der 48
Polyp 244
Prader-Willi-Syndrom 75
prämenstruelles Syndrom (PMS) 14, 91 ff., 193, 259, 358
hormonale Behandlung 96
prätibiales Myxödem 295, 359
Prednison 308, 313, 316
primärer Aldosteronismus s. Conn-Syndrom
Progesteron 34, 82, 88 ff., 92, 96, 102, 104, 110, 115, 128, 137, 139, 142, 148 f., 151, 155, 170, 193, 196, 204 ff., 219, 248, 250 f., 258 f., 264, 266, 270, 306, 309, 358, 363
Anti-Baby-Pille und 121 f.
Schwangerschaft und 148 f., 151, 155, 158, 280
Progestin 110
Prolactin 12, 20, 23, 74, 77, 96, 106, 140 ff., 180, 234, 240, 251, 259
Promiskuität 71
Propanolol 300
Propylthiouvacil (PTU) 298
Prostaglandin 38 f., 99, 114, 177, 259
Prostata 38
Protein 29, 35, 97, 227, 274, 344
Mangel an 43, 54
Umwandlung von 32
Psoralin 359
Psoriasis 351 f.
Psychopharmakon 287, 320
Pubertät 63 ff., 261, 263 f., 337, 346, 364
Beginn der 14, 27, 66
verfrühte 13, 23, 50, 60 f., 77, 79 ff., 309, 315
verspätete 23, 25, 72 ff.
Pubertas praecox s. Pubertät, verfrühte

Rachitis 59, 215, 225 f.
Radiogrammetrie 221
Ramey, Dr. Estelle 98
REF 35 f.
Regelblutung s. Menstruation
Relaxin 34
Renin 35 f., 307, 314
Retinitis pigmentosa 75
»Retortenbaby« s. in-vitro-Befruchtung

Rhythmusmethode 126 ff., 196
Ribonukleinsäure (RNA) 37
Riesenwuchs 23, 60
Ritodrin 169
Röntgenstrahlen 111, 133, 220 f., 269, 292, 297, 302, 304, 364
Röteln 133

Saralasin 320
Sarkom 287
Schamhaar 191
Scheide s. Vagina
Scheidendammschnitt s. Episiotomie
Scheidenkrebs 130
Scheidenpessar s. Diaphragma
Schlaf 12, 29, 49, 66 f.
Schlaflosigkeit 159, 187, 190
Schilddrüse 11, 13, 20, 24 f., 49, 56 f., 151, 224, 258, 263, 289 ff., 320, 359
Entzündung der 297, 303
Gewichtszunahme und 13
Hormone der 13, 24 f., 49, 56, 76 f., 139, 212, 214 f., 222, 289 ff., 295 f., 332, 339, 359
Störung der 49 f., 56 f., 88, 224, 263, 289 ff., 332, 359 f.
Unterfunktion der 76 f.
Schilddrüsenlappen 25
Schuppenflechte s. Psoriasis
Schwangerschaft 34, 44 ff., 99 f., 106, 115, 118 ff., 125, 131 ff., 142, 148 ff., 194, 219, 271, 276
Blutung während der 167 f.
Diabetes und 162 ff., 169, 276, 282 ff.
Eileiter- 125, 145, 152 f.
Euphorie während der 159
Haar während der 155 f.
körperliche Veränderungen und 154 ff.
Medikamente und 132, 157 f., 160, 167, 357
Stadien der 152 ff.
Schwangerschaftstest 106, 148 f.
Schweißdrüse 11, 67, 344, 345
Schwindelanfall 30, 318
Scrotum 147
Sebum s. Talg
Serotonin 269
Serano, Donini 142
Sexualität 70, 195 f.

Sexualsteroid s. Androgen, Östrogen, Progesteron
Sexualtrieb 30 f.
sexuelle Entwicklung (s. a. Pubertät) 12, 63 ff., 72 ff., 315
sexuelles Verlangen 12, 196, 259 f., 313
Sklerotische Adenose 243
Skoliose 226
Sodbrennen 154, 160, 313
Somatomedin 51
Somatostatin 32
Somatotropin (STH) 20, 48
Speicheldrüse 11
Sperma 33, 38, 44, 85, 90, 110, 126 f., 130, 132, 136, 147, 262
Spermizid 126
Spirale s. IUD
Stachelzellenschicht 345
Stein-Leventhal-Syndrom 139, 266
Sterilisation 119 f., 145, 196, 198
Steroid 27, 29, 50, 57 ff., 92, 251, 306 ff., 331
  Behandlung mit 29, 80, 225, 300, 308, 331
Stilböstrol 265
Stillen 181 f., 215, 219, 231, 234 ff., 243
  Entwöhnung vom 236
  Medikamente und 236
Stimmungsschwankungen 14, 33, 92, 95, 178, 187, 192, 284
Stoffwechsel 12, 26, 29, 32, 38, 151, 194, 227, 289 f., 293 f., 309, 330, 343, 345, 359
  Grundbedarf des 325 f., 330
  Krankheiten des 58
  verlangsamter 332, 339
Stratum corneum s. Hornschicht
Stratum germinativum s. Keimschicht
Stratum granulosum s. Körnerschicht
Stratum lucidum s. Glanzschicht
Streß 95, 107 f., 140, 163, 190, 258, 260, 274, 308, 311, 316 f., 352, 354
Streßhormon s. Adrenalin u. Noradrenalin
Struma 24, 289, 291, 294, 303
Sulfonylharnstoff 286
Symptome
  der Addison-Krankheit 30, 312 f.
  von Anorexia nervosa 108 f., 337 f.
  der Crohn-Krankheit 58
  des Cushing-Syndroms 30, 310 f.
  des Diabetes 277
  der Endometriose 114
  der Hyperkalzämie 224
  der Hypoglykämie 284
  der Hypokalzämie 223
  des Kallmann-Syndroms 75
  von Kretinismus 49
  der Malabsorption 57
  der Menopause 186 ff.
  von Ovarialkrebs 270
  des prämenstruellen Syndroms 91 ff.
  von Schilddrüsenerkrankungen 24 f., 293 ff., 297, 301 f.
  des Turner-Syndroms 53

Tabakgenuß 110, 125, 131 f., 147, 196, 202 f., 214, 220, 349
Talg 350, 357
Talgdrüse 345, 354 f.
Tamoxifen 239, 250
Tanner, Dr. 64
Taubheit 263
Tay-Sachs-Syndrom 163
Temperatur
  Basal- 127 f., 136, 148
  Körper- 156, 188, 317, 338, 345
Temperaturtabelle 129, 136, 148
Terbutalin 169
Testes s. Hoden
Testosteron 33 f., 66, 73, 80, 265, 315, 333, 361, 362 f.
Tetanie 223, 312, 314, 341
Tetracyclin 357
Thelarche 81
Thiazid 314
Thrombophlebitis 124, 206
Thrombozyten 39
Thymusdrüse 27
Thyroxin (T4) 24, 50, 151, 269, 290 f., 303
Tomographie 74, 221
Toxhämie 161, 165, 169, 283
Toxoplasmose 134
Traubenzucker s. Glukose
Tretinoin 357, 358
Triglycerid 275
Trijodthyronin (T3) 24, 290 f., 303
TRH 296
TSH 20, 290 ff., 295 f., 297

Tuberkulose 312
Tumor 28, 30, 51, 55f., 60f., 74, 79,
 98, 101, 197, 297, 320
 hormonproduzierender 74, 79, 81,
 223, 265, 267ff., 287, 311, 314, 319
 der Hypophyse 30, 55, 60, 332
 des Hypothalamus 55, 79, 332
 des Pankreas 61
 des Zentralnervensystems 74
Turner-Syndrom 53, 262f.

Übelkeit 30, 149f., 153, 160, 224, 270,
 313
Übergewicht 201, 245, 249, 276, 298,
 323ff., 338, 341, 363
Ultraschalluntersuchung 162
Unfruchtbarkeit 12, 23, 111f., 135ff.,
 295, 302, 310
 Körpergewicht und 137f., 322
 beim Mann 146ff.
Unterernährung 54f., 77f., 338f.
Untergewicht 322, 338f.
Uterus 13, 21, 38f., 44, 46, 65, 87, 90,
 98, 109, 112ff., 119, 124f., 140,
 144ff., 152, 156f., 166, 175, 181,
 197, 234, 259, 263f.
 Kontraktion des 99f., 112, 168,
 170ff., 177f.
 Vorfall des 198
Uteruskrebs 198, 206, 269
Vagina 67, 87, 101, 109, 153, 160, 174,
 191, 197, 200, 261, 264
Vaginitis 156, 192
Valium 99
Varikozele 147
Vasektomie 119
vasomotorische Instabilität 188, 191
Vasopressin 21, 23, 38, 74
Vererbung 46, 51, 53, 72, 106, 131,
 166, 220, 225, 245, 293, 305, 354
Vermännlichung s. Maskulinisierung
Vitamin A 96f., 349, 357f.
Vitamin B 191
Vitamin C 349

Vitamin D 26, 202, 212, 215, 222,
 224ff.
Vitamin E 96, 239
Vitiligo 301, 313, 359
von Recklinghausen-Krankheit 80

Wachstum 12, 43ff., 67, 317, 348
 von Gewebe 48
 von Körperhaar 33, 64, 67, 347, 348
 von Kopfhaar 364
 Umweltfaktoren und 46, 54
Wachstumshormon 20, 23, 48ff., 56,
 74, 214, 259, 280, 333
 Mangel an 55, 59, 287
Wachstumsschub 46, 49f., 58, 63, 67f.,
 159, 226
Wachstumsstörung 13, 25, 43, 52ff.,
 214, 261, 263, 310
Wechseljahre s. Menopause
Wehen 13, 21, 34, 160, 168ff., 174f.,
 283
 Einleitung der 39, 170, 176ff.
 Prostaglandine und 170f
 verfrühte 168ff.
Wolfsrachen 75

Zähne 155, 219, 223
Zervix 39, 98, 109f., 121, 126, 167f.,
 170ff., 197, 261
 Schleim im 121, 128, 130, 146
Zervixkrebs 269
Zirbeldrüse s. Epiphyse
Zöliakie 57f.
Zottenhaut-Test 163
Zuckerkrankheit s. Diabetes
Zwergwuchs 23, 49, 53
 hypophysärer 55f.
 psychosozial bedingter 55
Zwillinge 46, 141, 149, 323
Zwischenhirn 12, 19
zyklisches AMP 37f.
Zystokop 227
Zystosarkom 242